献 给

北京同仁医院建院 *120* 周年

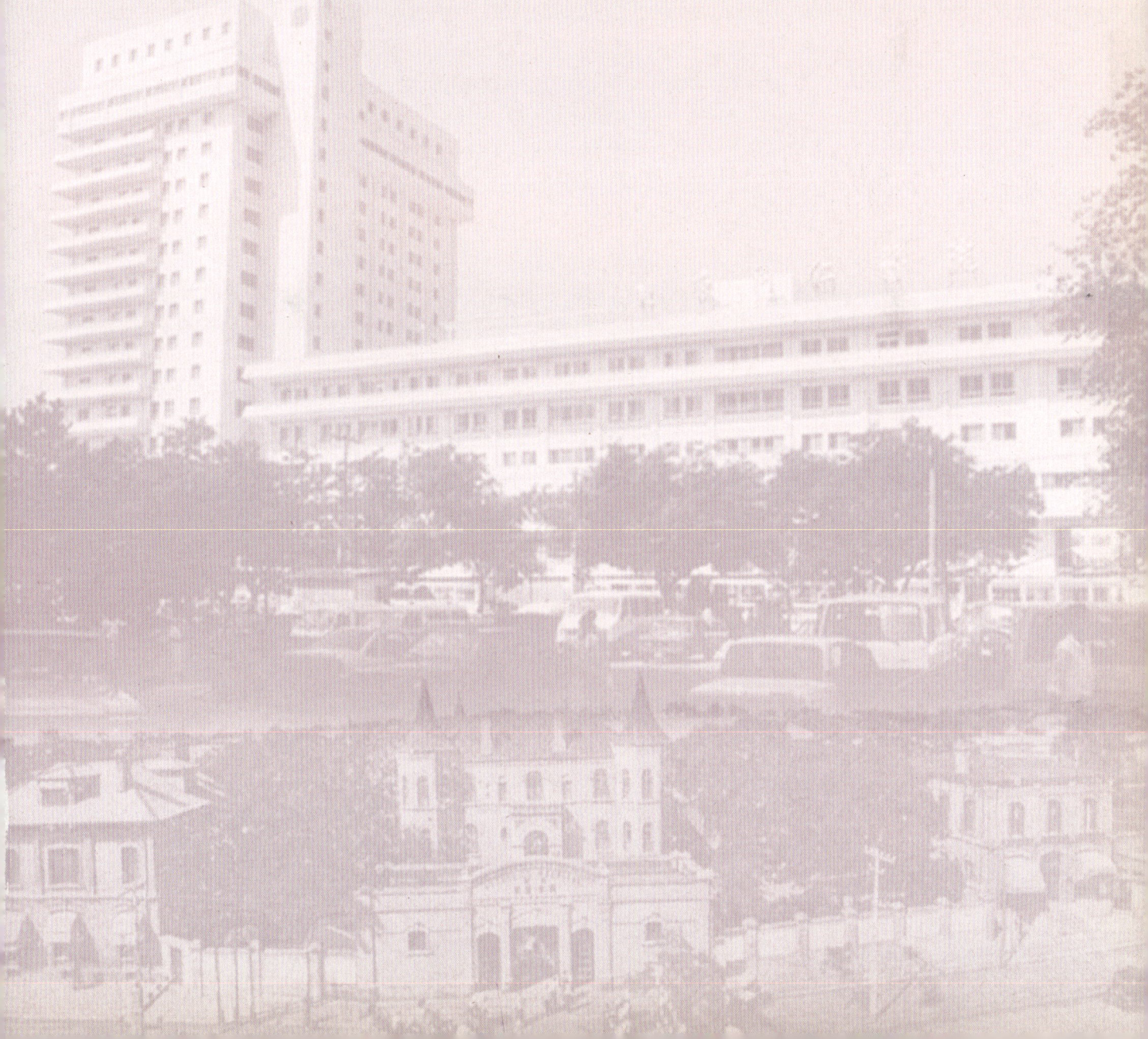

同仁眼外伤手术治疗学

TONGREN YANWAISHANG SHOUSHU ZHILIAOXUE

主　编　庞秀琴　王文伟

北京科学技术出版社

图书在版编目(CIP)数据

同仁眼外伤手术治疗学/庞秀琴,王文伟主编.—北京:北京科学技术出版社,2006.10
ISBN 7-5304-3414-4

Ⅰ.同… Ⅱ.①庞… ②王… Ⅲ.眼外科手术 Ⅳ.R779.6

中国版本图书馆CIP数据核字(2006)第107586号

同仁眼外伤手术治疗学

主　　编：庞秀琴　王文伟
责任编辑：白　桦　吴翠姣
责任校对：黄立辉
封面设计：耕者设计工作室
图文制作：樊润琴
出 版 人：张敬德
出版发行：北京科学技术出版社
社　　址：北京西直门南大街16号
邮政编码：100035
电话传真：0086-10-66161951(总编室)
　　　　　0086-10-66113227　0086-10-66161952(发行部)
电子信箱：postmaster@bkjpress.com
网　　址：www.bkjpress.com
经　　销：新华书店
印　　刷：北京博海升彩色印刷有限公司
开　　本：889mm×1194mm　1/16
字　　数：450千
印　　张：19
版　　次：2006年10月第1版
印　　次：2006年10月第1次印刷
ISBN 7-5304-3414-4/R·920

定　　价：198.00元(附赠DVD光盘)

京科版图书,版权所有,侵权必究。
京科版图书,印装差错,负责退换。

编者名单
BIANZHEMINGDAN

主　　编　　庞秀琴　王文伟

副 主 编　　宋维贤　王海燕　河井克仁

参编人员　（以姓氏笔画为序）

于　洁　王文伟　王绍莉　王海燕　史翔宇
朱正宏　李冬梅　李琦琰　刘　毅　金　涛
周　军　河井克仁　宋维贤　何　雷　孙　华
孙　丽　张　兰　张荷珍　庞秀琴　杨　勋
寿涵荣　郑鹏飞　贺永宁　姜利斌　韩　崧

主编助理　　孙　华　贺永宁

同仁眼外伤手术治疗学
TONGREN YANWAISHANG SHOUSHU ZHILIAOXUE

主 编 介 绍 ZHUBIANJIESHAO

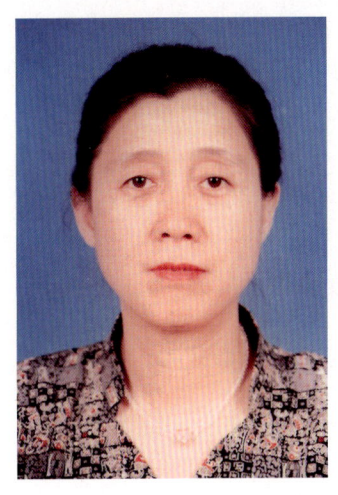

庞秀琴 女，主任医师、教授、硕士研究生导师，现任北京同仁医院眼科中心眼外伤科主任。

1977年毕业于首都医科大学医疗系，同年分配到北京同仁医院眼科中心工作至今。1990~1991年在日本埼玉医科大学医疗中心著名眼外伤专家河井克仁教授指导下研修。并先后两次应邀赴日进行学术交流。

在28年的眼科临床工作中，主攻眼外伤专业，对复杂的眼外伤进行眼前后段组织的修复有较全面的技术及丰富的临床经验。对外伤性白内障各种人工晶状体植入手术、眼内异物的定位方法、联合手术摘出方式及远期疗效进行了深入的研究，此项研究以第一作者荣获北京市科学技术进步二等奖。对于增生性玻璃体视网膜病变及眼内炎的手术和药物治疗以及应用显微眼内窥镜下的玻璃体视网膜手术已取得良好的治疗效果。获北京市级科研成果奖3项、局级成果奖2项。在国家级杂志上发表论文60余篇，其中第一作者26篇，参编医学专著8部。培养硕士研究生9名。社会职务担任中华医学会眼外伤学组委员、眼科杂志编委、中华眼科杂志审稿、中央干部保健局会诊专家等。

同仁眼外伤手术治疗学
TONGREN YANWAISHANG SHOUSHU ZHILIAOXUE

主编介绍 ZHUBIANJIESHAO

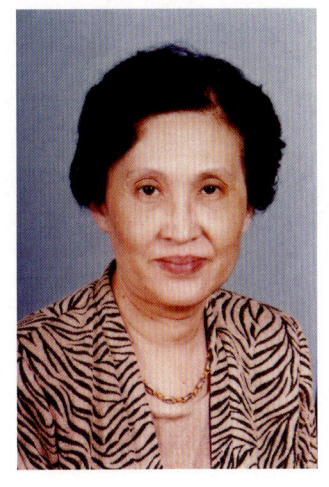

王文伟 女，主任医师、教授、硕士研究生导师、前眼外伤科主任。

1962年毕业于北京医科大学医疗系，分配到北京同仁医院眼科工作。1988年8月～1990年2月先后在联邦德国波恩眼科医院、科隆眼科医院以及荷兰著名眼科教授Jan Worst指导下进修。并先后两次作为中国医学代表团的成员赴联邦德国考察及赴以色列进行学术交流。

从事眼科工作44年来，对于眼科常见病、疑难病的诊治具有丰富的临床经验，尤其擅长眼外伤的诊断与治疗，是国内著名的眼外伤专家。曾任中华医学会眼外伤学组副组长，现担任眼外伤职业眼病杂志编委、眼科杂志编委、中华眼科杂志审稿等职务。在国家级杂志发表综述、论文、译文20余篇，参与眼科专著编写6部。获北京市卫生局技术改进三等奖1项、北京市科学技术进步三等奖2项、北京市科学技术进步二等奖1项。

内容提要 NENRONGTIYAO

本书是首都医科大学附属北京同仁医院眼科中心眼外伤科多位专家数十年临床经验的系统总结。作者对常见及特殊类型的眼外伤手术均进行了全面介绍；从适应证选择到具体的手术操作以及术后观察、并发症的预防和处理都进行了细致的描述；并附有作者的心得体会；同时介绍了国内外眼外伤手术的最新进展。书中配有大量详尽的手术示意图和照片，图文并茂，许多材料均为第一次发表，具有实用性、可操作性、先进性的特点。为使读者更清楚地领会手术方法，特配有本书所介绍的主要眼外伤手术录像的DVD光碟。本书深入浅出，适合各级医师及进修医师、研究生阅读。

序

我国是眼外伤的高发国家。眼外伤涉及眼部的各个结构，同时与颌面颅脑外科也有紧密的联系。眼外伤手术的正确实施，可以显著提高我国眼外伤治疗水平，降低眼外伤的致盲率，减轻由于眼外伤对国家、社会和人民健康所造成的损失。

随着科学技术的高速发展，许多新的诊断治疗设备广泛应用于临床。但是娴熟过硬的手术技巧对于手术的顺利进行及手术的预后，仍具有决定意义。

我国近十余年来有关眼外伤领域的学术活动日趋活跃，取得了不少成就，但有关眼外伤方面的专著，特别是手术治疗学方面的专著很少。这部专著由首都医科大学附属北京同仁医院眼科中心眼外伤专科具有丰富临床经验的医师编写而成。对眼外伤手术治疗各个方面进行了全面系统的介绍，同时介绍了代表近年来国内外眼外伤手术发展的新的手术方法。所介绍的内容既全面，又重点突出，特别对眼外伤联合手术治疗等进行了重点阐述，将丰富的手术技巧介绍给读者。全书图文并茂，配有手术录像，可以使读者更直观地领会。这部专著既丰富了眼外伤领域的临床实践资料，又为眼科同仁提供了宝贵的学习和借鉴的教材。

相信本书的出版将对提高我国眼外伤治疗水平，推动防盲治盲事业的发展做出有力的贡献。希望今后有更多的眼外伤专著出版。

谨此为序。

2006年8月于北京协和医院眼科

同仁眼外伤手术治疗学
TONGREN YANWAISHANG SHOUSHU ZHILIAOXUE

前　言

首都医科大学附属北京同仁医院是一所以眼科为重点的综合性医院。自1886年建院以来，已经走过了120年的风雨历程。北京同仁医院眼科已发展成为我国著名的眼科中心之一、国家级重点学科。北京同仁医院眼外伤科成立于20世纪80年代初，是国内最早的眼外伤专科之一。共拥有13名副主任医师以上职称的专家、教授，每日专家门诊量在200人次以上，固定病床60余张，年手术量达5000人次以上。

眼外伤涉及面广，病种复杂。眼外伤科除开展一般常见外伤手术外，还广泛开展了各种复杂眼外伤的前后段联合手术，对玻璃体视网膜手术具有丰富的临床经验。近年开展的显微眼内窥镜下眼内异物取出、视网膜脱离复位及睫状突光凝治疗难治性青光眼，为眼外伤患者提供了新的治疗途径。在国内率先开展了眶壁骨折整复术。并与口腔颌面外科、脑外科、鼻科等多科合作开展了视神经管减压开放及颌面复合创伤的联合手术治疗，在国内居领先地位。现已形成一套具有自身特色的眼外伤诊断治疗常规。同时进行了增生性玻璃体视网膜病变的手术及药物治疗、眼内炎的病原学诊断、眼外伤流行病学等多项研究项目。近年来获得部级、市级多项学术研究成果。

我国是眼外伤的高发国家，有些地区眼外伤致盲已占所有眼病致盲的第三位。眼外伤手术正确实施，已成为防盲治盲措施的当务之急。本书是同仁医院眼外伤科多年来临床实践的经验总结，以同仁医院的资料和各位编委的实践经验为基础，参阅国内外眼外伤手术的最新进展，总结大量成功与失败的病例，本着实用性、先进性的原则编写而呈现给广大眼科同道，具有较强的可读性和可操作性。世界著名眼外伤专家、北京同仁医院眼科名誉教授、日本埼玉医科大学眼科河井克仁教授在本书中对其临床经验和独特的手术方法进行了详细的介绍，为本书提供了精美的图片和手术录像。可供各级临床医师参考。

本书是为北京同仁医院建院120周年的献礼，是同仁医院眼外伤科集体智慧的结晶，得到了眼科中心王宁利主任及其他专业组的大力支持与合作。本书的出版得到了北京科学技术出版社的鼎立相助。在编写出版过程中，眼科中心彭晓燕教授进行了细致的校对，孙华、翁瑞参加了绘图。在此一并致谢。

本书涉及内容专业性较强，编者各有侧重，经验各持所长，书中内容难免格调不一。由于编者水平有限，工作繁忙，编写时间仓促，难免有疏漏及错误之处，诚请广大读者批评指正。

编　者
2006年9月

目 录

第一章 眼外伤治疗总论 ·· 1

第一节 概述 ·· 1
第二节 眼外伤的处理原则 ·· 2
第三节 眼外伤诊治思路 ·· 6

第二章 眼外伤急症手术 ·· 10

第一节 眼睑裂伤缝合术 ·· 10
第二节 泪小管断裂吻合术 ·· 13
第三节 结膜裂伤缝合术 ·· 13
第四节 角膜裂伤缝合术 ·· 15
第五节 巩膜裂伤缝合术 ·· 21
第六节 后巩膜裂伤缝合术 ·· 22
第七节 角膜深层异物取出术 ·· 24
第八节 前房穿刺冲洗术 ·· 25
第九节 眼内炎的急诊处理 ·· 27
第十节 眼内容摘除术 ·· 28

第三章 角膜结膜外伤手术 ·· 30

第一节 角膜移植术 ·· 30
第二节 羊膜移植术 ·· 42
第三节 角膜干细胞移植术 ·· 45
第四节 自体颌下腺移植术 ·· 48

第四章 外伤性虹膜睫状体手术 ·· 52

第一节 虹膜囊肿切除术 ·· 52
第二节 虹膜根部断离复位术 ·· 56
第三节 睫状体脱离的诊断与治疗 ·· 61

第五章　外伤性青光眼手术 …… 68

第一节　概述 …… 68
第二节　青光眼的滤过手术 …… 69
第三节　睫状体破坏性手术 …… 76

第六章　晶状体外伤手术 …… 84

第一节　外伤性白内障手术 …… 84
第二节　晶状体脱位手术 …… 95
第三节　人工晶状体脱位手术 …… 99
第四节　二期人工晶状体植入术 …… 102
第五节　人工虹膜及虹膜型人工晶状体植入术 …… 106

第七章　玻璃体外伤手术 …… 117

第一节　概述 …… 117
第二节　玻璃体手术的基本方法 …… 119
第三节　手术操作注意要点及相关问题处理原则 …… 123
第四节　玻璃体手术并发症及处理 …… 126
第五节　手术后处理 …… 130

第八章　晶状体和玻璃体外伤的联合手术 …… 132

第一节　前房成形及瞳孔再造联合晶状体前玻璃体切除术 …… 132
第二节　后发障切除联合前玻璃体切除术 …… 134
第三节　外伤性白内障摘除联合玻璃体切除术 …… 136
第四节　晶状体玻璃体切除联合小梁切除术 …… 138
第五节　晶状体玻璃体切除联合虹膜根部断离复位术 …… 140
第六节　晶状体玻璃体切除联合睫状体断离复位术 …… 141

第九章　外伤性视网膜脱离手术 …… 143

第一节　巩膜外冷冻外加压术 …… 143
第二节　玻璃体视网膜联合手术 …… 150
第三节　硅油填充及取出术 …… 156

第十章　眼内异物摘出手术 ························ 168

- 第一节　眼内异物的影像学定位 ···················· 168
- 第二节　前房异物摘出术 ···························· 172
- 第三节　晶状体异物摘出及人工晶状体植入术 ···· 174
- 第四节　前部玻璃体内磁性异物摘出术 ············ 177
- 第五节　眼后段异物及非磁性异物摘出术 ········· 180

第十一章　外伤性感染性眼内炎手术 ············ 187

- 第一节　概述 ·· 187
- 第二节　眼内炎的急诊处理 ························· 189

第十二章　显微眼内窥镜在眼外伤中的应用 ····· 197

- 第一节　眼内窥镜的简介 ···························· 197
- 第二节　眼内窥镜在眼外伤手术中的应用 ········· 202
- 第三节　眼内窥镜的局限性、发展方向和应用前景 ···· 207

第十三章　眼眶外伤手术 ··························· 208

- 第一节　爆裂性骨折整复术（单纯性眶壁骨折） ··· 209
- 第二节　非爆裂性骨折整复术（复合性眶壁骨折） ·· 219
- 第三节　眶内填充物的选择 ························· 227
- 第四节　眶内异物摘出术 ···························· 230

第十四章　视神经管减压开放术 ··················· 234

- 第一节　鼻外开筛视神经管减压开放术 ············ 234
- 第二节　眶缘前筛－后筛径路视神经管减压开放术 ·· 236
- 第三节　经颅视神经管减压开放术 ················· 237

第十五章　与外伤相关的眼部整形手术 ··········· 240

- 第一节　外伤性上睑下垂矫正术 ···················· 240
- 第二节　外伤性眼睑缺损的修复 ···················· 251
- 第三节　泪道损伤的修复与重建 ···················· 263
- 第四节　羟基磷灰石义眼台眶内植入术 ············ 269

参考文献 ··· 277

第一章　眼外伤治疗总论

第一节　概　述

眼外伤是严重的致盲性眼病。视觉永久性致残与全身致残以几乎相等的发生率普遍存在。单眼视力的全部丧失占视觉系统致残的25%，占全部男性患者致残的24%。

来自美国国家健康统计中心（U.S. National Center for Health Statistics）1977年的调查显示，估计美国每年发生240万例眼外伤。这个报告计算了100万美国人由于外伤所引起的永久性严重视力障碍，这其中超过75%为单眼盲。眼外伤在美国是导致单眼盲的首要原因，仅次于白内障这一最普遍的致盲眼病。

当今中国处于一个快速发展的时期。特别是随着交通和工业的发展，近年来我国眼外伤发生率有所升高。同时，复杂眼外伤、爆炸伤、颅脑多发损伤逐渐增加。眼外伤患者主要发生在30岁以下的青年人，外伤被认为是3岁以上儿童眼球摘除的主要原因之一。以首都医科大学北京同仁医院眼科中心为例，每年收治的严重眼外伤住院患者近2000例，90%为青年男性，就其致伤原因分析，其中多数是可以预防的。因此，最大限度减少眼外伤所带来的伤害是最为有效的防盲治盲手段。

对于单纯性眼外伤患者，根据外伤类型决定是否进行一期急症手术治疗。其中眼部化学烧伤、热烧伤必须争分夺秒地进行眼科急诊处理，但对于日后形成的睑球粘连、角膜混浊等应择期进行羊膜移植、角膜移植、眼睑整形等手术治疗。需急症进行手术的外伤包括：①眼睑皮肤撕裂伤和（或）睑板裂伤，对动物咬伤所致皮肤创口应进行择期手术；②下泪小管断裂伤、眼外肌撕裂伤；③不能自行愈合、较大的结膜裂伤；④眼球破裂伤伴有眼内容物脱出或怀疑有后巩膜裂伤、需进行巩膜创口探查者；⑤前房积血有角膜血染危险者；⑥继发性青光眼需进行前房穿刺放液或冲洗控制眼压；⑦外伤性白内障晶状体囊膜破裂、晶状体脱位造成瞳孔阻滞的继发青光眼者；⑧角膜、前房异物，晶状体内异物伴前囊膜破裂，眼前段磁性异物；⑨眼内炎等。

有些手术则可在做出明确诊断和经过充分术前准备后进行，包括①外伤性白内障尚无晶状体皮质溢出但有形成瞳孔阻滞危险者；②睫状体断离范围较大，考虑药物治疗无效者；③眼内非磁性金属异物、位于后部玻璃体或视网膜的磁性异物；④玻璃体积血伴视网膜脱离；⑤孔源性视网膜脱离；⑥眶壁骨折合并有眼外肌、眶内容物嵌顿者；⑦眶内金属异物；⑧眶内血肿造成进行性眼球突出、压迫视神经者；⑨视神经管骨折。

正确处理眼外伤,准确把握手术时机,直接关系到受伤眼的预后情况。初诊时应详细掌握第一手资料。

一、眼外伤的病史采集

1. 受伤时间、致伤原因 受伤时进行何种操作、活动。这对于了解受伤的程度,有无异物存留有重要意义。了解受伤经过还可判断致伤物的性质,如铁锤打铁时被碎屑崩伤,致伤物多为磁性异物。

2. 受伤环境和特性 受伤时环境或致伤物污染时,伤口感染的几率大,反之则较小。充分了解致伤物性质、大小、形状、数量、作用方向及力量等均为分析病情提供重要资料。

二、眼外伤的临床检查

1. 视力 应检查双眼视力。视力减退的原因有:角膜损伤、前房及玻璃体积血、外伤性白内障、高眼压或低眼压、视网膜水肿和出血、视网膜脱离、视神经损伤、癔症、伪盲等。

2. 眼压 可采用眼压计测量。伤势较重者可指测眼压。

3. 眼睑检查 注意眼睑外观、位置及运动度。如有破裂伤,应检查其范围和深度。注意有无泪小管断裂。眼睑瘀斑和出血多见于眼挫伤。眶壁骨折可有捻发音;颅底骨折可伴眼周瘀血,呈熊猫眼征。对颈内动脉-海绵窦瘘者应听诊眼部和颞部,可闻及吹风样杂音。

4. 裂隙灯检查 由前向后检查结膜、角膜、前房、虹膜、瞳孔、晶状体。注意并记录是否存在穿通伤、水肿、撕裂、异物。检查前房是否有积血、积脓、晶状体皮质、玻璃体等有无异常内容物,房水闪光是否呈阳性,瞳孔对光反射情况,晶状体的位置、透明度及囊膜的完整性。

5. 玻璃体和视网膜检查 利用直接检眼镜和双目间接检眼镜检查玻璃体是否有积血、机化物及异物。检查视网膜是否存在出血、脱离等改变。

6. 视盘检查 视盘颜色、边界,是否有水肿、出血,C/D比值是否增大。

7. 眼球运动和眼眶检查 在排除眼球无破裂伤后,检查是否存在复视和眼球运动障碍。有无内陷或突出、偏移,眶缘有无缺损等。

三、眼外伤的影像学检查

1. X线平片检查 眼球有穿通伤时应拍摄平片排除眼内异物存留的可能,必要时拍定位片明确异物位置。注意眼眶形状和大小,是否有眶壁骨折,眶内是否有显影异物。

2. CT检查 怀疑眼内、眶内存有异物或眼球运动障碍时,应做CT检查。明确异物与眼球位置关系及异物大小形状,是否存在眶壁骨折及骨折与眼外肌关系,怀疑后巩膜破裂伤也可以通过CT观察眼环是否完整等。

3. 超声波检查 眼前部伤口处理后,酌情进行B超、超声生物显微镜(UBM)、彩色多普勒超声(CDI)等辅助检查,了解玻璃体积血和机化程度;晶状体脱位情况;眼内异物位置和大小形状;视网膜脉络膜脱离情况;除外后巩膜破裂伤或眼球萎缩。

第二节 眼外伤的处理原则

眼球具有解剖结构和生理功能的特殊性,眼部手术的专科性很强。眼外伤可涉及眼部的多个结构,因此眼外伤的处理更具有其复杂性、综合性、特殊性的特点。术前准备和术后处理对手术的顺利进行和手术的预后至关重要。

一、术前用药

1. 抗生素 为抑制或杀灭结膜囊内的细菌，减少手术感染的机会，急诊手术的患者，术前尽可能于结膜囊内频滴抗生素滴眼液数次。择期手术者术前应结膜囊内滴广谱抗生素滴眼液3日，每日3~4次，一般不必全身使用抗生素。对于感染或有感染倾向的患者可根据全身及眼部情况，必要时于术前2~3日口服或静滴抗生素，一直用到术后1周。

2. 散瞳剂 除急诊外，大多数的眼外伤手术需要术前充分散大瞳孔以便手术。常用的散瞳剂包括1%阿托品，5%新福林及复方托品酰胺等混合制剂。眼后段手术在术前使用阿托品散大瞳孔，术前1小时用两种不同药物（如1%阿托品和复方托品酰胺滴眼液）交替点眼3次，至瞳孔充分散大，即可达到手术要求；对于白内障等眼前段手术者，仅点复方托品酰胺滴眼液即可；合并虹膜后粘连瞳孔不易散大的患者，可于球结膜下注射混合散瞳剂；术中为持续散大瞳孔，可将短效散瞳剂浸湿的无菌棉片置于结膜囊下穹窿内，手术结束前注意取出。

3. 缩瞳剂 摘出角膜深层异物及睫状体断离复位等手术前需要缩瞳剂。常用1%~2%的毛果芸香碱滴眼液。一般在术前半小时至1小时点药数次，至瞳孔缩小。

4. 镇静剂 对于精神紧张的局麻手术患者，可于术前1日晚口服镇静剂，如舒乐安定片1~2mg。必要时术前可肌注安定、氯丙嗪、异丙嗪或度冷丁等。

5. 止血药 术前常规应用止血剂，如肌注立止血、安络血等止血药物。

6. 降眼压药物 对于眼压高的原发或继发青光眼患者，在积极控制眼压的同时，可于术前给予口服碳酸酐酶抑制剂（乙酰唑胺），静滴高渗剂（甘露醇）降低眼压。一般不选择口服甘油降眼压，有些患者口服甘油后会感觉咽部不适，引起咳嗽，影响手术。

7. 糖皮质激素 对于眼内炎性反应重的患者，手术前应用糖皮质激素有利于减轻炎性反应，减少手术并发症，促进术后恢复。可根据患者情况局部点药，或口服泼尼松等。注意对糖尿病、高血压等全身疾病患者要慎用或禁用。

8. 非甾体类消炎药 可有效减轻与前列腺素释放有关的炎性反应。可根据患者情况局部点药如双氯芬酸钠滴眼液，或口服布洛芬、消炎痛等。

9. 全身用药 对于患有高血压、糖尿病、冠心病、气管炎等全身疾病的患者，术前应坚持用药，积极控制病情。必要时可请相关科室协助诊治。

二、术前眼部准备

1. 冲洗泪道 术前应用生理盐水冲洗泪道。特别是对泪道不通的患者，要充分冲洗，观察有无分泌物。对于有脓性分泌物的慢性泪囊炎患者应先处理泪囊炎，再考虑内眼手术。无脓性分泌物的单纯泪道阻塞的患者可在术前封闭上下泪小点。冲洗泪道有利于清除泪道内残存的细菌等微生物，减少手术感染的机会。

2. 剪除睫毛 为便于手术，减少感染机会，术前应常规剪除睫毛。一般在弯剪刀刃上涂上抗生素眼膏，沿睫毛根部剪除睫毛，再冲洗结膜囊。不要将剪断的睫毛留在结膜囊内。对于时间短的简单手术，也可不剪睫毛，术中用手术贴膜将睫毛贴在眼睑皮肤上，使睫毛不要暴露在手术野中。

3. 冲洗结膜囊 术前应用生理盐水及抗生素滴眼液充分冲洗结膜囊，清除结膜囊内的分泌物及细菌等微生物。必要时可在手术剪开结膜前用妥布霉素注射液冲洗结膜囊。

4. 标记 儿童或成人全麻以及意识不清的患者，必要时可在术眼旁的皮肤上用龙胆紫做好标记，以便麻醉后明确手术眼别。同时也可对手术区域进行标记。

5. 结膜囊细菌培养 对于合并全身感染疾患、慢性疾病如糖尿病、肾移植患者，年老体弱的患者必要时可作结膜囊细菌培养。一般连续3天作3次培养，如有致病菌，可用敏感抗生素滴眼液点眼1周，连续培养2次阴性，再行手术。但结膜囊细菌培养不作为必须的术前检查。

三、消毒

患者戴手术帽，注意将头发全部放在帽中，脑后不要戴发夹，手术帽外再包裹手术巾。碘剂（如安尔碘、碘伏等）或75%酒精消毒手术野3遍。消毒区域一般为上至眉弓上方，下到鼻翼水平，内越鼻中线，外到颧弓。特别注意睑缘睫毛根部的消毒。对于眼睑皮肤松弛的老年患者要用棉签暴露睑缘消毒。有些特殊手术，有其相应的消毒范围，相关章节有具体描述。

四、麻醉

眼外伤手术常用的麻醉方法包括局部麻醉和全身麻醉。

（一）局部麻醉

1. 麻醉方法

（1）表面麻醉：向结膜囊内滴入穿透力强的局麻药，可以阻断所有神经末梢。对于单纯角结膜裂伤缝合或白内障超声乳化摘除术等较短时间的前段手术，表面麻醉即可满足手术要求。一般术前在结膜囊内滴表面麻醉剂如爱尔卡因或地卡因3~4次。

（2）浸润麻醉：将麻醉药直接注射在手术区组织内，如上下睑缘的皮下，以便做上下眼睑牵引缝线。也可在眼外肌周围做浸润麻醉，减少肌肉牵拉痛。做眼睑手术时，因眼睑皮肤侧和结膜侧被睑板隔开，影响麻醉药物的扩散，需要在皮肤面和结膜面分别做浸润麻醉。对于泪囊手术可在手术区和其下面做局部浸润麻醉，阻断该处神经干和神经末梢，进行区域麻醉。眼内容物摘除手术等可做眶内浸润麻醉。

（3）神经阻滞麻醉：将麻醉药直接注射在神经干或神经分支周围，麻醉该神经支配的区域。无浸润麻醉出现的局部组织变异，用药量小，有利于进行范围较大的手术，也可用于有炎症区域的手术。

1）面神经阻滞麻醉：对面神经支配的眼轮匝肌制动麻醉，消除眼睑闭合运动，减少眼球压迫。主要包括主干麻醉（O'Brien法）、分支麻醉（Atkinson法）、终末端阻滞（Van Lint法）。

2）球后阻滞麻醉：将麻醉药注入眼球肌锥内，阻滞睫状神经节及睫状神经，麻醉结膜、角膜及前葡萄膜。注意目前常用于球后麻醉的注射针头尖端比较锐利，容易引起出血或穿透眼球。使用前可在硬物上（如金属直尺等）摩擦针尖，使其变钝后再使用。

2. 辅助措施 为增强麻醉效果，延长麻醉时间，减少麻醉药物中毒的可能，可采取以下措施：

（1）应用混合制剂：常用2%利多卡因和0.75%布比卡因1∶1混合，可使麻醉作用迅速，作用时间延长。

（2）在麻醉药中加入1∶1000肾上腺素可减少出血，散大瞳孔。一般10ml麻醉药可加3~4滴1∶1000肾上腺素，一般配制浓度为1∶200000。对于高血压患者要慎重。

（3）眼外伤患者常常合并手术区域的瘢痕，有些患者需多次手术。对于这些患者，可在麻醉药中加入透明质酸酶，以提高麻醉药的渗透性。一般10ml麻醉药可加750U透明质酸酶。

（4）对于高度紧张、新鲜创伤疼痛感强烈的患者可由麻醉师在局部麻醉手术的同时静脉给予安定镇痛的药物。也可在术前肌注安定10mg。

（二）全身麻醉

对于儿童患者、不能耐受或不能配合局麻手术的成人患者以及手术时间长、手术区瘢痕严重、局部麻醉困难、合并颅脑颜面复合创伤的患者，需由专业麻醉师进行全身麻醉，再行手术。

五、眼外伤手术器械及设备

1. 手术器械 眼外伤手术涵盖了大部分眼科显微手术，需要几乎所有的眼科显微手术器械。除显微手术器械外，部分整形及眼眶手术还需要普通外科手术器械。特殊手术还需专用的手术器械。在具体手术章节中有相关的描述。

2. 手术设备 主要包括手术显微镜、超声乳化机、玻璃体切割机、冷凝器、激光机、双目间接检眼镜、显微眼内窥镜等等。术者可根据具体情况，选择使用符合手术参数要求的设备。

3. 其他 包括手术缝针缝线、人工晶状体、粘弹性物质、眼内填充物（如惰性气体、硅油等）、羟基磷灰石义眼台、羟基磷灰石片、异体巩膜等。

六、术后常规处理

（一）术后用药

1. 抗生素 术后结膜囊内滴抗生素滴眼液，每日至少4～6次。一般选择广谱抗生素滴眼液，合并感染者可酌情局部结膜下或半球后注射抗生素，常用妥布霉素2万U，必要时加用地塞米松2.5mg等，每日1～2次。手术小，反应轻的患者单纯口服抗生素以预防感染。对于严重外伤，手术创伤大，感染或有感染倾向的患者术后可根据全身及眼部情况，静点抗生素。应根据炎症控制情况，及时调整用药。

2. 散瞳剂 为活动瞳孔，减少粘连，方便检查眼底，松弛睫状肌，减轻疼痛，术后可给予散瞳剂。如1%阿托品滴眼液或复方托品酰胺滴眼液点眼，每日2次。对于虹膜后粘连的患者，可于球结膜下注射混合散瞳剂。

3. 糖皮质激素 术后结膜囊内滴糖皮质激素滴眼液，可减轻炎性反应，促进术后恢复。可与抗生素滴眼液联合使用。患者眼内炎性反应重，可口服泼尼松30mg，每日1次，晨起顿服。必要时可静点地塞米松5～10mg，每日1次。根据眼部情况，及时减量停药。对糖尿病、高血压等全身疾病患者要慎用或禁用。同时注意使用糖皮质激素可能引起的并发症。儿童酌情减量。

4. 非甾体类消炎药 可根据患者情况局部应用或口服，以减轻眼内炎性反应。

5. 止血药 对于有出血或出血倾向的患者，可口服止血药，如安络血5mg，每日3次。出血量大者应仔细查找出血原因，必要时肌注立止血等止血药物。

6. 降眼压药物 对于术后眼压高的患者，应查找原因，局部或全身应用降眼压药物，药物控制眼压2周左右仍不满意者，应考虑抗青光眼手术。

7. 角膜营养药 角膜上皮剥脱的患者可应用促进角膜上皮修复的药物。角膜水肿严重者，可局部点高渗剂，如3%氯化钠或50%葡萄糖，必要时静脉推注50%葡萄糖40ml加维生素C 2g，每日1次。糖尿病患者禁用静脉推注葡萄糖。

8. 镇静剂及止痛剂 为减轻或解除疼痛，使患者安静休息，对于精神紧张、疼痛感明显，甚至不能耐受的患者，可给予镇静剂及止痛剂，如强痛定等。

9. 全身疾病用药 对于患有全身疾病的患者，在眼部及全身用药的同时，术后注意保持水电解质平衡，血压、血糖平稳。保持大便通畅，防止便秘。

（二）术后体位

眼眶手术有引流条者，应向引流方向侧卧。内眼手术一般选择仰卧位。玻璃体腔内气体填充或硅油填充患者需俯卧位1～2周，以利气体或硅油顶压视网膜裂孔。由于长时间俯卧位，一般人较难适应，可协助患者调整卧姿、坐姿，只要保持头低位，视网膜裂孔位于最高点即可达到治疗要求。

（三）术后观察及处理

术后注意观察患者的视力情况，测量眼压，裂隙灯下观察伤口愈合情况，角膜有无水肿、上皮剥脱，有无KP及炎性反应，前房深度，瞳孔情况，晶状体（或人工晶状体）位置、透明度，无晶状体眼硅油界面，虹膜周切孔是否通畅等等；眼底镜下检查玻璃体是否有混浊、填充物的情况，视网膜复位及裂孔周围激光斑色素反应情况等等。整形及眼眶手术要注意眼部外观、视力等情况。必要时可行B超、UBM、

CT等辅助检查以明确之。同时应注意患者的全身情况。出现并发症时要仔细查找原因做出相应的处理。在相应手术章节中有具体的描述，在此不作赘述。

第三节 眼外伤诊治思路

一个眼外伤患者，无论他是穿通伤、钝挫伤还是化学烧伤，根据其不同的致伤原因、受伤程度，通过以上仔细的检查分析，以及术前、术后疾病的发生发展，日本河井克仁教授拟定出一套完整的诊治思路简图，在伤后病情发展的不同时期、阶段，准确把握病情拟定合理的治疗方案。

（一）钝挫伤（非穿通性眼外伤）

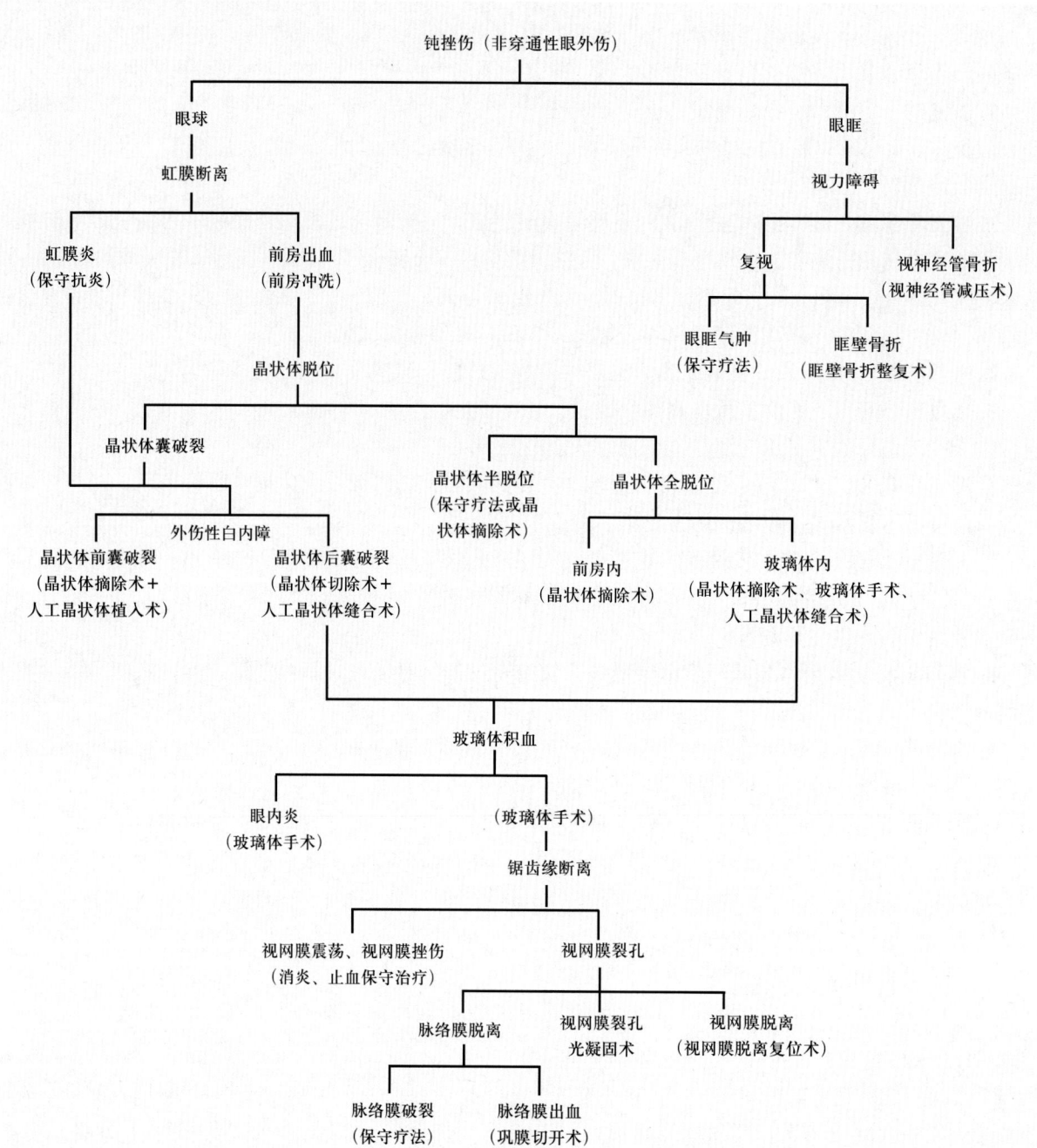

(二) 破裂伤（穿通性眼外伤）

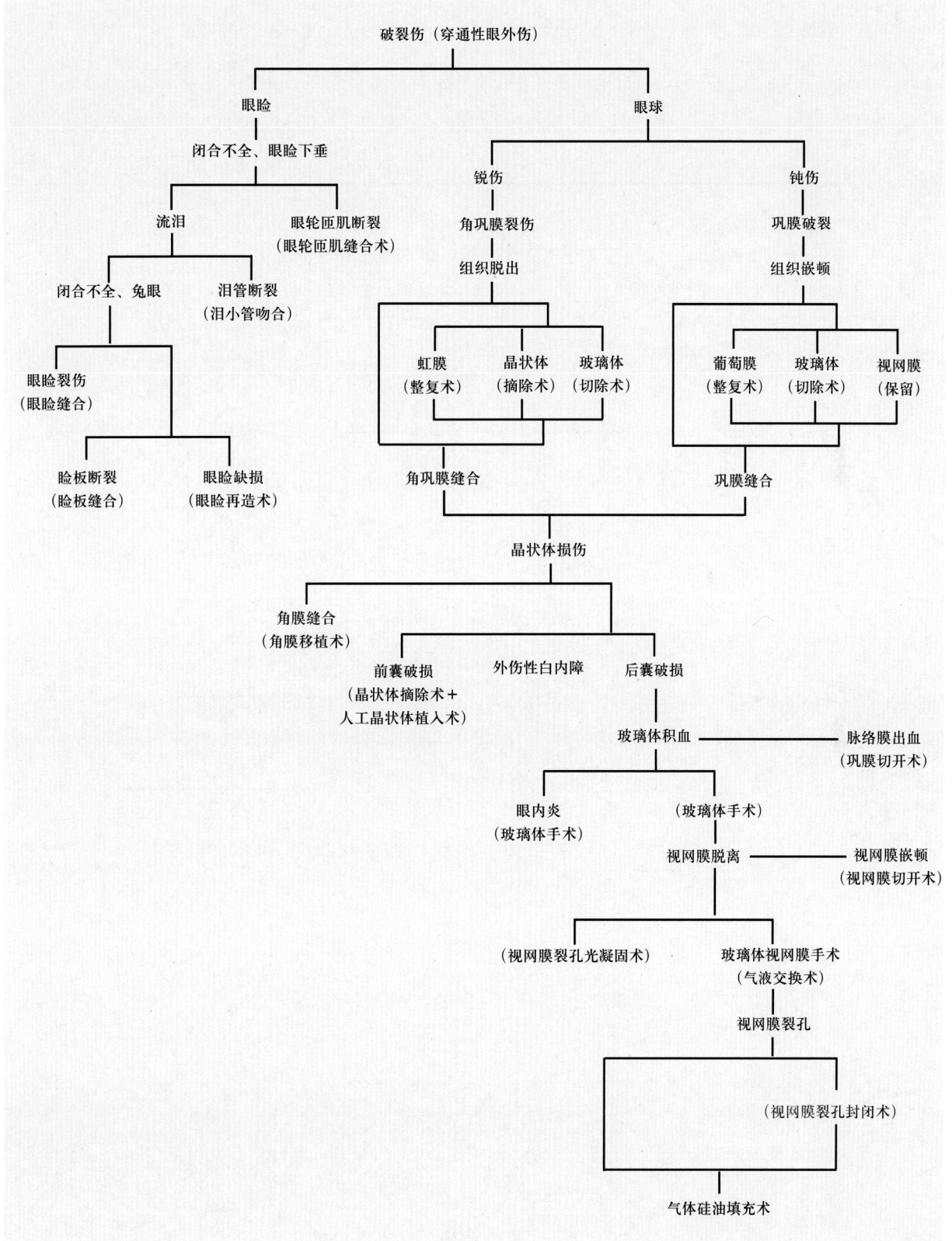

(三) 异物伤

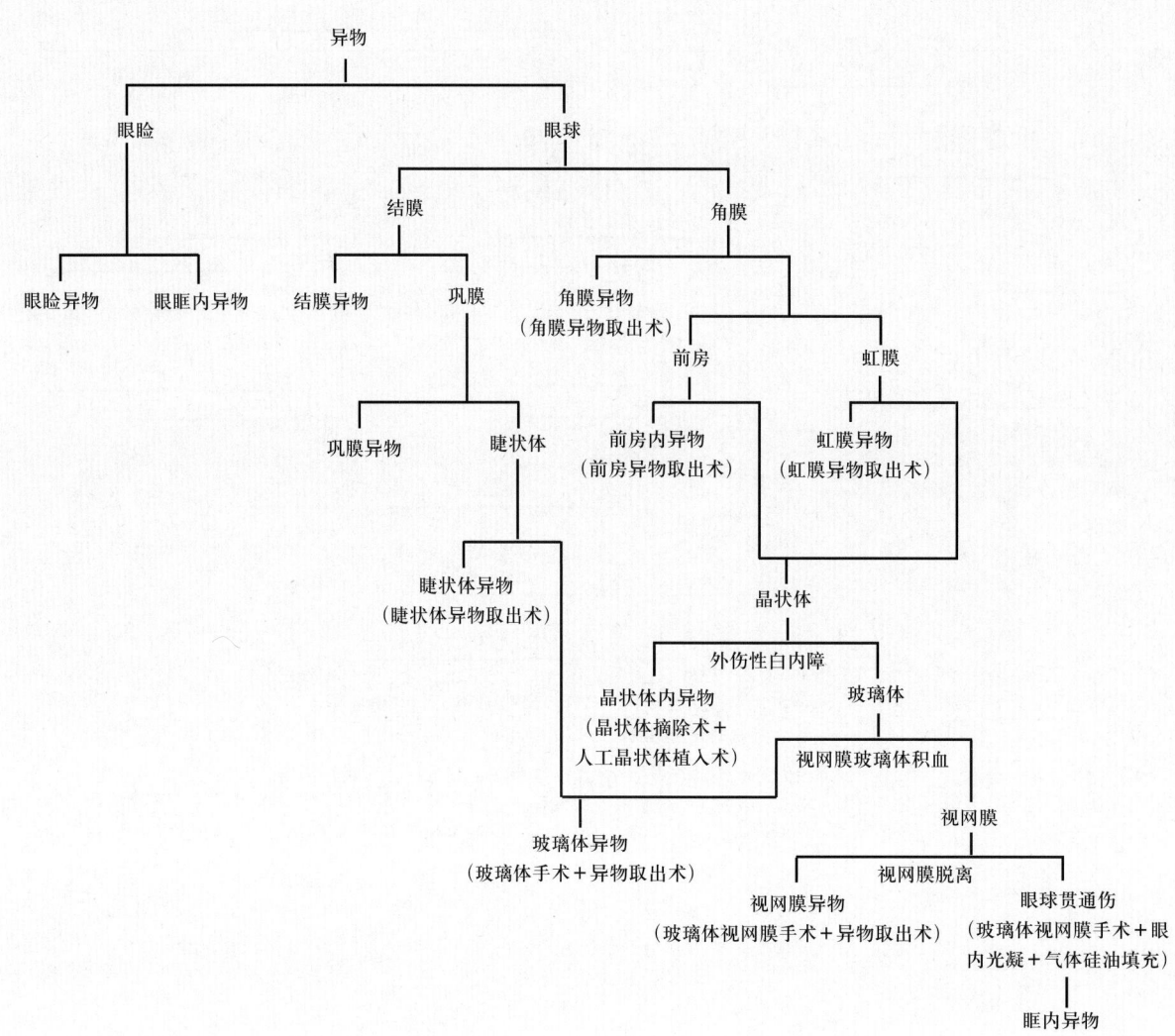

（四）化学烧伤

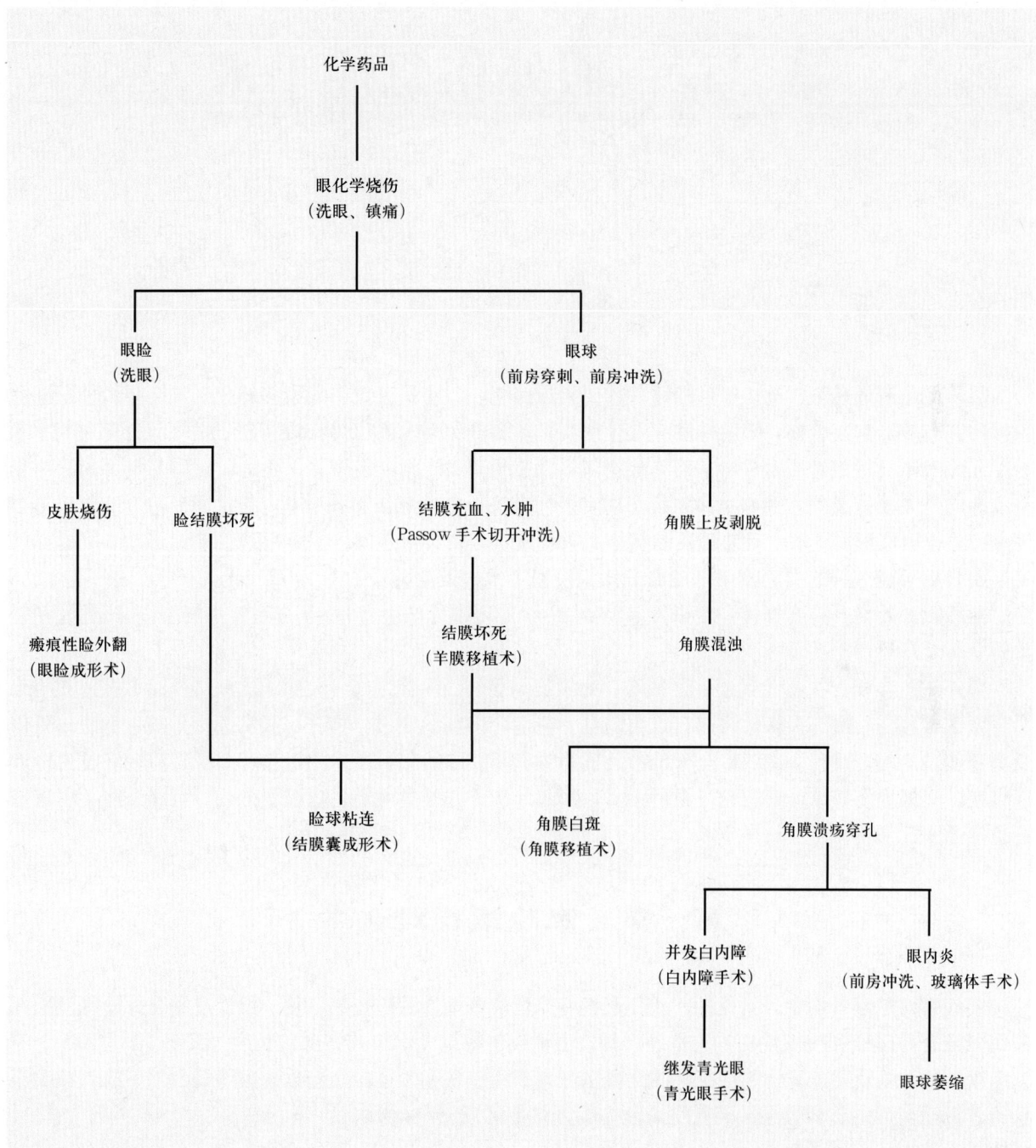

（王海燕　河井克仁　庞秀琴　韩崧）

第二章　眼外伤急症手术

眼外伤是造成儿童、青壮年单眼致盲的主要原因之一，且具有致伤因素多样化，常伴有多种眼部组织损伤并有多器官复合伤，伤后并发症发生率高，多需再次手术治疗等临床特征。眼外伤急症一期手术治疗无论对于日后患者眼部外观美容、眼附属器功能重建、视觉功能恢复，还是对以后二期手术治疗创造条件均是尤为重要的。例如角膜破裂伤患者，急症一期角膜缝合手术质量，包括角膜散光、创口愈合等级、角膜瘢痕形成、术中对虹膜及晶状体损害程度等，将会对患眼视力恢复产生明显影响，同时亦将关系到日后可能进行的白内障手术或玻璃体视网膜手术的效果。

由于眼部外伤具有多样性和复杂性等特点，急诊处理眼外伤患者时，区分眼外伤类型以分别进行"轻重缓急"处理显得至关重要。

眼外伤患者如合并其他重要脏器损伤，如颅脑闭合伤、内脏损伤、大面积皮肤烧伤时，应首先治疗全身系统性损伤，眼部损伤暂时进行简单包扎，待生命体征稳定后，再进行眼科急症处理；如眼部外伤及全身伤情均较严重时，在外科全身抢救的同时或其后，进行眼科手术治疗；若全身伤情较轻且生命体征稳定，眼部损伤较重，则应先行眼科手术；眼部外伤合并耳鼻喉科、口腔科外伤，可联合相关科室进行急症手术。

第一节　眼睑裂伤缝合术

眼睑裂伤是眼外伤中较常见的一类眼科急症，包括单纯性眼睑皮肤裂伤、眼睑皮肤合并睑缘及睑板裂伤以及合并眼睑和睑板缺损的皮肤裂伤等。由于致伤物以及伤口的方向、长度、深度、部位不一，有无组织缺损，以及夹杂异物等情况，眼睑裂伤可有不同症状和体征。急症眼睑裂伤缝合术不仅直接关系到患者日后眼部的美容效果，而且将对他们的视觉生活质量产生影响。

一、单纯性眼睑皮肤裂伤缝合术

临床上较为常见的切裂伤包括锐器所致的眼睑皮肤切割伤、钝器所致的皮肤撕裂伤，以及动物撕咬所致的皮肤撕脱伤。前两者在进行必要的检查和术前准备后，即进行急症缝合术。后者应进行双氧水创口局部冲洗和创口消毒，注射破伤风抗毒素和狂犬疫苗，创口不宜立刻缝合，暴露48～72小时后再进行处理以防厌氧菌感染。

术前准备

包括眼球及瞳孔对光反射检查，术前创口清洗，肌注破伤风抗毒素，极度紧张或躁动患者应用镇静剂如鲁米那肌注等。术前应用无菌生理盐水清洗创口及擦洗周围皮肤组织，以清除皮肤表面凝血块和异物。污染较重的创口可采用稀释的抗生素注射液（如妥布霉素注射液与生理盐水1∶1混合）冲洗创口。清洗创口时不宜用力擦洗，以免引起创口出血。如创口出血不止，可应用无菌眼垫或棉签向眶缘方向轻压创口以达到初步止血作用。

手术步骤

（1）消毒和麻醉：采用四环碘伏消毒可有效减轻对患者的刺激，如无碘伏，也可采用2%碘酊消毒，因碘酊内含有酒精成分，在一定程度上会增加患者的痛苦。常用麻醉药物为2%利多卡因注射液，如考虑手术时间较长时，可配比等量的0.75%布比卡因进行局部浸润麻醉以延长麻醉时间。麻醉方式常采用创缘两侧皮下浸润麻醉。如有皮瓣游离时，可在皮瓣的根部进行局部浸润麻醉。

（2）缝合：缝合前应探查创口有无异物掺杂，并探查伤口深度。伤口内异物应完全取出，即使异物为较小的玻璃或石渣等稳定物质，也应尽力清除，以防日后异物包裹影响局部外观。创口深度如仅限于皮下组织或眼轮匝肌浅层，可直接采用微型铲针5-0黑丝线或6-0可吸收线，进行间断对位皮肤缝合。间断对位缝合时，两侧创缘进针的深度和宽度要一致，避免卷边、错位。间断缝合的针距一般为3~4mm，进针和出针处距创口边缘约1.5~2mm，结扎缝线后创口略呈隆起。对于较整齐的创口，应先缝合创口中部后逐渐向两端缝合，保持缝合两端匀称；不规则的伤口，应先缝合成角的部位，然后分段间断缝合，两侧不等长的创缘缝合时，较长侧创缘的一端向背侧作一楔形切除，避免产生猫耳现象，或由于缝合时不匀称，导致继发皱皮。创缘较整齐且平行于睑缘者可采用皮内缝合的方式。如伤口垂直睑缘，皮肤伤口应作Z形缝合。如深及眼轮匝肌深层或以下，应进行分层缝合，但深部缝合针数要少，达到肌肉组织闭合避免有死腔形成即可；深及眶隔时，常有眶脂肪脱出，如脱出的眶脂肪已污染，应予以剪除，眶内脂肪的断端应充分烧灼止血，以免术后引起眼眶血肿。眶隔间断缝合、连续缝合或重叠缝合均可；如果伤口涉及眶骨缘，骨质无错位，可不必处理，有错位现象，应予复位，缝合骨膜，表面用四周的软组织覆盖，一般10余日即可基本固定。

（3）术中止血：由于眼睑部血运较为丰富，在清洗伤口、注射麻醉药物以及缝合进针时，难免有创口出血，一般出血通过纱布或棉棒压迫即可达到止血目的，如小动脉出血，出血速度较快，有时呈喷射状，此时可用止血钳夹持2~3分钟，或采用热凝止血的方法，最好不采用结扎止血方法，避免日后线结包裹形成瘢痕。局麻药中加入少量肾上腺素（如2%利多卡因注射液5ml中加入0.1%肾上腺素0.1ml）可在术中具有止血作用，但不宜加入过多的肾上腺素，以防术后出现反应性血管扩张，导致局部出血。

术中注意要点

对于内眦及外眦部裂伤创口处置应加以注意，内眦部皮肤裂伤应特别注意是否伤及泪小管，术前应做泪道冲洗，如发现泪小管断裂，尤其是下泪小管断裂即应进行泪小管吻合术，同时内眦部切裂伤还要注意是否合并有内眦韧带断裂，如有应予缝合，否则术后可以发生内眦畸形或内眦部向颞下侧移位。外眦部切裂伤有时可同时存在外眦韧带断裂、外眦角变钝、睑裂变短。缝合外眦韧带一般不困难，也可将外眦韧带鼻侧断端缝于相应的眶骨膜上。上睑皮肤裂伤时尤其远离睑缘较深伤口，应注意探查是否有上睑提肌损伤，其损伤可引起部分性或完全性上睑下垂，因此在处理伤口时，要认真检查，尤其在眼睑明显肿胀、大量眼睑皮下出血等状态下，上睑下垂容易遗漏。

术后处理

如皮肤创口较浅，组织肿胀不明显，术后可不予加压包扎；如创口较大、较深、组织肿胀明显并排除了眼球破裂伤可能，应予以加压包扎24～48小时，加压包扎不但有止血消肿作用，而且有一定止痛作用。污染不重或清洁伤口，术后全身可不使用抗生素；污染较重创口，怀疑有异物残留或有眶脂肪脱出者术后可预防性应用抗生素3日。术后皮肤拆线时间一般为5～7日。

二、眼睑皮肤裂伤合并睑缘及睑板裂伤缝合术

该类创口常垂直累及自然的睑皮肤纹理和眼轮匝肌纤维，如对该类创口修复不好，日后会因瘢痕收缩而造成睑缘畸形；下眼睑畸形可引起泪溢及睑外翻；上眼睑的瘢痕收缩会导致睑缘成角畸形和角结膜暴露等并发症。因此，急诊进行睑缘及睑板缝合时仔细的分层修补是非常重要的。

术前准备

消毒及麻醉同单纯眼睑皮肤裂伤缝合术。但对睑板麻醉时应在睑板根部皮下及穹窿部结膜下进行浸润麻醉，因睑板组织较坚韧不易将麻醉药物直接注入睑板内，且其麻醉效果不佳。

手术步骤

最好在显微镜下进行。在修复伤口前应用锋利的刀片细致地修齐不规则的伤口边缘。如果伤口边缘的组织已坏死，应该切除其边缘。修复伤口采用6-0可吸收缝线或丝线首先对睑缘灰线处进行缝合。从一侧睑缘进针，穿过睑板腺，横过创口，从对侧睑缘出针，进出针位置距创缘约1.5mm，拉紧缝线，睑缘创口自动对合，之后在灰线前后睑缘的前后唇各间断缝合一针，进出针的距离同灰线部缝合，暂时结扎三条缝线，检查睑缘对合是否满意，创缘对合部应略呈隆起，睑缘呈轻度外翻。睑缘部伤口另一种缝合方法是以灰线作为缝合界标，经睑缘和睑板进行一垂直褥式缝合，再在灰线后经睑缘前和眼轮匝肌进行第二条垂直褥式缝合，最后在睑缘后唇作一间断缝合。睑缘部创口缝合满意后，用小钩拉开皮肤进行睑板前缝合，逐层缝合肌肉及皮肤，并将睑缘部缝合线残留线头置于皮肤缝合线下，以防残留线头刺激角膜。

仅累及睑板、结膜及Müller肌的损伤比眼睑前层裂伤少见。单纯累及睑缘后层的裂伤一般使用6-0丝线的单针间断缝线闭合伤口，以防止睑缘后切迹形成。此时，缝线的末端要留长并将其结扎或贴到皮肤表面，以防刺激角膜。

术后处理

（1）术毕用绷带包扎，24～48小时后更换敷料。术后继续进行抗感染治疗。

（2）睑缘缝线一般在术后10日拆除。睑皮肤伤口缝线在术后5～7日拆除。

经验体会

（1）眼睑皮肤血运丰富，伤口易于愈合，对于复杂裂伤导致的破碎的皮肤尽量保留缝合，以防日后瘢痕收缩。皮肤缺损较大的病例，急诊或二期行整形手术（详见第十五章第二节）。

（2）术后伤口感染或形成瘘道，伤口不愈合的病例，应高度怀疑存有眶内异物的可能，需行CT扫描进行排查，必要时行伤口探查、异物取出术。

（姜利斌）

第二节　泪小管断裂吻合术

泪小管断裂吻合术见第十五章第三节。

第三节　结膜裂伤缝合术

适应证

（1）单纯球结膜裂伤。
（2）伤口较长，≥10mm。
（3）伤口≥5mm、创缘两侧有张力且呈裂开状。

术前准备

（1）术前应详细询问外伤史，仔细行眼表面及裂隙灯检查，荧光素染色可较好地显示结膜损伤范围。同时应除外并发症存在的情况，如巩膜裂伤、眼内异物存留。
（2）术前宜用生理盐水清洁眼睑皮肤，仔细冲洗结膜囊。

手术步骤

（1）表面麻醉或局部浸润麻醉，充分暴露球结膜、穹窿结膜，清除伤口及结膜囊异物。
（2）探查并除外巩膜裂伤、眼内异物存留情况。
（3）结膜缝合用可吸收线，或5-0以下的丝线。对齐结膜损伤边缘，可间断缝合；也可连续缝合，为防缝线松脱，可将连续缝合线的两端打结。可吸收线可行埋藏缝合。
（4）术毕涂抗生素眼膏，眼垫遮盖或绷带包扎术眼。

术中注意要点

（1）缝合时勿使筋膜组织嵌入伤口内而造成伤口延迟愈合。
（2）当结膜有缺损面时，可沿创缘两侧行结膜下潜行分离，以缓解结膜创缘张力，再行对位缝合（图2-3-1、2-3-2）。球结膜大片缺损，也可用转移结膜瓣方法进行修补缝合（图2-3-3）。甚至从健眼取材。

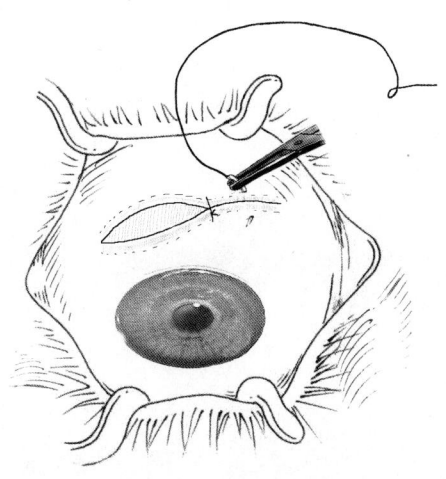

图2-3-1　球结膜裂伤松解拉拢对位缝合

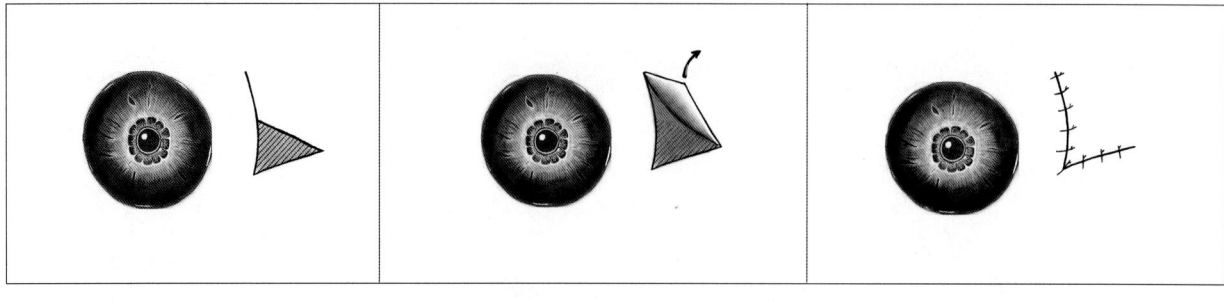

A 将一侧创缘沿角膜缘延长　　B 分离结膜下，形成一个三角形结膜瓣　　C 将三角形结膜瓣拉至对侧创缘，间断缝合

图 2-3-2　延长切口，松解结膜瓣对位缝合

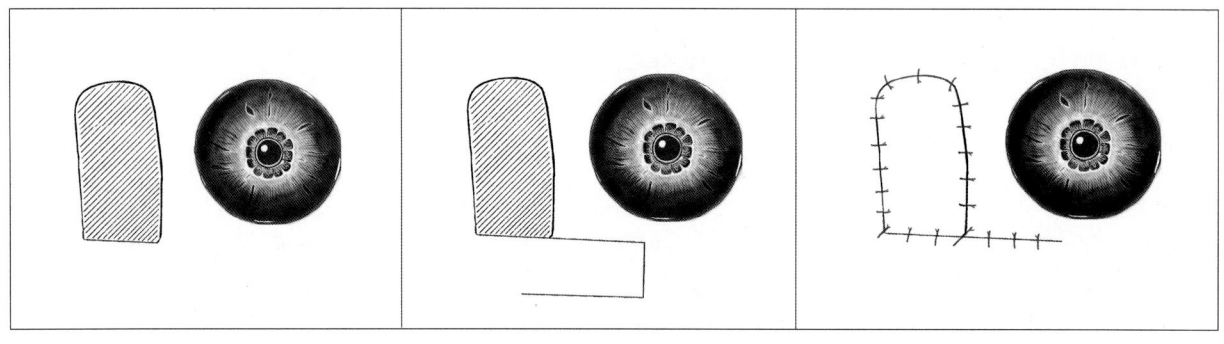

A 缺损在一侧球结膜　　B 作带蒂结膜瓣　　C 将结膜瓣转位，创缘作间断缝合

图 2-3-3　利用结膜瓣转位与缝合，修补伤口

(3) 注意泪阜和半月皱襞的解剖关系。

(4) 结膜线结勿留太长，以免触及角膜，造成角膜损伤。

术后处理

1. 术后常规处理　术后每日或隔日换药，伤口较长或行结膜瓣移植者应连续包扎术眼 2~3 日。以后日间可滴抗生素滴眼液 3~4 次，晚间涂抗生素眼膏。术后 5~7 日拆除缝线。伤口面积较大，污染较严重者应口服抗生素预防感染。

2. 术后观察　观察结膜创缘对合情况，是否有筋膜组织嵌顿或脱出，连续缝合线是否松脱，结膜囊是否有分泌物等感染征象。

3. 术后并发症的处理

(1) 有时急诊情况下，因结膜高度水肿，大量结膜下出血，造成结膜伤口观察欠清、对合欠佳，水肿消除后如发现仍有较大的结膜伤口要及时修补处理。

(2) 嵌顿或脱出的筋膜影响伤口愈合，要及时剪除。

(3) 出现结膜囊分泌物较多，结膜水肿加重等感染征象时，勿再包扎，要考虑是否有异物存留，并全身应用抗生素。

经验体会

结膜裂伤一般不影响视功能。缝合时注意对位准确，结膜切勿卷边，以免影响伤口愈合；避免缩窄结膜囊而影响眼部外观。

第四节　角膜裂伤缝合术

角膜位于眼球暴露部分的最前部，很容易受到创伤。由于致伤物质不同，伤口大小、形状各异，缝合需要一定的技巧。若伤后晶状体透明，一期角膜伤口处理的质量对避免术后白内障的发生以及使角膜散光减少到最低限度，至关重要。

一、单纯角膜裂伤缝合术

适应证

（1）角膜伤口较大，创缘对合欠佳，前房不能形成。
（2）整齐而较小的伤口经包扎及使用角膜接触镜观察 1~2 日，伤口荧光素染色仍有"溪流"征。
（3）有虹膜等眼内组织嵌塞于角膜伤口或有角膜组织缺损。
（4）角膜板层裂伤，但伤口较深、范围较大，特别是前板层呈游离瓣状。

术前准备

（1）术前必须详细询问病史，包括受伤过程、致伤物质、受伤时间及抢救情况。
（2）仔细检查眼部，手法轻柔，勿施压于眼球，避免眼内容进一步流失。必要时，滴用表面麻醉剂后检查，以减轻患者刺激症状。必要时可散大瞳孔行眼底检查。
（3）做必要的 X 线检查，除外眼内金属等异物。
（4）受伤后 24 小时内，需行破伤风抗毒素肌内注射。

手术步骤

（1）麻醉方法：采取球后麻醉方式，儿童及不合作者应全身麻醉。伤口小且非常合作患者，可仅用表面麻醉。
（2）开睑：开睑器开睑，若开睑器增加眼球压力造成伤口处眼内容进一步流失，则用眼睑缝线牵拉开睑。
（3）修整创缘：手术宜在手术显微镜下进行。开睑后应再次在显微镜下清洁角膜伤口，可用稀释的庆大霉素或妥布霉素溶液冲洗角膜伤口，仔细清洁眼球表面。或用浸湿的棉签轻轻拭去污物。清洁伤口创缘，用显微镊子和尖刀刮除渗出物及粘连的色素组织、糜烂的上皮，使角膜实质创面清晰、光洁。
（4）角膜伤口的缝合

1）总的原则：缝合线采用 10-0 尼龙线，避免较粗的缝合线，以减小角膜瘢痕。缝合顺序依伤口情况而定，大的伤口可先将角膜缘对合，对于成角的伤口先将尖端对位缝合。瞳孔区缝线应跨度小，以减少角膜中心区散光，保护视力；周边直线伤口，可连续缝合，缝合时要达到角膜实质深层，最宜为全层角膜厚度的 2/3~4/5，避免虹膜嵌塞或缝合于伤口内，伤口密闭应达到水密或确实的气密合程度。

2）缝合方法：包括间断缝合、连续缝合、8 字形缝合以及荷包式缝合等。间断缝合为最常用的角膜裂伤缝合方法，适用于绝大多数角膜裂伤伤口的缝合，操作相对容易，但需要注意保持各缝线间张力的均匀分布，尤其对于不规则创口缝合，容易出现后续缝合导致前次缝针张力松弛的现象。其进出针位置应距创缘 1.5~2mm，缝线垂直跨越创缘，如跨度过大缝线张力不易控制并多增加瘢痕形成，跨度较小时结扎线结不易导入基质层内而造成术后的异物感。在周边角膜进针深度可深达全层角膜厚度的 4/5，在瞳孔区角膜缝合深度应适当减浅，常为角膜厚度的1/2～2/3。缝合过浅时可引起创口后部哆开，导致虹膜组织夹持于缝合后的角膜伤口中，如缝合过深穿过角膜全层将引起针孔房水渗漏和感染通道形成。连续缝合及8字形缝合法较适用于不在瞳孔区较小的角膜创口，优点可使缝线张力均匀分布，创口对合整齐，并能减少线结的刺激。但两种方法操作时相对困难，尤其在连续缝合时如不慎发生缝线断裂，除可能导致整个缝合过程失败及延长手术时间外，再次缝合操作将增加角膜瘢痕形成的机会，此外对于水肿角膜的连续缝合，在术后可能随着角膜水肿的消退，发生连续缝合线的松解，而导致角膜瘘的发生。连续缝合及8字形缝合进针方法和深度与间断缝合相似，但其进针起点可选在一侧创缘的基质层内，最后出针由另侧创缘基质层穿出，线结埋入创口内。荷包式缝合适合于T形、星形或瓣状伤口的缝合，其操作方法即在创口部各游离角膜瓣上用刀片做一向心为创口中心的小的弧形板层角膜切口，以其中一小切口基质层为进针起点，经由各游离角膜瓣切口内深基质层，做一连续类圆形缝合，回到进针起点并结扎，使各角膜瓣向创口中心聚拢而密闭创口，线结埋入基质层中。

3）特殊类型角膜伤口缝合：①累及角巩膜缘创口及类"Z"形角膜创口应先准确对合角巩膜缘处创缘，以恢复角膜基本的形态，再进行其他部位的角膜缝合，如角巩膜缘处创口张力较大，10-0尼龙线无法严密对合时，可在角巩膜缘的巩膜侧采用6-0可吸收线进行缝合，再用10-0线缝合角膜侧创口。类"Z"形创口，应先对位转折处创口，并间断缝合一针，然后对各线段伤口进行间断或连续缝合。②斜形创口采用间断缝合，斜形创口上瓣缝线跨度适当加大，以达到深层组织对合。如角膜创口即存在垂直伤口，又存在斜形伤口，先对垂直伤口进行缝合，后再处理斜形创口。③三角形创口先对三角形瓣尖端进行间断缝合，然后对三角形两边进行缝合并缝线向尖端倾斜以达到创口密闭。如三角瓣尖端有组织缺损，尖端部直接进行缝合，势必加大缝合张力，增加散光。此类伤口可做角膜层间缝合，即在三角瓣尖端前方角膜做一板层角膜切口，在此切口基质层内进针，跨越三角瓣基质层，再从切口基质层出针，结扎线结埋于该切口基质层内，三角瓣两侧同样做间断缝合。④T形、星形或花瓣状伤口的缝合：缝合方法除上述的荷包式缝合外，尚可采用多重间断缝合和桥式缝合，但后种缝合方法前房密闭程度要差于荷包式缝合，且易出现虹膜嵌顿。⑤组织缺损创口的缝合：小的组织缺损的创口，可通过多重间断缝合方法达到前房密闭，但术后角膜白斑和大的不规则散光的形成是不可避免的。该类创口也可通过移行角膜瓣进行修补，其方法是在创缘一侧或两侧做一长度稍长于创口的板层切口作为松解切口，10-0尼龙线自松解切口基质层进针，跨越创缘从对侧角膜或对侧松解切口基质层出针，结扎缝线后松解切口侧表面组织移向创口，从而达到封闭创口的目的。但移行角膜瓣上皮需刮除。对于缺损较大的角膜创口，在急诊手术时往往缺乏角膜材料，而不能进行一期角膜移植修补术，此时可采用创口近侧的球结膜覆盖角膜缺损处，二期进行前房成形和角膜移植术。

术中注意要点

（1）缝合角膜时，缝线穿过角膜组织应与伤口方向垂直，角膜伤口两侧缝合深度一致。

（2）斜形伤口的缝合，钝角侧进针部位距离创缘要近些（图2-4-1）。复杂角膜伤口，如T形、星形伤口的缝合，可采用8字式、荷包式缝合（图2-4-2、2-4-3）。

（3）缝合结束时，为检查伤口密闭情况及促成前房形成，可从接近角膜缘的伤口一端，伸入钝性弯针头，在虹膜表面边注入无菌生理盐水或无菌空气，边抽出针头，前房即可形成。有时需要注入少量粘弹剂。以上操作均应注意勿损伤晶状体和角膜内皮。注入无菌生理盐水或无菌空气时勿使眼压升高。注入的粘弹剂，手术结束时应尽量去除，以免术后高眼压。

（4）对于角膜比较糜烂，或角膜有少部分缺损的伤口，可在缝合角膜伤口后行结膜瓣遮盖以保护角膜伤口并促进其愈合。结膜瓣可直接分离角膜缘附近的球结膜，也可游离球结膜做桥式遮盖（图2-4-4）。

（5）手术结束时，应尽量将线结导入角膜实质内，以避免线结暴露、摩擦引起疼痛，并引起长期眼部刺激症状。

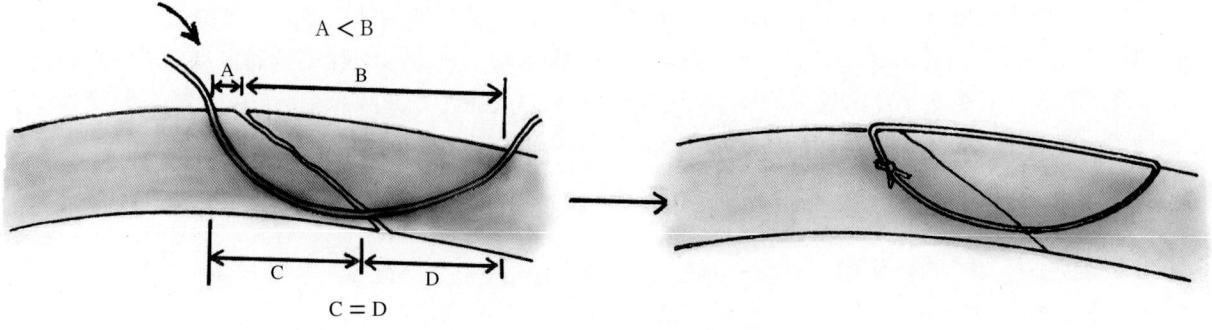

图 2-4-1　角膜斜形伤口缝合，钝角侧进针距创缘近（A＜B）

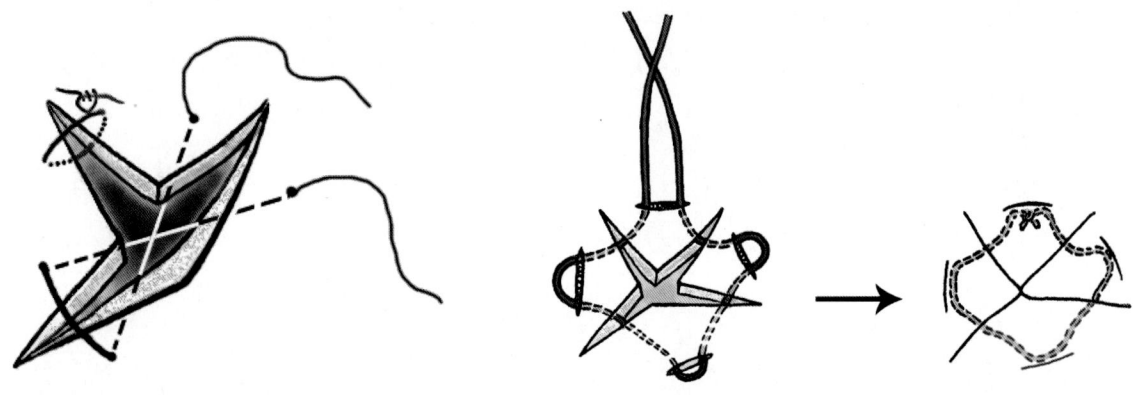

图 2-4-2　T形角膜裂伤间断结合8字缝合　　　　图 2-4-3　星形角膜裂伤荷包式缝合

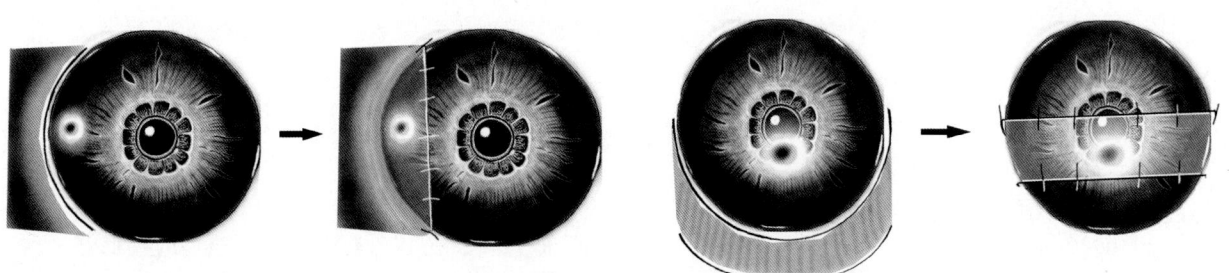

A　距角膜伤口较近侧球结膜分离后直接牵拉遮盖　　　B　游离桥状球结膜进行角膜伤口遮盖

图 2-4-4　结膜瓣遮盖角膜伤口

术中并发症及处理

(1) 虹膜脱出的处理：对于伤后时间较短、组织新鲜、色泽纹理清晰的虹膜，去除表面渗出物、彻底冲洗后还纳于眼内。对于脱出时间较长、表面污秽、渗出物不易去除的虹膜则需剪除。还纳虹膜较困难时，可在角膜伤口缝合后，从远离虹膜脱出的伤口一端，或在对侧角膜缘另行切口，伸入虹膜恢复器或钝性弯针头，于虹膜表面从周边向中心分离，将虹膜从伤口中拉向眼内。注意动作缓慢轻柔，避免虹膜根部断离。

(2) 向前房内注入无菌空气时，气体进入后房，前房不能形成。此时不必勉强前房形成，特别是导致眼压升高时，说明伤口已密闭，宜放出部分气体使眼压恢复正常，或注入少量粘弹剂或包扎观察。

(3) 有时无论怎样处理，都不能避免虹膜前粘于伤口内面，只要不在瞳孔区，不在伤口处形成嵌顿、脱出，可不处理。

术后处理

1. 术后常规处理

(1) 全身应用抗生素、糖皮质激素和非甾体类抗炎药3~5日，以抑制眼内炎性反应。

(2) 术后每日换药至1周，前房有炎性反应时，可行结膜下注射妥布霉素2万U、地塞米松2mg。

(3) 复杂伤口或行结膜瓣遮盖者应连续包扎术眼数日。经数日，结膜瓣多自行退回原位。未完全退回的，可在角膜瘢痕形成后，手术切除。

(4) 角膜伤口密闭平整术后第2日即可改为眼垫遮盖。患者日间可滴抗生素和糖皮质激素（或混合液）滴眼液4~6次，晚间涂1%阿托品眼膏、抗生素眼膏。阿托品眼药应用一般到术后2周。以后可改为短效散瞳剂活动瞳孔。

(5) 术后1个月以后视伤口愈合情况拆除缝线。

2. 术后观察

(1) 角膜伤口是否密闭，是否有眼内组织嵌塞或脱出，角膜水肿是否逐渐减轻。

(2) 前房形成情况，是否与对侧眼等深。

(3) 眼内炎症情况，前房渗出是否加重；是否有感染，甚至眼内炎征象等。

(4) 是否有眼压高、晶状体异常等并发症。

3. 角膜伤口拆线时间 现多用10-0无损伤尼龙线缝合，1个月以上多可拆除，也有主张3个月拆除缝线的。应视伤口具体情况而定：①缝线已松弛，对角膜伤口已不起任何支撑作用，常粘连分泌物，引起术眼异物感，应予拆除。此时即使伤口未愈合，也应拆线后重新缝合。②角膜瘢痕处有新生血管长入时，应拆除该处缝线。③为减少眼部刺激症状、减轻瘢痕形成，又担心伤口愈合不佳时，术后1个月可拆除部分缝线，如间断拆除缝线，拆除瞳孔区缝线，拆除伤口直线部分的缝线等，拐角处缝线延迟拆除等等。

4. 术后并发症及处理

(1) 前房浅或前房未形成：在伴有低眼压时，应首先检查角膜伤口，行荧光素染色，看伤口是否渗漏。若渗漏轻微，可行术眼加压包扎1~2日。若伤口渗漏较重，或包扎1~2日后伤口仍渗漏，则需行伤口修补术。术前在裂隙灯下一定要看清伤口渗漏部位，手术方法同前。

(2) 继发青光眼：可有多种原因：①术中前房注入粘弹剂，术毕时未清除净，则需观察1~2日，待其吸收，同时应用降眼压药；药物控制不佳者可行手术清除。②瞳孔后粘连造成瞳孔阻滞的，早期散瞳，加强抗炎药物应用；晚期手术治疗。③周边虹膜前粘连，甚至前房未形成，需解除后房压力高的因素，如晶状体膨胀等。④植入性虹膜囊肿多于手术数年后发生，手术切除较激光治疗复发率低。

(3) 眼内炎：若术后眼痛加重、视力下降，并伴有睫状充血，前房炎性反应加重，前房渗出增加，瞳孔区出现渗出膜，甚至出现前房积脓、玻璃体混浊，应立即行眼部B超检查。证实后按眼内炎处理（见第十一章）。

经验体会

（1）角膜裂伤缝合术旨在尽快恢复眼球密闭状态，防止感染发生。在此基础上才能恢复视功能。所以首先要使伤口密闭不渗漏，然后重建眼前段结构。

（2）术前应在裂隙灯下详细观察角膜伤口形态，缝合时尽量一次到位，避免同一部位反复缝合，加重角膜损伤，反而使缝合更加困难，瘢痕形成更加明显。

（3）术毕时尽量使前房形成。一方面证实角膜伤口的密闭，另一方面有利于眼前段结构的尽早恢复，维持眼压，保护晶状体、角膜内皮。

二、角膜裂伤缝合联合白内障摘除术

适应证

（1）较大的角膜裂伤需要缝合，同时晶状体前囊破裂，大量晶状体皮质溢出，进入前房，前房变浅或消失。

（2）角膜裂伤需要缝合，晶状体完全混浊、膨胀，估计不久需手术摘除者。

术前准备

术前滴短效散瞳剂，欲行人工晶状体植入者，术前行眼A超及B超检查，了解眼后段情况，无明显屈光参差史者，A超值以健眼代替。

手术步骤

（1）球后神经阻滞麻醉。

（2）开睑器开睑或用眼睑缝线牵拉开睑。

（3）缝合角膜伤口宜首先进行。清洁伤口、修整创缘后，用10-0尼龙线缝合角膜。

（4）白内障摘除术可采用白内障注吸、囊外摘除或超声乳化术。①于上方角膜缘另做切口，约3mm，前房注入粘弹剂。用截囊针开罐式截囊，或环形撕开尚未破裂部分的晶状体前囊。②无晶状体核者，伸入白内障注吸针头，边用平衡盐溶液冲洗，边吸除晶状体皮质及软核。③有晶状体核者，可采取白内障超声乳化方式，或用白内障囊外摘除方式娩出晶状体核。再行晶状体皮质注吸。④对于角膜损伤轻微，角膜伤口不在瞳孔区，后囊清亮完整者，可考虑一期人工晶状体植入术。

（5）角膜缘白内障切口自闭，儿童宜缝合。

（6）白内障摘除术后，检查角膜伤口的密闭情况，清除前房粘弹剂，用平衡盐溶液或无菌空气帮助前房形成。

（7）术毕结膜下注射妥布霉素2万U、地塞米松2mg，涂抗生素眼膏，未植入人工晶状体的眼加1%阿托品眼膏。眼垫遮盖及绷带包扎术眼。

术中注意要点

（1）角膜裂伤后，术眼均有一定程度的眼部刺激症状，为防止术中后房压力增高，不宜仅采用眼表面麻醉。

（2）一般需先行角膜伤口缝合，使眼球达到暂时的密闭，即使伤口内嵌有晶状体皮质等组织，在做完白内障摘除后，再行角膜伤口修整。

（3）术前瞳孔未充分散大的，术中可于前房内注入 1：4 稀释的肾上腺素液散瞳。

（4）术中严密观察后囊情况，应先避开后囊可能破损的部位吸取晶状体皮质。

（5）人工晶状体植入应持慎重态度，特别是污染较严重的创伤，需术后积极抗炎，二期植入人工晶状体更安全可靠。后囊破裂者也不宜勉强一期植入人工晶状体。

术中并发症及处理

（1）晶状体后囊破裂可将粘弹剂注射于后囊缺损处，以阻止玻璃体前溢，然后关闭灌注阀，将注吸针头避开玻璃体伸入晶状体皮质内进行干吸，将晶状体皮质尽量除净。再清理溢出的玻璃体，恢复瞳孔圆形、恢复前房。当然，如果具备玻璃体切除设施，可及时行玻璃体手术，清除晶状体皮质，保护残存的囊膜，并考虑人工晶状体植入的可能。

（2）合并后段眼损伤如果具备玻璃体切除设施，可及时行玻璃体手术，以尽快解决眼内异物、视网膜脱离等问题。但在角膜损伤严重时，过多的眼内操作，会加重角膜内皮丢失，引起不可逆的角膜失代偿结果。所以多数情况下，应待角膜伤口水肿好转，眼内各组织未形成固定粘连时，再作玻璃体手术。一般在急诊手术后 1～2 周。

（3）合并晶状体异物在行白内障皮质注吸前，宜先剥离异物至前房，此时前房应有粘弹剂维持。磁性异物也可以用恒磁铁吸引至角膜缘切口，再用异物镊夹取，或磁铁吸出异物。有晶状体皮质作依托，异物不容易向后移位。

术后处理

1. 术后观察

（1）角膜伤口是否密闭，前房形成情况，角膜水肿是否逐渐减轻。

（2）眼内炎症情况，前房内是否有渗出等炎症反应等。

（3）植入人工晶状体的眼需观察人工晶状体的位置，后囊是否清亮完整。

（4）是否有眼压高，残存的晶状体皮质是否逐渐被吸收。

（5）玻璃体及视网膜情况。

2. 术后并发症的处理

（1）继发青光眼：分析形成原因，多见于：①术中前房注入粘弹剂，术毕时未清除净，则需观察 1～2 日，待其吸收，同时应用降眼压药；药物控制不佳者可行手术清除。②玻璃体疝入前房造成瞳孔阻滞，急诊处理可极度散瞳，但彻底解决多需行玻璃体切除术。③晶状体皮质过敏性青光眼，多于 10 日后发生，较少见。少许残存的晶状体皮质，可自行吸收，在除外其他因素引起的青光眼后，可考虑晶状体皮质过敏性青光眼。药物不能控制、有明显皮质残存的，应先清除之。

（2）角膜水肿：勿于原角膜裂伤处行白内障皮质吸取，以免加重角膜内皮损伤。角膜缘切口应尽量远离角膜裂伤方向。

经验体会

若晶状体前囊破裂较大，很难避免近期行白内障手术，此时可考虑与角膜裂伤缝合同时行白内障手术。但是，一旦晶状体后囊破裂，前段炎症就有可能突破此屏障而引起玻璃体炎症，后果更加严重。此种情况下，与角膜破裂伤同时行白内障手术，应十分慎重。术中后囊破裂，并行大量灌注液冲洗的，有可能对玻璃体进行了侵扰，术后全身应积极应用抗生素，预防感染。

对于无晶状体眼应视具体情况考虑植入人工晶状体的时机。①原则上应在角膜拆线后1个月，验光检查矫正视力达到较满意后，方考虑植入人工晶状体。②3岁以上患儿为避免弱视形成，宜在眼内情况允许时尽早植入人工晶状体。③二期行玻璃体手术者，若眼底情况允许，可联合人工晶状体植入术。

第五节　巩膜裂伤缝合术

锐器伤造成眼球赤道前的巩膜裂伤易于查见。但由于结膜具有很好的弹性和延伸性，有时巩膜裂伤直观下不易查见。故在以下情况下，需要进行巩膜探查及缝合术。

适应证

（1）可见裂开的巩膜伤口及脱出的色素膜组织。
（2）可见嵌于巩膜伤口内的透明玻璃体。
（3）较严重的局限一侧的黑紫色结膜下出血，伴有低眼压、瞳孔变形移位。

手术步骤

（1）麻醉方法：多采取球后麻醉方式，儿童及不合作者应全身麻醉。
（2）开睑：若开睑器增加眼球压力造成伤口处眼内容进一步流失，则用眼睑缝线牵拉开睑。眶压高影响眼球暴露者，可行外眦切开。
（3）暴露伤口：应将伤口周围的球结膜完全打开。若巩膜伤口张力较大，可从伤口近角膜缘端开始，边缝合边向后分离筋膜组织，进一步暴露巩膜伤口。
（4）巩膜缝合：用5-0～8-0缝线作对位间断缝合，缝针深度应达到1/2巩膜厚度。用虹膜恢复器向眼内按压脉络膜，缝线不可穿过脉络膜。
（5）脱出物的处理：①若有玻璃体脱出，可用棉棍将玻璃体粘起，剪刀紧贴巩膜面将其剪除。②对脱出的葡萄膜，剪除要慎重，一般有结膜保护，污染不严重的葡萄膜均应还纳眼内。
（6）预防视网膜脱离：巩膜伤口若达到锯齿缘部以后，应行锯齿缘以后伤口周围冷冻、硅胶外加压，预防视网膜脱离。较小的伤口可仅作冷冻。
（7）缝合球结膜：球结膜缝合后，结膜下注射妥布霉素2万U+地塞米松2mg，涂1%阿托品眼膏、抗生素眼膏，绷带包扎术眼。

术中注意要点

（1）作球结膜切口时，球结膜切口应与巩膜伤口错开，以便术后巩膜切口完全为球结膜覆盖。
（2）缝合及分离巩膜伤口时，尽量避免对眼球牵拉和挤压，以免眼内容进一步流失。
（3）必要时探查360°巩膜，以免遗漏隐匿的巩膜裂伤。多个巩膜裂伤，逐一缝合，缝合完一个，再探查一个。
（4）角膜裂伤延伸至巩膜裂伤时，应先缝合角膜缘一针，然后再分别缝合角膜伤口和巩膜伤口。
（5）显微镜下仔细辨别伤口内脱出的组织，勿将视网膜当作玻璃体一道剪除。

术中并发症及处理

（1）伤口处若持续出血，应尽快缝合。
（2）若玻璃体流失较多，巩膜裂伤缝合后，眼球塌陷严重，可在伤口对侧睫状体平部穿刺，向玻璃体腔内注入平衡盐溶液。

术后处理

1. 术后常规处理

（1）全身应用抗生素，以预防感染。应用糖皮质激素和非甾体类消炎药，以抑制眼内炎性反应。

（2）如伴有眼内出血，术后应卧床休息，头高位，服用止血药物。

2. 术后观察

（1）视功能恢复情况：有无光感、光定位情况。

（2）眼压恢复情况：术后眼压好转，是眼球状况向良好方向恢复的重要体征。

（3）球结膜出血：是否减轻或吸收；眼内出血是否减少。

（4）感染征象：如球结膜充血水肿是否加重，是否出现前房渗出、甚至积脓。

（5）B超检查：术后1周可行眼部B超检查，指导进一步治疗。

3. 术后并发症的处理

（1）玻璃体出血：术后给予止血药物。大量出血，伤后1~2周根据眼B超情况考虑是否行玻璃体切除术。

（2）脉络膜脱离：早期给予糖皮质激素、脱水剂治疗。

（3）视网膜脱离：一般为牵拉所致，尽快考虑手术治疗。

经验体会

巩膜裂伤宜尽快处理，术中既要使术野暴露清晰，又要避免眼内容进一步溢出，故手法需轻巧。勿求暴露整个伤口再行缝合，否则眼内容进一步流失。只要看清创口对应的两侧，即可开始缝合。应先缝合前端即角膜缘侧，或伤口拐弯处。边清理出血及眼内组织边缝合，应用6-0可吸收线或锐利纤细缝针缝合巩膜。

第六节 后巩膜裂伤缝合术

在眼球挫伤时，眼压突然升高，往往造成隐匿性的巩膜裂伤，特别是后巩膜裂伤的诊断有一定困难。故在以下情况下，应怀疑有后巩膜裂伤并进行巩膜探查术。

适应证

（1）视功能严重损害。

（2）广泛而严重的紫黑色结膜下出血。

（3）前房大量出血。

（4）低眼压，伴有前房加深。

（5）色素膜组织脱出或晶状体脱出于结膜下。

（6）眼球运动在某一方向受限。

（7）眼B超可提示后巩膜裂伤部位。

术前准备

（1）详细询问病史，仔细检查眼部，手法轻柔，勿施压于眼球，避免眼内容进一步流失。

（2）若屈光间质尚透明，可散大瞳孔进行眼底检查。

(3) 眼内出血较多者，于术前给予止血剂肌内注射。

(4) 个别患者，眶压较高，开睑暴露后巩膜困难，可全身应用脱水剂、抗生素和糖皮质激素，并行眼部包扎24小时后再行手术探查。

手术步骤

(1) 麻醉、开睑：同巩膜裂伤缝合。

(2) 暴露伤口：选择可疑方向，打开部分球结膜，或打开360°球结膜。有暗红色血液流出方向，往往是巩膜裂伤部位所在。有时需要剪断直肌来缝合肌肉下面的伤口，或暴露赤道后的巩膜裂伤。

(3) 巩膜缝合：用5-0~8-0缝线做对位间断缝合，缝针深度应达到1/2巩膜厚度。用虹膜恢复器向眼内按压脉络膜，缝线不可穿过脉络膜。若伤口张力较大，可从伤口近角膜缘端开始，边缝合边向后分离筋膜组织，暴露巩膜伤口，并暂时保留缝线约10mm，作为牵引线，用于暴露后面的巩膜伤口。

(4) 脱出物的处理：①若有玻璃体脱出，用棉棍将玻璃体粘起，剪刀紧贴巩膜面将其剪除；②对脱出的脉络膜，一般应还纳眼内。

(5) 预防视网膜脱离：后部较小而整齐的伤口可作外冷冻，不必行硅胶外加压。

(6) 巩膜缝合后的处理：清洁筋膜囊，尽量清除色素膜组织，然后复位断离的直肌，最后缝合球结膜。

术中注意要点

(1) 缝合及分离巩膜伤口时，尽量避免对眼球牵拉和挤压，以避免眼内容进一步流失。

(2) 隐匿的巩膜裂伤，多发生在巩膜薄弱处，特别要注意直肌附着点后方。巩膜裂伤多为一个伤口，但也有可能多发。对于多个巩膜裂伤，应逐一缝合。如贯穿伤（双穿通伤），应先处理前部伤口，在可能的情况下剪开球结膜探查后部伤口。小于3mm的异物贯穿伤，后部伤口可不予处理。

(3) 巩膜伤口可能向后延伸很长，应逐步暴露缝合。由于越往眼球后部，越需要用力牵拉挤压眼球，可能使眼内容进一步流失，故对于后极部难于到达的伤口部分，可予以旷置，待其自行愈合。

(4) 显微镜下仔细辨别伤口内脱出的组织，勿将视网膜当作玻璃体一并剪除。

(5) 需要暂时剪断肌肉时，直肌断端应预置缝线，肌肉附着点宜保留少部分组织，以便于直肌复位缝合。

(6) 随术中探查的深入，对于眼球破裂严重、眼内容流失过多、眼球塌陷严重，术前已无光感者，为防交感性眼炎的发生，可考虑摘除眼球。最好术前已有交待签字，术中仍需再次向患者及家属解释病情并有家属签字。若保留眼球，也要仔细缝合，精心修复。

术后处理

(1) 玻璃体出血术后给予止血药物。大量出血，伤后1~2周根据眼B超情况考虑是否行玻璃体切除术。

(2) 视网膜脱离一般为牵拉所致，需尽快行玻璃体视网膜手术。

(3) 眼球萎缩视力恢复无望，眼球塌陷明显，可考虑二期眼球摘除术。

经验体会

后巩膜裂伤对眼后段损伤较严重，仔细慎重处理脱出的玻璃体、脉络膜，这对视网膜的保护十分重要。一旦视网膜嵌顿、玻璃体大量脱失，将会大大增加后期玻璃体手术难度，甚至需要大范围的视网膜切开。

第七节 角膜深层异物取出术

适应证

(1) 原则上，角膜深层异物均应立即取出，特别是金属异物和植物异物，前者可引起铁/铜质沉着症，后者容易发生感染性角膜溃疡。

(2) 对于化学性质较稳定的细小异物，突出角膜表面者，可予以剔除，若表层角膜组织已愈合，不会引起患眼磨痛，则可观察不急于取出。甚至在瞳孔区，也不主张作异物取出的操作。因其会造成角膜新的、更大范围的损伤，而影响视力。

(3) 爆炸伤引起的角膜多发性异物，早期可分次取出较大的或突出于角膜表面的异物，那些极细小、泥沙样异物，没必要也不可能取净。

术前准备

(1) 术前详细询问病史，包括受伤过程、致伤物质。

(2) 仔细进行眼部检查，特别是裂隙灯显微镜检查。是否有角膜穿通伤，是否有眼内异物的可能。通过裂隙灯检查，判断异物性质，观察异物形态、大小，以及异物穿入角膜方向和所到达的角膜深度。特别注意异物是否穿透角膜，到达前房。

(3) 必要时行眼部 X 线检查，除外眼内金属等异物。

(4) 术前用 2% 毛果芸香碱滴眼液缩瞳。

手术步骤

(1) 麻醉：眼表面或球后麻醉。

(2) 开睑器开睑，磁性异物可用睑缘牵引线开睑。手术应在显微镜下进行。

(3) 异物取出：①露出角膜表面的异物，用无齿显微镊即可夹出。②角膜深层磁性异物可寻异物入口，或略作扩大，扩大方向应朝角膜周边。使异物松动后，用磁铁将异物吸出。③角膜深层非磁性异物使用 6-0 以上无创伤线缝针在异物旁进针，插入板层角膜内异物后方，将异物向外顶托（图 2-7-1）。自原入口处用无齿显微镊夹出或用针尖向上挑出异物。或做一尖向周边的三角形角膜瓣，深度达异物平面，掀起角膜瓣，夹出或用针尖挑出异物。④一端伸入前房的异物，术前应尽量缩小瞳孔。磁性异物仍可从角膜外表面试行吸取。有的异物需使用虹膜恢复器从角膜缘另做的切口伸入，托住异物。术中前房宜用粘弹剂维持，术毕需将其冲洗干净。若异物大部分已入前房，需按前房异物取出。

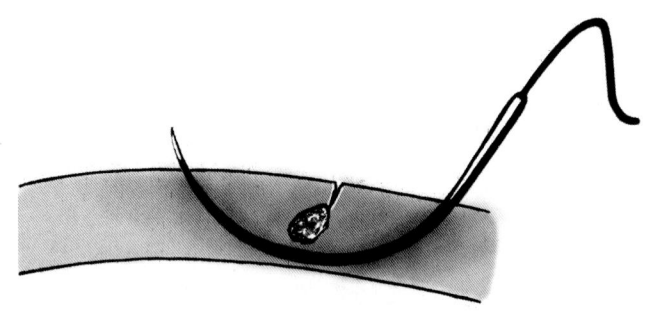

图 2-7-1 无创伤缝针插入板层角膜，将异物托起

(4) 角膜伤口的处理：异物取出后，用生理盐水冲洗异物床。为取异物所作的三角形角膜瓣，小者不必缝合。前房消失者酌情缝合。

(5) 术中在前房有操作者，结膜下注射妥布霉素2万U+地塞米松2mg。术毕涂1%阿托品眼膏、抗生素眼膏，敷眼垫遮盖及绷带包扎术眼。

术中注意要点

术前嘱患者勿揉眼。仔细进行裂隙灯显微镜检查，设计手术方案。术中划切角膜伤口时，不要将异物向角膜深处推移。

术中并发症及处理

(1) 房水渗漏：异物取出后，检查角膜创口是否有前房液渗漏，若渗漏轻微，前房无明显变浅，可在结膜下注射后，仅做加压包扎。否则应予以角膜缝合。

(2) 异物落入前房：按前房异物处理。

术后处理

术后观察角膜伤口恢复情况，水肿是否减轻。前房有否炎性反应。角膜感染者及时行病原微生物检查，全身及局部使用抗生素。

经验体会

(1) 角膜异物取出应以缓解患者磨痛感，减少角膜损伤，维持视力为原则。常见角膜铁锈症患者，只要异物取净，并同时尽量刮除了铁锈，不需再次手术。

(2) 给异物创造一个开阔的出口，是异物成功取出的关键。

(3) 越接近瞳孔区的异物，操作越应慎重，避免加重角膜瘢痕形成。

(4) 术前对于接近或到达前房的异物，要有前房手术的准备。

第八节　前房穿刺冲洗术

一、化学烧伤前房穿刺冲洗术

适应证

多用于碱烧伤，宜在受伤后2小时内进行。

术前准备

已经过紧急处理，即尽快、充分而彻底的冲洗结膜囊后进行。

手术步骤

(1) 球后或表面麻醉，开睑器开睑。

(2) 于颞下或鼻下方角膜缘内，用尖刀斜行穿刺，内口1mm；缓慢放出房水，可见前房变浅，等待其加深，再放出少量房水。如此可反复数次。也可用pH试纸测定房水pH值，直至达到7.0为止。

(3) 同时可行球结膜切开术（Passow术）。在水肿区域的球结膜，自角膜缘做放射状切开5mm长。

（4）术毕涂 1% 阿托品眼膏、抗生素眼膏，敷眼垫遮盖术眼。

术中注意要点

手术宜早进行。手术切口宜小。手术结束时，勿使眼压升高，以利于新鲜房水生成。

术后处理

急诊处理后，进入酸碱灼伤的一般治疗，即散瞳、抗炎、预防感染和促进灼伤组织的修复，防止及尽量减轻并发症发生。

二、前房积血穿刺冲洗术、注吸术

前房积血在眼挫伤中最常见。大部分前房积血能够完全吸收。部分患者需要行前房积血穿刺冲洗术。

适应证

要考虑前房积血量、时间、并发症产生等因素。伤后24小时内不宜手术。有继发性出血者要慎重。
（1）前房积血量较大、较致密，遮挡瞳孔区，影响视力。
（2）前房积血时间长，血块形成，吸收较慢。
（3）眼压升高，药物控制不佳。
（4）角膜血染。
（5）虹膜前后粘连。

术前准备

（1）详细进行眼部检查，除外眼球破裂伤。眼B超检查了解眼后段情况。
（2）反复出血者，除外全身凝血障碍因素。
（3）每日测眼压，眼压高者，术前应采取药物降压治疗。
（4）术前用生理盐水清洁眼睑皮肤，冲洗眼结膜囊。
（5）瞳孔大者可缩瞳。

手术步骤

（1）前房穿刺术：适于液态前房积血者。眼表面或球后麻醉，在手术显微镜下操作。在角膜缘颞下方，于角膜缘内界以尖刀朝向中央斜行穿刺，内口1~2mm，用虹膜恢复器轻压切口后唇，缓慢放出前房积血，达到降低眼压的效果即可。切口自闭不予缝合，必要时可于术后再次放出前房积血。

（2）前房穿刺冲洗术：在前房穿刺术的基础上，用弯针头向前房内注入生理盐水，使眼压略饱满，然后再用虹膜恢复器轻压切口后唇，缓慢放出前房液体，如此可重复操作2~3次，达到前房液体基本清亮、降低眼压的效果。

（3）前房注吸术：于12点角膜缘后界作3mm的切口，白内障注吸针头伸入前房，用平衡盐溶液予以灌洗置换，直接吸取前房纤维血块。遇有前房活动出血时，可升高灌注压止血。遇有较大纤维血块，可扩大切口取出，并于手术结束时予以10-0的尼龙线缝合。

（4）尿激酶的应用：对于前房内较大、时间较长的纤维凝血块，可配制尿激酶液进行前房冲洗。即生理盐水5ml，加入尿激酶5000~10000U，用弯针头注入前房，每次0.2~0.3ml，静置2~3分钟，再用生理盐水或平衡盐溶液将之冲洗出，可如此反复2~3次。活动的小血块，往往可顺着冲洗液引流至切口，或嵌塞于切口，用显微平镊将其夹出。

（5）手术结束时，前房内注入生理盐水或无菌空气，恢复前房深度。术毕结膜下注射妥布霉素

2万U、地塞米松2mg，涂1%阿托品眼膏、抗生素眼膏，敷眼垫遮盖及绷带包扎双眼。

术中注意要点

（1）角膜欲被切穿时，应缓慢，以免房水快速涌出，眼压急速下降。对于术前眼压高者，勿使眼压下降过快，以免发生新的出血。

（2）冲洗针头勿到达瞳孔区，最好在虹膜表面操作，以免晶状体受损。在使用白内障注吸针头时，还要注意保护角膜内皮。

（3）有活动前房积血时，勿使用尿激酶液冲洗；并在手术结束时，保持眼压正常或稍高。

术中并发症及处理

（1）术中活动出血，不必急于停止手术，可升高灌注液瓶，适当提高眼压，观察出血情况。若继续出血，则在尽可能清除前房纤维血块后结束手术。在手术结束时，勿使眼压降低。若出血停止，可继续行必要的操作。对于术前眼B超检查疑有玻璃体出血者，不应追求前房液置换清亮，清除血块，缓解高眼压即可。

（2）对于与虹膜粘连的纤维凝血块，不必强求清除干净。特别是在用白内障注吸针头注吸时，用力牵拉或剥离血块，可能造成或加重虹膜根部断离。

（3）虹膜脱出，应用虹膜恢复器或弯针头进行还纳。必要时前房内注入生理盐水或空气，防止虹膜粘连于切口内面。

术后处理

1．术后常规处理

（1）全身应用抗生素、糖皮质激素和止血剂。

（2）高枕、半卧位休息，减少活动。

（3）第2日复查换药，可点抗生素及糖皮质激素眼药，每日4~6次。每日用短效散瞳剂活动瞳孔1次。

2．术后观察 眼内出血情况，感染征象，切口闭合情况，眼压变化，晶状体、虹膜是否异常。

3．术后并发症的处理

（1）前房反复出血：检查全身凝血机制。

（2）晶状体受损：早期病情稳定后按外伤性白内障处理。

（3）眼压再度或持续升高：考虑血影细胞性青光眼，可再行前房穿刺冲洗。若为房角损伤，必要时联合抗青光眼手术。

经验体会

前房积血穿刺术手术时机，甚不统一。只要严格进行无菌操作，将感染机会降至最低，手术尽可灵活掌握，并可多次进行。手术主要以缓解眼压，减少发生角膜血染并发症为目的，同时去除眼内大量积血，特别是瞳孔区遮挡物，以恢复视力。术前最好行眼部B超检查，充分估计预后，应考虑术中冲洗前房的程度。

第九节 眼内炎的急诊处理

眼内炎的急诊处理见第十一章。

第十节 眼内容摘除术

适应证

（1）各种原因引起的全眼球炎。
（2）眼内炎药物不能控制，呈逐渐加重趋势，患者疼痛难忍，视功能丧失，角膜水肿混浊甚至溃疡穿孔，眼B超显示玻璃体重度混浊、视网膜脱离，或患者全身情况不能耐受玻璃体手术。
（3）严重的眼前段破裂伤，特别是角膜横贯裂伤，眼内容大量脱失，特别是视网膜脱出，视功能丧失，重建眼球结构无望。
（4）内眼手术引起的暴发性出血，伴有玻璃体和脉络膜脱出。

术前准备

（1）详细询问病史，全面检查，除外眼内肿瘤等可能。
（2）全眼球炎术前已用抗生素充分治疗。
（3）全眼球炎患者疼痛剧烈，术前可给予哌替啶肌注。

手术步骤

（1）麻醉：多采用球后麻醉。若眶压很高，患者不能耐受局麻的，宜采用全身麻醉。
（2）切除角膜：以尖刀行角膜缘穿刺，穿刺部位以不打开筋膜囊为宜。然后以角膜剪沿角膜缘将整个角膜完整剪除。
（3）分离葡萄膜：使用虹膜恢复器，自虹膜根部紧贴巩膜，向后分离睫状体和巩膜，并向两侧延伸，直到全周睫状体及部分脉络膜与巩膜分离。
（4）摘除眼内容：换用刮匙，紧贴巩膜剥离眼球后部的脉络膜，直至将整个眼内容摘除。
（5）清洁巩膜腔：继续用刮匙清除残留的葡萄膜组织，特别注意涡静脉和视盘附近。可用器械头端，如血管钳，缠裹纱布，深入巩膜腔，紧贴巩膜反复擦拭，翻转巩膜内面，直至葡萄膜组织清除干净。然后用2%的碘酊涂抹巩膜腔内面，烧灼残留的色素细胞，再用大量的生理盐水反复冲洗巩膜腔。
（6）巩膜腔内需填充引流条，角膜缘切口缝合2针或不予缝合。引流条可用无菌手套制作，一般需1cm×15cm左右。也可用油纱引流条。引流条外露1～2cm。清洁结膜囊和眼睑皮肤，涂眼膏，敷眼垫，单眼绷带包扎。

术中注意要点

（1）手术中葡萄膜组织要清除干净，以防交感性眼炎发生。
（2）使用刮匙，注意勿将后巩膜穿破。
（3）对于延伸至后部的巩膜裂伤，宜先充分暴露巩膜伤口，将其密闭缝合，清除溢于巩膜外的色素组织，再按上述步骤行眼内容摘除。

术中并发症及处理

（1）往往在葡萄膜未完全分离时出血较多，此时应迅速剥离脉络膜，尽快彻底摘除之。
（2）后巩膜破裂。尽量避开破裂处，从对侧将眼内容摘除，再行查看，彻底清除眼球内外色素组织。

术后处理

1. 术后常规处理　术后隔日换药，引流条每次换药剪除少许，2~3次除净。每次换药清洁结膜囊，涂抗生素眼膏，敷眼垫。1周后可打开自行点眼液。若分泌物较多，应抽出引流条，用生理盐水或抗生素冲洗清洁结膜囊和巩膜腔，更换新引流条，并每日换药，口服抗生素3~5日。

2. 术后观察　全眼球炎患者，术后疼痛减轻，外眼状况明显好转，眼睑水肿消退、眶压降低。术后主要观察引流条引流情况，是否有活动性渗血，持续的分泌物是否增多。

3. 术后并发症的处理　眼窝塌陷，待结膜伤口愈合，无分泌物产生，可考虑行义眼台植入术。

经验体会

眼内容摘除术的关键是清除葡萄膜组织。术中剥离葡萄膜迅速，可缩短患者疼痛时间。全眼球炎眼内容摘除术后炎症一般均能得到迅速缓解，不必长期放置引流条，只要无脓性分泌物，引流条可于1周内逐次去除，以促使巩膜腔缩小闭合。

（何　雷）

第三章 角膜结膜外伤手术

第一节 角膜移植术

一、穿透性角膜移植术

1906年，Zirm在人类历史上成功进行了第一例同种异体穿透性角膜移植。我国自20世纪50年代起开展角膜移植手术。由于供体角膜材料缺乏，近年来尽管手术例数有了较大增加，但与西方发达国家相比还有差距。目前，北京同仁医院眼科中心每年开展约800多例角膜移植手术，其中穿透性角膜移植术约为600例，患者中有较大比例与各种眼外伤有关。

手术分类

按手术目的分为以下3种。
1. 光学性角膜移植 手术以复明或增视为目的。
2. 治疗性角膜移植 手术的目的是治疗各种经药物治疗无效的感染性角膜溃疡、免疫性等各种非感染性角膜溃疡以及各种溃疡所引起的角膜穿孔，以挽救眼球为主要目的。
3. 美容性角膜移植 手术的目的是改善外貌。

适应证

（1）圆锥角膜。
（2）各种原因所致的角膜瘢痕：包括各种角膜炎症静止期、角膜穿通伤、各种烧伤以及先天性角膜白斑等。
（3）各种角膜营养不良及角膜变性。
（4）各种原因所致的角膜内皮失代偿：病因包括角膜内皮营养不良以及各种内眼手术后。

术前准备

(1) 全身及眼部检查：除常规行内眼手术术前全身检查外，重点应检查有无风湿、类风湿、强直性脊柱炎、大血管炎等各种免疫系统疾患。眼部除视力、眼压、泪道、裂隙灯检查外，还应行泪液分泌试验，如果角膜疾患影响检查眼底则应行眼部B超检查。

(2) 术眼准备：术前除剪睫毛、冲洗结膜囊等常规准备外，重点在手术前行缩小瞳孔及降眼压准备，即在术前1小时起2%毛果芸香碱滴眼液点眼4次；静脉滴注20%甘露醇500ml。全麻手术在术前可以不行降眼压准备。

(3) 供体角膜材料的保存：目前临床常用的角膜材料的保存方法为短期保存和中期保存。同仁眼库常用的保存方法为Optisol液中期保存法，即将制作好的角膜片放在40~50ml Optisol液中，4℃冰箱保存，保存时间为2周（图3-1-1）。

手术步骤

(1) 麻醉：分为全身麻醉和眼部局部麻醉。全身麻醉主要适用于儿童以及耐受力、合作性较差或紧张型的成年患者，同时对于有玻璃体切除手术史、无晶状体眼、术中需联合白内障摘除、全角膜移植的患者也应采取全身麻醉。眼部局部麻醉应同时进行球后、球周及眼轮匝肌麻醉，然后压迫眼球10分钟以上以达到充分软化眼球、降低眼压的目的。

(2) 消毒：按内眼手术常规消毒铺巾。

(3) 开睑：北京同仁医院眼科中心采取的主要是McNeill-Goldmann巩膜固定环，以6-0可吸收线将其固定于浅层巩膜（图3-1-2），每个象限缝1针。也可以采取上、下直肌牵引线或显微开睑器开睑。

(4) 移植片制备：移植片的大小一般根据角膜病变而定，要求尽量将病变部位完全包括进去。制作方法有两种：

1) 由上皮面钻切：将湿房保存的眼球用纱布包裹，手持眼球并轻度施压，将环钻垂直置于角膜中央，用力均匀转动至角膜穿透为止，如果仅部分穿透可用角膜剪沿切口将剩余部分剪下。

2) 由内皮面钻切：将角膜片由Optisol液中取出，内皮面向上放置于钻切枕上（图3-1-3A），把环钻垂直放在角膜片中央，垂直向下用力压至有穿透感。移开环钻后取少许保存液滴于植片内皮面备用（图3-1-3B）。与由上皮面钻切取得的移植片相比，由内皮面钻切取得的移植片要小约0.25mm。

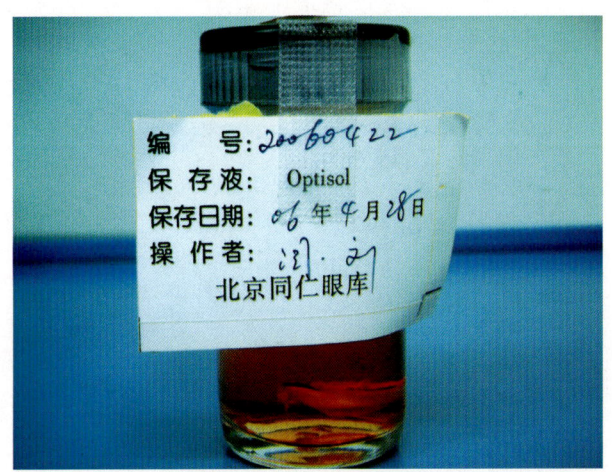

图3-1-1 北京同仁眼库提供的Optisol液中期保存的供体角膜材料

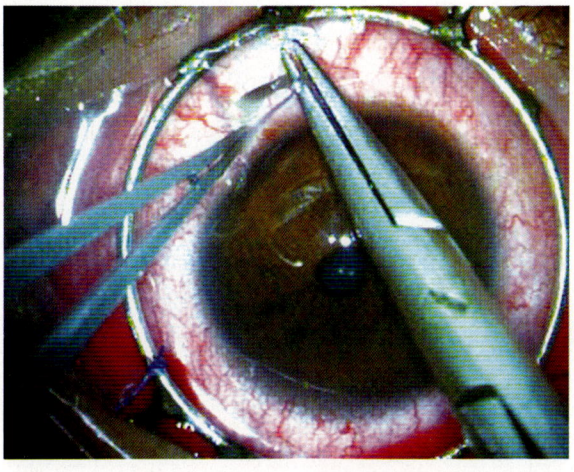

图3-1-2 McNeill-Goldmann巩膜环固定于浅层巩膜

（5）移植床制备：首先以环钻在角膜中央划界定位，然后垂直转动环钻（图3-1-4A），钻切深至约3/4角膜厚度时以尖刀沿钻切口穿刺入前房(图3-1-4B)，以角膜剪沿钻切口将病变角膜剪下(图3-1-4C)。植床的直径一般6.5～8.0mm为宜，多选择7.0～7.5mm。植片直径一般比植床大0.25mm，植床直径在8mm以上时，植片直径应比植床大0.5mm。如果移植床较平时，植片直径应比植床大0.5～1.0mm。

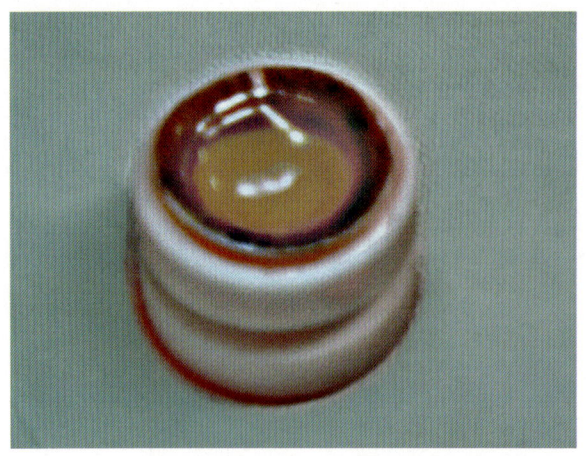
A　将角膜片内皮面向上放置于钻切枕

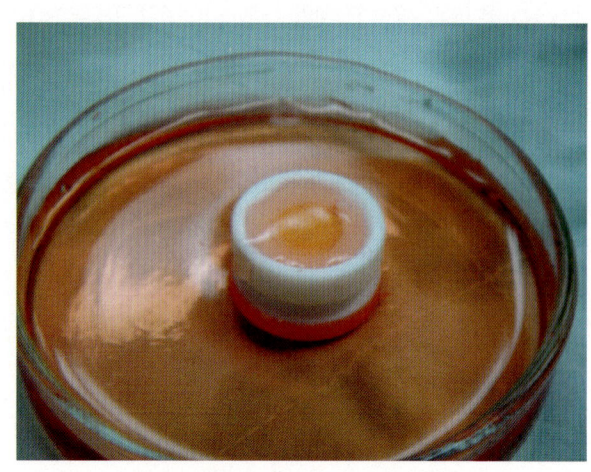
B　以环钻钻切制作的角膜移植片

图3-1-3　移植片的制备

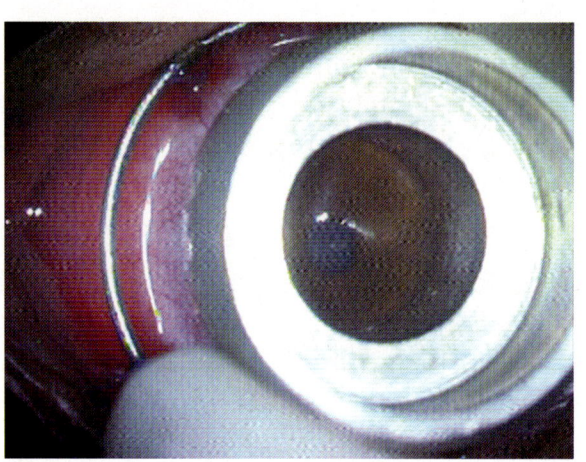
A　垂直转动环钻制作移植床

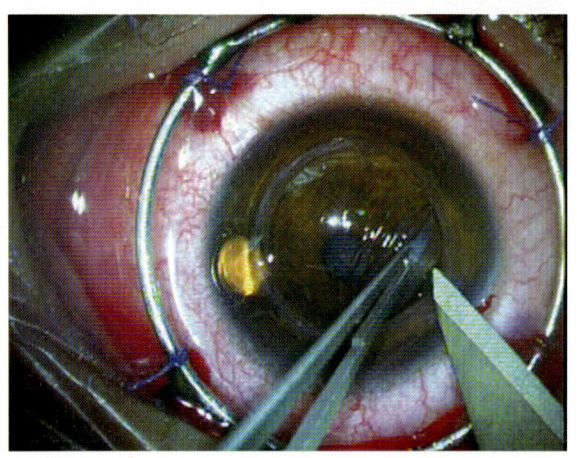
B　以尖刀沿钻切口穿刺入前房

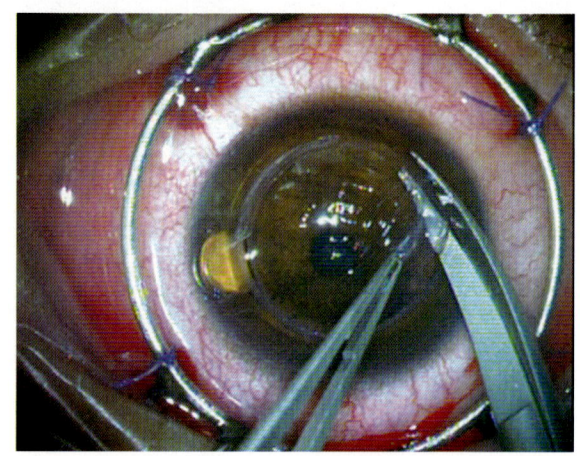
C　以角膜剪沿钻切口将病变角膜剪下

图3-1-4　移植床制备

(6) 虹膜前粘连的处理：可先在前房内注入透明质酸钠，然后边剪除植床角膜，边钝性分离虹膜前粘连，如粘连较紧则直接用剪刀剪除。

(7) 白内障摘除：如果晶状体明显混浊，可联合行白内障摘除。首先行环形撕囊，水化分离，将晶状体核娩出，残余皮质彻底吸除。

(8) 移植片缝合固定于移植床：将移植片内皮面朝下小心对合放置于移植床（图 3-1-5A），放植片前可向前房滴入透明质酸钠以保护内皮细胞。缝合时首先以 10-0 尼龙线在 4 个象限各缝 1 针固定线，然后均匀行间断或连续缝合，缝合深度在 3/4 角膜厚度（图 3-1-5 B~G）。

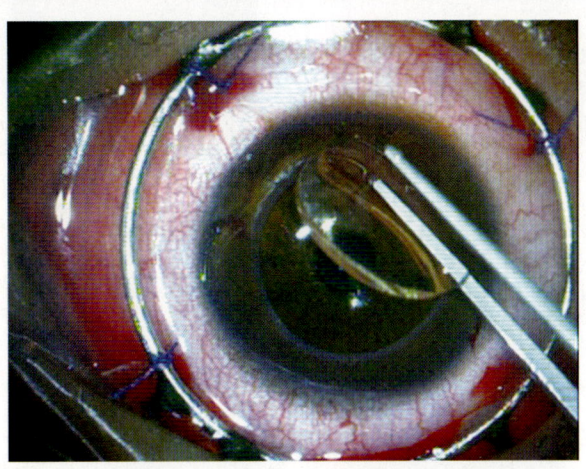

A 将移植片内皮面朝下对合放置于移植床

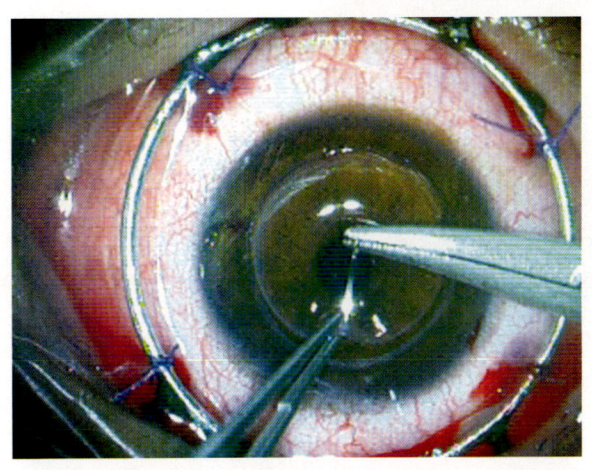

B 在 12 点以 10-0 尼龙线将移植片缝合固定于移植床

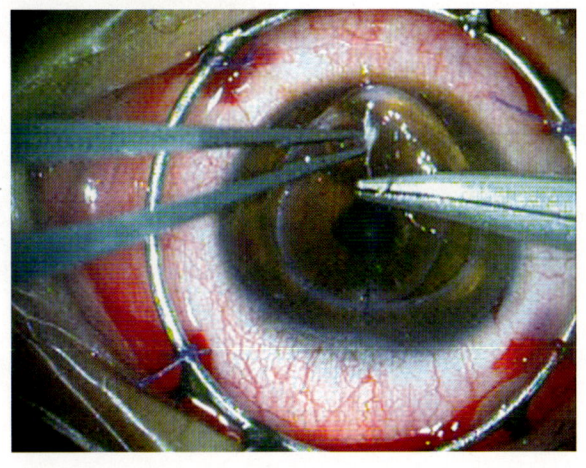

C 缝合 6 点位

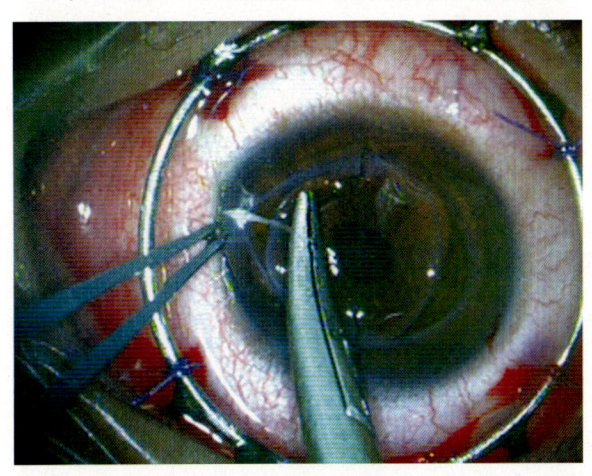

D 缝合 3 点位

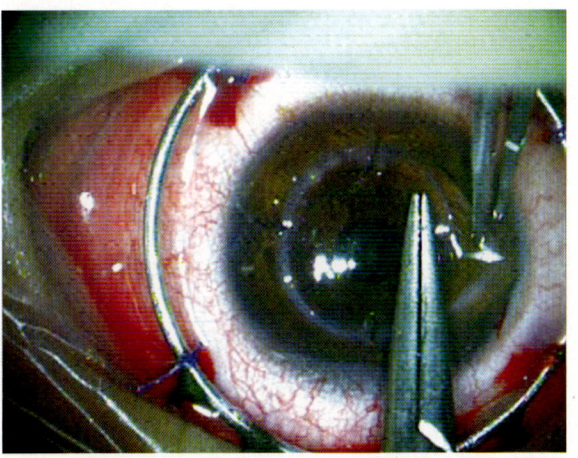

E 缝合 9 点位

图 3-1-5 移植片缝合固定于移植床

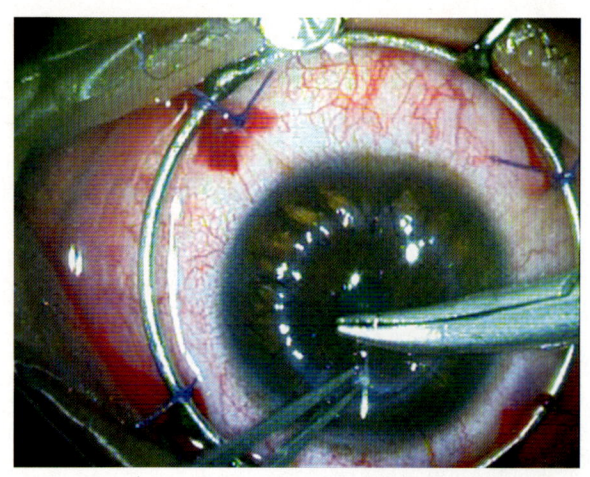 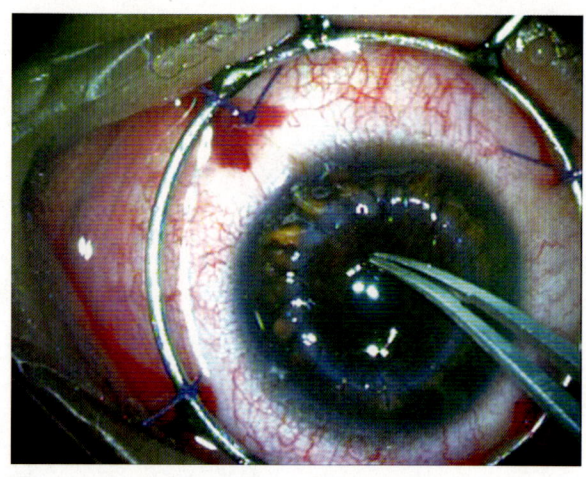

F 以10-0尼龙线连续缝合固定角膜植片于植床　　G 调整拉紧缝线至水密

图3-1-5　移植片缝合固定于移植床

（9）重建前房：前房内注入平衡盐溶液至前房完全形成（图3-1-6），眼压正常，然后检查切口是否漏水，确保其达到水密状态。如果前房不易形成，可注入无菌空气或者透明质酸钠等粘弹性物质，但注意空气在前房内不能超过1/3，而前房内的粘弹性物质在手术结束时应尽量置换出以免术后眼压升高。

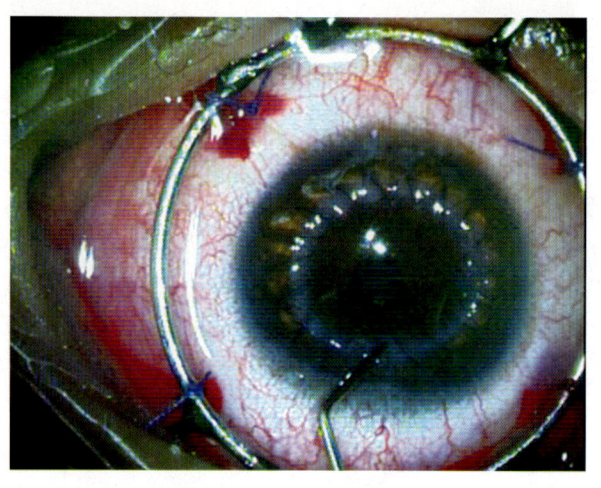

图3-1-6　前房内注入平衡盐溶液至前房完全形成

术中注意要点

1. 麻醉　麻醉对于穿透性角膜移植手术是否成功来说是非常关键的环节，这是因为如果眼部麻醉不充分，眼球不能充分软化或者手术中患者紧张或长时间憋气，就会大大增加术中虹膜、晶状体前突的机会，不仅增加手术中缝合固定植片的困难，严重的会导致晶状体脱位甚至脉络膜上腔出血，这是穿透性角膜移植术中最严重的并发症。因此，目前对于合作性较差或紧张型的患者以及复杂性病例、联合手术等我们均倡导全身麻醉。如果行局部麻醉，一定要在球后、球周及眼轮匝肌充分麻醉并压迫一定时间以达到眼球充分软化。

2. 移植片制备　由于目前使用的钻切枕为特富龙材料所制，硬度高但表面光滑，因此制作植片时尽量将角膜片上的保存液吸干，放置钻切时确保其在角膜中央，用力时一定保持垂直向下一次性钻透。

3. 移植床制备　环钻定位尽量在角膜中央，但有时缩小的瞳孔可能在角膜的旁中央，这样定位时就要二者兼顾以确定光学中心；另外，植床要尽量多的把病变部位包括进去，例如圆锥角膜就要一定将锥底完全包括在植床内。转动环钻时用力要各方向均匀并保持垂直向下，尽量到3/4深度而不要一次钻透，这样既可以保证不损伤虹膜和晶状体，又可以人为控制穿透的部位以利于植床剪除的操作。在角膜剪伸入前房时，要保证剪刀处于竖立状态并紧贴外侧，同时保护虹膜不要被剪刀损伤，必要时可注入粘弹性物质维持前房。

4. 晶状体处理 如果晶状体清亮要注意保护好不要受损伤；如果晶状体混浊明显可考虑同时联合摘除晶状体。在环形撕囊时尽量撕的大一些以利于晶状体核的娩出，如果在撕囊过程中前囊向后裂开则应立刻改为将剩余前囊截开以免其裂到赤道部以后。娩核时应小心转动晶状体核帮助其顺利娩出。在晶状体残余皮质吸取过程中，由于是开放前房操作，前房无法维持，所以后囊肯定会明显前突，因此操作时要保护好后囊，可嘱助手将剪下的病变角膜用有齿镊夹住轻轻覆盖在植床表面，以帮助向后压虹膜而保护后囊。一般我们不主张同时联合行人工晶状体植入。

5. 玻璃体处理 如果是无晶状体眼或者是玻璃体疝入前房，可以行前玻璃体切除，避免术后玻璃体粘连在植片内皮面或伤口，从而避免术后由此增加的排斥率或植片失败以及继发青光眼。

6. 移植片缝合固定 移植片缝合固定最关键的是开始的2针缝线，即6点和12点的2针固定缝线，缝合时一定要保证植片与植床创缘完全对合，为以后的缝合创造条件。在缝合时一定保证进针方向对准瞳孔中心，深度在3/4角膜厚度以上，尽量不要让植片在缝合时产生滑动而损伤内皮细胞。各针缝线要分布均匀、跨度一致、张力相等。在缝合方法的选择上，间断缝合适用于在新生血管较多、角膜变薄的病例以及儿童患者；连续缝合一般适用于角膜厚度正常、无新生血管的病例。

7. 重建前房 重建前房时一定要检查有无虹膜前粘连以及虹膜嵌顿在伤口，如有前粘连，可将带有平衡盐溶液注射器的弯针头伸入周边前房，边注平衡盐溶液边将前粘连的虹膜分开。

术中并发症及处理

1. 移植片制备时失误 主要在制作植片时造成植片变形、椭圆或者不在角膜中央。这主要是由于用力不垂直、角膜片滑动所致。如果植片严重变形或偏斜应弃去不用，用后备角膜片重新制作。

2. 植床制备时环钻切口移位 常由于环钻滑动所致，如果切口深度小于1/3角膜厚度则可重新制作植床；如果切口深度大于1/3角膜厚度，则可用直径较大一些的环钻包围原切口，重新制作植床以达到位于角膜中央的目的。

3. 后弹力层残留 常见于圆锥角膜等病变角膜相对透明的病例，房水流出后透明的后弹力层与虹膜相贴而不易发现。在剪除病变角膜时前房内注入粘弹性物质则可避免发生。

4. 虹膜、晶状体的损伤 在钻切制作植床时如用力过猛可同时损伤虹膜和晶状体，虹膜损伤较大时可用10-0聚丙烯线缝合，晶状体如有破口则在术中同时摘除晶状体。在钻切植床时不要一次性钻透而采取尖刀穿刺入前房的方法可以很好的预防这一并发症的发生。

5. 眼压高、虹膜晶状体隔隆起 主要是由于眼部麻醉不充分、球后出血或者患者高度紧张所致。如在植床角膜尚未完全剪除时发现虹膜晶状体隔前移、虹膜脱出，则应立刻停止制作植床，将虹膜还纳后间断缝合伤口。如果是麻醉不充分引起，可以改为全身麻醉继续手术；如果是球后出血则应延期手术。如果植床角膜已完全剪除，应立刻将植片放在植床并嘱助手拿器械按住，迅速缝合4针固定线，然后一边还纳虹膜一边间断缝合；如果眼压过高、虹膜无法还纳时，可由睫状体平部以粗针头抽取部分玻璃体或切除部分玻璃体以降低眼压，然后完成缝合。

6. 脉络膜上腔出血 多发生在术前有多次内眼手术史、长期高眼压史、玻璃体切除术后、术中低眼压等病例。主要表现为术中眼压突然升高、晶状体及玻璃体脱出、视网膜及脉络膜呈棕黑色球状隆起，这时应以6-0缝线立刻间断缝合植片数针，随后在视网膜及脉络膜隆起最高的象限做后巩膜切开，放出脉络膜上腔积血。尽快完成缝合，然后边放积血边向前房内注入无菌空气，压迫视网膜及脉络膜后退。

术后处理

1. 术后常规处理

（1）预防感染：术后3～5日口服广谱抗生素预防术后感染，同时眼部点用抗生素滴眼液。

（2）糖皮质激素的应用：一般术后口服泼尼松30mg/d 1周；对于高危角膜移植患者，术后口服泼尼松1mg/(kg·d)，2周后开始递减，逐渐减量，3个月后停药。术后即开始应用眼局部糖皮质激素滴眼液，逐渐减量，6个月后停药。用药期间定期观察眼压变化，一旦眼压高于正常则减量或停药，同时给予降眼压药物治疗。

（3）散瞳剂的应用：原则上不使用散瞳剂，如果术后前房内有炎症反应，可使用短效散瞳剂。

2. 术后免疫抑制剂的应用 高危角膜移植患者术后全身及局部应用免疫抑制剂以预防术后角膜移植片排斥反应的发生。目前临床经常使用的是环孢霉素A（cyclosporin A，CsA）。口服CsA起始剂量为6mg/(kg·d)，每周递减50mg，维持剂量4mg/(kg·d)，CsA的治疗血药浓度为100～250ng/ml。用药期间要监测肝、肾功能。口服剂量应根据血药浓度、副作用以及排斥反应的程度进行调整。另外，在术后角膜植片上皮愈合后可局部应用1%CsA滴眼液，时间在6个月以上。

3. 术后随访观察 术后3个月内是角膜移植片排斥反应的高发期，因此在这一时期应嘱患者1～2周复查1次。术后3个月一般每月复查1次。复查时除进行视力、眼压等常规检查外，应重点观察角膜移植片是否透明、有无排斥反应出现。同时，要检查缝线有无松弛。

4. 拆线 一般拆线时间在术后6～12个月，如果缝线已有松弛，可提早拆线，以免出现缝线反应而导致新生血管长入。缝线过紧可导致散光，也应提早拆线。儿童角膜移植术后伤口愈合快，同时缝线易松弛，因此拆线时间可提早到2～3个月。

5. 术后并发症的处理

（1）切口渗漏：术后若发现眼压低、前房浅、荧光素染色有溪流，则提示有伤口渗漏存在。这主要是由于伤口对合不好、缝线不均匀或过松导致伤口未达到水密状态。如果渗漏较轻，可连续包扎术眼2～3日或者戴用软性角膜接触镜；如果渗漏较重或保守治疗无效，则应重新缝合渗漏区。

（2）继发青光眼：这是角膜移植术后常见的并发症之一。术后继发青光眼的发生主要是由于粘弹剂、炎症引起的虹膜广泛前粘连、无晶状体眼玻璃体阻塞瞳孔、长期局部使用糖皮质激素滴眼液等。在处理上可根据不同的原因给予相应的处理，一般首先给予降眼压药物治疗，如果局部降眼压药物无法控制眼压，则考虑手术治疗。如果是术后早期虹膜前粘连引起，应尽早行虹膜前粘连分离、重建前房。若在后期发现虹膜前粘连，范围不大且结膜正常，可行小梁切除术，同时术中使用丝裂霉素；广泛的虹膜前粘连且结膜正常，则可植入青光眼引流阀。如果以上各种措施均无效或者结膜异常，则行睫状体冷凝或光凝术。

（3）原发性移植片内皮功能衰竭：这主要是由于供体材料不良或者是在手术时损伤移植片内皮所致。术后如确定是原发性移植片内皮功能衰竭则应及时更换植片。

（4）虹膜前粘连：术后如发现有虹膜前粘连则应及时手术分离，手术时以弯针头或虹膜恢复器伸入粘连区周边前房，然后向内侧移动来小心分离粘连，必要时可注入粘弹剂帮助分离，但手术结束时应尽量将其吸出。

（5）移植片排斥反应：根据其临床表现可分为上皮排斥、基质层排斥、内皮排斥，这几型排斥可单独发生，但更多的是混合发生。排斥发生时患者主诉有视力下降和眼红、流泪等眼部刺激症状，裂隙灯下可发现角膜植片出现混浊、水肿，典型的上皮排斥可在移植片上皮发现微隆起灰白色的排斥线，上皮水肿；内皮排斥可在内皮面出现内皮排斥线，同时有KP及前房闪辉；基质层排斥以移植片基质水肿为主，一般同时伴有上皮型或内皮型排斥。如果排斥反应出现，可口服泼尼松等糖皮质激素及CsA等免疫抑制剂，具体剂量见术后处理。眼局部结膜下注射地塞米松5mg/d，局部用糖皮质激素如醋酸泼尼松龙滴眼液等，同时可联合应用1%CsA滴眼液。

（6）感染：如发生在局部，可采取药物抗感染治疗或联合病灶切除；如果发展到整个移植片，可更换直径大于原植片的新的移植片；如果感染发生在眼内，则按化脓性眼内炎处理。

（7）角膜基质外生：主要由于角膜前部伤口裂开，引起基质层向外生长，灰白色的增殖膜位于上皮下。治疗上可采用手术将增殖膜从前弹力层上剥离。

（8）角膜基质内生：主要由于角膜后部伤口裂开，引起基质层向内生长，移植片后面覆盖有灰白色增殖膜。如果增殖膜覆盖范围较小可试行手术剥离，如果增殖膜覆盖整个大部移植片，则应考虑重新行角膜移植。

（9）屈光异常：术后经常出现散光或近视，如散光较大，可采取角膜楔形切除或行Troutman松解切口。近视度数较高时可戴透气性硬性角膜接触镜或行准分子激光原位角膜磨镶术（LASIK）。

经验体会

（1）光学性穿透性角膜移植术成功的关键不仅在于手术，更在于及时、恰当的术后处理。为了提高手术的成功率，避免发生严重的并发症，手术中特别应注意以下几个问题：

1）手术中术者最担心眼压升高和虹膜、晶状体隔前移，它不仅会给以后的手术操作带来很大的风险和困难，严重时会发生晶状体脱出甚至发生暴发性脉络膜上腔出血，造成手术失败。我们认为，上述引起手术失败的术中并发症大部分是由于手术麻醉不充分所致。所以，建议如果有条件且患者身体条件允许应尽量采用全身深度麻醉，这是因为术中肌松剂的使用可使眼部肌肉充分松弛而使眼球不受任何压迫，同时也去除了患者紧张的因素，使手术中的成功率大大提高。

2）移植片与移植床创缘对合不好、移植片表面不平整导致伤口渗漏、虹膜前粘连，术后排斥率升高，乃至术后高度散光。这一问题是初学角膜移植者最容易发生的问题。因此，将植片缝合固定于移植床时前4针固定缝线是基础，非常关键，一定要做到移植片与移植床创缘良好对合，如果对合不完全，则一定要拆掉重新缝合。另外，各针缝线的张力要一致，避免过紧或过松。

3）手术结束时前房重建不佳往往是术后许多并发症出现的原因。因此，我们认为前房内注入平衡盐溶液后要充分观察伤口有无渗漏、周边前房有无粘连，如有应及时处理。

（2）手术取得成功只是在整个治疗过程中成功了一半，术后观察不及时、术后处理不恰当往往导致手术最终失败。因此，在手术后要重视以下两方面：

1）术后随访观察一定要及时，特别是在术后3个月内要保证至少每2周复查1次，所以对于角膜移植术后患者的宣教显得非常重要，要使患者认识到术后复查的重要性，同时要使其清楚出现哪些眼部异常要及时复查。

2）术后移植片排斥的预防非常关键，特别是对于那些高危角膜移植病例就显得更为重要，如果措施采取不完善，一旦出现移植片排斥往往治疗效果不好。以往，我们往往重视糖皮质激素的使用，但却忽略了术后免疫抑制剂的应用，特别是对于口服免疫抑制剂预防高危角膜移植术后排斥的作用要充分认识，并对其用法以及使用过程中注意的问题要熟练掌握。

二、板层角膜移植术

手术分类

1. 光学性板层角膜移植

2. 治疗性板层角膜移植

3. 改良基底性的板层角膜移植

适应证

1. 光学性板层角膜移植

（1）角膜浅层或中层的斑翳或白斑。

（2）各种基质浅层的角膜营养不良和变性。

（3）中期圆锥角膜。

2. 治疗性板层角膜移植

（1）单纯疱疹病毒性角膜炎：主要适用于反复发作、药物治疗无效的浅、中层病变。

（2）化脓性角膜溃疡：包括细菌性、真菌性及阿米巴角膜溃疡，病变累及基质中层且药物治疗无效可行治疗性板层角膜移植。

（3）蚕蚀性角膜溃疡、角膜溶解症等免疫性角膜溃疡。

（4）角膜皮样瘤。

（5）角膜良、恶性肿瘤。

（6）多次复发的翼状胬肉。

（7）各种角膜变薄性疾病，如Terrien边缘角膜变性、透明样角膜边缘变性等。

3. 改良基底性的板层角膜移植 主要适用于化学烧伤或炎症后新生血管较多、直径较大的角膜白斑。

术前准备

（1）全身及眼部检查：除常规行内眼手术术前全身检查外，感染性疾病要行病原微生物的刮片及培养、药物敏感试验。

（2）术眼准备：术前除常规剪睫毛、冲洗结膜囊等准备外，除非术前估计术中移植床容易穿破的病例，一般不需在手术前行缩小瞳孔及降眼压准备。

（3）供体角膜材料的保存：目前同仁眼库常用的板层角膜移植供体材料保存方法为无水氯化钙干燥保存。如果有新鲜的供体角膜材料也可使用。

手术步骤

（1）麻醉：全身麻醉主要适用于儿童以及耐受力、合作性较差或紧张型的成年患者以及角膜已穿孔的患者，一般情况下行眼部球后麻醉即可。

（2）消毒：如为感染性角膜溃疡病例，可以使用0.05%～0.1%碘伏溶液冲洗结膜囊。

（3）开睑：采取上、下直肌牵引线或显微开睑器开睑。

（4）移植床制备：原则上移植床要包括病变，特别是对于治疗性板层角膜移植，一定要将病变完全包括。首先以环钻在角膜上划界定位，小心垂直转动环钻至所需深度，如果部分切口深度不够可以尖刀协助完成。以显微有齿镊提起环钻切口边缘，以尖刀水平剖切，然后观察植床底部是否透明，如果仍残留有病变组织则继续向下剖切至植床底部透明为止。如为感染性病变，则在植床制作完成后以5%碘酊充分烧灼底部并冲洗。最后，在植床边缘处，以尖刀沿植床底部平面向周边分离约0.5～1mm。

（5）移植片制备：首先将干燥保存的角膜片复水，待其变得柔软后用尖刀先按照所要求的厚度剖切分离出部分角膜片，然后钳夹前后唇并钝性将后部深基质角膜组织撕除。植片一般较植床大0.25mm，如全板层角膜移植则应大1mm。

（6）移植片缝合固定于移植床：一般采取10-0尼龙线间断缝合，缝线由植片边缘内1mm穿过全层，经植床边缘底部，在植床边缘外1mm处穿出，并呈放射状分布，进针方向对准植床中心。

术中注意要点

1. 移植床制备 在环钻钻切时一定注意用力不要过大,宁可切口浅也不要造成植床穿破。尖刀剖切角膜基质时,一定要保证在同一平面走行,尽量不要用刀尖切割,而应该将其稍竖立行钝性板层分离。剖切时,显微有齿镊不应将组织提起过高以免穿破。在剖切时保持植床相对干燥;而在辨别不清有无病变组织残留时可用生理盐水冲洗植床,帮助识别。

2. 移植片制备 尽量通过钝性撕除来去除深基质组织,这样可保证植片创面光滑、厚度均匀。

3. 移植片缝合固定 尽量让植床与植片良好对合,这样可减少缝线。如果植床偏心或位于周边部,应尽量避免缝线经过瞳孔区或者近瞳孔区角膜。

术中并发症及处理

1. 植床穿破 如为环钻钻切过深所致,破口如过大则应缝合后改期手术或改为穿透性角膜移植;破口较小时,可缝合破口后由对侧剖切角膜。在剖切植床时较易造成穿破,如破口小且位于周边,可不予特殊处理;如破口大或在中央,可取小块带内皮的植片填补在破口处并予以缝合固定;如破口很大无法修补则应改为穿透性角膜移植。

2. 植片与植床对合不佳 应以修整植片为主,使其尽量与植床吻合。如相差太多无法修整则应更换供体角膜,重新制作植片。

术后处理

1. 术后常规处理

(1) 预防感染:术后3~5日口服广谱抗生素预防术后感染,同时眼部点用抗生素滴眼液。如果是感染性疾病,则根据致病微生物及药物敏感检查结果用药。

(2) 糖皮质激素的应用:一般不需全身应用,局部应用糖皮质激素滴眼液即可,如果是感染性疾病,则在1个月内禁止使用。

2. 术后随访观察 术后3个月内2周复查1次,3个月以上每月复查1次。复查时除视力、眼压等常规检查外,应重点观察角膜移植片是否透明、上皮是否完整、缝线有无松弛。

3. 拆线 一般拆线时间在术后3~6个月,如果缝线已有松弛,可提早拆线,以免出现缝线反应而导致新生血管长入。

4. 术后并发症的处理

(1) 植片移位:发现后应立即重新缝合固定。

(2) 层间积液:一般因植床与植片大小不符或植床破口所致。如果积液不多,可采取连续包扎术眼2~3日;如果积液较多形成假前房,可手术引出积液并在前房内注入无菌空气或混合惰性气体。

(3) 层间积血:如少量积血可自行吸收;如积血过多,则应掀开植片冲洗植床。

(4) 感染:常发生在植片、植床交界处。可切除植片、植床浸润灶,并送细菌学检查,并根据药物敏感检查结果应用抗生素。

(5) 上皮持续缺损:可戴用软性角膜接触镜或连续包扎术眼,必要时行睑缘缝合。

(6) 原病变复发:感染性病变常引起复发,如炎症浸润较轻,可行局部切除加5%碘酊烧灼;如炎症浸润较重,则应重新行角膜移植。角膜营养不良的病例,术后复发也较常见,如果较为严重应重新手术。

经验体会

板层角膜移植在临床应用的主要目的是为治疗，因此，在手术中要做到尽量将病变组织完全切除，这就意味着移植床的制作非常关键。在制作移植床的过程中，要求术者既要小心又要有耐心，不要追求一次性剖切到位，这往往会适得其反导致植床穿破，给术中操作带来困难。术前如果无法估计病变深度，可以先切到一定深度，然后再根据残余病变的深度继续剖切。另外，植片与植床边缘的对合非常重要，我们应尽量追求完全对合，这样既防止术后层间积液的发生，又有利于上皮的愈合。由于板层植片与植床均为人工制作，因此对于光学性板层角膜移植，术后不规则的高度散光往往发生。为了取得更好的术后视力，目前以自动微型角膜刀辅助的板层角膜移植被多数学者所倡导。

三、治疗性角膜移植术

治疗性角膜移植是指用于治疗各种角膜炎症、穿孔、变性、外伤和肿瘤等病变，以挽救眼球和保存视功能为主要目的而进行的角膜移植，包括穿透性和板层角膜移植。治疗性板层角膜移植在前面已经介绍，这里主要介绍临床最为常见的由于化脓性角膜炎及化学烧伤穿孔而进行的治疗性穿透性角膜移植。

适应证

主要适用于药物不能控制且病变已经累及角膜全层、接近穿孔或已经穿孔的病例。

术前准备

（1）全身及眼部检查：除常规行内眼手术术前全身检查外，术前应常规行溃疡组织刮片和细菌、真菌培养，怀疑阿米巴感染者应作阿米巴培养。可能的情况下应行眼部 B 超检查，以明确有无眼内炎。

（2）术眼准备：术前应全身及局部应用广谱抗感染药物，然后根据药物敏感结果调整用药。

（3）供体角膜材料的准备：原则上尽量用新鲜的供体角膜，但如果眼库暂时没有而病情危急时，可采用无水氯化钙干燥保存的角膜材料。

手术步骤

各步骤基本同光学性穿透性角膜移植。

术中注意要点

1. 麻醉　由于手术难度增加、时间较长且操作对眼内组织的刺激较大，所有患者应尽量行全身麻醉。

2. 植床制作　钻切制作植床时一定要将溃疡及炎症浸润区域完全包括，并应向外扩大 0.5～1mm，这样才能保证彻底切除感染组织。

3. 前房冲洗　切除感染组织后要充分冲洗前房，尤其是堆积在前房角的积脓。冲洗液中可根据病原体种类加入相应的抗感染药物。

4. 渗出膜的处理　对于瞳孔区晶状体前的渗出膜尽量撕除；虹膜表面的渗出膜下新生血管形成，撕除渗出膜时容易造成出血，这时不要求完全去除。

5. 晶状体的处理　术中除发现晶状体脱位或明显膨胀必须摘除外，应尽量保留晶状体，以防感染向后扩散。

6. 前房重建　重建前房时一定要用弯针头或虹膜恢复器将所有周边前粘连完全分开，必要时可注粘弹剂帮助分离粘连、形成前房，但手术结束时应尽量吸出。

术中并发症及处理

除光学性穿透性角膜移植的常见术中并发症外,以下并发症亦较多见。

1. 虹膜表面出血 由于炎症引起虹膜表面新生血管生长,在撕除渗出膜时较易引起出血,这时应停止分离,待出血基本停止后,冲洗虹膜表面积血。

2. 前房重建困难 这主要是由于虹膜前、后粘连所致。可重新仔细分离周边虹膜前粘连及瞳孔区后粘连,必要时前房内注入粘弹剂帮助形成,然后以平衡盐溶液将其置换出。

术后处理

1. 抗感染药物治疗 术后应继续针对病原体给予相应的抗感染药物,药物敏感结果可指导用药。药物治疗方式以局部点药为主,联合全身用药。局部用药应在1个月以上,全身用药应根据术后感染控制的情况来定,但口服抗真菌药物总的使用时间不应超过2周。

2. 散瞳剂的应用 术后常规以1%阿托品眼膏散瞳,如果发现虹膜后粘连,可短期结膜下注射混合散瞳剂。

3. 糖皮质激素的使用 在术后2周内,局部禁用;如果前房炎症反应较重,可短期全身使用。但对于真菌性和阿米巴性角膜炎,在术后早期,无论局部或全身均不宜使用糖皮质激素。观察3~4周,确定感染已控制后可局部使用糖皮质激素来预防排斥反应发生。

4. 术后免疫抑制剂的应用 在术后角膜植片上皮愈合后,可局部应用1%CsA(环孢霉素A)滴眼液4次/日,时间在6个月以上。如果发生排斥且局部用药效果不好时,可考虑口服CsA,具体剂量见穿透性角膜移植的术后处理。

5. 拆线 治疗性角膜移植术后缝线容易发生松弛,发生松弛后,如果伤口无局部隆起或者新生血管已经长入可提早拆线。6个月后可拆除全部缝线。

6. 术后并发症的处理 术后并发症的处理同光学性穿透性角膜移植,但出现下列并发症应特别注意:

(1)感染复发:表现为植片或植床重新出现炎症浸润。这时应积极行相应的抗感染药物治疗并密切观察病灶变化,如果病灶不变或缩小则应继续药物治疗;如果病灶继续增大则应考虑重新手术,更换新的健康植片并扩大植床,将新的病灶完全去除。

(2)植片排斥:在治疗性角膜移植中,经常使用偏中心或大于8mm的植片,有些患者术后早期不能使用糖皮质激素,这使得排斥率明显增高,属于高危性角膜移植。在抗排斥治疗中,应常规应用局部免疫抑制剂,如病情重可考虑口服CsA。

经验体会

治疗性角膜移植手术的目的是控制感染,挽救眼球。因此,在手术中应掌握与光学性角膜移植不同的原则,即以彻底切除病灶、控制感染为主要目标。在感染复发的病例中,未彻底切除病灶是主要原因。所以,对于感染性角膜炎,尤其是真菌或阿米巴感染,一定要在彻底切除病灶的基础上同时切除其周围0.5~1mm正常组织,即使会使植片偏中心或直径大于8mm,也要保证这一治疗原则得到完全贯彻。同样,为了手术的主要目的,我们认为手术早期应禁止局部和全身使用糖皮质激素。术中对于虹膜前、后粘连处理非常关键,它不仅对于前房的顺利重建起着决定性作用,同时也大大降低了术后继发青光眼的发生率。

第二节　羊膜移植术

1910年含有羊膜的胎膜第一次被成功地用作皮肤移植的供体材料，1913年，Stern和Sabella用羊膜作移植材料治疗烧伤及溃疡的皮肤创面取得成功；以后又在各科手术中应用了羊膜移植片进行组织修补或预防组织粘连。眼科首次应用是在1940年DeRoth采用含有羊膜的胎膜治疗结膜缺损。以后40余年间，羊膜在眼科领域的应用进步缓慢，其真正在眼科临床广泛使用是在20世纪90年代中后期。1995年，Kim和Tseng用保存的羊膜在严重损伤的兔眼角膜表面成功地完成重建术后，羊膜移植越来越受到眼科学者的重视，它在眼表面重建术中正在发挥着重要作用。

羊膜移植的作用机制

（1）羊膜组织学上的特点使它成为眼表重建术的合适供体材料。首先，羊膜具有透明和无血管的特性，这使它适合做角膜表面移植供体材料；其次，它所具有的丰富的胶原纤维增强了抗拉力，其基底膜表面特殊结构又便于上皮细胞粘附及生长；羊膜表面的迷路管道系统使其易于进行物质及能量交换。

在免疫学上，人羊膜上皮细胞表面不表达HLA-A、B、C及DR抗原，羊膜无免疫原性，这一特性更使它成为合适的移植供体材料。

（2）羊膜的基底膜是全身最厚的基底膜，可促进角膜缘干细胞增殖，促进角膜上皮细胞移行以及角膜基质胶原纤维增生。

在各种化学烧伤和热烧伤后，角膜基底膜消失是一系列病变的一种早期变化。所以通过羊膜移植修复基底膜部分，目的就是促进恢复健康正常的角膜上皮。

（3）羊膜的基底膜可促进结膜干细胞分化为结膜上皮细胞、促进正常结膜上皮化，能延长维持上皮细胞及杯状细胞的高密度，同时抑制结膜下纤维组织增生。另外，无血管的基质可能有减少血管化肉芽组织及术后瘢痕的重要功能。因此，利用羊膜的上述特性可对眼表化学伤及热灼伤后的结膜上皮重建更为有效。

（4）羊膜基底膜同时可促进角膜缘干细胞增殖，羊膜移植术后角膜缘周围结膜组织炎症减少并且保持健康的结膜表面，由此可见羊膜对角膜缘干细胞缺乏患者重建角膜表面的基础工作起重要作用。

（5）羊膜中也含有EGF、bFGF以及其他一些特殊因子，具有促进上皮生长、抑制新生血管增生、抗炎、抗菌等作用。

适应证

（1）各种化学烧伤或热烧伤后的眼表重建。
（2）各种原因所致的持续性角膜上皮缺损。
（3）各种原因所致的睑球粘连。
（4）各种原因所致的结膜缺损。
（5）原发性或继发性角膜内皮失代偿所致的大泡性角膜病变。
（6）以羊膜为载体构建工程化角膜和结膜上皮植片。

术前羊膜材料的制备

首先供体经血清学检测乙肝表面抗原、艾滋病抗原、衣原体、梅毒、巨细胞病毒等均呈阴性，也无其他恶性肿瘤和传染性疾病史。将选择性剖宫产获得的胎盘在无菌条件下立即用含5μg/ml青霉素、50μg/ml链霉素、100μg/ml新霉素和2.5μg/ml两性霉素B的生理盐水冲净血迹，再将羊膜从胎盘的绒毛膜上钝性分离,上皮面向上平铺于硝化甘油纸片,然后将附有羊膜的纸片剪成7cm×8cm大小的小片,放入装有DMEM和甘油1∶1(V∶V)比例混合好的无菌小瓶中,置于-80℃冰箱保存。

手术步骤

(1) 常规消毒及麻醉：一般行球后麻醉,如果患者耐受力较差或者眼部瘢痕、粘连严重时可行全身麻醉。

(2) 制作植床：植床的范围要将整个病变组织完全包括进去,并超过其达到正常眼表组织区域。要去除干净角膜或结膜表面的坏死组织、变性水肿的角膜上皮,直到正常的角膜或结膜组织,并尽量将植床表面处理得光滑平整。

(3) 羊膜植片的制作：将羊膜上皮面朝上覆盖于已制备好的植床,根据其大小将多余羊膜组织去除。对于缺损较深的角膜病变,可以先将羊膜上皮面朝上折叠成2~3层填塞于缺损区底部,然后再在全角膜表面覆盖大羊膜。角膜层间烧灼联合羊膜移植术者,可以环钻连纸片一起钻切羊膜,直径较角膜切口小0.25~0.5mm。

(4) 羊膜植片固定于植床：羊膜一般固定于角巩膜缘或巩膜浅层,同时可与结膜组织对合或置于结膜下缝合固定。固定于角巩膜缘时一般采用10-0尼龙线,固定于巩膜浅层和结膜时采用8-0可吸收线。缝合方法一般采取间断褥式缝合并平行于角膜缘,如只固定于整个角膜可在4个象限均匀缝合8针；如巩膜及结膜组织已缝合固定,则在角巩膜缘均匀缝合4针即可。角膜层间烧灼联合羊膜移植术,将羊膜覆盖于已烧灼过的角膜基质层间,不需缝合羊膜,只是缝合角膜切口即可。

(5) 睑球粘连分离联合羊膜移植：对于扇形睑球粘连,首先将角膜表面带有结膜上皮的纤维瘢痕组织完整剥离并保留,同时分离粘连区结膜与其下的瘢痕组织直至穹窿部,并将巩膜表面瘢痕组织彻底切除,将连带角膜表面纤维组织的粘连区结膜后退形成穹窿,5-0丝线褥式缝合于眼睑皮肤表面以加深固定新形成的穹窿。将羊膜覆盖在巩膜表面结膜缺损区,以8-0可吸收线间断缝合,缝合时要带浅层巩膜组织。

术中注意要点

(1) 制作植床时一定要将病变组织去除干净,使植床尽量光滑,同时要确保植床表面无渗血和渗液。

(2) 羊膜植片一定要和植床贴附紧密,避免渗液和积血进入羊膜下。缝合固定时,如渗液和积血进入羊膜下,一定要将其赶出再进行缝合。同时,在手术中一定要确保羊膜上皮面朝上,不要将两面混淆。

(3) 缝合固定时要确保羊膜保持紧张,在缝线处避免羊膜出现皱褶,尽量避免在正常清亮角膜处出现缝线,同时在角膜缘缝合时要有一定跨度以方便将线结埋入角膜基质层。

术中并发症及处理

1. 羊膜植片的撕裂　羊膜组织尽管有一定的韧度但由于较薄仍然容易被撕裂,如术中刚开始缝合时出现破裂则较容易处理,将正常羊膜移行过来即可；如缝合已大部完成时则较难处理,如破裂较小且位于周边,在此处加一针缝合于角膜组织；如破裂较大且位于植床中央就应更换新的羊膜植片。

2. 羊膜下层间积血或积液　主要由于羊膜与植床贴附不够紧密所致。可用虹膜恢复器将羊膜下液体小心赶出,在羊膜较松处重新拉紧缝合。如果植床上有血管破裂出血可局部烧灼止血,但注意避免过度、大范围烧灼。

术后处理

1. 术后常规处理　术后给予全身口服广谱抗生素3日,眼局部滴用抗生素滴眼液,可酌情使用糖皮质激素滴眼液,在化学烧伤患者要密切观察角膜变化,注意角膜溶解的可能。眼局部加用眼表润滑剂。

2. 术后观察

（1）观察羊膜本身变化，有无溶解、脱落、吸收。

（2）观察羊膜植片与植床贴附的程度，有无层间积血或积液。

（3）观察缝线松紧程度，有无线松、脱落出现。

（4）观察植床组织修复情况，包括角膜结膜上皮是否修复、角膜及巩膜有无溶解、有无新生血管长入。

（5）观察前房内有无炎症反应。

3. 术后并发症的处理

（1）羊膜植片脱落：羊膜植片的脱落是羊膜移植术的最主要术后并发症，也是手术成功与否以及预后好坏的关键。这往往是由于缝线的松脱、患者眼球的转动引起。术后尽量及时地给患者配戴治疗性软性角膜接触镜可起到预防作用。如果早期羊膜脱落而角膜上皮尚未修复则应重新行羊膜移植术。

（2）层间积血、积液：如果层间积血、积液较少则包扎术眼帮助其吸收；如果积血、积液较多，则应再次行手术将液体排出并重新拉紧缝合羊膜，术后包扎术眼。

（3）植床溶解、穿孔：常见于化学烧伤、热烧伤后角膜缘缺血范围大于50%以上者，如角膜溶解并已穿孔则应急行穿透性角膜移植术，术后加用免疫抑制剂。

（4）角膜新生血管生长及上皮结膜化：由于羊膜并不能替代角膜干细胞的功能，所以如果角膜缘被破坏过多，新生血管及结膜上皮必然会长入角膜组织。在3～6个月后，可行角膜干细胞移植术或同时联合角膜移植术。

（5）睑球粘连：如果结膜上皮细胞破坏过多，往往会发生不同程度的睑球粘连；同时，重度睑球粘连分离联合羊膜移植术后，睑球粘连有较高的复发率。在术后3～6个月后，可行自体或直系亲属游离结膜移植，同时可再次行羊膜移植。

经验体会

尽管羊膜移植在眼表面重建术中发挥着重要作用，但是在临床适应证的选择以及手术时机的选择等方面仍值得我们进行深入探讨。尽管羊膜在组织学、免疫学等方面具有多方面的优势，但我们应该清楚它只是一层基底膜，无法替代结膜组织以及角膜上皮及干细胞的功能，不要片面夸大它的临床作用，应正视它的局限性，以利于更好的临床应用。

（1）在结膜组织的替代治疗中，例如睑球粘连分离术中应用羊膜移植，如果睑球粘连超过2个象限以上的病例，在术中单纯使用羊膜来修补结膜缺损并形成新的穹窿，术后睑球粘连的复发率往往较高，这主要是由于缺乏足够的结膜上皮和杯状细胞所致。因此，对于重度睑球粘连患者，我们建议在羊膜移植的同时联合自体或亲属的游离结膜瓣行穹窿成形。

（2）羊膜移植在近年来广泛应用于翼状胬肉切除术中，但经过我们以及国外一些学者的临床研究发现，与翼状胬肉切除联合结膜转位以及翼状胬肉切除联合带角膜缘上皮的游离结膜移植相比，其术后复发率明显高于前两者。因此，我们建议在初次手术时尽量不要采取联合羊膜移植，而对于复发性翼状胬肉特别是同时合并有睑球粘连的病例可采取羊膜移植帮助修补结膜缺损、促进角膜上皮化，但如果角膜缘已受到破坏应联合自体角膜缘上皮移植。

（3）对于羊膜覆盖角膜表面治疗大泡性角膜病变，我们观察到一些病例早期上皮修复较好但后期往往上皮下水泡复发，需要长期戴软性角膜接触镜。现在我们改为在角膜层间烧灼的基础上，将羊膜镶嵌在角膜基质层间，这样不仅提高了术后成功率，并且减轻了角膜瘢痕，提高了角膜清亮程度。

（4）对于角膜化学伤以及热烧伤急性期的手术时机问题，目前大部分学者主张早期行羊膜覆盖，促进角膜上皮化，减轻炎症反应。但是，我们在临床中应该注意，如果烧伤后角膜缘缺血大于50%以上，则角膜存在较大的溶解和穿孔危险。

（5）对于细菌、真菌、阿米巴等急性角膜感染性疾病，我们认为不适宜行羊膜移植。只有在感染的恢复期，感染已得到控制而角膜上皮长期缺损时，可考虑羊膜移植促进上皮修复。

第三节　角膜干细胞移植术

角膜干细胞（stem cells，SC）是一种具有分化程度低、增殖周期缓慢和高分裂增殖能力等特性的多能干细胞，其位于角膜缘上皮基底细胞层。正常生理状态，角膜缘的增殖压力抑制了结膜上皮细胞的长入，并防止角膜缘部的结膜血管入侵，充当了屏障作用。角膜发生各种损伤性疾病时，角膜缘局部微环境的改变，直接影响干细胞的正常增生分化，从而导致角膜上皮干细胞缺乏，角膜结膜化、角膜新生血管形成。角膜干细胞移植术是用自体或同种异体角膜缘干细胞替换功能不良的角膜缘组织，通过供体干细胞的增殖分化及细胞的向心性运动来修复和稳定受损的角膜表面。目前，角膜干细胞移植术主要包括自体、异体角膜缘上皮移植术及组织工程培养的角膜干细胞移植术。

适应证

（1）原发性角膜干细胞功能缺失或低下：主要是由维护角膜干细胞正常生长的角膜缘微环境引起，包括先天性无虹膜、先天性成红细胞沉着症与多发性内分泌紊乱相关的神经营养性角膜病变、慢性角膜缘炎等。

（2）继发性角膜干细胞功能缺失或低下：包括各种外因所致的角膜缘干细胞损害，如化学烧伤、Stevens-Johnson综合征、瘢痕性类天疱疮、各种眼部手术、感染性角膜炎等。

术前准备

（1）常规准备：除术者行常规术前全身检查外，如果为异体（患者的直系亲属）取材，供体也要同时行常规全身检查，除外传染性疾病。

（2）清洁结膜囊：除术眼外，取材眼也要同时应用抗生素滴眼液。

（3）泪液分泌实验：因为角膜缘受到破坏的患者，其结膜也经常被损伤，所以术前一定要行基础泪液分泌实验检查，如果小于3mm，则为手术禁忌。

（4）眼睑整复：对于烧伤的患者，如果存在明显的眼睑畸形或缺损导致睑裂闭合不全，角膜干细胞移植前一定要进行整复。

手术方式及选择

（1）自体角膜缘上皮移植术：适用于单眼部分（一般在一个象限以内）角膜缘干细胞功能缺乏，另一眼角膜缘完全正常。

（2）异体角膜缘上皮移植术：适用于单眼大部或完全性角膜缘干细胞功能缺乏，或双眼角膜缘干细胞功能缺乏。

（3）组织工程培养自体角膜干细胞移植术：适用于单眼大部或完全性角膜缘干细胞功能缺乏，另一眼角膜缘完全正常。

手术步骤

1. 自体角膜缘上皮移植术

（1）麻醉：成人行球后麻醉，儿童行全身麻醉。

（2）受体植床制作：将受体角膜及角膜缘表面的纤维血管性瘢痕和异常结膜上皮组织完全切除干净，尽量使植床表面光滑平整。如果病变角膜缘附近的球结膜变性或形成明显瘢痕组织，则需要同时将其一并切除干净。

（3）供体植片制备：一般在供体眼的上方角膜缘切取，内侧切口部位在角膜缘球结膜附着止端前0.5mm，深度达前弹力层下，可带少许基质层组织，外侧切口位于角膜缘外1~2mm球结膜，如需同时联合游离结膜瓣移植，可根据所需球结膜大小决定外侧切口部位。取材宽度决定于受体眼植床的宽度。

（4）供体角膜缘上皮固定：将供体角膜缘上皮放置在受体角膜缘植床，以10-0尼龙线缝合固定，缝合部位一般在供体植片的两端，供体植片内侧即角膜一侧尽量不要有缝线。外侧与健康球结膜缝合固定，缝合时要带浅层巩膜。

（5）联合自体游离结膜瓣治疗桥状睑球粘连：在植床制作时，应将角膜表面结膜化瘢痕新生血管膜组织完整切除，同时将其与去除结膜下瘢痕后的桥状粘连上的结膜组织后退一并形成穹窿，以5-0丝线褥式缝合在眼睑皮肤面打结加深固定新的穹窿。在健眼取自体角膜缘上皮时，根据患眼球结膜缺损的大小同时取游离结膜瓣，然后将带自体角膜缘上皮的游离结膜瓣覆盖到植床处，以10-0尼龙线或8-0可吸收线固定于角膜缘和巩膜浅层处。角膜表面的创面可同时覆盖羊膜组织以促进角膜上皮化。

2. 异体角膜缘上皮移植术

（1）麻醉：如联合穿透性角膜移植术可行全身麻醉。

（2）受体植床制作：切除角膜、角膜缘和巩膜表面的瘢痕组织和新生血管膜，如联合板层角膜移植则角膜病变的切除深度要达后弹力层，球结膜360°后退。

（3）供体植片制备：供体的来源可分为湿房保存的尸眼和眼库中期保存的角膜片。一般采取环钻定位，内侧到角膜缘内3mm，外侧到角膜缘外1mm，深度达150μm，板层分离。如果联合全板层移植，则由角膜缘外1mm行板层分离并保留整个角膜前板层组织；如果联合穿透性角膜移植术，则由角膜缘外1mm以环钻切除整个角膜。

（4）植片固定于植床：将植片对合放置于植床，以10-0尼龙线间断缝合固定。

3. 组织工程培养自体角膜干细胞移植术

（1）供体眼取材：一般在健眼上方角膜缘取材，内侧缘到角膜缘球结膜附着止端前0.5mm，宽度为1mm，大小为1.5mm×2mm，深度为150μm，可带少许球结膜组织。

（2）组织工程角膜上皮的制备：目前，北京同仁医院实验室体外培养和扩增角膜缘干细胞所使用的细胞载体为纤维蛋白凝胶膜（fibrin gel membrane）。首先将取材得到的角膜缘组织置于4℃保存液中送细胞培养室，将组织块用PBS液冲洗3次，0.05%的胰蛋白酶消化10分钟，加含10%血清的DMEM培养液中和消化后，取出组织块离心。将组织块和细胞一块培养在35℃的培养皿中，加0.5ml角膜生长培养液，其中含有Epilife培养液（Cascade Biological Inc，美国）和角膜生长添加剂。血浆在4℃条件下，速度为3500rpm离心，提取出300μl凝血酶原与300μl凝血因子制成纤维蛋白凝胶膜。待培养细胞数量达到5000~8000个时，将细胞与通过血浆离心得到的上述凝胶成分混合制成组织工程角膜上皮。

（3）受体植床制作：切除角膜及角膜缘表层瘢痕组织和新生血管膜，将创面表面处理平滑。

（4）组织工程角膜上皮移植：将实验室培养得到的组织工程角膜上皮纤维蛋白凝胶膜平铺于角膜植床表面，以10-0尼龙线间断缝合固定于角巩膜缘。

术中注意要点

（1）角膜缘干细胞移植的供体取材是手术操作的关键。首先要求取材的部位准确，取材时尽量不要钳夹取下的角膜缘组织，以免损伤角膜干细胞。

（2）在自体角膜缘上皮移植术中，如果联合行睑球粘连分离或假性胬肉的切除，应在取材的同时取游离结膜瓣，在将供体组织移到受体植床时应注意不要将角膜缘上皮端与球结膜端弄反。

（3）角膜植床制作时如果不联合角膜移植，仅将角膜表面的瘢痕组织及新生血管膜切除即可，不应将角膜基质层切除过多过深。植床表面的出血点均应烧灼止血。

(4) 组织工程角膜上皮移植中纤维蛋白凝胶膜往往较脆，韧度较差，要求在植床平铺及缝合时动作轻柔，尽量不要将其弄破。

术中并发症及处理

1. 供体植片制备时破裂 在供体为自体时，如果裂口较小可继续；如果裂口较大影响与植床的固定则应换另一个部位取角膜缘上皮。在供体为同种异体时，由于供体的唯一性，制备时可先多带一些角膜基质组织以避免上述情况发生，随后可将取下的植片再仔细修剪与植床吻合。

2. 植床制备时穿破 化学烧伤和热烧伤使角膜缘干细胞缺乏，角膜组织多明显变薄，因此在制作植床时将角膜表面的瘢痕组织及新生血管膜切除即可，不应将角膜基质层切除过多过深。

3. 角膜上皮植片下积液、积血 术中应将植床表面处理平滑，同时对出血点均应烧灼止血，另外缝合时要求尽量将植片展平、拉紧，以保证植片与植床紧密贴合。

术后处理

1. 术后常规处理 术后给予全身口服广谱抗生素3日，眼局部滴用抗生素滴眼液，同时使用糖皮质激素滴眼液。眼局部加用表皮生长因子及眼表润滑剂。

2. 术后特殊处理 异体角膜缘上皮移植术后，由于存在较高的排斥率，因此术后应全身使用免疫抑制剂。如口服CsA 1年以上，使用时应监测血药浓度，一般应维持在100~250ng/ml，同时注意肝、肾功能变化，口服剂量应根据血药浓度、副作用和有无免疫排斥进行调整。同时眼局部用1%CsA和糖皮质激素滴眼液。现在有些学者也在尝试使用眼内前房CsA缓释系统。

3. 术后观察

（1）观察角膜缘上皮本身变化，有无溶解、脱落。如行组织工程角膜上皮移植则应注意观察纤维蛋白凝胶膜的吸收情况。

（2）观察角膜缘上皮与植床贴附的程度，有无层间积血或积液。

（3）观察缝线松紧程度，有无线松、脱落出现。

（4）观察角膜上皮的修复情况，有无角膜上皮的缺损。

（5）如果联合全角膜移植，应注意角膜植片有无排斥以及眼压有无异常升高。

（6）观察前房内有无炎症反应。

4. 术后并发症的处理

（1）角膜上皮缺损：这主要是由于移植的角膜缘上皮脱落或是干细胞功能低下所致，是术后早期最为常见的并发症。手术中，在移植的角膜缘上皮表面可再覆盖一层羊膜，这样可有效的保护移植的角膜上皮细胞，促进角膜上皮的修复。术后如出现角膜上皮缺损可戴用治疗性角膜接触镜。

（2）层间积血、积液：如积血、积液较少可包扎术眼帮助吸收；如积血、积液较多，应将其吸出重新拉紧缝合植片。

（3）角膜新生血管再生及角膜上皮结膜化：这主要是由于移植的角膜干细胞原发功能衰竭或排斥导致其不能发挥作用。如病情较重可考虑在3~6个月后重新手术。

（4）植片排斥：主要见于联合行穿透性角膜移植术者，可结膜下注射地塞米松5mg，每日一次，同时联合口服CsA及局部用1%CsA滴眼液。

经验体会

目前角膜干细胞移植术在临床已得到了较为广泛的开展，对于化学烧伤等各种原因所致的角膜缘干细胞功能衰竭取得了一定疗效，其中以自体角膜缘干细胞移植效果最好，但是由于病变范围过大、病变累及双眼、患者对由健眼取材存有顾虑等因素导致自体角膜缘干细胞移植的应用范围较窄。异体角膜缘上皮移植或全角膜移植术可克服上述因素的影响，同时如果手术成功可一并提高患者的视力，但是术后的高排斥率使得这一手术的成功率较低。所以我们认为，异体角膜缘上皮移植术后的抗排斥药物治疗是手术能否成功的关键，其中尤以全身口服应用免疫抑制剂最为重要。组织工程自体或亲缘角膜干细胞及上皮移植是目前临床研究的方向，它克服了上述两种手术方式的缺点，具有取材方便及术后无排斥或低排斥率的优点。但目前我们对生理状态下角膜缘干细胞发育、分化微环境的认识还是空白，同时目前还未找到特异性的角膜干细胞检测方法，因此现在对组织工程培养的角膜上皮中是否含有以及含有多少具有自我复制功能的角膜干细胞还不得而知。在组织工程角膜上皮移植术后，我们发现部分病例术后重新出现角膜上皮结膜化和新生血管长入，这也说明组织工程培养的角膜上皮膜中具有自我复制潜能的"真正的"角膜干细胞不足。因此，这需要我们在角膜干细胞的基础研究上继续深入。目前，一些国内学者也在尝试从骨髓间充质细胞诱导扩增角膜干细胞。

（金　涛）

第四节　自体颌下腺移植术

　　重症角结膜干燥症是一种致盲率较高的眼病，主要是由于各种原因导致泪液缺乏而引起泪膜及眼表的不完整，从而增大了眼睑对球结膜及透明角膜的摩擦力，降低了眼表对外界环境变化刺激的适应能力，导致角膜上皮剥脱缺损、角膜溃疡以及结膜纤维瘢痕化、睑球粘连，视力明显下降。在治疗上，各种局部用药如人工泪液、环孢霉素A滴眼剂以及泪小点栓塞等对症治疗，只能缓解轻、中度干眼症的临床症状，不能从根本上解决泪液缺乏问题，尤其对重症干眼症患者基本无效。1990年，Macleod等给一位先天性泪腺缺损的完全性干眼症患者施行了自体颌下腺移植术取得成功。近年来，以自体颌下腺移植术治疗重症干眼症在我国逐渐开展。

适应证

　　适用于重症角结膜干燥症者。患者干眼症状明显和（或）有明显眼部体征，施墨试验在2mm以内，颌下腺分泌功能正常或部分受损但分泌功能不低于60%，排泄功能正常。对于涎腺功能严重受损者，如干燥综合征患者、口腔颌面部经放射治疗者、药物过敏或自身免疫性疾病致腮腺和颌下腺功能严重损害者不适合手术。

术前检查

　　所有患者常规进行眼科检查，包括视力、施墨试验、泪膜破裂时间、角膜荧光染色、泪道通畅情况。口腔颌面部检查包括口腔黏膜湿润程度、口底唾液池是否存在，双侧颌下腺及腮腺导管口唾液分泌情况。所有患者常规进行^{99m}锝涎腺功能动态显像，多个大涎腺功能严重受损者不是手术适应证。

手术步骤

　　(1) 常规消毒及麻醉：手术均在全麻下进行。
　　(2) 显露颞浅动静脉：患侧颞部行弧形切口，切开皮肤、皮下组织，显露颞浅动静脉（图3-4-1 A、B）。
　　(3) 游离及摘取颌下腺：常规颌下切口，切开皮肤、皮下组织，显露颌外动脉远心端及其相伴的面前静脉，并将其结扎切断。在颌下腺被膜外游离颌下腺，游离并保护面前静脉下段、颌外动脉近心端及其伴行静脉。保留导管口周围少量正常黏膜。口底与舌腹移行处纵向切开口底黏膜，游离颌下腺导管。在接近于面总静脉汇合处切断面前静脉。在近颌外动脉发出部切断颌外动脉近心端及其伴行静脉，完整

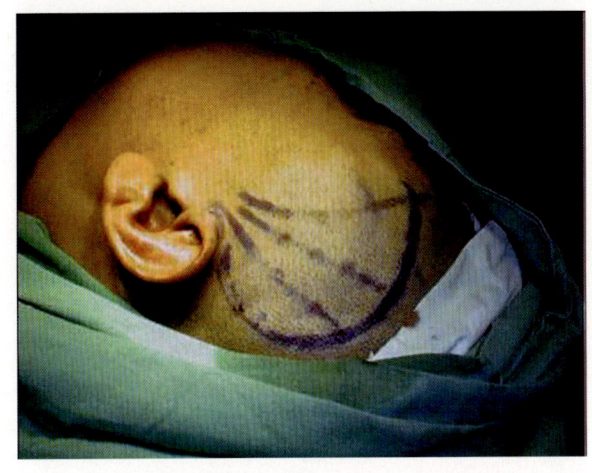

A 颞浅动静脉皮肤定位及切口设计

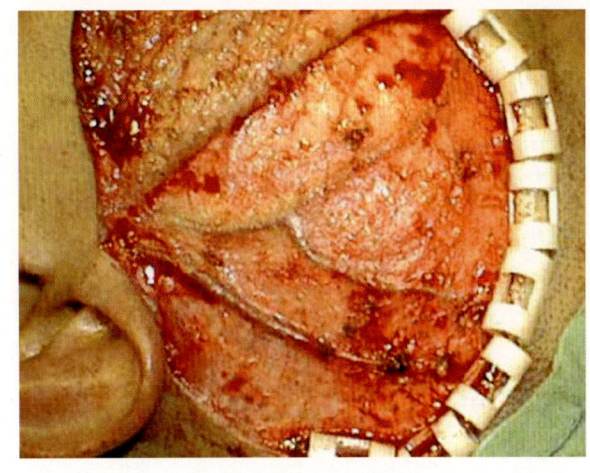

B 显露颞浅动静脉

图 3-4-1 显露颞浅动静脉手术步骤

取下颌下腺（图 3-4-2 A、B、C）。

（4）吻合口血管制备及供体静脉选择：将游离颌下腺的颌外动脉近心端、伴行静脉、面前静脉近心端进行吻合口血管制备，用肝素生理盐水行颌外动脉灌注，观察面前静脉、颌外动脉伴行静脉及腺门静脉液体渗出情况，选择渗出量多的静脉作为供体静脉。

（5）吻合血管：切断颞浅动静脉，将游离颌下腺转移至颞部，用 9-0 无创伤缝线行颞浅动脉、颌外动脉及颞浅静脉、面前静脉或颌外动脉伴行静脉端端吻合。切开颞浅筋膜，切除部分颞肌，形成颞肌窝，将游离颌下腺置于窝内（图 3-4-3 A、B）。

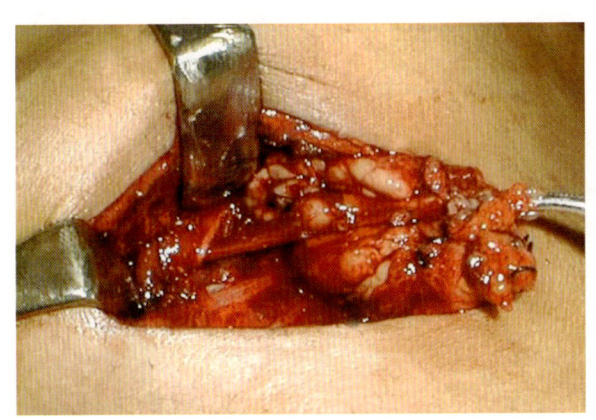

A 颌下皮肤切口，游离颌下腺

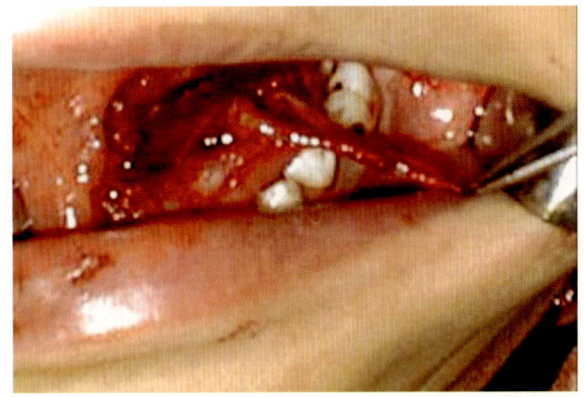

B 切开口底黏膜，游离颌下腺导管

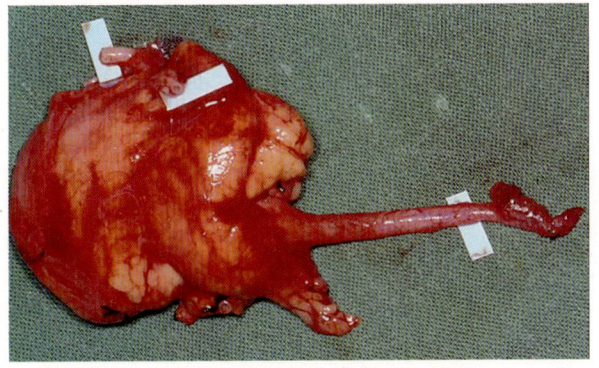

C 完整取下的颌下腺

图 3-4-2 游离及摘取颌下腺

（6）固定颌下腺导管：将颌下腺导管经皮下隧道引入上穹窿部，导管口周围黏膜与穹窿部黏膜间断缝合，将导管口固定于上穹窿部，导管口插入外径为0.68mm的尼龙管。

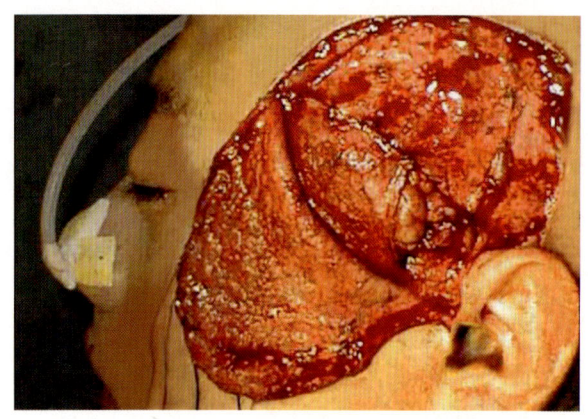

A 吻合血管，切除部分颞肌，形成颞肌窝

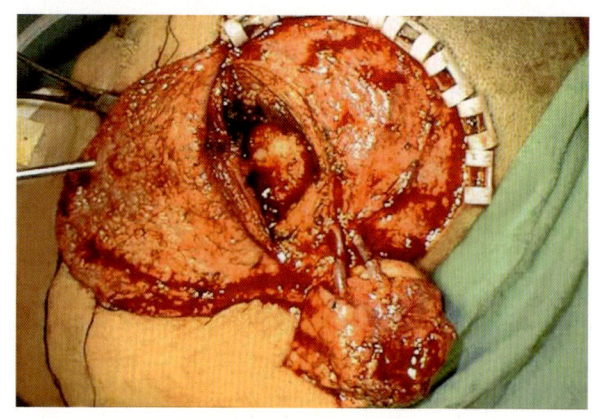

B 将游离颌下腺置于颞肌窝内

图3-4-3 吻合血管，移植颌下腺

术中注意要点

（1）泪液的需要量远少于正常颌下腺的分泌量，1/3正常颌下腺的分泌量足以使眼干症状消失。为防止术后泪溢，在术前选择供体颌下腺时，根据^{99m}锝涎腺功能测定的结果可选择功能相对较差的颌下腺，既可避免泪溢，又可防止口干。

（2）切取颌下腺时，为不破坏腺体的静脉系统，避免形成腺体积液，应在腺体被膜外游离颌下腺。

（3）切取颌下腺导管时，导管口周围应保留3mm的正常黏膜，既便于与上穹窿结膜缝合，也不损伤导管口，避免瘢痕形成致导管口闭锁。

（4）口底切口应设计在舌下腺内侧，游离颌下腺导管时尽量减少损伤舌下腺，以免形成舌下腺囊肿。

（5）与颌下腺导管相连的舌下腺大管应仔细分离并结扎，以免形成颌下腺导管瘘。

（6）颌下腺的回流静脉主要有面前静脉、颌外动脉近心端伴行静脉以及腺门部静脉，前者较粗，后两者较细，但其静脉回流并非一定以面前静脉为主，变异较大。断离颌下腺前，可先后断离腺门静脉、面前静脉以及颌外动脉近心端伴行静脉。保留颌外动脉，分别观察3条静脉渗血情况，渗血较多者常为主要回流静脉，可选择其为供体静脉吻合。离体后，腺体颌外动脉行肝素生理盐水灌注，观察3条静脉渗出情况，也有助于选择合适的供体静脉。

（7）部分患者颞浅静脉很细，难以行静脉吻合，或由于颌下腺静脉与颞浅静脉管径不匹配，吻合后易致静脉栓塞。此时，可切取前臂头静脉，桥接颌下腺静脉及颈外静脉或颈内静脉。移植头静脉应倒置，使静脉瓣膜方向与移植腺体回流静脉血流方向一致，保证静脉通畅。

术中并发症及处理

1. 术中出血 要双重结扎颌外动脉的近心端，在口底剥离的时候要注意保护舌深静脉。

2. 面神经损伤 手术中要注意保护面神经，在颌下切口附近有面神经的下颌缘支通过，在翻瓣的时候应该在颈阔肌的深面进行。

3. 颞部血管损伤 在颞部翻瓣的时候应该在皮下与颞浅筋膜之间进行，否则容易损伤颞部血管，无法进行吻合。

4. 眼球损伤 在将导管口周黏膜固定于上穹窿结膜开口时注意保护眼球以免损伤眼内组织。

术后处理

1. 术后观察及常规处理　动态观察腺体分泌量，行施墨试验、泪膜破裂时间检查，眼部常规裂隙灯检查以及角膜荧光染色。术后一周行 ^{99m} 锝移植腺体功能测定。术后3天内所有患者均全身应用抗生素，其次应用小剂量肝素抗凝血药，眼局部应用抗生素及人工泪液。

2. 术后并发症的处理

（1）腺体积液：系腺体破裂，断面唾液渗出而成。术后1周内可穿刺抽出潴留的唾液，但勿用力加压，以免影响移植腺体的静脉回流，1周后可适当加压。

（2）泪溢：移植腺体分泌过多所致，泪道阻塞者更易发生。待术后3个月后腺体分泌基本稳定后行移植腺体部分切除。腺体切除以"宁少勿多"为原则，以免腺体切除过多而出现眼干症状。如一次切除后仍有明显泪溢，可行二次切除。拟切除腺体应选择远离腺门部分即移植腺体的后部，切勿损伤颌下腺主导管。

（3）颌下腺导管阻塞：多因"休眠期"唾液分泌量过少，导管口瘢痕所致。术后1周后，应经常按摩腺体，局部热敷，促使移植腺体分泌。早期不全阻塞可用钝头探针扩张导管口，已完全阻塞者可行导管口改道或静脉移植导管重建术。

（4）舌下腺囊肿：系舌下腺损伤所致，需行舌下腺切除术。

经验体会

自体血管化颌下腺移植治疗重症角结膜干燥症的优点：

（1）移植颌下腺的分泌不受副交感神经直接支配，唾液分泌一般不因进食而出现严重泪溢现象。如腺体分泌过多，可通过简单的移植腺体部分切除，以降低移植腺体的分泌功能而得以适当调控。

（2）颌下腺分泌液中含粘液，而腮腺分泌液为纯浆液，前者更接近于泪液成分。

（3）适应证适当的病例，摘除一侧颌下腺，不致造成口干现象，对机体无明显损害。

目前存在问题主要为：

（1）收集颌下腺回流血液的静脉主要有面前静脉、颌外动脉近心端伴行静脉及腺门部静脉，但其收集的范围无规律。多数情况下面前静脉为主要回流静脉，因其管径较粗、管壁相对较厚而易于吻合。但部分患者的面前静脉仅接受小部分腺体静脉回流，而以颌外动脉近心端伴行静脉或腺门静脉为主。后两者如管径尚可，可行静脉吻合；否则无合适受体静脉可供静脉吻合，则导致手术失败。此类解剖异常不能通过术前血管造影来显示，亦非颌下腺回流静脉全部切断前所能确定，是目前尚未解决的难题。

（2）移植腺体于术后1周至10天均会进入"休眠期"，腺体分泌明显减少。休眠期产生原因主要与移植手术时腺体短时缺血、移植后腺体失神经支配有关。在休眠期期间易导致导管阻塞。由于目前对于失神经支配颌下腺的分泌机制尚缺乏深入了解，未能进行腺体分泌的人工调控，"休眠期"唾液分泌减少问题尚未能解决。

（3）泪溢现象虽可通过切除部分移植腺体来解决，但如能通过人工调控移植腺体的唾液分泌，减少唾液分泌量，则可避免再次手术。

（金　涛　朱正宏）

第四章　外伤性虹膜睫状体手术

第一节　虹膜囊肿切除术

一、概述

虹膜囊肿可分为原发性与继发性，本章重点讨论外伤植入性虹膜囊肿的诊断及治疗。

（一）原发性虹膜囊肿

多见于年轻人或中年人，女性较多。可为单个或多个。好发于颞侧（约占85%），其次为鼻侧，上、下方较少见。虹膜囊肿为半圆或椭圆形、半透明的隆起，若为色素性者透明度较差。位于虹膜间或虹膜后面的较小的囊肿有时不易被发现。

1. 虹膜色素上皮囊肿　一种是由于原始视泡的两层未能融合，属于囊性，位于虹膜后瞳孔缘处，常伴有永存的或过度发育的边缘窦。视杯两层可在任何部位不融合，成为单个或多个囊肿。另一种类型与色素上皮有或无直接联系，细胞发育异常而形成囊肿。

2. 虹膜基质内囊肿　起因尚不明确。可能是表面外胚叶内陷，类似晶状体泡内陷，进入中胚叶组织以后，在虹膜形成时嵌入组织当中。

（二）继发性虹膜囊肿

常见外伤植入性虹膜囊肿，也有继发于眼内肿瘤，偶见于长期滴用缩瞳剂之后发生。

1. 外伤植入性虹膜囊肿　常见角膜或角膜缘穿通伤或内眼手术后前房恢复延缓者，结膜或角膜的上皮细胞沿着对合不良的伤口或嵌顿在伤口处的组织伸延入前房，在虹膜处增生形成囊肿；另外，睫毛等异物因外伤或手术时被带入前房，睫毛毛囊根部的上皮细胞植入虹膜内，逐渐增生形成囊肿。一般无任何症状，多数在眼部检查时发现，部分患者在虹膜囊肿增大，遮挡瞳孔影响视力，或眼压升高、眼球胀痛时就医后才明确诊断。

（1）浆液性囊肿：较常见，比较透明，发生在外伤后数周或数年。囊壁菲薄，由发育不佳或不规则的上皮细胞组成，可透见囊腔内有淡黄色液体。

（2）珍珠样囊肿：如同珊瑚状，较少见。

2. 药物性虹膜囊肿　青光眼患者长期滴用缩瞳剂，如强力胆碱酯酶抑制剂中的碘磷灵液，可在瞳孔缘处引起虹膜囊肿，患者常合并睫状肌痉挛性眼痛。此药目前很少使用。

3. 寄生虫性虹膜囊肿　系囊尾蚴病在眼部的一种表现，虹膜比脉络膜较少发生囊尾蚴病。虹膜患病处外观像豌豆大小，有一蓝白色混浊中心，常可见到蠕动，即为虫的头部。囊肿应尽快摘除，否则可发生重度虹膜睫状体炎甚至引起患眼失明。

二、临床表现

临床上外伤性质的虹膜囊肿比较多见。Duke-Elder 曾提出，虹膜囊肿在开始时虽然可以较稳定而不发展，但以后可以缓慢生长，最后可导致眼压升高，以继发青光眼而丧失视力。虹膜囊肿的发展有三个阶段：①无症状期，患者可无任何症状或视力减退；②刺激期，有虹膜炎的表现和症状；③青光眼期，出现眼压上升，视力减退，严重者甚至可因绝对期青光眼而摘除眼球。

多数患者因眼科检查意外发现，或因囊肿增大遮挡瞳孔影响视力，或继发青光眼出现症状就诊发现。此类囊肿多位于虹膜实质的周边部。当其前壁向前延伸时，常与角膜后壁相贴，引起前房变浅或无前房；如果囊腔向后房伸展，则在瞳孔区可见到虹膜后有一色素性隆起肿物，易被误诊为黑色素瘤。囊肿大小不一，偶见巨大虹膜囊肿，波及睫状体或角巩膜处，引起眼压升高，形成角巩膜葡萄肿。

三、辅助检查

超声生物显微镜（ultrasound biomicroscopy，UBM）为超高频、无创伤、可详细观察眼前段结构的仪器。虹膜囊肿的 UBM 检查有以下特点（图 4-1-1）：

（1）囊肿边界清晰，常呈圆形或椭圆形。

（2）病变内部为无回声区，外围为与虹膜回声强度基本相同的中高回声，部分病例内部有条状中高回声将其分割，呈多"蜂窝"样结构。

（3）病变与虹膜紧密相连，部分为虹膜组织层间分离，外壁薄。在炎症时虹膜囊肿的囊腔扩大，囊内出现较多中等强度的点状回声。经药物治疗后炎症控制并缓解，进入非活动期时，囊腔变小，囊内点状回声减少甚至消失而表现出液性暗区。它的变化与裂隙灯下观察到的浮游物随炎症轻重变化是一致的。故认为炎症活动期时虹膜睫状体的血 - 房水屏障破坏，虹膜组织的蛋白渗出、炎症细胞增多不但进入前房，而且同时进入虹膜囊肿的囊腔，当炎症缓解后蛋白渗出、炎性细胞被吸收，前房内的浮游物消失，囊腔内的渗出物质也同样消失，从而出现上述影像学表现，故利用 UBM 有助于鉴别炎性渗出性虹膜囊肿，为观察病情变化提供了新的方法与角度。

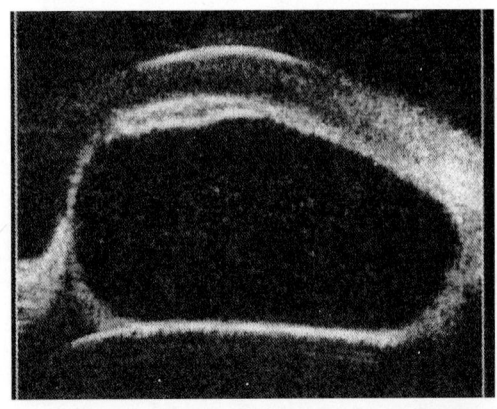 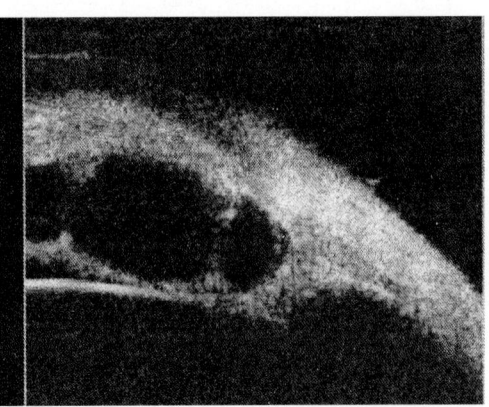

图 4-1-1　虹膜囊肿的 UBM 表现

四、虹膜囊肿的诊断

典型的虹膜囊肿的诊断并不困难。首先要仔细询问病史，如虹膜囊肿发现时的年龄、肿物生长的速度、有无外伤史及眼部刺激症状等。应用裂隙灯反复检查角膜、角巩膜缘有无伤痕或瘢痕，前房及虹膜的情况，了解肿物的大小、数量、位置、透明度和色素的分布，观察囊肿与角膜、前房、房角、虹膜、前房深度的关系。如果囊肿突向虹膜后或色素较多，可用裂隙灯作角巩膜透照法，检查肿物表面有无色素上皮缺失，能否透光。并可借助UBM及B超检查，排除黑色素瘤或其他实体性肿物。

五、治疗

治疗虹膜囊肿的方法很多，传统方法将囊肿连同虹膜行手术切除，但术后往往因虹膜大面积缺损畏光而影响视力；亦有人用物理疗法或腔内注射腐蚀性药物，结果多不能令人满意。而Nd：YAG激光是波长1064 nm的不可见红外光，在我们所用的照射条件下，几乎不产生热效应，当其聚焦于组织上时，产生极短暂的能量脉冲，通过等离子体爆破产生震荡冲击波，在无需复杂的麻醉技术及不开放眼球的情况下，精细地切割眼内各类病理组织，不仅对色素组织，即使非色素组织，甚至透明组织也具有良好的切割作用，这为安全、有效地治疗虹膜囊肿开辟了新的途径。

（一）激光治疗

激光治疗眼病主要利用其三大效应，即热效应、光裂效应和光化效应。Nd：YAG激光治疗上皮植入性虹膜囊肿主要利用其光裂效应，使囊壁穿破、破坏而达到治疗目的。治疗前2天开始点用欧可芬眼液。治疗前用毛果芸香碱眼液缩瞳，以防止过多的激光进入眼底，并测量眼压。常规作裂隙灯显微镜检查，详细了解囊肿与周围解剖结构的关系。借助瞄准光束，发射Nd：YAG激光进行治疗。

激光治疗时，务必将能量控制在产生治疗效果的最低水平，以避免角膜内皮和晶状体的损伤。对于突出于前房内的虹膜囊肿，首先聚焦于囊肿前壁，而实际焦点自囊肿前壁膜平面后移，从最小能量开始击射。通常首先击射部位选择囊肿的最低部，一则依靠虹膜保护晶状体，二来便于腔内液体引流。如囊腔较大，可击穿数个小孔，以便彻底引流。待囊肿萎陷皱缩后，在囊肿后壁以最小能量进行点射，尽可能彻底破坏上皮细胞，以减少复发。术后结膜下注射地塞米松，局部应用糖皮质激素及降眼压药物，适当活动瞳孔。虹膜囊肿平均治疗2～4次。对囊肿前面的角膜有明显混浊或囊肿体积超过前房2/3者，不宜选用激光治疗，对多发性虹膜囊肿应分次进行治疗，以减轻虹膜反应。如眼内炎症反应不大，应及时行第二次治疗，以便使囊肿上皮细胞尽早破坏殆尽，防止复发。总之，激光治疗的方法适用于所有浆液性虹膜囊肿。

Nd：YAG激光治疗虹膜囊肿不受囊壁色素多少、囊肿大小的限制；治疗时准确聚焦，加用接触镜能提高聚焦的精确度及视野的清晰度，术中发生虹膜出血时，只需将接触镜轻轻加压于眼球，即可起到止血的效果，对固视不佳的眼球尚可起到制约作用；粘连性虹膜囊肿，宜首选单脉冲低能量重复击射，以便比较彻底地破坏粘连的囊壁，这样既不易损伤周围组织，又使击落入前房的组织碎屑、色素颗粒易于吸收；对孤立无粘连的囊肿，由于一次击射往往囊液流出后囊壁塌陷而难于多次重复击射，故可首选单脉冲较高能量，以便一次造成较大面积的囊壁破坏。激光击射囊壁后，由于囊壁的化学成分及击落的色素颗粒、组织碎屑进入前房，常引致较重的虹膜炎症及眼压升高，经药物治疗一般术后1～2日眼压恢复正常，5～6日虹膜炎症消退。

（二）手术治疗

随着显微手术的逐步开展和普及，显微镜下角、巩膜创口修复对防止虹膜囊肿形成有重要意义。它不仅克服人类视力的自身限制，更重要的是提高对各种正常和异常组织结构的识别能力，从而对微细组织进行准确切除与分离。外伤植入性虹膜囊肿的发生率由非显微镜下操作的0.124%下降到0.106%。

适应证

（1）囊肿直径超过 5mm 以上者。
（2）经多次激光治疗后复发的虹膜囊肿。
（3）伴有眼压升高，继发青光眼者。
（4）虹膜囊肿与角膜内皮相贴，浅前房者（图 4-1-2）。

手术步骤

（1）球后麻醉，置开睑器开睑。
（2）在虹膜囊肿生长处，以穹窿为基底剪开球结膜，角膜缘后界 2mm 作平行于角膜缘的小切口（图 4-1-3）。
（3）在虹膜囊肿对侧角膜缘内 1mm 用 15°刀穿刺入前房，放出少许房水，将前房冲洗针伸入前房，注入粘弹剂，使其充满前房，将虹膜囊肿与角膜内皮缓慢分离（图 4-1-4、4-1-5）。或从虹膜囊肿的一侧边缘向前房周边部方向注入粘弹剂，将虹膜囊肿与角膜后壁分离。
（4）在完成分离后，将角膜缘切口向囊肿方向扩大至距虹膜囊肿另一侧边缘外 2 mm 处，将囊肿夹住向外轻轻提起至角膜缘切口处并切除（图 4-1-6）。

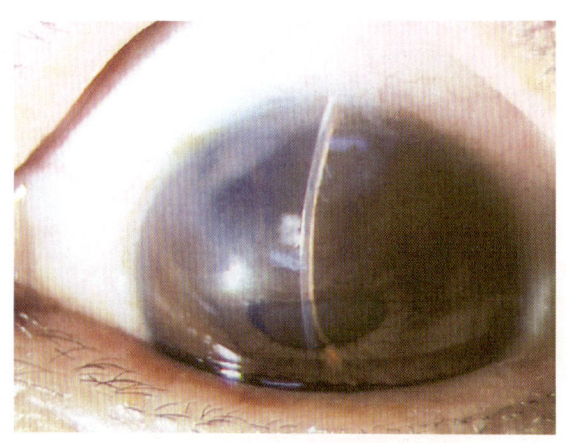

图 4-1-2　虹膜囊肿与角膜内皮相贴

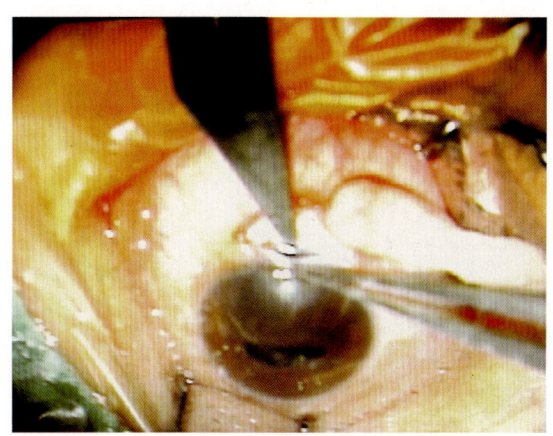

图 4-1-3　角膜缘切口暴露囊肿

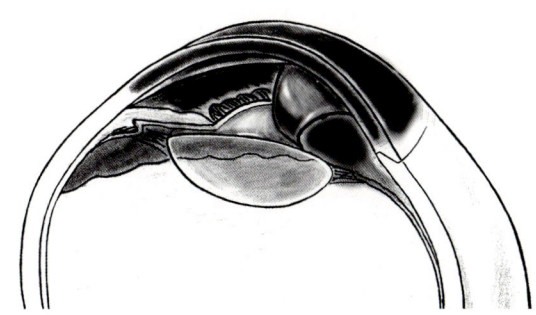

图 4-1-4　虹膜囊肿，局部前房很浅

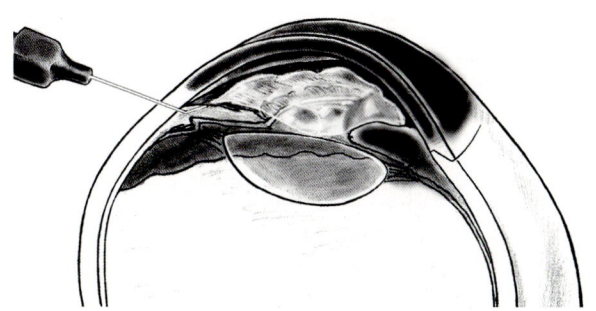

图 4-1-5　自下方向前房内注入粘弹剂，将囊肿与角膜内皮分离，恢复前房

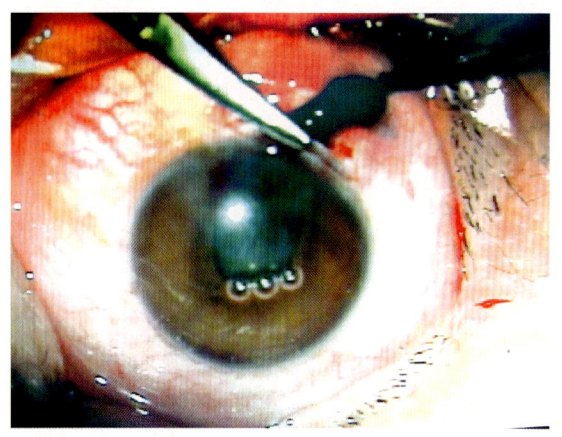

图 4-1-6 剪除虹膜囊肿

（5）囊肿较大而不能窥见囊肿边缘者，用针头刺入囊肿，将囊液吸出使其缩小，再将囊肿完整切除。

（6）囊肿切除后间断缝合切口，用带有平衡盐溶液的双管针头注吸前房内的粘弹剂。维持前房深度，保持眼压正常。

（7）术后局部、全身应用抗生素及糖皮质激素，预防感染，减轻组织反应。

术中注意要点

（1）切开角膜缘时易将囊肿刺破，液体溢出，此时夹住囊肿外壁缓慢取出即可。

（2）夹取虹膜囊肿外壁时易将虹膜拉出，造成前房积血。可用注吸针冲洗前房至清亮为止。

联合手术治疗

（1）联合异体巩膜移植：如虹膜囊肿波及巩膜时，使巩膜组织变得极薄，容易破溃。在剥离囊肿后，进行异体巩膜修复术。

（2）联合白内障摘除/人工晶状体植入术：对同时合并晶状体混浊者，可行白内障囊外摘除术或超声乳化术。眼底检查正常时可同期行人工晶状体植入术。

（3）联合玻璃体切除术：对合并玻璃体混浊，视网膜脱离者可同期行玻璃体切除视网膜复位术。

第二节 虹膜根部断离复位术

一、解剖学及临床联系

虹膜是位于最前部的葡萄膜组织，由视杯前段的神经外胚叶和其前部的中胚叶组织发育而成。它的起点和睫状体前缘相续，向中央延伸到晶状体前面，是将眼球前、后房分开的一个重要阻隔。中央有一圆形的缺口，称为瞳孔，后者能适应外界光线的强弱，以调节进入眼内的光线量，具有照相机镜头上光圈的作用。当瞳孔开大和缩小时，虹膜的瞳孔缘就在晶状体的前囊膜表面来回滑动，其背面受到晶状体的有力支持。在一个无晶状体的眼球，或是晶状体因某种原因发生脱位时，虹膜将因失去背后的支持而在眼球转动时发生震颤，这种现象的出现是临床上判断晶状体脱位的一个重要指征，具有诊断价值。虹膜表面凹凸不平，各部分组织厚薄也不一样，最厚处在瞳孔领附近，是瞳孔括约肌存身之所，可厚达0.5mm以上。这块肌肉的存在，从组织上加强了这部分虹膜，故在眼球遭受外力轻度打击时，瞳孔缘撕裂的机会相应较少,较重时才发生瞳孔缘撕裂。最薄处在虹膜根部,即虹膜从睫状体前缘中部的起点处,这里可以薄到只有一层色素上皮。当眼球挫伤以致虹膜发生破裂时,多是在虹膜根部发生断离,就是因为这部分虹膜组织特别薄和特别脆弱,而且背部又缺少晶状体支持的缘故。

二、发病机制

1. 眼球钝挫伤 一般认为眼部钝挫伤或爆炸伤时,眼球受压变形,虹膜被牵拉,变得很薄,压力通过房水的传递,向后方和周边冲击,随之后部的反冲力作用于虹膜最薄的根部,加上虹膜根部无晶状体支撑,很容易导致虹膜根部断离,自睫状体附着处断裂。断离的长度与直接受作用力的大小和方向有关。作用力位于角膜时容易产生虹膜根部断离。

2. 内眼手术所致的医源性损伤 多见于白内障手术中扩大角巩膜切口时不慎损伤虹膜根部使其断离。

3. 穿孔性眼外伤 可直接刺穿根部虹膜使其断离。

三、临床表现

虹膜根部与睫状体连接处比较薄弱,并且具有伸缩性,当眼球前部受挫伤时,房水向后的压力,使虹膜向后房压陷,因而虹膜根部容易发生断离,其范围、大小不定,亦可同时数处断离,甚至整个虹膜根部全部断离,形成外伤性无虹膜。

1. <1象限虹膜根部断离 断离区小者,可无自觉症状。检查时不易被发现,造成漏诊。需在前房角镜下才能看见。

2. <1/4象限虹膜根部断离 一般用手电或裂隙灯斜照法即可看到周边部的黑色空隙。如用检眼镜,通过此黑色空隙,可看到眼底。断离侧的瞳孔缘变直,故瞳孔呈"D"形,可出现单眼复视症状(图4-2-1)。因虹膜根部血管较大,破裂后常有前房积血,所以,有的病例需在前房积血吸收后,方可发现虹膜根部断离。

3. 1/4~1/3象限虹膜根部断离 可使瞳孔变形,产生视觉混乱,可造成单眼复视。

4. 外伤性无虹膜 是指虹膜根部和睫状体连接处全部360°圆周全部分离。可见于伴有眼球破裂的严重挫伤,也可见于穿通伤。临床表现不一,前房积血吸收后,一旦屈光间质变清澈,眼底将呈红色反光,少量虹膜可仍附着在睫状体处,有严重畏光症状。

5. 合并其他眼部症状 可伴有前房积血、外伤性白内障(图4-2-2)、睫状体脱离、继发青光眼、玻璃体混浊、视网膜脱离、眶壁骨折等。

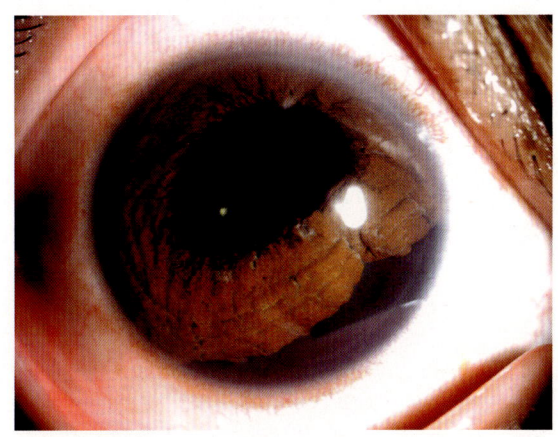

图 4-2-1　左眼颞下虹膜根部断离

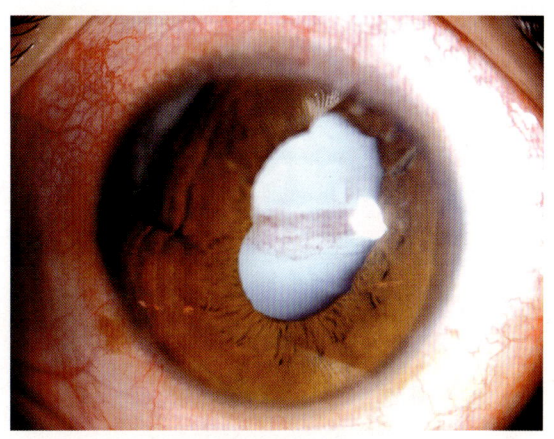

图 4-2-2　左眼鼻侧虹膜根部断离合并外伤性白内障

四、辅助检查

1. 裂隙灯显微镜　应用裂隙灯显微镜可以清晰地观察到虹膜以及虹膜结构是否完整。若同时合并前房积血、角膜水肿等屈光间质欠清晰的情况,则无法观察到有无虹膜根部断离的存在以及其他并发症如房角后退、晶状体半脱位等。

2. 前房角镜检查　小的断离裂缝,需在前房角镜下检查才能发现,虹膜周边呈现一个新月形黑色裂隙,通过断裂处能看到晶状体周边部和睫状突,甚至有玻璃体疝出。大的裂隙用一般斜照法即可看到周边部的黑色空隙。

3. UBM检查　正常的虹膜根部与睫状体及巩膜突三者共同构成三角形锐角,虹膜根部与睫状体及巩膜突完全相连。当由于各种原因导致虹膜根部断离,UBM检查可以探查到虹膜与睫状体、巩膜突之间的位置关系发生改变。一般表现为虹膜与巩膜突、睫状体完全分离,而睫状体与巩膜则完全粘连在一起。断离的虹膜由于有晶状体的支撑仍保持正常形态。如果为完全的虹膜缺失,UBM检查在整个前房内均无法探查到虹膜回声,仅见类三角形的睫状体与巩膜相贴。部分病例由于钝挫伤的原因可以同时合并晶状体半脱位或全脱位、睫状体脱离等。UBM通过高频超声获取图像,在角膜混浊和前房积血的情况下,也能够了解虹膜及其后的病理变化。如虹膜根部断离范围大,需早一些处理前房积血,及早手术将断离区修复,以免时间久后虹膜萎缩。另外,需要做前房穿刺时,根据UBM提示,可以避开虹膜根部断离区,以避免损伤晶状体。

五、治疗时机

（1）若断离范围小,位于12点～1点附近,且被上睑所遮挡,不影响视力,则无需手术处理。若断离范围略大,未出现双瞳,且患者视力不受影响,晶状体无明显混浊,也无其他不适反应,可观察治疗。

（2）外伤后初期均有不同程度的虹膜睫状体炎,并多伴有前房积血及玻璃体积血。应积极应用糖皮质激素、止血及促进吸收的药物治疗。观察1周左右,同时注意眼压情况。

（3）前房积血超过7日,伴有眼压升高时,可行前房冲洗术,以防止角膜血染形成。

（4）若保守治疗时间过长（大于1个月）,受损的虹膜将失去弹性,并与晶状体、虹膜或角膜发生粘连,给手术增加难度并影响手术预后,使虹膜不易复位。

（5）一般在伤后2周左右手术为宜。此时眼内出血吸收,炎症反应控制并稳定,在查明损伤情况后可考虑手术治疗。若过早手术前房内尚有积血及炎症反应,不宜查明损伤情况,易形成新的出血,而且术后反应较重,影响手术预后。

六、手术适应证

（1）虹膜断离范围＞1/4象限,伴有双瞳、单眼复视。

（2）畏光及影响外观者。

（3）同时伴有多种眼部损伤者,可考虑多种手术的联合治疗。如联合行白内障摘除或人工晶状体植入、小梁切除、睫状体复位、玻璃体切除、视网膜脱离复位术等。

七、手术治疗

术前准备

（1）伤后应卧床休息1～2周,待前房积血吸收,便于检查损伤情况。

（2）裂隙灯、前房角镜、UBM、B超/彩超等检查,查明虹膜根部断离及眼底情况,以便设计手术方案。

(3)术前结膜囊内滴入抗生素及糖皮质激素滴眼液,预防感染,控制炎症。

(4)根据患者病情,使用缩瞳/散瞳剂。如保留清亮晶状体、联合睫状体复位、小梁切除时使用缩瞳剂;联合白内障、玻璃体切除、视网膜脱离手术时使用散瞳剂。

(5)术前伴有继发性青光眼,眼压升高者,术前1小时静脉滴注20%甘露醇250~500ml。

手术步骤

1. 虹膜间断缝合法

(1)晶状体清亮者术前使用2%毛果芸香碱缩瞳,缩至1mm大小为宜。

(2)球后麻醉及眶上神经阻滞麻醉。

(3)在虹膜根部断离对侧角膜缘穿刺入前房,注入粘弹剂。将虹膜推向断离处角膜缘。

(4)于虹膜断离部位角膜缘做以穹窿为基底的结膜瓣,角膜缘后1mm相应处做1/2巩膜厚度的巩膜瓣。45°角斜行穿刺入前房,用眼内视网膜镊夹住少许虹膜根部,10-0聚丙烯缝线进针约0.5mm,再将缝线自巩膜缘切口后唇由内向外出针于巩膜层间,恢复虹膜至眼内,结扎缝线。10-0尼龙线闭合巩膜瓣切口。

(5)根据虹膜断离大小,增加缝针数目,直至瞳孔复圆为止。

(6)前房穿刺口进入注吸针头,吸出前房内粘弹剂。

(7)间断缝合球结膜,结膜下注射地塞米松2mg、妥布霉素2万U。

2. 双直针直接缝合法

(1)在虹膜根部断离部位,以穹窿部为基底沿角巩膜缘剪开球结膜,距离角膜缘1mm做2mm×2mm的三角形板层巩膜瓣。

(2)15°前房穿刺刀在虹膜根部断离部位的对侧角巩膜缘处做一穿刺口,前房内注入粘弹剂,将断离的虹膜推向房角并展平。

(3)应用两端带有双直针的10-0聚丙烯线,一针沿穿刺口进入前房,行走于角膜与虹膜间或虹膜与晶状体间,距断离虹膜根部0.5~1mm处穿针,于相应的三角形巩膜瓣部位的角膜缘后1mm出针。另一直针重复上述操作,两针相距2mm,两根缝线打结,线结埋藏于巩膜瓣下(图4-2-3)。

(4)根据虹膜根部断离范围的大小,可重复上述操作。每组针间隔1~1.5个钟点的距离,以虹膜复位、瞳孔复圆为度。

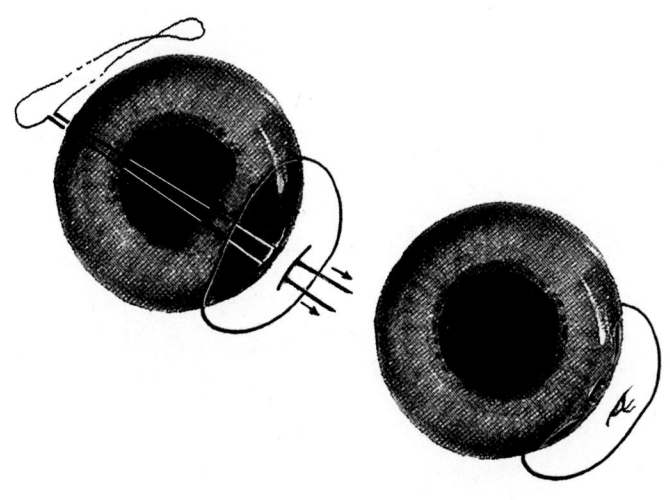

图4-2-3 双直针直接缝合法

3. 单针连续褥式缝合法

（1）于虹膜断离侧做以穹窿部为基底的结膜瓣，暴露角巩膜缘。

（2）于虹膜根部断离中心点对侧的角膜缘内1mm处做可进入TB针头的全层角膜切口，前房注入粘弹剂。在断离处注入粘弹剂将虹膜根部轻微翘起，便于针头穿过。

（3）将10-0聚丙烯线或10-0尼龙线穿入TB针内约3cm，暴露两侧线头，经角膜缘内切口进入前房，距断离虹膜根部0.5～1mm处穿入，自角巩膜缘后0.5mm处穿出，将缝线一头取出约3cm，针头退回前房，尖部达虹膜断离处外移2mm，穿过虹膜断离缘后，轻度翘起，自角巩膜缘穿出，牵拉尼龙线。如断离范围较小，则退出针头，打结即可修复断离。如断离范围较大，则在带线状态下，针头如上述方法多次进出前房。每次均穿过虹膜断离缘，间距在2mm左右，在巩膜与前房内形成"W"或"WV"形走线（图4-2-4）。

（4）剪断巩膜表面缝线，形成2个或3个"V"形线段分别打结，即形成间断褥式缝合断离虹膜2或3针，完成对虹膜根部断离的修复。

（5）针头退出后，扩大角膜切口至1mm，使用注吸针头清除前房内粘弹剂。

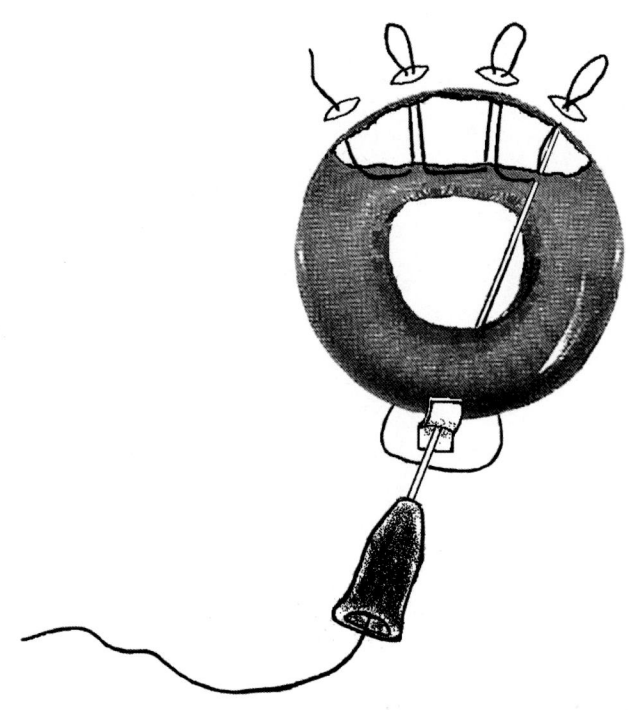

图4-2-4　连续褥式缝合法

4. 虹膜复位的联合手术　外伤严重时可将虹膜、睫状体从巩膜内壁撕脱，形成较大裂隙，常伴有眼部出血、玻璃体混浊、眼压低等并发症。虹膜根部断离的同时若伴有白内障形成，可先行虹膜复位术，而后再行白内障摘除或联合人工晶状体植入术；伴有睫状体脱离、玻璃体混浊、视网膜脱离者，在将虹膜复位后可联合睫状体复位、玻璃体切除或视网膜复位术；若合并有继发性青光眼，可联合行抗青光眼手术。详见第八章。

术中注意要点

（1）从虹膜断离相应部位的切口进入前房时，操作应十分小心，不要损伤晶状体或晶状体悬韧带，以免导致医源性白内障或玻璃体脱出。

（2）结膜瓣要大，能遮盖住角膜缘切口及角巩膜缝线，结膜瓣的缝线应当固定在巩膜的浅层，以免滑脱及移位，达不到遮盖的目的。

（3）钩出虹膜断离边缘时，不要将虹膜过分牵拉，造成瞳孔变形或撕裂。

（4）缝针穿出虹膜时，针尖向上，以免损伤晶状体。

（5）术中合理使用粘弹剂，可压迫玻璃体使之回纳玻璃体腔，同时创造手术空间并可使断离的虹膜根部按术者的意愿翻卷，便于术中操作。

术中并发症及处理

1. 玻璃体脱出 较大的虹膜根部断离，可能合并有晶状体悬韧带损伤及玻璃体前界膜损伤，玻璃体可以疝入断离区进入前房。手术时，必须设法防止其加重。如缝合完毕，仍有少量玻璃体脱出时，可剪断玻璃体，生理盐水冲洗，一般可以复位；如果在切口处，有脱出的玻璃体形成的小球，可用虹膜剪平行于巩膜面剪除或用三角海绵蘸着，轻轻上提剪除之。

2. 医源性白内障 易于出现于夹或钩住虹膜断离端时，误伤晶状体所致。可改用鸭嘴平镊，先是闭着伸入，到达断端时，在张口进入约1mm，夹住虹膜，这样可以避免晶状体损伤。前房内注入粘弹剂，加深前房深度，也可防止白内障的发生。

3. 前房积血 是损伤虹膜根部虹膜动脉大环或其分支引起，小的前房积血约3天即可吸收。

术后处理

（1）结膜下注射抗生素、糖皮质激素预防感染及抗炎治疗。

（2）滴用扩瞳剂放松睫状肌。

（3）口服止血药物。

（4）观察眼压，对症处理。

（5）术后6天拆除结膜缝线。

第三节　睫状体脱离的诊断与治疗

眼球钝挫伤后，除可因脉络膜脱离而引起暂时性低眼压外，还可以因睫状体脱离而导致持续性低眼压，其原因是睫状体纵行肌附着在巩膜突上的肌腱断裂，睫状体与巩膜相分离，睫状体上腔与前房相通，形成房水引流旁路，导致低眼压。眼压低于5mmHg以下，是睫状体脱离的指征。其后果常导致视力明显下降，同时伴有眼部一系列症状。

一、睫状体脱离的发生机制

（1）当眼球受到不同种类的眼外伤刺激之后，眼内血管功能失调，外力也可直接导致睫状体水肿，发生循环障碍，使房水分泌功能低下。

（2）眼球受到钝性打击后，瞬间受压变形，房水向四周冲击房角。不同程度的损伤了房角结构，严重者可发生睫状体脱离，睫状体上皮分泌房水功能随之减弱，眼压降低。同时房水通过分离的睫状体进入脉络膜上腔，造成眼内引流，形成持续性低眼压。

(3) 外伤后使Schlemm管内壁破裂，形成Schlemm管与前房之间的通路增加，经小梁网房水外流增加，这种眼压持续低下，引起顽固性低眼压，可以认为过多的房水外流为睫状体脱离的主要原因。

二、临床表现

1. 视力减退 睫状体脱离之后，晶状体悬韧带松弛，引起晶状体状凸度增加和位置前移，因而引起近视或使原有的近视增加，同时调节功能亦随之减弱。

2. 低眼压 眼压多低于5mmHg以下，角膜内皮出现皱褶。

3. 前房变浅 由于房水排出过多和晶状体位置前移所致，检查时应与健眼相比较，以角膜厚度记录。

4. 瞳孔变形 多数患者出现瞳孔不圆，尖角形成，尖端多朝向睫状体脱离相应的时钟方位（图4-3-1）。可依据房角镜检查证实。

5. 虹膜睫状体炎 眼压一旦过低，葡萄膜血管通透性增加，房水蛋白含量增高，既形成血浆样房水，裂隙灯检查闪光多呈阳性。

6. 晶状体混浊 长时间低眼压可致晶状体正常代谢障碍，出现晶状体不均匀混浊。

7. 眼底改变 眼球受到挫伤之后，视网膜血管引起痉挛性收缩，致组织细胞缺氧坏死，释放出组胺类物质，进而又使血管形成麻痹性扩张，产生渗出、水肿及出血，在眼底出现视乳头充血、水肿，视网膜静脉血管扩张，后极部视网膜水肿，黄斑区放射状皱褶形成（图4-3-2），中心反光消失，有时周边部脉络膜浅脱离。吸收后遗留一些色素痕迹，时间久后造成中心视力减退。

8. 其他 有时同时存在前房积血、瞳孔括约肌撕裂、虹膜根部断离、外伤性白内障、晶状体半脱位、玻璃体积血等病变。

三、辅助检查

1. 前房角镜检查 检查前患眼滴2%毛果芸香碱滴眼液，将瞳孔缩小，以便确切了解睫状体脱离方位，为手术提供重要的参考依据。睫状体位于角巩膜缘的巩膜内面，环形排列，含有60～80个睫状突，主要由血管构成，分泌房水。房角镜下可见睫状体从巩膜突处分离，露出瓷白色的巩膜内面。有时伴有

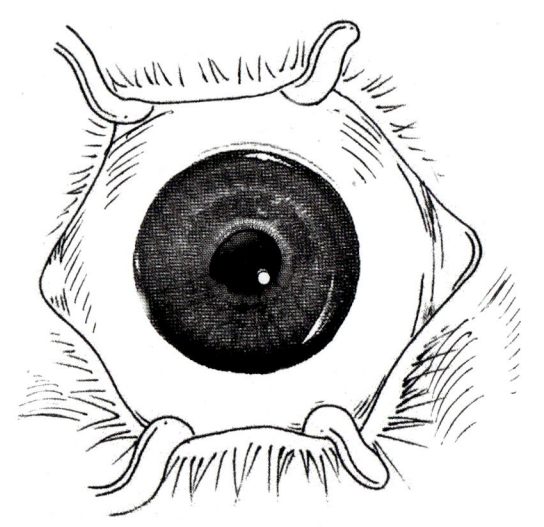

图4-3-1 瞳孔向睫状体脱离方向移位

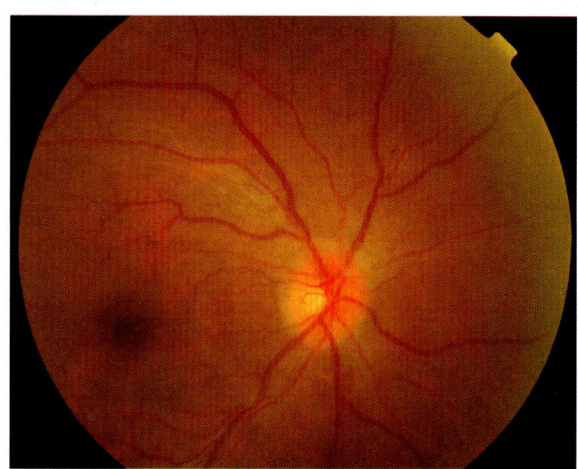

图4-3-2 黄斑区水肿放射状皱褶形成

色素沉着斑，脱离的睫状体与巩膜之间形成一"V"形裂隙，光切线中断，呈Ⅰ型房角后退，巩膜突裸露游离，睫状体表面常有轻重不等之劈裂，宽度增加，表面呈灰褐色。

2. 超声生物显微镜检查（UBM） 应用该仪器可辅助检查睫状体脱离并以其指导手术治疗，取得满意效果。目前，国内引进超声生物显微镜分辨率高，其探头频率为普通A、B超的10倍，分辨率为20～60μm，组织穿透深度约4mm，因此UBM可以清楚的显示眼前段组织结构。睫状体脱离的范围，断离口以及脉络膜上腔积液等均可在图像上清晰显示，为手术复位拟定缝合范围及为手术成功提供了可靠保证。UBM弥补了前房角镜的不足，它能较准确地显示睫状体断离口及清晰的脉络膜上腔液，对于小的断离口也能够提供准确的位置，减少手术盲目性。经UBM精确检查，使手术范围缩小，缩短了手术时间，且术后反应轻，眼压稳步回升。UBM检查对睫状体脱离的诊断及疗效观察具有重要的临床意义，它是一种简便、易行、精确、无创的检查手段。

UBM检查睫状体脱离的特征性表现：所有睫状体脱离均为360°全周脱离，而非某一象限的脱离。巩膜与睫状体之间存在无回声区，睫状突位置前移、前旋，睫状体平坦部向玻璃体中轴部移动，晶状体位置前移，前房变浅（图4-3-3）。部分患者可见睫状体平坦部呈层间分离，显示虹膜、睫状体与巩膜附着点完全断离，致使前房与睫状体上腔之间形成完全沟通的瘘口（图4-3-4）。应用UBM检查可以明确诊断睫状体脱离，且不受屈光间质条件的限制，在前房积血的情况下也可观察到断离口（图4-3-5）。

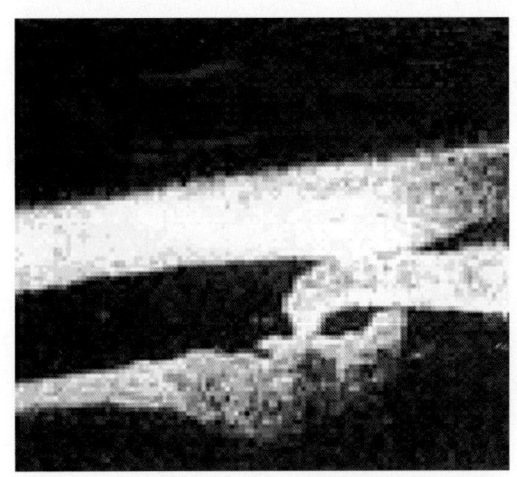

图4-3-3 睫状体脱离，前房变浅，虹膜根部与睫状体紧密相贴

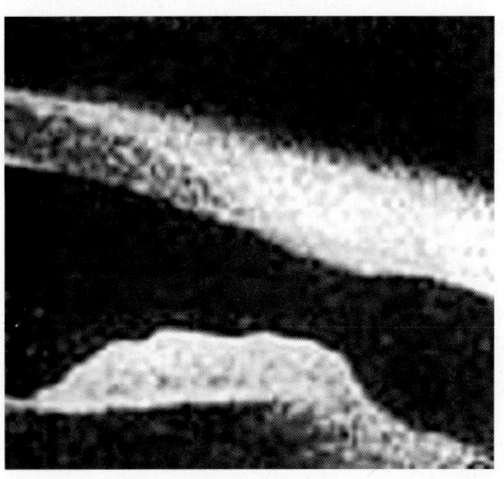

图4-3-4 前房与睫状体上腔形成完全沟通的瘘口

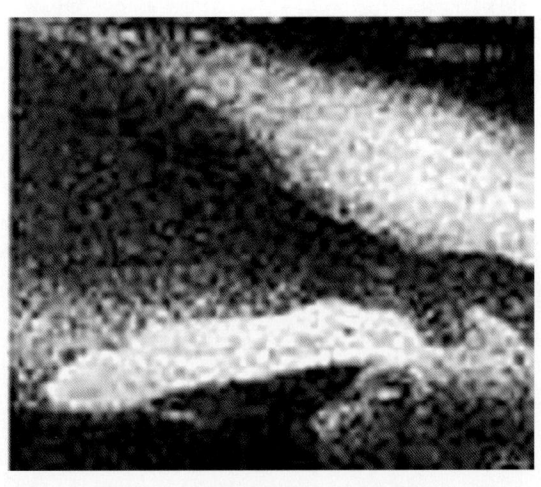

图4-3-5 睫状体脱离合并前房积血

四、治疗方法

(一) 保守治疗

对于一过性低眼压或眼压轻度降低者，可采取保守治疗，经观察2~3周后，部分患者眼压得以恢复，不需特殊治疗。对于轻度睫状体脱离者用1%阿托品眼膏散瞳，以利于房角周边部的愈合。对于持续性低眼压，经药物治疗无效者，需要手术治疗。

(二) 激光治疗

从20世纪80年代开始，国外许多文献报导用激光对睫状体脱离进行治疗并取得成功。高能量激光击射巩膜内面，巩膜受热肿胀后收缩，吸收光能量后，局部温度升高，蛋白变性、凝固、汽化、碳化凝固导致睫状体脱离裂隙变窄，达到治疗眼科疾病的目的。此外，激光使色素膜出现无菌性炎症反应，产生的大量纤维性渗出物与受热膨胀的巩膜粘连而使裂隙封闭。光凝后形成的虹膜睫状体炎症反应使前房内前列腺素、房水蛋白的增加，造成房水进入脉络膜上腔的通道障碍，有利于睫状体裂隙的粘连复位。粘弹剂的应用可使变浅的前房加深，在进行激光治疗前应用，使睫状体脱离裂隙清晰呈现，并维持前房，使经眼内光凝关闭裂隙成为可能，甚至在无晶状体眼中，可将显微内窥镜经前房伸至裂隙中得到确切的治疗。操作时应注意光凝部位应在睫状体脱离范围内，尽量聚焦于裂隙的最深处，偏向巩膜面，尽量避开虹膜根部和小梁组织，避免直接烧灼在睫状体上引起出血。能量要集中，光斑不要过大，一般不超过200μm，每个激光点间隔为一个激光斑的空隙，激光能量以房角镜下见到光凝处出现小白灼点或小气泡为度，曝光时间为0.3~0.5秒，能量过大可以造成局部出血，加重角膜内皮水肿，甚至导致角膜内皮变性，能量过小达不到治疗的目的。光凝1周后若仍未复位，可以再次光凝治疗。光凝治疗是从巩膜外进行睫状体脱离的治疗，从而避免了侵入性手术。同手术治疗相比具有安全、方便、痛苦小、有效并可以反复进行的优点。一般轻的、范围较小的睫状体脱离经保守治疗可以恢复，对于经保守治疗不能恢复的患者及脱离范围不是很大、房角结构能观察清楚、裂隙小的患者可以采取激光治疗，对于睫状体脱离范围大的宜采取手术治疗。

(三) 手术治疗

目前常用的手术方法是切开巩膜直视下缝合脱离的睫状体，脱离范围大时需分次手术。

手术步骤

(1) 术前常规使用2%毛果芸香碱滴眼液缩瞳，缩至1mm大小为宜。

(2) 局部麻醉后剪开相应球结膜，行直肌牵引线，止血后于角膜缘后3mm板层切开巩膜，向角膜缘处剥离，厚度为1/3~1/2（图4-3-6）。

(3) 在断离口处位置，角膜缘后1.5mm深层巩膜床上全层切穿巩膜。一次切穿范围不超过两个时限，切穿后即有透明的脉络膜上腔液体溢出，充分排净后，见睫状体组织暴露于切口之间，如突出明显可边缝合边还纳（图4-3-7）。

(4) 用10-0尼龙线间断缝合，自巩膜前唇进针，穿过睫状体组织，自巩膜后唇穿出结扎，每针间距为1~1.5mm为宜。依次边切边缝合，范围应为前房角镜检查的时钟方位向两侧延伸1.0~1.5个时限，直至看到睫状体与巩膜内面粘连无断离后结束缝合（图4-3-8）。也可采取连续缝合方法。

(5) 清点缝合针数后间断缝合巩膜瓣及球结膜（图4-3-9A、B）。

(6) 术毕结膜下注射消炎药物。全部手术过程均在手术显微镜下进行。

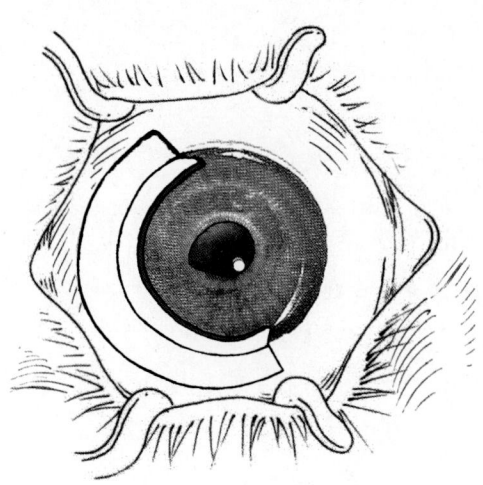

图 4-3-6　11∶30 到 5∶30 板层切开巩膜,分离至角巩膜缘

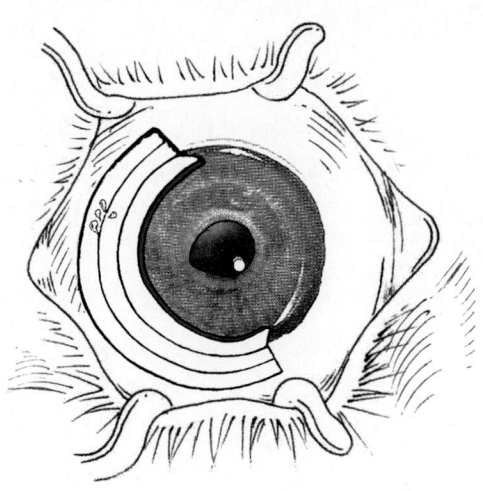

图 4-3-7　角膜缘后 1.5mm 全层切开巩膜,放出脉络膜上腔液体

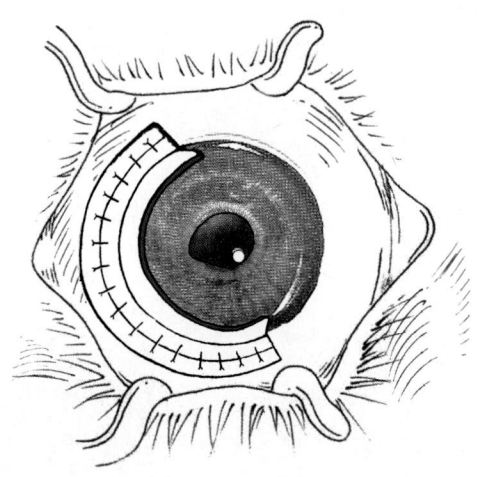

图 4-3-8　10-0 尼龙线间断缝合睫状体

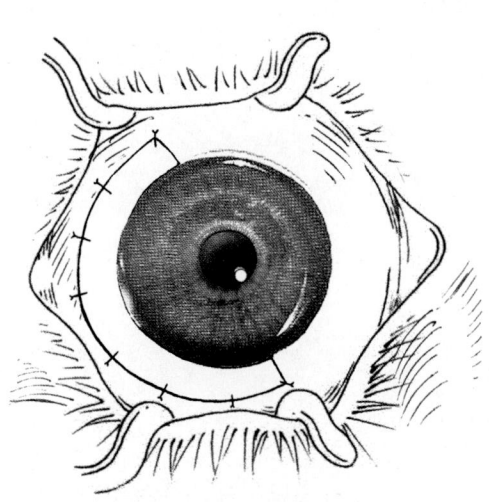

A　缝合巩膜瓣

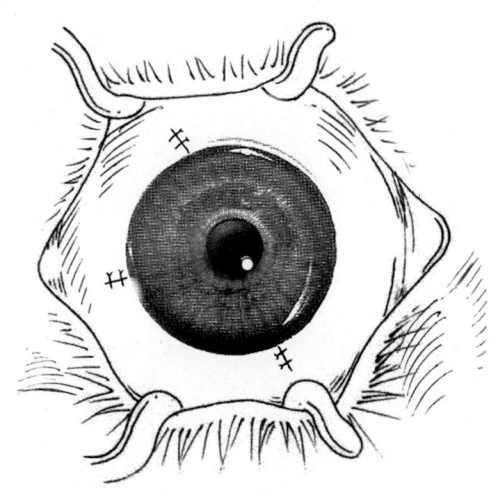

B　缝合球结膜

图 4-3-9　睫状体复位手术缝合过程

术中注意要点

（1）正确的手术操作可以收到良好的治疗效果，术中注意睫状体组织不能缝合太多、太深，以免造成睫状体出血或虹膜根部嵌顿于巩膜两唇中，从而引起瞳孔变形。

（2）有极少数术者在行复位手术时直接切开巩膜，将前唇、睫状体、后唇缝合，未行板层巩膜剥离及巩膜瓣覆盖，可能使睫状体色素组织直接与结膜相接触，组织间相互摩擦会导致缝线松弛、脱落、炎症反应。

（3）缝合睫状体的位置过于偏后，如选择 3~4mm 处缝合或缝线稀疏，容易导致手术失败。

（4）巩膜烧灼止血不宜过多，否则易造成缺血、坏死、角膜溃疡。

（5）外伤后瞳孔散大者，术前瞳孔不易缩小，缝合术中虹膜根部极易脱出影响操作。此时缝合睫状体的位置可稍偏后，于角膜缘后 1.5~2mm 处切开缝合，一次切开范围不宜过大，间断缝合为宜。

术后观察

1. 视力 眼压恢复正常后，视力会有不同程度的提高。

2. 眼压 眼压升高往往出现于术后 8 小时，是手术成功的标志。可采用对症治疗。如果眼压高于 45mmHg 以上，可静点 20% 甘露醇 250ml 或口服 50% 甘油 1~1.5g/kg 体重或醋氮酰胺等药物。降压药物治疗后眼压常于 1 周左右恢复正常。低眼压常见于前房角 360°损害的睫状体脱离患者，首次手术行 1/2~2/3 范围，不宜全周缝合，以防术后眼压持续升高。若观察 2~3 周后眼压仍持续降低者，可以再次手术。

3. 前房 若眼压恢复正常，前房亦随之加深，双侧前房对等。另外，偶有前房内积血者采用对症治疗，数日内可恢复。

4. 眼底 眼压恢复正常后，视乳头及眼底黄斑区水肿相应消失。

5. 术后 UBM 检查 可见早期睫状体水肿（图 4-3-10），两周后脱离的睫状体恢复正常（图 4-3-11）。

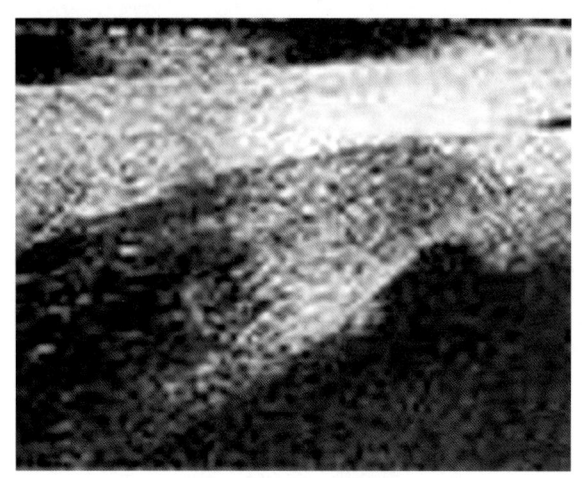

图 4-3-10　复位后早期睫状体水肿

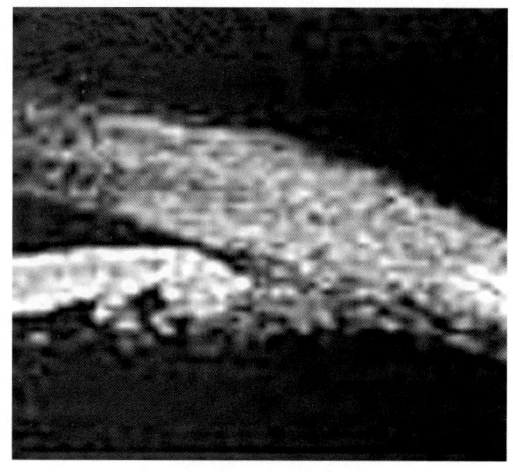

图 4-3-11　术后两周睫状体恢复正常

手术失败原因

睫状体脱离缝合复位手术失败的原因主要有以下几个方面：

（1）术前房角镜检查不确切、睫状体断离口未查到或遗漏：由于患者角膜条件差、高度浅前房或断离口被周围膨隆的虹膜遮挡，行前房角镜检查有一定困难，要求检查者有娴熟的技巧和判断力，否则可造成未查到或遗漏断离口，导致手术失败。在确定断离范围上，单纯应用前房角镜检查受到许多因素的影响，有条件的单位可以结合 UBM 检查。

（2）术中未能排净脉络膜上腔液体：在手术过程中，全层切开巩膜后即有清亮的液体溢出，应尽可能排净。

（3）深层巩膜切口过前或过后未能将睫状体缝合以及睫状体漏缝合：缝合睫状体组织时不宜过深，也不宜过浅。由于有的并未确实缝合睫状体或缝合过浅，缝线易脱漏，术后眼压仍低，前房浅。前房角镜及UBM检查，在手术区仍可发现狭小的裂隙及睫状体脱离，应积极进行再次有效的手术缝合。

（4）手术范围估计不足：单纯靠前房角镜检查，有时由于判断的失误造成对手术范围的估计不足。术后发现在手术区的一端或两端仍有睫状体脱离及裂隙，也是造成手术失败的原因之一。一般手术范围在断离口两端以外再扩大缝合1.0~1.5个时限，结合UBM检查可以帮助精确手术部位，缩小手术范围。

（5）针距过大：一般我们在一个时限缝合3针，每1~1.5mm一针。针距大于2mm，甚至一个时限缝合一针，势必导致手术的失败。再次手术探查原手术区时，拆除原缝线，边拆边重新缝合，针距应为1mm。

（6）3点或9点的睫状体脱离未予缝合：有的学者认为缝合3点或9点处的睫状体会损伤睫状后长动脉和神经，导致大量出血，故在手术中应避开此处。我们经过大量的临床观察发现，3点和9点缝合脱离的睫状体并未造成明显的手术并发症，因此建议若有3点和9点的睫状体脱离仍应进行缝合复位。

五、鉴别诊断

1. 应注意与房角后退相鉴别 眼球受到钝挫伤的一瞬间瞳孔发生阻滞、周边巩膜扩张，滞留在前房内的房水向周边无晶状体支撑的无虹膜区冲撞而导致前房角后退、继发性青光眼。房角镜检查睫状体带增宽，UBM显示房角呈钝角（图4-3-12）。早期眼压升高的机制尚不清楚，可能与小梁水肿房水流出受阻有关，随眼压下降后出现低眼压。晚期眼压升高与外伤数年后小梁组织增生退行性变性所致的小梁间隙及Schlemm管闭塞影响房水排出有关，引起继发性开角型青光眼。

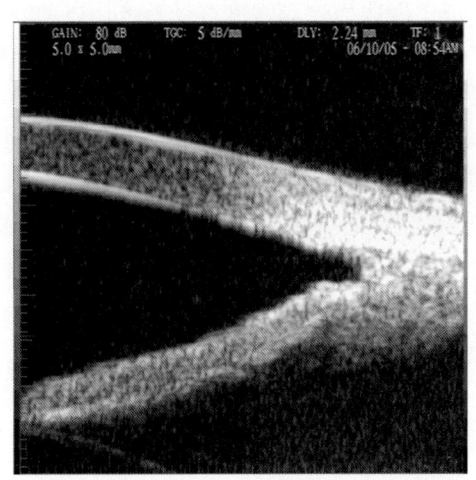

图4-3-12 房角后退

2. 外伤性低眼压 当眼压低于正常的平均值10mmHg时，即为低眼压。钝挫伤可以引起眼组织细胞损伤。低眼压伴有炎症的一般特点，血管扩张，通透性增加，组织水肿，引起房水屏障破坏，血浆蛋白通过房水屏障进入前房，使房水蛋白含量增加，表现为闪光阳性，可出现一过性高眼压。随后睫状体及睫状突充血、水肿，房水分泌减少而出现低眼压，表现为疼痛及刺激征。经糖皮质激素治疗后轻者数周内眼压恢复正常。重者睫状体产生膜性增生，房水分泌降低，造成持续性低眼压，最终导致眼球痨，后果极为严重。因此外伤后采取积极有效的治疗方法是极为重要的。

（张　兰）

第五章　外伤性青光眼手术

第一节　概　述

外伤性青光眼顾名思义是指由于外伤所导致的继发性青光眼(secondary glaucoma)。是外伤眼病中常见的一种严重并发症。如果治疗不及时，会使患者视功能减退，视力急剧下降，乃至失明。其发病机制包括房水分泌增加、瞳孔阻滞、房角阻滞等。与原发性青光眼不同的是，严重眼外伤患者其青光眼常由多种机制共同参与，这就给治疗方案的选择带来一定的困难。临床上，常见的外伤性青光眼的致病原因有：钝伤性前房积血，尤其是再发性出血；血铁质沉着性、血影细胞性及溶血所致的高眼压；眼球钝挫伤导致晶状体脱位。此外，常见的外伤性青光眼还有房角后退、上皮植入性囊肿、化学烧伤而导致的青光眼等。

眼压升高是造成各种类型青光眼的危险因素。所以，青光眼的治疗目标是降低眼压，保护视功能。在大多数情况下，药物治疗是降低眼压的首选方法。虽然药物治疗比激光治疗或手术治疗简单得多，但是，如果不能很好地掌握用药原则，反而会造成医源性不良反应。

药物治疗的基本原则是：应该使用最少种类、最低浓度、最轻副作用的药物来达到目标眼压，以确保视功能不发生进行性损害。药物治疗不仅要有充足的药源、具备定期复查的就诊条件，而且，患者的依从性也非常重要，否则更应该提倡早期手术治疗。

一、药物治疗

外伤性青光眼的药物治疗常采用局部及全身药物同时治疗，旨在以最快的速度使眼压恢复到正常，缓解持续高眼压对视神经血管的压力，以保护视功能。

在眼压很高的情况下，应该全身使用高渗透脱水剂加碳酸酐酶抑制剂，同时局部使用降眼压药物，并观察1~2小时。

当眼压下降平稳后，先缓慢停止全身用药，仅保留眼局部用药，维持眼压在正常水平。若使用单一种降眼压滴眼液不能控制眼压到预定值时，可以联合用药。

对于继发性青光眼，在药物治疗上一般不主张使用缩瞳剂，因为它会增加充血和炎症反应。应该在局部使用β-受体阻滞剂，如0.5%噻吗心安、贝特舒、贝他根、美开朗等，或者使用α_2-肾上腺素受体激动剂阿法根，碳酸酐酶抑制剂滴眼液派立明，前列腺素类药物：适利达、苏为坦、卢美根等。

外伤所致的青光眼，在用降眼压药治疗的同时，还要针对其病因进行辅助治疗，如创伤性炎症反应、机械性刺激等作用于睫状体可引起房水分泌增加。随着刺激因素的消退，房水分泌恢复正常，眼压下降。使用消炎药、散瞳剂及糖皮质激素等药物，以减轻炎症反应、组织水肿和疼痛。

二、手术治疗

由于外伤性青光眼常由多种机制共同参与所致，在选择进行抗青光眼手术之前应充分排除可逆性致病因素的影响，以避免不必要的手术及相应并发症的发生。如房角阻滞，一类为血块、血影细胞、炎症细胞、晶状体皮质等造成的小梁网阻塞，此类损害为机械性；另一类为创伤造成小梁水肿、小梁硬化、小梁撕裂，以及炎症所造成的虹膜周边前粘连，此为组织学改变。第一类损害多为可逆性，药物控制眼压为主要治疗措施，药物控制不良者可考虑前房冲洗以解除房角阻塞。一旦房角发生组织学改变则往往是不可逆的。损伤范围较小，可以代偿者，眼压正常；无法完全代偿者，眼压升高，需药物治疗；药物治疗仍无法控制者需行抗青光眼手术。无论何种原因所导致的青光眼，手术治疗的目的都是为了降低眼压，保护视功能，解除患者的痛苦。

降低眼压手术的机制主要是，促进房水的排出或减少房水的生成。促进房水排出的手术主要有小梁切除术、改良滤过术、非穿透小梁切除术、硅管植入术等。减少房水生成的手术有睫状体光凝术、睫状体冷冻术。对于保守治疗药物不能控制的青光眼，应该尽快采用手术治疗来遏制高眼压。

抗青光眼手术方法很多，但是没有一种方法适用于所有的青光眼。所以在选择抗青光眼术式时，应该根据患者青光眼的类型、发病的不同机制、眼部条件等来选择不同的手术方法。目前，小梁切除联合抗代谢药物仍是治疗原发性青光眼的首选术式。如复杂的眼外伤、房角结构完全破坏、广泛的虹膜组织损伤、外伤后已行多次手术者等，一般采用玻璃体切除联合硅管植入术。

第二节 青光眼的滤过手术

一、改良滤过手术

改良滤过手术是抗青光眼手术中目前最常用的方法。此术式的改良优点是，巩膜瓣的缝合既具有使前房相对稳定的缝线，又可以通过部分松解或者拆除巩膜瓣的缝线来调节眼压，防止术后早期最常见的因滤过过强所带来的低眼压、浅前房等并发症。

根据患者所需要的目标眼压来确定拆除巩膜瓣缝线的时间或激光断线的时间，以获得稳定的功能性滤过泡。术中联合应用低浓度的抗代谢药物如丝裂霉素（MMC）及5-氟尿嘧啶（5-FU），以求术后滤过泡的瘢痕化减到最小，使眼压控制得更理想、更长久。

适应证

药物治疗或激光治疗不能控制眼压的各种青光眼。

禁忌证

（1）结膜组织严重损伤，瘢痕化者。

(2) 无晶状体眼，玻璃体切除后眼内为硅油或气体填充者。

(3) 晶状体明显脱位，玻璃体疝到前房者。

(4) 前房积血，虹膜大量新生血管者。

(5) 眼内伴有明显炎症者。

(6) 虹膜大部分缺损或无虹膜者。

手术步骤

(1) 固定眼球：置上直肌牵引线或角膜缘牵引线。

(2) 结膜瓣制作：制作以角膜缘或以穹窿为基底的结膜瓣均可，根据个人习惯而定，尽量选择无瘢痕的结膜组织制作结膜瓣。

(3) 巩膜瓣制作：结膜下组织分离干净，暴露出巩膜，充分止血。但不要操作太多，以免造成术后瘢痕增生，影响滤过泡的形成。巩膜瓣的大小一般3mm×4mm，巩膜瓣的厚度约为巩膜的1/2~1/3，可制作梯形瓣或三角形瓣。巩膜瓣向角膜缘方向剥离，要达到角膜缘内前弹力层止端。

(4) 抗瘢痕药物的应用：用大于巩膜瓣的干棉片浸透丝裂霉素（MMC0.4mg/ml）或5-Fu（5mg），放置在巩膜瓣及结膜瓣下。留置时间的长短应该根据结膜厚薄、手术次数和年龄大小来定，一般在1~3分钟。取出棉片后，要用大量生理盐水充分冲洗。

(5) 辅助口制作：角膜缘内用15°穿刺刀或1ml的空针穿刺。放出部分房水，以避免术中眼压骤然下降，发生脉络膜上腔渗漏或暴发性脉络膜上腔出血的并发症。

(6) 滤过通道的制作：在角膜缘灰白线交界处偏前切除约1.5mm×2mm深层巩膜、小梁组织及少许透明角膜组织，形成滤过通道。

(7) 周边虹膜切除：在虹膜切除前，先将滤过口膨出的虹膜剪一个小口，放出部分房水，使前房缓慢消失，以避免晶状体虹膜隔突然前移，造成人为的恶性青光眼发生。然后，将虹膜轻轻夹起，进行周边虹膜切除。

(8) 科学的缝合巩膜瓣：依据患者术前眼压控制程度、眼部炎症程度及结膜充血程度来选择缝合方式。如：可调整缝线的制作根数、缝线的松紧度。巩膜瓣可调整缝线的制作方法：自结膜瓣的远端（避开巩膜瓣的切口位置）距角膜缘约7~8mm处，反向从结膜面进针，穿过全层结膜，再做常规缝合巩膜瓣。结扎时绕3个环打活结，最后将结膜外的线头打结，以备术后调节眼压时能随时拆除（图5-2-1）。

(9) 结膜瓣的缝合：以穹窿为基底的结膜瓣用10-0尼龙线间断缝合，固定在浅层巩膜上。角膜缘切口与结膜瓣切口对合好，结膜瓣边缘不卷边，切口的松紧度要适中。以角膜缘为基底的结膜瓣，要把结膜与筋膜分层连续缝合。

(10) 形成前房：手术结束前，自角膜缘辅助口向前房内注入无菌生理盐水，或消毒空气或粘弹性物质，使前房形成，眼压达到正常水平。如果是在高眼压下做的手术，则要使眼压略微饱满，以避免由于低眼压的持续存在，造成睫状体脉络膜上腔渗漏。同时还要检查结膜切口是否密闭。

术中及术后并发症及处理

1. 结膜瓣、巩膜瓣穿破 如穿破口大或其位置在滤过口处，则必须给予缝合修补或选择其他位置另行手术，以避免病情进一步恶化。否则，易造成术后难以治愈的伤口渗漏及滤过过强而导致持续低眼压、浅前房的发生。

2. 前房积血 可能发生在术中或术后。发生在术中的前房积血，多数是因为制作滤过口偏后而损伤了睫状突所致或是虹膜有新生血管。术后出血常因外力所致，如碰撞、咳嗽、憋气用力。术后出血还可能发生在低眼压患者中。出血量少者，几日便可以自行吸收。出血量多者要做局部包扎处理。眼压偏高者适当降低眼压有利于出血的吸收，并半卧位休息。

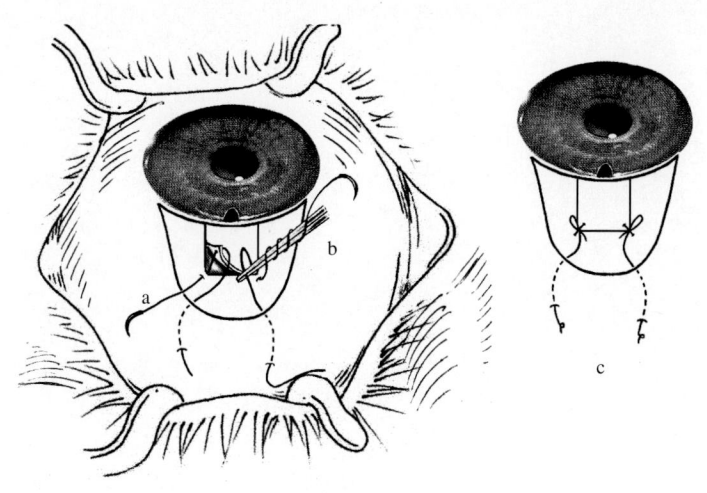

图 5-2-1 巩膜瓣可调整缝线的制作方法
a 穿针；b 结扎；c 完成

3. 玻璃体脱出 一般多发生在晶状体半脱位患者中，眼球钝伤后或伴有眼内异物的继发性青光眼患者也常有发生。玻璃体脱出后应该彻底清除。嵌于滤过口内的成形玻璃体常难以清除干净，必要时进行前玻璃体切除或者另外选择部位做滤过手术。否则会使手术失败，日后出现眼压难以控制等并发症。

4. 暴发性脉络膜上腔出血 多发生在术前眼压很高、药物不能控制，眼部充血严重的患者中。术前降压消炎，术中使眼压缓慢降低，对预防暴发性脉络膜上腔出血尤为关键。

5. 浅前房/无前房 导致低眼压浅前房常见的原因有：引流过畅、睫状体脉络膜上腔渗漏和伤口渗漏。导致高眼压浅前房常见的原因多数为睫状环与晶状体阻滞或玻璃体阻滞，或是由于瞳孔阻滞。此外，导致的原因还有虹膜周切口过小，玻璃体嵌顿于虹膜周切口或由于炎症机化膜堵塞。针对性的治疗方法是，先散大瞳孔、使用抗生素、糖皮质激素和高渗剂保守治疗，必要时进行手术探查修补。

6. 虹膜睫状体炎 术后的非细菌性虹膜炎症反应是造成虹膜后粘连及前房角粘连的主要原因。会出现瞳孔固定、畏光、白内障明显发展等症状，会影响术后的降压效果。术后活动瞳孔尤其重要，可以避免瞳孔后粘连，使睫状肌松弛，减少炎症反应，预防浅前房的发生。

7. 白内障 年龄是导致白内障并发症发展的危险因素。手术刺激、眼压波动、炎症及前房迟缓形成等均可以使老年患者的晶状体在短时间内发生明显混浊。

二、非穿透小梁切除术

非穿透是指在切除深层角巩膜组织的过程中，撕去部分外侧的小梁网，制成减压室，同时部分保留菲薄的内侧葡萄膜小梁网和邻近的狄氏膜，房水通过这层薄膜渗入减压室中。

此手术的主要目的是为了增加内引流。在非穿透小梁切除术中，联合植入特殊的物质可维持减压室的存在，减缓结膜及巩膜的瘢痕形成，维持功能性的滤过泡。同时促进了内、外引流的多种机制而降低眼压。

适应证

（1）无晶状体性开角型青光眼。
（2）人工晶状体术后开角型青光眼。
（3）房角后退性青光眼。
（4）玻璃体切除手术后开角型青光眼。

禁忌证

(1) 房角粘连的青光眼。
(2) 色素性青光眼。
(3) 晶状体位置严重异常性青光眼。

术前准备

非穿透小梁切除术植入物：可吸收透明质酸钠生物胶（SKGEL胶），非吸收亲水丙烯酸假体（T-Flux）及羊膜等。

手术步骤

(1) 结膜瓣的制作同改良滤过手术。
(2) 双层巩膜瓣制作：做以角膜缘为基底的浅层与深层梯形双层巩膜瓣，各瓣厚度约1/3巩膜厚度。
(3) 浅层瓣约4mm×6mm大小。在此瓣下放置MMC棉片1~3分钟，后用大量生理盐水冲洗。深层巩膜瓣约3mm×5mm大小，向角膜缘分离至清亮区内并切除，切除后形成巩膜池，以便于植入物的放置及固定。
(4) Schlemm管的切除：在基底的巩膜上可以看到瓷白色环行纤维带，用尖刀在两端垂直角膜缘向深处轻轻分离，寻找到Schlemm管外壁，见到有淡黄色的液体渗出，再将基底巩膜及Schlemm管外壁剥离切除。如果前房水渗出不畅，用无损伤牙镊轻轻将Schlemm管内壁撕去，此时房水不断渗出，前房逐渐变浅，小梁网的渗透性得以明显增加。
(5) 植入物的放置（图5-2-2）

1) 植入T-Flux：将植入物放入巩膜池内，两臂插入Schlemm管内，10-0尼龙线通过固定孔缝在巩膜池内，将巩膜瓣及结膜瓣分别缝合。

2) 植入SKGEL胶：将胶轻放置在巩膜池内，用10-0尼龙线间断缝合巩膜瓣及结膜瓣。

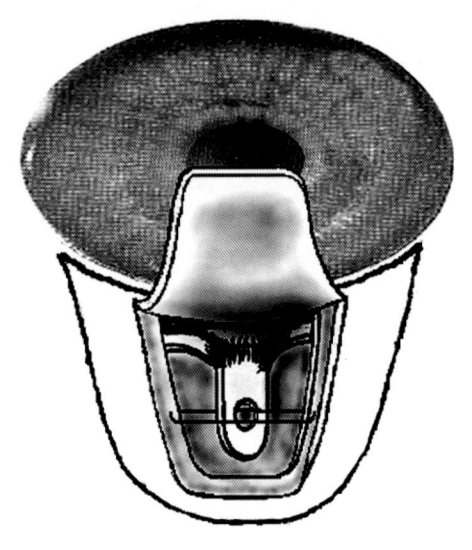 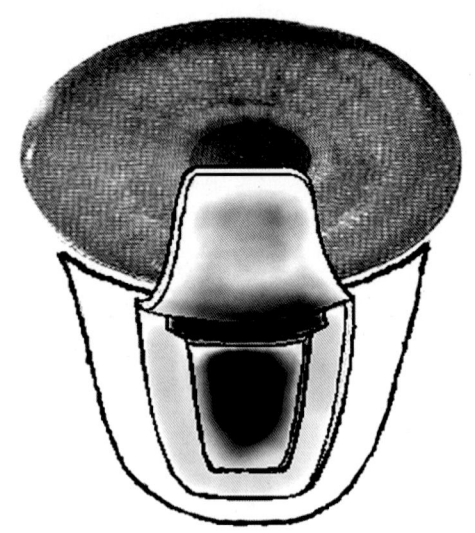

A T-Flux　　　　　　　　　　　　　B SKGEL胶

图5-2-2　植入物的放置

术中及术后并发症

1. 浅层巩膜瓣破裂 剥离时不宜过薄,破损小不予处理。

2. 深层巩膜切穿虹膜脱出 如果虹膜脱出少,可将脱出的虹膜切除少许,使虹膜还纳到前房,再轻轻将 Schlemm 管外壁撕除,完成手术全过程。如虹膜脱出多并前房消失,就将手术改为滤过术。

3. Schlemm 管寻找失败 解剖不清楚所致,只能改为滤过手术。

4. 植入物的损坏 生物胶很脆,术中要轻拿轻放。

5. 前房积血 往往发生在手术后 1~3 日。发生的原因有低眼压,或过早测量眼压,或患者咳嗽、便秘用力等。一般不需处理,2~3 日可自行吸收。

6. 浅前房 术后前房较对侧眼略浅,不会低于浅 I 度,只要伤口无渗漏,无需处理便可自行恢复。

7. 伤口渗漏 出现前房很浅,甚至无前房,功能滤过泡难以形成,会造成手术失败。伤口渗漏轻微的可以进行包扎治疗,必要时伤口探查修补。

8. 脉络膜睫状体脱离 术中深层巩膜切穿会导致虹膜脱出,引起房水大量外溢、使眼压下降过快而造成脉络膜睫状体脱离。此外,伤口渗漏也会造成脉络膜睫状体脱离。脉络膜睫状体脱离要进行高渗剂及糖皮质激素保守治疗。严重的无前房者,需要通过手术放脉络膜上腔液及前房成形。对滤过过强的患者,可以加压包扎。

9. 低眼压 非穿透小梁切除术后眼压可以在 10mmHg 以内,有的患者可维持 3~6 个月。

10. 黄斑水肿 偶尔有患者由于低眼压,出现黄斑水肿、视物模糊。

三、眼内植入物引流术

常用植入物

Ahmed 青光眼瓣膜阀(Ahmedglaucomavalve,AGV)为一体性带调节阀门的眼内植入引流物(图 5-2-3)。进液管长 25mm,管腔内径为 0.5mm。连接管的后部有一个与巩膜壁弧度相同的近似椭圆形的硅胶盘,盘宽 13mm,盘长 16mm,厚度 1.9mm。它可以调节眼压并形成较大的滤过泡,使房水滤过弥散。

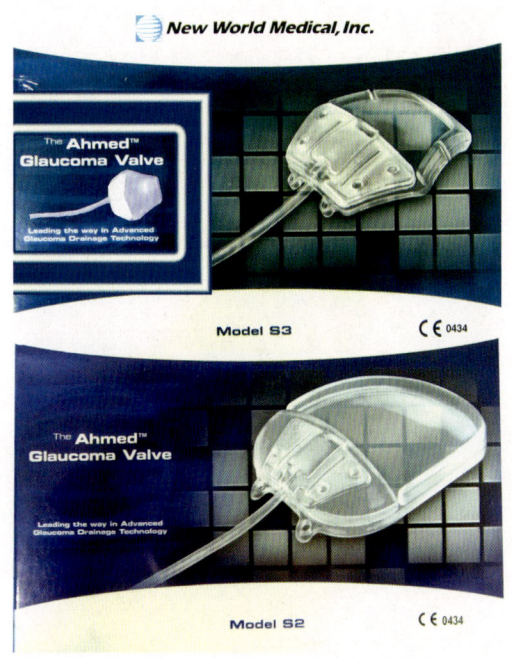

图 5-2-3 Ahmed 青光眼瓣膜阀(S2 及 S3 型)

植入物引流手术原理

最初由Molteno研究设计了此手术。植入物引流手术是在前房和结膜下，通过植入物将房水引流至赤道部，使房水在包裹固定于巩膜表面的外置物的纤维囊袋内产生一个滤过泡，然后，房水被动弥散出滤过泡，引流入血液循环，以求形成永久性的房水引流通道。

适应证

（1）各种抗青光眼手术失败，前房深者。
（2）晶状体、玻璃体切除术后的继发性青光眼。
（3）眼部外伤经过多次手术或需联合玻璃体手术的继发性青光眼。

手术步骤

（1）麻醉及置上直肌或角膜缘牵引线，同抗青光眼手术。
（2）选择结膜条件好，能充分放置引流物的部位。所选部位应该位于两条直肌之间，做以穹窿为基底的结膜瓣，充分剥离结膜下组织，暴露出两条直肌之间的巩膜至赤道部。
（3）在结膜瓣下近赤道部两条直肌之间放置浸有0.4mg/ml丝裂霉素的棉片，酌情在3～5分钟后将其取出并用生理盐水充分冲洗结膜下。需行后玻璃体切除者放置灌注。
（4）将无菌的眼内植入引流物，用1ml注射器从进液管口注入生理盐水冲洗，将管腔内的空气排出，并检查植入物是否通畅。用6-0尼龙线将硅胶盘固定于角膜缘后7～9mm巩膜浅层。
（5）制作角膜缘内辅助切口。
（6）以自体或异体巩膜制作约4mm × 6mm、1/2巩膜厚度的瓣，以便覆盖进液管的插入口。
（7）玻璃体切除，对于前房及瞳孔区有成形玻璃体者，要进行玻璃体切除术。选择既顺手、又不影响手术后滤过的区域。在角膜缘后3mm处，用巩膜穿刺刀刺入巩膜作切割头的入路口。然后，将前部成形的玻璃体切除干净，使前后房沟通、进液管口通畅，防止机化膜堵塞。在辅助口插入连接有平衡盐溶液的针形灌注，使得玻璃体切除过程中眼压保持平稳。行后玻璃体切除者采用闭合式三切口常规切除。
（8）植入进液管前，估计好进液管插入前房的理想长度，将进液管剪一个开口朝上的斜面。用7号针头在角巩膜缘后穿刺入前房，再将进液管顺穿刺口插入前房内。
（9）将巩膜瓣覆盖在进液管表面，10-0尼龙线间断缝合(图5-2-4)。

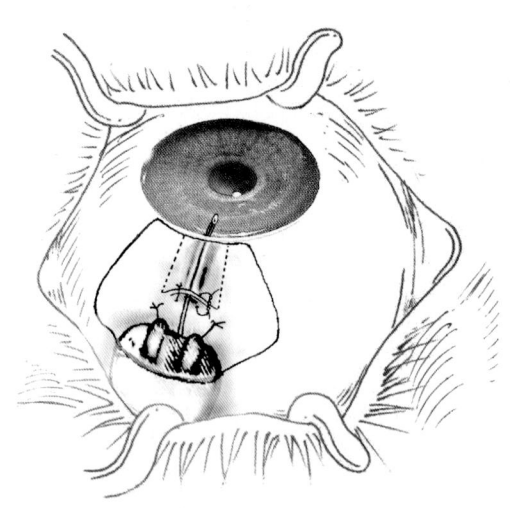

图5-2-4　自体巩膜瓣覆盖进液管

术中注意要点

(1) 一定要将引流植入物固定在两条直肌之间，以避免损伤直肌，导致术后复视。

(2) 选择进液管的插入位置很重要。在插入前房之前，必须仔细确认穿刺口与虹膜及角膜之间的距离，不能与周围的组织相贴，以避免引起并发症。

(3) 进液管穿刺口制作要一步到位，防止穿刺口过大，造成引流过畅而引起术后低眼压、浅前房等并发症。

(4) 进液管的斜面要向上，以避免进液管口吸住虹膜组织堵塞管口。

术中并发症及处理

1. 出血 一般见于虹膜表面有新生血管。穿刺时损伤虹膜根部或睫状体血管。

2. 进液管插入位置不当 穿刺口偏前会损伤角膜内皮，而偏后则易损伤虹膜、睫状体，甚至会使得晶状体损伤及玻璃体脱出。

3. 浅前房 由于穿刺口比进液管口直径大，导致房水不仅从进液管口排出，而且还会从管口旁渗出。房水过多的排出，会使得前房变浅甚至无前房。此时，要将穿刺口部分缝合，从辅助口向前房注入生理盐水，检查伤口有无漏水。

4. 巩膜穿孔 一般多发生于视网膜脱离术后、玻璃体切除术后及多次手术后的患者。由于巩膜纤维结缔组织的破坏及大量糖皮质激素的使用，造成巩膜组织变薄、软化，在分离巩膜瓣时，易穿透眼球使眼内组织暴露。所以，对于这样的病例在选择术式时，最好不要采用自体巩膜瓣，而应该采用异体巩膜覆盖穿刺口及眼外进液管。

5. 暴发性脉络膜上腔出血 手术前尽量控制眼压，术中避免眼压突然下降。术中保持眼压平稳是很重要的。

术后并发症及处理

1. 前房积血 多见于虹膜有新生血管者或低眼压者。前房血块易堵塞进液管口，导致眼压升高。眼压低者可以采用包扎、半卧位休息。高眼压者可适当用降眼压药物，促使小血块自行吸收。如果量多可进行前房冲洗，但有可能在手术中发生新的出血。

2. 浅前房 一般是由于伤口渗漏、滤过过强、脉络膜上腔渗漏所致。前房浅可造成进液管口会插入虹膜基质层，使管口堵塞、虹膜损伤和白内障的发生。应该寻找出浅前房的原因，并对症治疗。

3. 进液管接触到角膜及晶状体 由于进液管穿刺口定位不准确，手术后会导致进液管与角膜内皮或晶状体相贴。如果不及时进行处置，将发生角膜内皮损伤，出现大泡性角膜病变或引起晶状体混浊，应该马上手术调整硅管的位置。

4. 睫状环阻滞（恶性青光眼） 由于术后睫状环与晶状体、玻璃体阻滞，而使前房变浅，眼压升高。应该选择散瞳剂、高渗剂及糖皮质激素治疗。对于人工晶状体眼，可用Nd∶YAG激光将后囊及虹膜周切口切开，沟通前后房，使后房水流入前房，前房加深，眼压下降。

5. 引流盘纤维包裹 术后长时间眼压低或年轻及反复多次手术者容易发生包裹。在早期（1个月内）可以通过按摩，并可以在结膜下注射丝裂霉素或糖皮质激素，必要时手术分离结膜下包裹区域，松解瘢痕。当已经形成明显包裹的无滤过功能纤维膜时，应手术切除包裹的机化膜，再造滤过通道。

6. 持续性低眼压 术后持续性低眼压是常见的并发症。原因是：穿刺口过大而导致滤过过强；结膜瓣伤口渗漏；术中使高眼压骤然下降所导致脉络膜脱离的低眼压。持续性低眼压会引起脉络膜上腔出血的严重并发症和黄斑囊样水肿。

7. 迟发性脉络膜上腔出血 一般发生在术后3~5日内。大多数继发在低眼压和睫状体脉络膜浆液性渗漏的患者中。患者会出现突然眼痛，视力明显下降甚至失明。检查可见前房变浅，眼压升高。

8. 植入物的暴露及脱出 术中将植入物牢固地固定在浅层巩膜上。如果结膜瓣组织非常薄，可以用异体巩膜覆盖在植入物的表面，以避免远期结膜破损，导致植入物外露和脱出。

（孙　丽）

第三节　睫状体破坏性手术

睫状体破坏性手术是通过各种方法——电热、冷冻、超声、激光等破坏睫状上皮，从而使房水生成减少。现代研究表明：房水由睫状体的色素上皮和无色素上皮生成。主要经小梁网-Schlemm管途径引流。眼压水平由房水生成—排出的平衡来决定。睫状体破坏术后，睫状体收缩亦可增加脉络膜上腔的房水引流，从而使眼压降低。1933年Wave首先开展了睫状体的电透热手术。此后随着技术的发展，电透热术相继被冷冻术、激光光凝术所替代。由于眼外伤后引起继发性青光眼的因素很多，特别是经多次手术，结膜条件差以及化学烧伤后的难治性青光眼，睫状体破坏性手术有着举足轻重的作用。以下就睫状体冷冻术、睫状体光凝术及内窥镜睫状突光凝术分别加以介绍。

一、睫状体冷冻术

1950年Bietti提出利用睫状体冷冻治疗青光眼。冷冻使睫状上皮细胞细胞质浓缩，并在细胞内形成冰晶，从而导致细胞坏死。此外，低温致使睫状体局部血管收缩、闭塞，影响了其滋养部位的供养，间接导致睫状上皮坏死。冷冻源为液氮或CO_2，冷冻头的温度达到$-60 \sim -80℃$。但由于巩膜的热绝缘作用及睫状体血管内血流的缓冲作用，睫状突表面的温度为$-10℃$，这也是造成睫状上皮破坏所必需的温度。冷冻即刻便出现色素上皮和非色素上皮分离，睫状肌水肿。此后睫状突扁平，并逐渐纤维化。

适应证

由于睫状体冷冻术精确性较低，术后并发症较多，目前已逐渐被睫状体光凝术所替代。但对于一部分眼部条件较差的外伤性青光眼患者以及无激光设备的基层医院，作为一种对症姑息性治疗仍有一定的开展价值。

手术目的为控制眼压、缓解疼痛、维持眼球外观。其手术适应证有严格限制，要求患者具备以下条件：

（1）各类型外伤性青光眼已达绝对期或近绝对期，疼痛症状明显者。

（2）眼外伤其他并发症致无法恢复有用视力的高眼压者，如角巩膜葡萄肿、重度化学烧伤等。

（3）多次滤过性手术并结合局部用药眼压仍控制不良。

需要特别指出的是：外伤性青光眼常常由多种因素所致，其中许多为一过性，例如：创伤致使小梁网水肿，血影细胞、晶状体皮质、炎症细胞阻塞房角，睫状体水肿导致房水分泌增加等。因此，睫状体冷冻手术应在创伤急性反应期之后，充分排除上述因素干扰的前提下才予以考虑。

术前准备

（1）抗生素、非甾体抗炎药等局部和（或）全身应用以控制眼部炎症。

（2）抗青光眼药物（局部滴眼液结合全身碳酸酐酶抑制剂及脱水剂）以尽可能地控制手术前眼压。

（3）常规予以局部抗生素滴眼液清洁结膜囊、冲洗泪道、洗眼、备皮等眼部术前准备。全麻患者术前6小时禁食、水。

（4）对于合并全身其他脏器损伤者需待全身情况稳定后再行手术。

手术步骤

（1）球后麻醉。

（2）手术无需打开结膜，经巩膜睫状体冷冻，齿镊夹住手术区域对侧角膜缘以帮助固定眼球。冷冻头距角膜缘1.5～2mm，冷冻时间持续60秒，形成一直径约3～4mm的冷冻斑（图5-3-1）。冷冻范围一般为180°，依钟点冷冻，各点冷冻一遍后再重复冷冻一遍。

冷冻过程中会出现明显的结膜水肿，致使冷冻效果下降。冷冻时冷冻头紧压巩膜；缩短两次冷冻的间隔；每次冷冻前用干棉棒碾压手术区，减少冷冻区水分；每次冷冻后自然解冻，而不用水冲洗解冻；第2遍重复冷冻时，冷冻时间适当延长。以上处理可使冷冻效果更为确实。

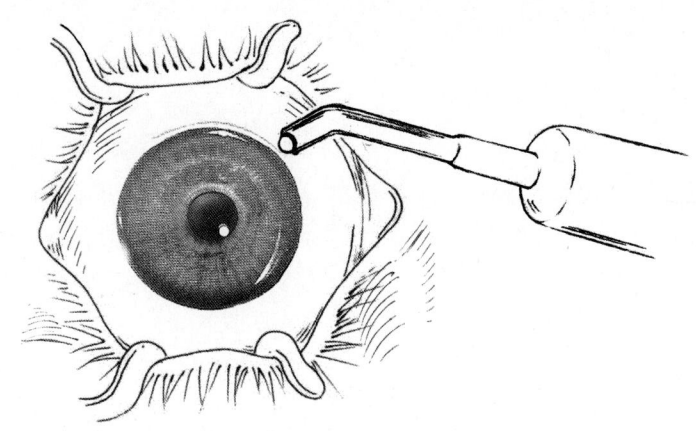

图5-3-1　经巩膜睫状体冷冻

术后并发症及处理

1. 术后反应性葡萄膜炎　冷冻可致组织水肿、充血、血管通透性增加，大量炎症细胞及蛋白渗出，呈急性创伤性前葡萄膜炎表现。对此可予以局部及全身糖皮质激素、非甾体类抗炎药治疗。

2. 手术后一过性高眼压　几乎所有的患者于睫状体冷冻术后均会出现一过性眼压升高，其眼压水平甚至高于术前眼压。冷冻造成睫状体水肿、充血，房水生成增加；小梁网水肿、炎症细胞阻塞房角致使房水排出减少；冰晶形成致使眼内容体积膨胀等是手术后一过性高眼压的主要原因。此类高眼压一般持续1周左右。在此期间可局部应用抗青光眼滴眼液结合全身碳酸酐酶抑制剂及脱水剂加以控制。前房穿刺有效时间为2～4小时左右，且存在诱发出血、感染、损伤晶状体等一系列并发症，一般情况下不作为术后控制眼压的常规方法。

3. 手术后疼痛　手术后疼痛与炎症反应、高眼压相关。术后抗炎、降眼压治疗的同时可予镇痛药对症治疗。

4. 手术后眼压失控　手术后高眼压持续1个月以上，可诊断为手术后眼压失控。一般而言，手术1个月后小梁水肿、反应性炎症等并发性因素基本消退，这时存在的高眼压多不再会消退。需要指出的是：对于姑息性治疗的患者，术后眼压失控的标准不应机械的定为＞21mmHg。只要不引起眼痛、眼球外观改变的眼压升高，眼压即便＞21mmHg甚至达到30mmHg也是可以接受的。对于眼压控制不满意（眼压较高并同时伴有明显眼部疼痛）的患者可考虑二次睫状体冷冻术。二次手术的范围一般仍为180°，其中90°与第1次手术的区域重叠，另90°为新手术区域。可多次手术，但总的冷冻范围不宜超过300°，如此可减少眼球萎缩的发生。

5. 术后持续性低眼压、眼球萎缩 一般而言，手术后眼压不低于5mmHg尚不至造成眼球萎缩的发生。眼压只有长期处于较低水平（＜5mmHg）才可出现眼球萎缩。造成手术后持续性低眼压、眼球萎缩的主要原因是手术过量。目前尚无有效的治疗方法。因此要求严格控制手术量：一次手术不超过180°，两次手术总和不超过270°。但由于冷冻手术精确性差，仍有6%～10%的患者出现眼球萎缩。

6. 视功能损害 睫状体冷冻术对视功能损害较大，这主要与术后一过性高眼压相关。对此无有效预防、治疗措施，因而必需限定治疗人群为绝对期或无有效视功能的近绝对期患者，手术仅为缓解疼痛的姑息性治疗。

7. 其他术后并发症 角膜水肿，前房、玻璃体出血，并发性白内障，脉络膜脱离等。因本手术属姑息性治疗，上述并发症多以局部药物对症治疗为主。睫状体冷冻术对眼内组织损伤较大，眼部各项功能代偿均明显降低，不适合内眼手术，否则预后极差。

二、经巩膜睫状体光凝术

1961年Weekers最先将光能用于睫状体破坏性手术，他开始采用氙弧激光进行经巩膜睫状体光凝术。此后，红宝石激光、氩激光、氪激光、Nd：YAG激光、半导体激光等相继被采用。20世纪80年代中期，激光已成为经巩膜睫状体光凝术最常选用的介质，经巩膜睫状体光凝术替代冷冻术成为睫状体破坏术的主流。

睫状体光凝术通过激光所携带的能量被睫状体内色素所吸收，产生光－热和光－化学作用破坏睫状体组织。光凝即刻可见睫状体充血、基质水肿，而睫状体色素上皮层仍完整。72小时后才出现明显的色素上皮组织学改变。此后睫状突逐渐萎缩、扁平、纤维化，此过程可持续至术后6个月。巩膜、结膜组织基本不含黑色素，因此受激光影响轻微。激光具有良好的单向性，精度高，对周边组织影响小。这些优点是冷冻术无法比拟的。与传统的睫状体冷冻术进行比较研究显示：激光在降眼压的成功率方面与睫状体冷冻术无明显差异，但并发症的发生率明显下降。激光的治疗效果由其波长决定。一方面波长决定激光的穿透性，波长越长越易穿透巩膜；另一方面，黑色素对一定波长的吸收率较高，波长越与此标准靠近，产生的光－热、光－化学效应越强。目前应用于经巩膜睫状突光凝最常用的激光介质为Nd：YAG激光（波长1064nm）和二极管半导体激光（波长810nm）。Nd：YAG激光较二极管半导体激光穿透性强，但色素上皮吸收率低，综合而言两者无明显优劣之分。

适应证

由于手术并发症的减少，特别是对视功能影响较小、眼球萎缩发生率降低，睫状体光凝术的手术适应证明显放宽。除了睫状体冷冻术所涉及的手术适应证外，在某些特定条件下睫状体光凝术可作为首选的抗青光眼术式，如：

（1）存在广泛结膜损伤（如碱烧伤）的外伤性青光眼。
（2）联合手术需广泛打开结膜的外伤性青光眼。
（3）需联合角膜移植的外伤性青光眼。
（4）玻璃体切除术后硅油存留眼合并青光眼。

术前准备

同经巩膜睫状体冷冻术。

手术步骤

1. 经巩膜二极管半导体激光睫状体光凝术
（1）球后麻醉。开睑器开睑，齿镊夹住角膜缘以固定眼球。

(2) 将激光手柄置于眼球表面，a 点于角膜缘后 0.5～1.0mm，激光头弧度与眼球表面弧度相吻合。此时，光纤接触点位于角膜缘后 2.5mm，对应于眼内睫状体冠部（图 5-3-2）。

由于患者个体差异，并且随着机器、光纤使用次数的增加会出现能量衰减，因此无法设定光凝标准值。一般可先将能量设定为：功率 1500mW、持续时间 2000ms。此后根据光凝反应调整输出功率大小，以 50mW 或 100mW 为一个单位，逐步增加功率，当听到细微的爆破音后即为适当的能量。光凝范围一般不超过 270°，光凝 20～50 点，注意避开 3、9 点以免损伤睫状后长动脉、睫状长神经。

2. 经巩膜 Nd：YAG 激光睫状体光凝术

（1）表面麻醉或球后麻醉。

（2）激光治疗可为接触性或非接触性。

能量依具体情况为 2～6J，光凝位置为角膜缘后 2～3mm，光凝范围、点数同二极管睫状体光凝术。

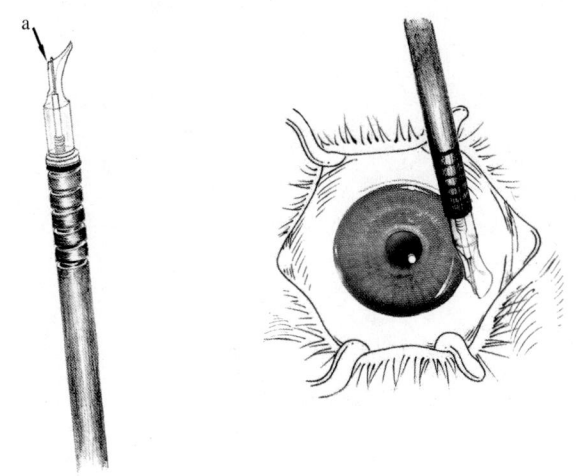

图 5-3-2　经巩膜二极管激光睫状体光凝

术后并发症及处理

经巩膜睫状体光凝术后并发症种类同经巩膜睫状体冷冻术相同，但程度均明显较轻，特别是视功能损坏及持续性低眼压的发生率明显下降。因此，对于存在一定视力的顽固性青光眼患者可采用此术式，但一次手术量不宜较大，应采用少量、多次手术的方法。

三、内窥镜睫状突光凝术

经巩膜睫状体破坏术手术精度差、术后并发症发生率高，这也是其仅作为滤过性手术后补充手段的原因。此后，出现了利用三面镜及巩膜压迫下经瞳孔睫状体光凝术。但其睫状体暴露不充分，手术精度有限，且操作有一定难度，故未显示出明显的优越性。内窥镜睫状突光凝术是针对难治性青光眼的又一选择。由于其在手术精确性方面有质的飞跃，并发症较传统睫状体破坏性手术有了显著的改善，几乎无持续性低眼压、眼球萎缩等严重并发症发生，即便是视功能良好的患者仍可作为首选手术。因其无需滤过通道，对于合并结膜外伤及联合玻璃体手术的青光眼患者尤为适用。限制其应用的主要是晶状体、前玻璃体位于其操作通路上，手术必须同时清除晶状体、玻璃体。因此，对于晶状体清亮，无玻璃体病变的患者不适用。

1983 年，Zarbin 等开始利用内窥镜引导激光直接对睫状体进行光凝，并取得良好效果。内窥镜下针对睫状突直接光凝特点突出，监视器观察下可清晰显示睫状突全长并对其进行光凝，手术的精确性、预见性大大提高。1992 年，Uram 介绍了一种新型内窥镜进行睫状突光凝，并提出两种基本手术方法：一种方法是经角膜缘切口插入探头，探头经前房、瞳孔对睫状突进行照射；第二种方法为经睫状体平部插入探头，探头于玻璃体腔内对睫状突进行照射。两种方法均需结合晶状体摘除术，后者还需同时行前玻璃体切除。虽然此手术操作较经巩膜手术复杂，但内窥镜下手术安全精确，术后并发症少。笔者对41例采用内窥镜睫状突光凝术治疗的外伤性青光眼患者进行平均16个月的观察，并与同条件的小梁切除联合MMC及引流阀植入术进行对比。在手术成功率方面，与引流阀植入术相当，而优于小梁切除联合MMC；在并发症方面，内窥镜睫状突光凝明显优于其他两组，且无视功能下降、持续性低眼压、眼球萎缩等严重并发症发生。

（一）经睫状体平部晶状体、玻璃体切除联合内窥镜引导睫状突光凝术

大量的外伤性青光眼患者同时合并晶状体、玻璃体病变。对此先行晶状体玻璃体手术，再通过玻璃体切除术的睫状体平部切口进行睫状突光凝。

适应证

（1）具有明确房角损伤的各类型青光眼。
（2）无晶状体眼或同时合并晶状体病变需摘除晶状体者。
（3）合并明显结膜损伤或联合其他手术需大范围打开结膜者。
（4）存在其他难治性因素、联合手术或并发症而不适合滤过性手术者。

外伤性青光眼多由混合因素参与，瞳孔阻滞及一过性房角阻滞一般无需行抗青光眼手术治疗。故明确的、大范围的房角永久性损伤是手术的必要条件。直接证据包括房角镜或UBM所见广泛的房角粘连、后退、色素堆积，大范围的虹膜根部断离、外伤性无虹膜等。间接证据包括瞳孔阻滞解除及创伤性炎症消退后仍存在的青光眼。

因晶状体位于手术通路上，手术同时需摘除晶状体，因而对于晶状体清亮者应尽量选择其他抗青光眼术式。联合手术主要涉及的是玻璃体切除术。一方面玻璃体切除术后玻璃体被房水替代，易出现滤过过强、低眼压、脉络膜脱离等并发症；另一方面玻璃体切除术填充气体、硅油的情况下不适于联合滤过术。还需要特别指出的是，此术式精确性较高，术后并发症明显降低，视功能损伤、持续性低眼压、眼球萎缩等严重并发症几无发生。因而与经巩膜睫状体破坏术不同的是对于患者视功能无特殊要求，视力预后较好的患者仍可采用此术式作为首次抗青光眼术式。

术前检查

（1）询问病史：了解致伤原因、病程发展、视力及眼压变化、药物及手术治疗史等对于合理选择术式、判断疾病预后具有重要意义。

（2）裂隙灯显微镜检查：了解眼球裂伤的位置，巩膜损伤情况，前房深度、前房炎症、积血情况，有无瞳孔阻滞等。这是确定是否采用抗青光眼手术，以及何种具体术式的重要依据。其中裂隙灯结合前房角镜检查最为重要。明显而广泛的房角后退、房角大量色素堆积及虹膜前粘连是房角滤过功能不可逆损伤的有力证据，是采取滤过性手术或睫状体破坏性手术最为直接的依据。

（3）眼底检查：对于晶状体混浊较轻的患者，散瞳后应用间接检眼镜检查眼底，了解视盘、黄斑、视网膜情况，评价术后视力预后。

（4）眼部超声检查：A型超声结合角膜屈率测量以估测人工晶状体度数。B型超声、CDI可了解玻璃体、视网膜、脉络膜病变情况。CDI对于眼内病理膜的判断更为准确。UBM可较为准确地显示晶状体、睫状体等前段情况。特别是在角膜混浊、水肿或前房极浅，房角镜无法窥清的情况下，UBM对房角的反映为外伤性青光眼的诊治提供了重要的依据。

（5）其他检查：激光视力、VEP、ERG对视网膜功能及视力预后进行评估。对眼球破裂伤的患者行X线或CT检查除外眼内异物。

（6）控制眼压：如无特殊禁忌，术前眼压尽可能控制于正常水平。一方面可减缓高眼压对视功能的损害，另一方面可减少高眼压下易出现的各种术中、术后并发症。

（7）术前用药：局部、全身应用糖皮质激素及非甾体类抗炎药控制创伤性炎症反应。如条件许可，于伤后1个月以上，反应性炎症基本消退以后手术为佳。

（8）手术设备准备：①眼科用显微内窥镜。②810nm二极管半导体激光。目前眼科用激光中810nm激光的色素上皮吸收率最佳。在不具备此设备（详见第十二章）时可选用其他波长的激光，但其波长不应偏差过大，否则难以保证光凝效果。

手术步骤及要点

（1）经睫状体平部三通道巩膜切口：手术入路同常规玻璃体切除术，采用经睫状体平部三通道切口。一般将玻璃体腔灌注设于颞下方，10点、2点位为器械操作通道。玻璃体腔灌注：玻璃体腔灌注置于颞下方，先预制一针水平褥式缝线，缝线间巩膜穿刺刀穿刺巩膜后插入灌注头。灌注头长度一般选择4.5mm，插入眼内之前应排空管内气体，于关闭状态下插入。对于晶状体混浊，无法确定灌注头是否进入玻璃体腔内时，切勿打开灌注，以防发生医源性脉络膜或视网膜脱离。

（2）晶状体切除/粉碎：内窥镜光凝术首先需行晶状体摘除术。如无特殊情况，可应用玻璃体切除术巩膜穿刺口行晶状体切除，无需另行切口。年轻患者晶状体核较软，切割头即可切除；高龄患者晶状体核较硬，需行晶状体粉碎。手术操作尽量采用囊袋内操作，一方面可保留晶状体囊以便二期植入人工晶状体；另一方面可减少对周边组织的扰动，减少并发症的发生。

（3）前玻璃体切除：晶状体切除后，经瞳孔确认灌注头于玻璃体腔，打开灌注，并行前部玻璃体切除。虹膜遮挡部分可于内窥镜引导下予以切除。

（4）睫状突光凝：内窥镜下睫状突光凝：经巩膜操作通道分别入内窥镜及激光头，于监视器观察下利用810nm二极管半导体激光破坏睫状突。一般激光参数设定为能量400mW、持续时间400ms，并根据光凝效果调整能量大小，以睫状突明显漂白、皱缩，而又不发生爆破为宜（图5-3-3）。光凝时尽量囊括睫状突全长。光凝范围为90°～270°。小于90°降眼压效果不明显，超过270°则术后低眼压、眼球萎缩可能性增大。具体手术范围依患者情况而定：术前眼压较高、房角损伤范围较广的，手术范围大一些；术前眼压升高幅度不大，房角损伤范围小的，光凝范围可小一些。

如无明显玻璃体病变，上方两巩膜穿刺口制作时可较正常玻璃体切除术靠近一些（可选择11点、1点位），以减少内窥镜与激光头之间的操作夹角，从而增大两器械共同操作角，加大光凝范围，交换通道操作亦可增加光凝范围。Uram所介绍的新型内窥镜集照明、图像采集、操作通道为一体，几乎无操作死角，可通过操作通道入激光光纤进行睫状突光凝。但此类光纤聚焦稍差，光凝效果欠佳。北京同仁医院眼科中心目前采用普通眼内激光光纤，由另一通道入内窥镜引导光凝，光凝效果较为确实，且对于具有玻璃体手术经验的医生而言其操作难度并未增加。

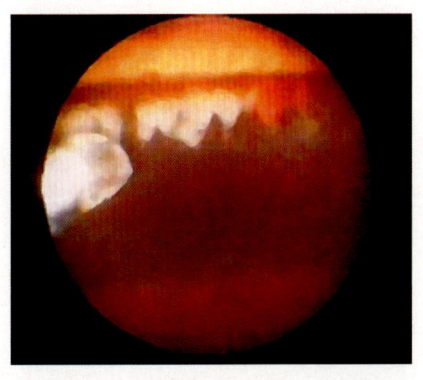

图5-3-3　眼内窥镜下睫状突光凝

（5）其他眼内手术操作：如合并玻璃体视网膜病变则行玻璃体切除术；视网膜无明显病变者可同时行人工晶状体植入术。

手术并发症及处理

1. 手术中及术后出血 术中、术后出血基本上是由于手术中激光能量过高造成睫状体组织爆裂引起的创面出血。预防主要是注意术中激光能量的设定应由低至高逐渐进行，激光头与睫状体的距离应稳定不宜过近。手术中出血可通过提高灌注压止血，效果不佳者可光凝出血部位周围睫状体以减少血液灌注达到止血目的。出血量较大者需行玻璃体切除清除玻璃体腔积血。术后予以止血药物，双眼遮盖，高卧位或侧卧位避免出血沉积于黄斑部。术后迟发性出血较为少见，一般出血量亦较少，予以药物对症治疗多可自行吸收。

2. 手术后一过性高眼压 由于手术的高精确性，小梁网等周边组织极少受累，手术后眼压多平稳。极少数患者可一过性高眼压，可能是由术后反应性炎症及出血经小梁外排等引起，通过药物对症治疗短期内多可下降至正常水平。个别患者可能需要前房穿刺控制高眼压发作，但因其作用时限短并存在一定并发症危险，因此不作为常规处理方法。

3. 反应性色素膜炎 手术本身造成的炎性反应轻微。严重者多为术前即存在明显色素膜损伤的患者。局部、全身应用糖皮质激素及非甾体类抗炎药治疗。

4. 手术后眼压失控 眼外伤患者病情的多样性使得无法确定一个统一的眼压失控的标准。对于视力预后不佳，手术目的仅为减轻疼痛、保持外观的患者，即便有时术后眼压达到30mmHg仍可接受。对于眼底条件较好，视力提高可能性较大的患者应将眼压控制相对严格。但与原发性青光眼患者不同的是，外伤患者视网膜节细胞对眼压的耐受阈正常，因此其目标眼压可设定相应较高一些。一般手术后眼压控制于25mmHg以下即可，仅需定期观察；眼压超过25mmHg在观察同时可应用局部抗青光眼药物，如β-受体阻滞剂、碳酸酐酶抑制剂等控制眼压；对于局部药物控制不良，眼压超过30mmHg者应全身给予碳酸酐酶抑制剂、脱水剂并考虑再次手术。由于眼压升高可能为手术后反应性，故如非难以控制的持续性高眼压，应观察1个月以上再考虑二次手术较为妥当。

5. 术后持续性低眼压及眼球萎缩 因手术精度高，对手术范围外睫状体无损伤，故保留60°~90°正常睫状体可避免术后持续性低眼压的发生。

6. 其他玻璃体切除术相关并发症 如角膜混浊、角膜上皮损伤、眼内出血、脉络膜脱离、视网膜脱离、感染性眼内炎等。

（二）经角膜缘入路睫状突光凝术

适应证

（1）具有明确房角损伤合并眼压增高的无晶状体眼及人工晶状体眼。
（2）眼压增高合并晶状体病变需摘除晶状体者。

手术步骤及要点

（1）切口：采用经角膜缘隧道切口。目前，大量老年性白内障患者行超声乳化白内障摘除术时采用透明角膜切口。但此手术眼内操作较多，操作幅度大，手术时间长，因而除非技术操作极其熟练者，一般不建议使用透明角膜切口。

（2）合并晶状体混浊者行晶状体摘除术。

（3）内窥镜睫状突光凝：由于虹膜及晶状体囊袋影响，手术野较小，故建议采用单通道入路，不为激光光纤另建切口，而是应用内窥镜配套光纤，经窥镜中固化的操作通道进行光凝，这样操作较为方便。

大量粘弹剂充分填充晶状体囊袋。内窥镜探头经角膜缘切口伸入虹膜后,进行睫状突光凝(图5-3-4)。光凝范围、参数等同经睫状体平部晶状体、玻璃体切除联合内窥镜引导睫状突光凝。光凝结束后行眼底检查,如眼底条件良好则可行人工晶状体植入,如已存在视神经萎缩或存在其他视网膜病变者则不考虑植入人工晶状体。

(4)注吸前房内粘弹剂:充分吸净前房内粘弹剂后,如角膜缘切口自闭良好则无需缝合,否则可予以10-0线间断缝合。结膜切口6-0可吸收线埋藏式缝合。

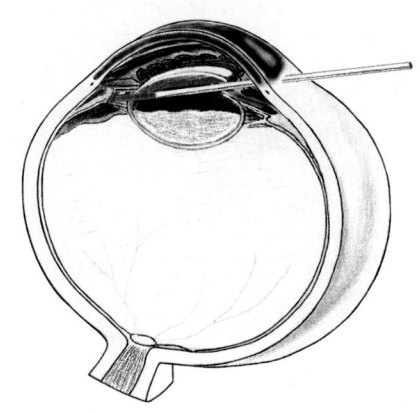

图5-3-4 经角膜缘入路眼内窥镜下睫状突光凝

术中及术后并发症及处理

1. 晶状体后囊破裂 除晶状体摘除时所致晶状体后囊破裂外,多由于操作不当、动作粗暴致内窥镜探头划破后囊。后囊破口不大者可继续按原方案完成手术及植入人工晶状体。后囊破裂较大者需行前玻璃体切除,而后继续完成睫状突光凝,需植入人工晶状体者可行人工晶状体睫状沟固定术。

2. 角膜损伤 多为角膜内皮损伤,表现为术后角膜基质水肿、皱褶等。根本解决方法在于提高手术技巧,减少前房操作对角膜内皮的影响。术前有条件者可行角膜内皮细胞计数检查,对于细胞计数少于800/mm² 者,晶状体术后有角膜内皮失代偿的可能。术中正确应用粘弹剂可减少前房操作对角膜的损伤。术后可予以50%葡萄糖及维生素C静点以缩短恢复期。目前仍无有效药物治疗角膜失代偿,一旦发生,角膜层间烧灼可控制大泡性角膜病变所致的疼痛,而有视力要求者穿透性角膜移植是唯一的方法。

3. 虹膜损伤 内窥镜所配激光光纤头端是暴露的,光凝时一旦与虹膜接触即可造成虹膜损伤。经前路操作工作面窄,激光光纤与虹膜距离极近,而且术者操作时经监视器观察的仅是内窥镜视野所见,无法观察到探头与虹膜的关系,这是造成虹膜损伤的主要原因。对此,术中应用粘弹剂充分填充晶状体囊以增大工作间隙,助手应辅助术者观察探头位置,这样可有助于减少此类并发症的发生。当探头损伤虹膜并与之发生粘连时不要立即撤出探头,可通过角膜辅切口入晶状体定位钩辅助分离粘连后再撤出探头,以防粘连时牵拉探头造成虹膜根部断离。

4. 术后一过性高眼压 除经睫状体平部晶状体、玻璃体切除联合内窥镜引导睫状突光凝所涉及的原因外,粘弹剂残留亦为术后高眼压的原因。术中应注意吸净前房内粘弹剂,对于术后怀疑粘弹剂残留的可试行前房穿刺、冲洗术。

5. 术后眼压失控、反应性色素膜炎、持续性低眼压等 处理同前。

(郑鹏飞 庞秀琴)

第六章　晶状体外伤手术

各种眼外伤的致伤因素，常常会导致晶状体的混浊、脱位，同时，还会引起晶状体相邻的眼组织损伤，由于晶状体是眼屈光间质的重要组成部分，手术治疗对于恢复完整的视觉功能有重要意义。与老年性白内障不同，外伤性白内障的表现要相对复杂多样，晶状体本身的混浊不再是问题的主要方面，外伤导致的晶状体位置异常、囊膜破损以及并发的青光眼和眼后段病变，常常成为设计手术方案时首要考虑的问题。因此，手术处理更具灵活性和技巧性。

手术方法主要包括白内障囊外摘除术、白内障超声乳化术（phacoemulsification，Phaco）及人工晶状体（intraocular lens，IOL）植入术。眼底无明显病变者，可以一期植入IOL；对于继发青光眼和后段病变者，需要实施联合手术；伴发虹膜根部断离的患者，应同时进行断离的修复并植入IOL，以求最大程度恢复术后视力。

第一节　外伤性白内障手术

一、白内障超声乳化术及人工晶状体植入术

适应证

各种外伤性白内障，伴有晶状体皮质膨胀或瞳孔阻滞性青光眼，手术前估计后囊膜完整或后囊膜破裂较小的患者。

术前检查

（1）视功能检查：是一项很重要检查，术前不容忽略。若术眼视功能不佳，估计预后视力差。必要时应行VEP等检查，有助于术前全面掌握病情，并向患者充分解释预后及视力变化。

（2）眼压检查：低眼压时，要排除外伤性睫状体脱离、脉络膜脱离等，并在手术前完成相关的检查；

高眼压时，术前要仔细记录外伤后眼压升高的时间、程度、使用药物的种类和对药物的反应，这对设计手术方式有重要参考价值。

（3）泪道检查：所有患者术前均需行泪道冲洗。若合并有泪道感染，则需首先抗感染治疗或行泪道手术，暂缓白内障摘除。

（4）角膜内皮计数检测：有条件的医院尽量做术前检测，特别是角膜损伤的患者，具有重要的临床意义。

（5）虹膜检查：主要针对有穿通伤的患者，重点检查局部有无萎缩、粘连或弹道，以判断有无眼内异物可能。

（6）瞳孔大小和形状的检查：若瞳孔能够散大，应注意观察散大后的瞳孔边缘有无玻璃体纤维，对于透明的玻璃体，有时需要调整裂隙灯的投照角度，才能辨认出来。有玻璃体疝时，则提示相应钟点位置存在晶状体悬韧带断离，需要在撕囊和吸出皮质的时候倍加小心。若瞳孔不能散大，要对后粘连程度做出估计，以便提前准备虹膜拉钩等器械。

（7）晶状体表面和颜色的检查：对于陈旧性外伤性白内障，要着重观察有无棕黄色外观，特别是散大瞳孔后，晶状体周边部有无上述体征，部分被漏诊的眼内异物往往由此发现。有铁/铜质沉着症时，悬韧带脆弱，在手术操作的各个步骤均需小心。同时进行眼内异物的定位与摘出。

（8）A超或（和）B超检查：若遇角膜伤口极度不规则，不能准确进行检查，测量对侧健眼的A超结果，对计算外伤眼IOL度数有重要参考价值；伤眼的B超结果，能提供眼后段的情况，对于手术方式选择有重要参考，如有严重的玻璃体混浊或视网膜脱离，则需要联合玻璃体切除手术。

（9）对侧眼视力和屈光状态的检查与分析：若术前估计伤眼可能一期植入IOL，需要准确查出对侧眼的矫正视力和屈光状态，以便确定受伤眼IOL的度数，双眼屈光参差一般不超过2.00D。

（10）X线摄片检查：穿通伤后的白内障，术前充分排除眼内异物存在的可能性。若发现异物，则需要做联合手术摘出异物。

手术步骤

（1）球后麻醉或表面麻醉。

（2）根据后囊膜是否完整设计透明角膜切口或巩膜隧道切口。隧道切口有利于术中后囊膜破裂者在睫状沟缝合固定型IOL。以巩膜隧道口为例：在正上方做长约5.0mm、以穹窿为基底的结膜瓣，止血，在2～3点位角膜缘内1mm以15°尖刀作辅助切口。

（3）上方角膜缘后2mm，使用Crescent刀，做1/2厚度的巩膜板层隧道，外口3～4mm宽，内口同样大小或4～6mm宽。

（4）Slit3.2mm穿刺刀开放巩膜隧道内口。

（5）前房内注入粘弹剂。

（6）连续环形撕囊（CCC），水分离。

（7）超声乳化摘除晶状体核。

（8）用灌/吸手柄吸除残留晶状体皮质，前房内再次注入适量粘弹剂。

（9）囊袋内（或睫状沟内）植入折叠式IOL，或扩大切口植入5.5～6mm硬性IOL。

（10）吸除残留粘弹剂。

（11）前房内注入0.01%CARBACHOL（卡米可林）0.3ml，或将毛果芸香碱注射液用生理盐水稀释1倍后冲洗前房、缩瞳。

（12）结膜烧灼复位。

（13）结膜下注射妥布霉素2万U+地塞米松2～3mg。抗生素眼药膏涂结膜囊，单眼包扎。

注意要点

（1）对于大多数年轻的外伤性白内障患者，晶状体核较软，加之外伤后，房水进入晶状体，使原本较硬的核，浸泡后变软，超声乳化手术中要尽量使用低负压、低流量、低能量，若使用超声乳化的机会相对少，可以直接接通 I/A 手柄，进行注吸操作。

（2）后囊破裂时，IOL 的植入尽量要一步到位，过多操作极易使后囊破口迅速扩大，IOL 难以再按计划植入囊袋内或前囊前方。前襻应准确被"插"到预定钟点位置，此后，将后襻的尾部嵌顿在切口处，暂不急于将后襻先送入前房，确认前襻抵达正确位置后，再植入后襻。

（3）在吸出残留粘弹剂过程中，若有后囊破裂，注意使用低负压，低流量，此举也是为了减少 IOL 在眼内的移动。将 I/A 注吸头轻轻抵在 IOL 光学部中央，可以帮助维持 IOL 的稳定，由脚踏 2 档的低位开始，逐渐上升，见到粘弹剂能被吸出即可，不必追求更快速的吸出效率。IOL 后方残留的粘弹剂，不必刻意吸净，尤其要避免将 I/A 注吸头伸到 IOL 后面进行注吸。

术中并发症及处理

主要是后囊破裂和玻璃体的处理。如果手术前就确认后囊破裂，玻璃体已经进入前房者，可有两种情况：①对于硬核病例，难以单纯吸出，则需要及时改成白内障现代囊外摘除术或预先在睫状体平部插入灌注头按玻璃体切除准备；②对于软核病例，注吸皮质时，尽量不要使用 I/A 头进行吸出操作，而改用抽吸负压相对小的手动注吸操作，对于和玻璃体混粘在一起的皮质，则不能勉强吸出，而应改行前部玻璃体切除。

若在核成功吸出后，后囊破裂，玻璃体大量进入前房，必须在术中彻底处理，原则上先不急于 IOL 植入，有条件者最好及时改行玻璃体切除，以 21G（0.8mm）针头制作弯针接入灌注液，由辅助切口进入前房，进行双通道的前部玻璃体切除，切割头可以从角膜切口进入前房（图 6-1-1A、B），也可以在距角膜缘 3.5mm 的睫状体平部另做切口（图 6-1-2A、B）。睫状体平部切除的优点在于，切割是在虹膜后进行，以免过多玻璃体被吸到前房。若没有玻璃体切割机，可使用显微剪剪除玻璃体，先用棉棒在切口处轻轻蘸起玻璃体，分次剪除，直至切口处不再有玻璃体嵌顿，然后深入前房内继续剪除瞳孔区和虹膜表面的玻璃体纤维，前房内玻璃体处理干净的标志是瞳孔恢复圆形，外观能缩小或没有成角畸形。若在术中能依照上述步骤处理好玻璃体，大多可以顺利完成 IOL 植入。若术中未能仔细彻底清除玻璃体，而勉强植入 IOL，即使术中 IOL 位正，术后大多会很快出现 IOL 移位，甚至可在术后首日即出现"落日综合征"。

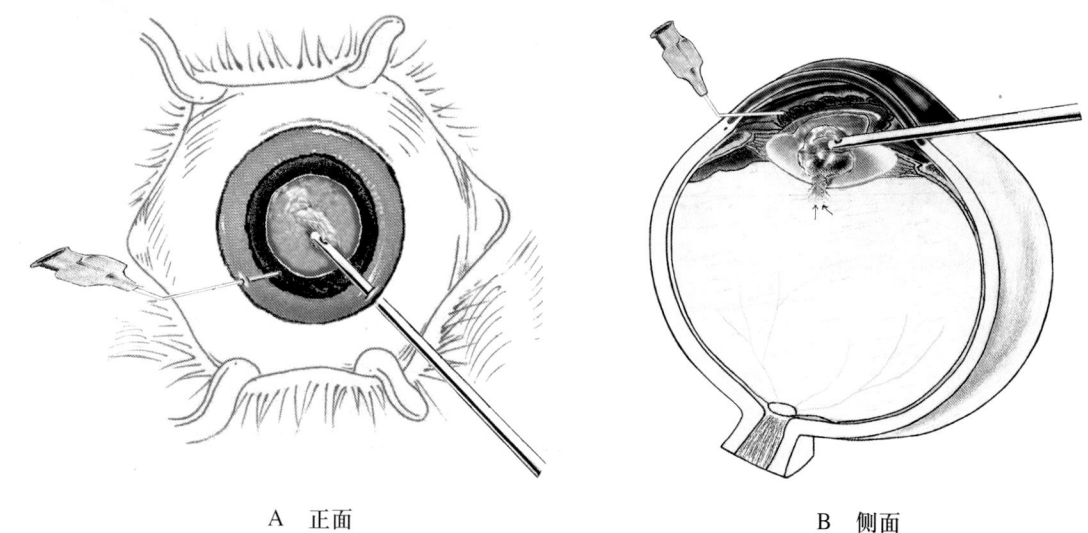

A 正面　　　　　　　　　　　　　　　B 侧面

图 6-1-1　后囊破裂，切割头自角膜缘入前房进行前部玻璃体切除

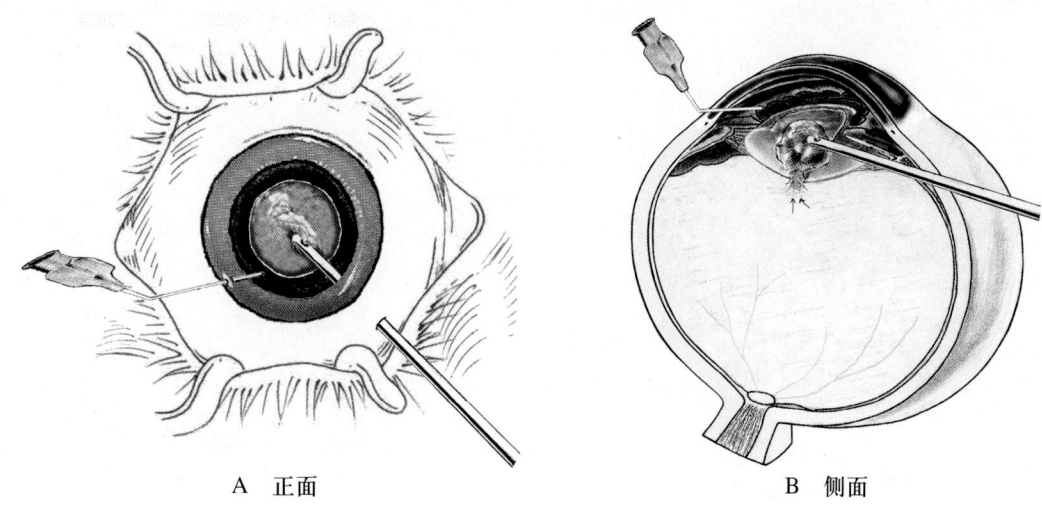

A 正面　　　　　　　　　　　　　　B 侧面

图6-1-2　后囊破裂，切割头自睫状体平部入路进行前部玻璃体切除

清除干净皮质后，再植入IOL，可以选择将IOL植入到囊袋内或睫状沟。后囊破裂口小于5mm，可以选用折叠IOL，但要尽量选用襻稍硬的三片式，为安全起见，最好植入到前囊前；后囊破裂口若大于5mm，不要轻易植入折叠IOL，而应选用PMMAIOL，实施IOL悬吊手术或前房型IOL植入。

一旦做出后囊破裂的判断，应立即停止Phaco操作，但不要抽出Phaco头，立即从辅助切口注入粘弹剂，以维持眼内压力和稳定核碎块。待前房加深后，再继续进行Phaco操作。为了防止核下沉，最好使用植入前房IOL时使用的滑板，垫在核的下方（图6-1-3）。如果发现晶状体核开始或已有部分下沉，切忌在前房内继续操作，迅速在角膜缘后3.5mm处做一穿刺口，然后将粘弹剂针头由此口进入玻璃体腔，先在核后注入部分粘弹剂，稳定住下沉的核，然后使用粘弹剂和针头的有效配合，将下沉至前部玻璃体腔的核"抬举"到前房内，迅速扩大原切口，果断改变成ECCE术将核娩出。在此过程中，最好使用高分散性、低粘滞性的粘弹剂，如Healon5（图6-1-4～6-1-6）。

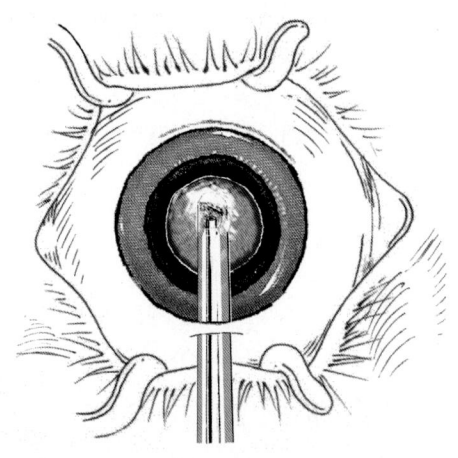

图6-1-3　将滑板垫在晶状体核下方，防止其下沉

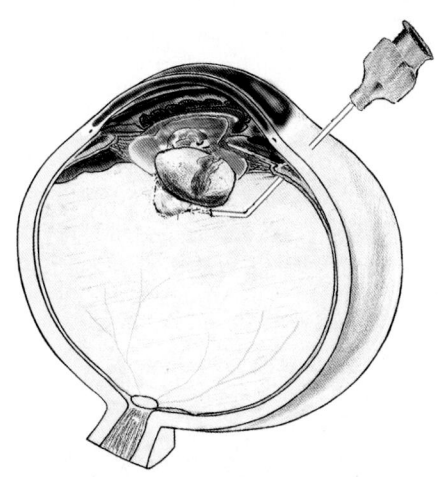

图6-1-4　经睫状体平部注入粘弹剂，托起下沉的晶状体核

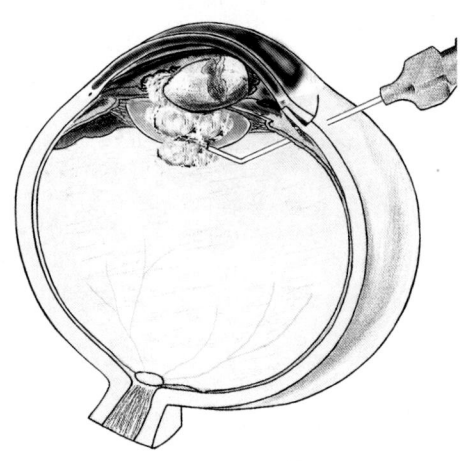
图 6-1-5　借助粘弹剂将晶状体核托至前房

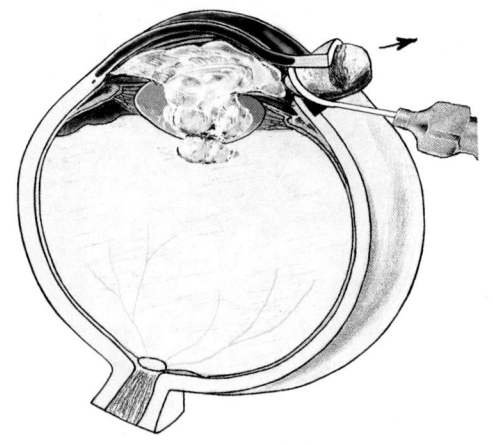
图 6-1-6　经角膜缘切口将核娩出

术后处理

1. 常规处理　术后次日可去除眼垫，抗生素滴眼液点眼，每日4次，使用糖皮质激素类、非甾体类滴眼液，每日4次，用4~6周，也可以根据病情，酌情缩短用药次数或时间。若为受伤时间比较短的急诊手术，手术后可常规全身给予抗生素3~5日。

2. 术后观察

（1）视力：对于术后裸眼视力较差者，要注意检查矫正视力和小孔视力。

（2）角膜：有无水肿和后弹力层皱褶，如果透过角膜尚可以看清楚前房内的大致结构，一般水肿能在术后数日内消退。

（3）切口：术后首日，若前房变浅，眼压偏低，则应注意切口有无渗漏。使用荧光素滤纸，行"溪流试验"（Seidel test），通过裂隙灯的钴蓝滤光片，能见到切口附近有荧光素被房水冲下来，形成"溪流"，即 Seidel test 阳性，则可判断切口渗漏。

（4）前房：注意有无出血、渗出。前房内渗出，在术后首日未出现，或渗出较轻，也不能掉以轻心，需要连续观察3~5日。

（5）瞳孔：注意瞳孔形状及大小。如果向上移位，要除外虹膜嵌顿；若术后首日瞳孔呈散大状，超过IOL光学部边缘，可以酌情仰卧体位或给予1%或2%的毛果芸香碱滴眼液进行缩瞳。

（6）IOL 位置：注意有无偏斜和夹持，有无IOL表面渗出膜，与虹膜有无后粘连。

（7）玻璃体和眼底：手术后若角膜清亮，而玻璃体腔混浊，模糊不能见眼底，甚至缺少红光反射，则要警惕眼内炎可能。

（8）眼压：眼压升高，大多在术后当日或当夜就会出现，要及时检查，估测眼压，以免贻误处理时机。

3. 手术后并发症的处理

（1）切口渗漏：采用局部加压包扎，若伴有虹膜嵌顿，则需要再次手术进行伤口修补。

（2）前房出血：轻者可以酌情给予止血药物，大多在数日内可以吸收。出血严重、继发青光眼者酌情考虑前房穿刺术。

（3）前房渗出：轻微的渗出反应可以局部滴用糖皮质激素类或非甾体类抗炎滴眼液，一般数日可吸收，如前房下方出现灰白色积脓，形成液平，则需警惕眼内炎的发生，应及时全身应用抗生素及糖皮质激素，必要时行前房穿刺冲洗、玻璃体注药或玻璃体切除术。

（4）IOL 位置偏斜：若有瞳孔夹持，则可以使用先散瞳，继而缩瞳的方法，解除夹持。如发现IOL光学部明显下沉或上移，远离瞳孔区，则需重新手术进行复位处理。

（5）术后高眼压：多是由于残留粘弹剂导致，一般对症处理，可在1~2日内缓解。

经验体会

（1）由于外伤后白内障不同于老年性白内障，通常病情各异，情况相对复杂和难以预料，手术时间也不确定，因此，一般不采用表面麻醉实施手术。球后麻醉后充分软化眼球，降低玻璃体腔压力，对于减轻术中玻璃体脱出很有帮助。

（2）术前考虑到后囊可能有穿通伤的病例，主张做上方巩膜隧道切口，因植入PMMA晶状体时，需扩大切口，若做角膜切口，日后易遗留较大的散光，因此术前应考虑到手术中可能出现的情况，这也是外伤手术和常规手术的不同点。

（3）手术切口位置的选择，也要根据患者的具体情况决定，尽量避开原已存在的伤口或切口，如小梁切除滤过口，以免加重该处的纤维增生反应，影响滤过效果。

（4）小瞳孔时的处理，首先选用粘弹剂和25G（0.5mm）钝针头分离粘连，也可以使用虹膜拉钩暂时将瞳孔扩大。若无拉钩，使用囊膜剪，剪开部分括约肌。

（5）撕囊时，要根据前囊情况，灵活处理。若前囊破口难以辨认，可以在粘弹剂的帮助下，用囊膜剪将前囊剪开。若连续环行撕囊操作有困难，就应该果断改为开罐式截囊或用囊膜剪剪开前囊。

（6）对于已经存在悬韧带断离者，连续环行撕囊的直径宜小不宜大，5mm左右比较理想，此种前囊膜在进行CCC操作时，更容易撕向周边部，且囊膜具有假弹性，即整个囊连同晶状体都会同时被拉动，撕囊直径过大会增加危险。因此，开始CCC操作时的用力部位，要尽量避开已有断离的钟点位置，同时，用力的方向应循切线方向。

若在术中发现前囊膜破裂较大，有长条状的游离前囊膜，应在粘弹剂辅助下，将其剪除，以免术中被超乳头误吸，导致裂口向赤道部延伸，危及后囊膜完整性。不论是撕囊还是截囊，前囊膜的周边部都要尽可能多保留，以方便IOL的植入。

水分层时，注入水量应相对少，以免过多的水使后囊破口继续扩大。已经存在囊膜周边裂口时，尽量避免采用水分离，可以水分界代替之。若判断存在悬韧带断离，则手术中尽量避免水分界操作，因为，水分界时，针头需要抵住硬核表面，带动核及其囊袋发生较大幅度的移动，进而容易扩大已有的悬韧带断离范围。因此，在外伤性白内障中，水分层技术（包括水分离、水分界两种技法）不能照搬套用，而应结合具体病例灵活掌握和运用。

（7）术中后囊破裂核下沉，是严重的术中并发症。出现以下几种征象，则强烈提示后囊破裂：前房突然加深；瞳孔变大；瞳孔边缘显得僵硬，缺乏活动性；核部分向玻璃体腔下沉；核的跟随性降低，不向Phaco针头靠拢；细碎皮质的跟随性降低。

如果晶状体核已完全沉到玻璃体腔内，切忌勉强操作，需改行玻璃体切除，残留的皮质完全可以留待其后的玻璃体切除来解决。若有条件行玻璃体切除，同时处理是最佳选择。

二、小切口白内障囊外摘除及人工晶状体植入术

适应证

各种外伤性及膜性白内障。

手术步骤

（1）球后麻醉，开睑器开睑，必要时上直肌牵拉固定。

（2）在鼻上或颞上象限做长约5.0mm，以穹窿为基底的结膜瓣。

（3）上方角膜缘后2mm，使用Crescent刀，做1/2厚度的巩膜板层隧道，外口3~4mm宽，内口同

样大小或 4～6mm 宽。

(4) Slit 穿刺刀由隧道底部穿刺进入前房。

(5) 前房内注入粘弹剂。

(6) 单纯开罐式截囊，或连续环形撕囊。

(7) 当有成形硬核时，使用带水的 25G 钝针头，推转晶状体核，使其脱位到前房内套出或直接使用晶状体圈匙娩出核。若没有成形的核，则可直接注吸皮质。

(8) IOL 植入同 Phaco 手术。

(9) 隧道切口可以根据闭合情况，使用 10-0 尼龙线缝合或自闭。

术中注意要点

(1) 手术切口的考虑：最好选择上方角膜缘后切口或巩膜隧道切口，除非手术前检查能确认后囊膜完整。因为，外伤性白内障的后囊膜常常是破裂的，折叠 IOL 不能使用，因此，透明角膜切口的意义就不大。而需要植入非折叠的 PMMA 材料的 IOL，若从角膜切口植入，则需要较大的切口，容易导致手术后角膜散光增加，另外，角膜切口也不便于处理前房内的玻璃体。做隧道切口时，最好使用一次性刀具，容易形成水密闭的切口。对于无硬核或仅有皮质的患者，开始制作切口时，内外口都不宜过大，只要能容纳注吸针头伸入即可。

(2) 关于前囊的处理：手术操作的第一步，是要从处理前囊膜入手，由于穿通伤引起的外伤性白内障，往往伴随有晶状体前囊膜的破裂，处理前囊时，首先要对前囊裂口的情况有所估计，选择截囊还是连续撕囊，要根据前囊伤口的具体情况而定。对前囊伤口的位置和形态的正确判断，常常需要借助粘弹剂。前囊破裂后，伤口处的皮质由于吸水膨胀，向外溢出，并与前囊裂口的边缘粘连混合，将前囊的裂口边缘遮盖，在不清楚撕裂口大小和其向周边延伸的范围之前，不要冒然由此处下手。正确的策略应该是先从尚未破裂处入手，这样，才可能减少原有前囊裂口进一步扩大的危险。

(3) 关于截囊或撕囊：在外伤性白内障，标准的连续环形撕囊（CCC），仅适合于下列情况：前囊无破口或破口很小、已经闭合，并且远离周边部。操作时还需格外小心。由于外伤后相当一部分前囊膜有破裂口，靠近周边部，难以完成标准的 CCC 操作，因此，临床上以开罐式截囊为主要方式。

不论是撕囊或截囊，如果前囊的裂口比较靠近周边部，且裂口已经向赤道部延伸，则要避免由此入手，对撕囊而言，首先要制造一个沿切线方向走行的前囊瓣，由于外伤后，撕裂口处的前囊大多呈放射状走行，少见沿切线方向的撕裂口，而且，此处放射状走行的撕裂口周围囊膜表面张力分布不均匀，边缘往往呈"绷紧"的高张力状态，若强行在此边缘地带制造一个撕囊的起始点，则该向下的力有相当一部分势必会沿高张力的前囊膜边缘传导至周边，其结果是极易使周边裂口进一步扩大，甚至后囊膜破裂。截囊时也存在同样问题。此外，注入粘弹剂也不宜过多，以免产生压力而使周边裂口扩大。当存在前囊裂口有向周边扩大的危险时，应选择一远离裂口的前囊部位进行撕囊或截囊。若难以在完整的囊膜处寻找到合适的截囊或撕囊起始点时，应选用囊膜剪直接剪开已经裂开的前囊膜。

无论撕囊还是截囊，都不宜过大，万一在术中发生后囊破裂，可利用周边前囊膜的支撑，将 IOL 植入到前囊膜前，撕囊时，不一定要撕成几何的正圆形，可以略微不对称，一般上方要尽量靠边缘，这样可使上方的残余皮质更容易被吸出，减少操作时间和难度。

(4) 水分层技术的使用：由于在外伤性白内障中，后囊膜常存在破口，如果是儿童患者，特别是在不能确定后囊膜是否完整的情况下，一般不主张水分层。需要时，要尽量避免使用水分离，而改用水分界。因为，水分离是将水注入后囊和外层皮质之间，外伤性白内障的后囊往往比较脆弱，水分离时产生的压力，容易造成后囊破裂，而水分界则不然，它是将水注入核与内层皮质之间，对后囊不直接产生压力。若必须进行水分离，应多加小心，不要注入过多的水，且注水时速度要慢，以免压力过大，使原本已经存在的后囊膜裂口扩大。术中还可根据水分离时的征象间接判断后囊完整与否。若在注水时，乳化的皮质不是很容易地就溢入前房，而且感觉阻力变小，就应该意识到后囊可能已破裂，应立即停止操作。

（5）关于皮质的处理：在注吸皮质时，要先吸容易吸出的部分。一旦原本就存在后囊膜破裂，不但上方不易吸出的部分难以顺利吸出，即使是容易吸出的部分，也会因后囊膜破裂、玻璃体干扰而变得难以吸出。

注吸上方残余皮质时，如果使用直头的注吸头难以吸出，则不能勉强，有条件者最好使用弯头的"12点钟注吸针头"。少量残留的皮质，可以留置到IOL植入后再吸出，残留在周边部与囊膜伤口有粘连的少量皮质可以留置，它对于稳定囊膜的支撑作用，防止囊膜的撕裂口继续向周边扩大有好处。

术中并发症及处理

（1）关于后囊破裂的处理：一旦出现后囊破裂，先停止注吸操作，用粘弹剂将裂口附近的玻璃体压下，其后的操作都应该力求准确和一步到位，在不扰动玻璃体的前提下，尽快将残余的皮质吸出来。若晶状体皮质已经与玻璃体混在一起，则皮质就很难被单独吸出。发生皮质与玻璃体粘连的特征是：在注吸针顶端，受到吸引的皮质没有紧紧被吸附在该处，相反，注吸针头被透明的玻璃体阻塞。此时操作的主要目的已经不是吸出残余的晶状体皮质，而是处理溢出的玻璃体。少许晶状体皮质残留，可以留待自行吸收，但对成形的玻璃体纤维应该给予必要的处理。

后囊破裂后，如果前囊的周边足够完整和结实，则可以将IOL植入到前囊前面。如前后囊的中央裂口比较大，没有绝对把握，不要冒然植入折叠IOL，特别是一体式的折叠IOL，以避免日后囊膜收缩，造成IOL被夹持或光学部倾斜，严重者可导致IOL脱位到玻璃体腔内。有把握的术者，可以植入三片式、光学直径相对大、大"C"襻的折叠IOL，如AR40E（Allegen公司），此种IOL的材质相对较硬，有利于抵抗囊袋和机化膜的收缩。

（2）若同时有明显的玻璃体混浊，需要同时进行后部玻璃体切除者，则应在手术开始时，先放置灌注，以备玻璃体切除，实施晶状体玻璃体联合切除。

经验体会

（1）儿童白内障手术，处于容易发生弱视的年龄，3岁以内的外伤，可以先行ECCE，术后配镜进行弱视训练，5岁左右眼部条件较好时可选一期植入IOL。小儿的IOL最好植入到囊袋内或睫状沟内，一般不建议采用巩膜缝合固定的方法，因其术后容易引发葡萄膜反应。为了防止和减轻与前葡萄膜相关的炎症反应，可以在术后立即给予糖皮质激素滴眼液频点或口服，反应比较重的患者，可给予泼尼松口服，1mg/（kg·d）体重，连用7日，然后逐渐减量。

（2）陈旧性外伤性白内障，周边皮质往往如烧饼的边，有一定硬度，不易吸出。可以使用钝的器械在前囊膜表面轻轻按摩，使得成块的部分逐渐移到瞳孔区而取出。

（3）隧道外切口时，巩膜板层的深度不能太浅，否则手术完毕时，容易造成隧道顶部薄弱变形，难以维持隧道的密闭性和外口的闭合。为了增加安全性，可在隧道中央缝合一针，不必过紧，只要能使外口的前后唇对合即可。

（4）铁/铜质沉着症，前囊膜比较韧，而悬韧带则比较脆弱，撕囊时要注意。

（5）对于术中仅有部分后囊膜破裂者，尽量把两个襻都放入睫状沟内，即使残存的后囊尚可利用，也不必把其中一个襻放在睫状沟，而另一个放在囊袋内，这样，会造成IOL光学部倾斜，产生较明显的散光。

（6）对于伤后出现的虹膜后粘连，一般使用粘弹剂针头就足以将其钝性分开。若时间比较长久，虹膜与其下的灰白色机化膜紧密粘连，则不易钝性分开，需要用囊膜剪伸入前房，剪开机化膜。欲放置IOL襻的部位，要确切分离虹膜后粘连。具体的操作方法是，粘弹剂针头进入前房后，先从未粘连处伸入虹膜后方，充分借助粘弹剂的液体工具力量将粘连处顶起，若粘连在瞳孔缘处仍然紧密，粘弹剂本身力量不足以分开,则继续使用粘弹剂针头的侧缘轻轻钝性划开,针的长径最好不要与粘连带平行,而应与粘连的一端成一角度,一点一点"推"开线状粘连的瞳孔缘。上述操作时,避免用力过大,防止出现虹膜根部被拉断和出血。若粘连很紧密,单纯使用粘弹剂针头就难以奏效,需要改用囊膜剪将粘连处剪开,剪开时,尽量不要紧贴囊膜,以免在囊膜上造成不必要的破口。若在上方12点位有虹膜后粘连,直接从上方切口进入器械不容易操作,则可以选择在3点或9点位穿刺,作一个可以自闭的辅助切口,由此进针分离。也可在12点位做虹膜根部切除,以此口剪开上方瞳孔缘后粘连。

(7) 对于后囊破裂,不适宜一期植入IOL者,则二期手术至少在2个月后进行。过早手术,残留的囊膜尚未能形成足够结实的支撑,IOL容易不稳定,而且术后反应也大。二期手术时,一般选择光学部直径为6mm或7mm的PMMA材料硬质IOL,不常选用折叠IOL,尤其是光学直径相对小的一片式IOL,原因是囊膜大部分不完整时,植入光学部相对小的一片式折叠IOL,很容易向玻璃体腔内脱位。

(8) 若后囊膜破裂较大,玻璃体呈大团状溢出,则可以发现虹膜边缘略向后方卷曲,活动度降低、僵硬,向虹膜后方注入粘弹剂困难,不易将虹膜向前顶起,此时,应及时改行前部玻璃体切除,直到该处虹膜能恢复活动,无成角畸形。此种情况下若要一期植入IOL,手术方式只能有两种选择:悬吊式IOL或植入前房型IOL。

三、小梁切除联合白内障摘除及人工晶状体植入术

对于外伤性白内障患者而言,各种致伤因素在造成晶状体混浊的同时,常常不可避免地也造成眼部其他结构的创伤,眼前后段均可累及,与眼前段有关的主要是继发性青光眼。本小节主要涉及外伤性白内障继发青光眼的联合手术治疗。

联合手术具有以下优点:①可以避免二次或二次以上眼内手术,因多次内眼手术不但容易招致其他相关并发症,同时增加患者负担;②术后恢复视力的同时,眼压得以控制,避免了持续高眼压对外伤眼视功能的进一步损害;③从理论上讲,两次手术操作合并为一次,减少了操作对角巩膜切口、球结膜及筋膜的机械损伤,有利于减轻滤过手术后的纤维增生反应。

近年来,由于非穿透性滤过手术的兴起,联合手术中也有采用非穿透性滤过手术来代替传统的小梁切除术。联合手术的手术方式有多种,主要根据外伤后的具体病情而设计,目前主要的联合手术方式包括:

ECCE + IOL + 小梁切除 + (MMC)

Phaco + IOL + 小梁切除 + (MMC)

Phaco + IOL + 深层巩膜瓣切除术 + (MMC)

Phaco + IOL + 粘弹剂Schlemm管扩张术 + (MMC)

以下着重介绍前两种。

(一) ECCE + IOL + 小梁切除 + (MMC)

适应证

(1) 外伤性白内障合并继发性青光眼,药物控制不满意,包括广泛的虹膜前粘连或前房角后退等。

(2) 青光眼患者合并外伤性白内障。

在没有条件开展白内障超声乳化的情况下,可以采用传统的白内障囊外摘除+IOL+小梁切除术式。此种手术白内障核的硬度在三级以上。一般此种手术的操作流程与单纯ECCE+IOL和单纯小梁切除手术没有很大区别。实际操作中,可以选择巩膜瓣偏位和正中两种术式(图6-1-7、6-1-8)。巩膜瓣偏位设计的优点在于能够降低术中注吸针反复进出前房的机械损伤,进而减轻手术后的纤维增生反应,有利于维持滤过的持久通畅。

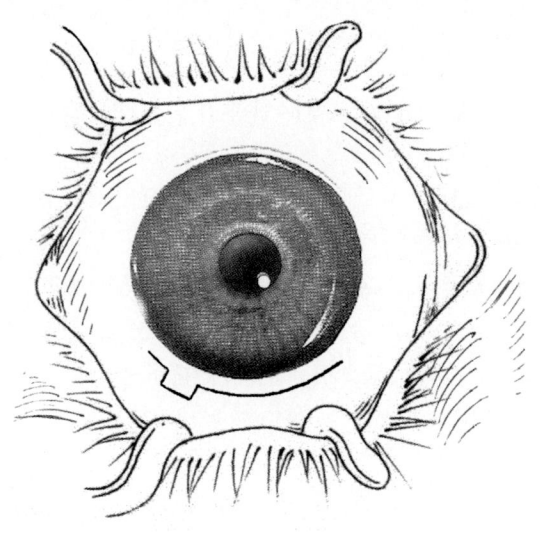

图 6-1-7　巩膜瓣偏向一侧

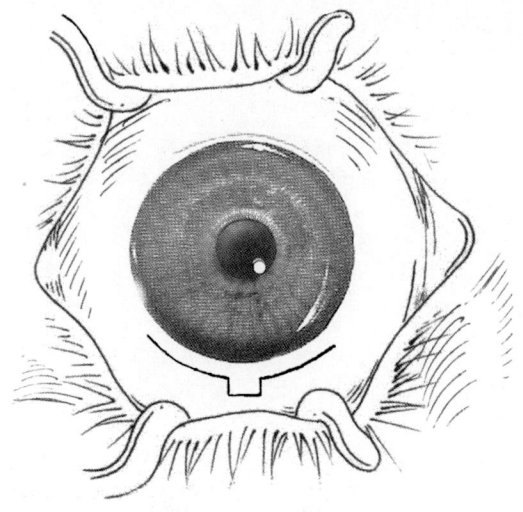

图 6-1-8　巩膜瓣位于正中

术前准备

手术前 30 分钟开始使用短效散瞳剂，眼压过高者，术前给予静点甘露醇或口服甘油盐水降压。

手术步骤

（1）开睑器开睑、上直肌固定牵引线。

（2）结膜瓣在鼻上或颞上方象限，做 5.0mm 长的穹窿为基底的结膜瓣。

（3）电凝止血或烧灼止血。

（4）巩膜隧道与巩膜瓣于角膜缘后 1.5mm 处，行巩膜水平切口，用 Crescent 刀做一宽约 4mm、1/2 巩膜厚度的巩膜隧道切口，深达角膜缘内 1mm。然后，变巩膜隧道上壁为巩膜瓣，即在巩膜隧道的两侧，沿着放射状方向剪开或用尖刀划开，形成近似长方形巩膜瓣（若习惯使用尖刀片制作巩膜瓣，也可以依常规小梁切除手术时巩膜板层的剥制方法，进行操作），助手用显微无齿镊，轻轻夹住巩膜瓣的游离端，将其向角膜方向轻轻反转掀起，充分暴露巩膜瓣下的深层巩膜床。放置 0.4mg/ml MMC 棉片 1~3 分钟。

（5）在深层巩膜床区域，预先用尖刀划出小梁切除区的划痕，约 2mm×1.5mm，暂时留置不切穿。角膜缘切口：由小梁切除区的前界划痕，沿着角膜缘，先向两侧预制角膜缘切口划痕，然后切开上述切口，进入前房。

（6）白内障摘除及 IOL 步骤，均参照常规 ECCE 手术。IOL 植入后，需要使用缩瞳剂将瞳孔缩小。

（7）小梁切除在角膜缘切口的后唇上，沿预先制作好的小梁切除区刀痕，小心剪除小梁组织，并同时做周边虹膜切除。

（8）巩膜瓣复位缝合使用 10-0 尼龙线，间断缝合巩膜瓣，球结膜复位至角膜缘处，间断缝合至水密合。

术中注意要点

（1）如考虑到再次行滤过手术的可能性，巩膜板层的位置应尽量选择偏向鼻侧象限，以便预留出颞侧象限为日后所用。

（2）上方晶状体皮质要尽量吸净，尤其是对应于虹膜周边切除的部位，以免该处皮质将周切口堵塞，导致滤过不畅。

（3）如果上方虹膜完整，则主张先做 ECCE+IOL，然后再做小梁切除，因为完整的虹膜有利于阻止可能出现的玻璃体外溢。

经验体会

（1）由于外伤眼经常伴有球结膜和巩膜的损伤，所以，巩膜瓣的位置要尽量避开上述伤口和瘢痕处，以提高手术后滤过的成功率和减少渗漏等并发症。

（2）不论是同一切口还是巩膜瓣偏位的切口，开始做切口时，都不宜过大，大多数外伤性白内障核比较软，不超过4mm的外切口一般足够吸出，如果可以植入折叠IOL，通常不需要再扩大切口，倘若需要植入光学部相对大的IOL，则可酌情扩大切口。这样可以避免不必要的切口过大及由此造成的散光。

（3）在注吸皮质前，角膜缘的切口比较大时，应尽量先将切口缝合1～2针，这样能有效保证在注吸皮质时前房充分形成，既能提高吸出的效率，防止虹膜脱出，又能减少角膜内皮损伤。

（4）若上方切口附近存有小的虹膜根部断离，可利用此断离口代替虹膜根部切除，从而减少手术操作步骤。但需注意该处晶状体悬韧带是否健康。

（二）白内障超声乳化摘除术（Phaco）＋IOL＋小梁切除＋（MMC）

如果能够熟练进行Phaco手术操作，在联合手术中，完全可以采用角膜缘内透明切口的Phaco手术代替ECCE术。这样，不但可以将经典的Phaco手术和经典的小梁切除术完美结合，并且可以在很大程度上克服上述缺点，提高手术后滤过的成功率。除非没有条件进行Phaco手术，或其他特殊情况，一般要尽量避免在联合手术中制作大的角膜切口，因此，在联合手术中，Phaco手术有取代ECCE术式的趋势。

适应证

外伤性白内障继发性青光眼，药物控制不满意者。

术前准备

手术前30分钟开始使用短效散瞳剂，眼压过高者，术前给予静点甘露醇或口服甘油盐水。

手术方法

根据白内障手术和小梁切除手术部位的相互关系，可以大致分成两类，即单一切口、双切口术式。

1. 单一切口术式 白内障摘除和小梁切除切口均设计在角膜缘。

（1）单一切口的优点：角膜上没有切口，避免了手术造成的角膜散光。

（2）单一切口的缺点：两个手术的操作都集中在角巩膜缘附近同一个狭小的部位进行，手术器械造成的机械损伤容易导致手术后滤过口过度的纤维增生反应，增加了滤过失败的机会。

（3）具体适用于：上方角膜有新鲜裂口，不适合于做透明角膜切口者；手术前估计不能植入折叠IOL，而只能植入PMMA IOL者；估计后囊已经破裂，手术中可能扩大切口者；晶状体内有异物，手术中可能需要一并摘取异物者。

（4）单一切口术式手术步骤：①鼻上象限做长约5.0mm，以穹窿为基底的结膜瓣，止血。②于角膜缘后1.5mm做巩膜平行切口，1/2厚度，再做巩膜隧道，3～4mm宽，剥离至角膜缘内1mm。③3点位做角膜辅助切口。3.2mm穿刺刀由隧道顶端穿入前房。④Phaco操作，IOL植入同常规步骤。⑤沿着放射状方向将巩膜隧道的两侧剪开。⑥在隧道切口的内口向后方剪除1.5～2.0mm大小的小梁组织。⑦虹膜根部全层切除。⑧10-0尼龙线间断缝合巩膜瓣2针，使巩膜瓣水密合即可，可将平衡盐溶液由辅助切口注入，以巩膜瓣不漏水为宜。⑨缝合结膜。

2. 双切口术式 所谓双切口是指进行白内障操作的切口与小梁切除的部位分别位于角膜和角巩膜缘，相当于不同部位的两个独立手术。

（1）双切口的优点：角膜切口与角巩膜缘切口分别在不同的部位，各自的操作互不干扰，组织损伤

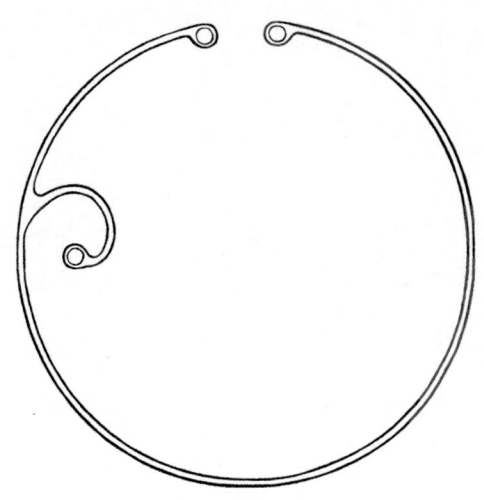
图 6-2-1　带缝合孔的囊袋内张力环

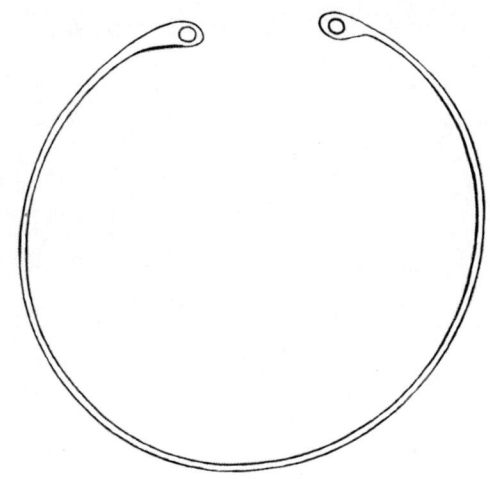
图 6-2-2　囊袋内张力环

（3）前房内注入粘弹剂，将脱入前房的玻璃体压至后房，前囊环形撕囊需小心谨慎，撕开前囊范围以 5mm 大小为宜，太小对摘除晶状体及植入张力环不利，太大则影响张力环支撑的稳定性。

（4）根据晶状体脱位的程度及超乳过程中晶状体的稳定性，决定张力环植入的时机，要有一个适当的空间方可顺利植入，如外伤后已存在悬韧带撕裂，CTR 的植入通常是在水分离之后进行。由于手术当中的悬韧带撕裂随时可能发生，因此，CTR 的植入也可以在手术的任何步骤插入。比如晶状体核部分吸除后，植入张力环增加晶状体的稳定性。

（5）张力环植入前先使用粘弹剂扩张囊袋，一般逆时针旋转 CTR 进入，前襻放在悬韧带薄弱之处，以防止悬韧带断离进一步扩大和玻璃体溢出，后襻用无齿镊子植入。也可以使用推注器植入。而后吸除皮质、植入 IOL。

并发症及处理

（1）张力环直径过大，在环的开口处可见有过多的折叠，若无其他问题可不予处理。

（2）在张力环植入过程中若发现后囊破裂，应中止植入，取出 CTR，改换其他手术方式。

（3）术后若发现 IOL 仍然偏位，可采取张力环连同 IOL 睫状沟缝合固定术。

经验体会

（1）检查晶状体脱位程度，一定要让患者在坐位和卧位两个体位下观察晶状体变化，特别是非外伤患者，坐位时在裂隙灯下看到晶状体位于瞳孔区，而当患者仰卧时发现晶状体已下垂于玻璃体腔，此时，应考虑晶状体切除或晶状体粉碎术。有些患者主诉坐位时视力好，仰卧位则看不清，也为医生诊断提供有益的参考价值。

（2）Marfan 综合征患者，晶状体脱位大多超过 180°，在脱位处的晶状体悬韧带同样坚韧，张力环植入后，最好在同期或二期将张力环连同 IOL 缝合固定在脱位方向睫状沟处，否则 IOL 仍然处于偏心状态。

（3）囊袋的实际大小与角膜大小，以及前房深度的比例关系并不是固定不变的，事先不能确切知道囊袋的大小，一般根据角膜大小选择相对大的张力环，环的两端即使有所重叠也并不构成什么问题，但过大的环，显得缺乏柔韧性，植入过程中，难免再导致悬韧带发生问题。对于这一点，在植入 CTR 时，应权衡利弊，不能起到张力环的作用时，需及时更改手术方式。

三、晶状体切除或超声粉碎术联合玻璃体切除及人工晶状体植入术

适应证

（1）超声乳化白内障摘除术中，晶状体核脱落于玻璃体腔内。
（2）晶状体脱位于前房或同时合并玻璃体混浊者。
（3）晶状体全脱位于玻璃体内合并玻璃体混浊者。
（4）单纯晶状体脱位且在眼内随体位改变而变化或局部有刺激症状者。

相对禁忌证

（1）高龄、晶状体脱位时间久且位置基本不变者，可观察。
（2）单眼、晶状体脱位无不良反应者。

手术步骤

（1）一般采用睫状体平部三切口，闭合式玻璃体切除手术方法。
（2）在晶状体或（和）玻璃体混浊看不到自睫状体平部插入的灌注头的情况下，可自上方2点睫状体平部切口处插入8号输液器针头衔接灌注切除晶状体，若患者年龄较大，可行晶状体粉碎摘除，而后行闭合式玻璃体切除术。
（3）晶状体、玻璃体切除后，详细检查眼底情况，估计术后能有一定的矫正视力，且不会发生视网膜脱离时，方可同期植入IOL。此时IOL植入多采取睫状沟缝合固定（详见第六章第四节）。
（4）脱位于玻璃体内的晶状体，当核较硬时，需行超声粉碎晶状体摘除。优点在于，①避免了经角膜缘120°切口摘除晶状体所造成的散光及伤口愈合缓慢；②自睫状体平部入路切除前玻璃体，避免了玻璃体牵拉虹膜导致瞳孔上移。

术中切除后极部及中轴区玻璃体，若周边玻璃体混浊则一并切除，眼内注入过氟化碳（重水）1～2ml即可（图6-2-3），重水若超过赤道部，碎核移至周边，不易寻找。超声粉碎首先吸住晶状体核，通过脚踏板控制超声吸引能量，直至将核全部粉碎吸出，残存皮质可改用切除吸引方式取出。如晶状体核硬，粉碎困难，长时间反复操作会增加视网膜损伤的危险，应停止操作，继续向玻璃体腔内注入重水达虹膜后，使晶状体浮起（图6-2-4），巩膜穿刺口塞入巩膜塞，切开角膜缘切口，用圈套器圈出，10-0线缝合切口。

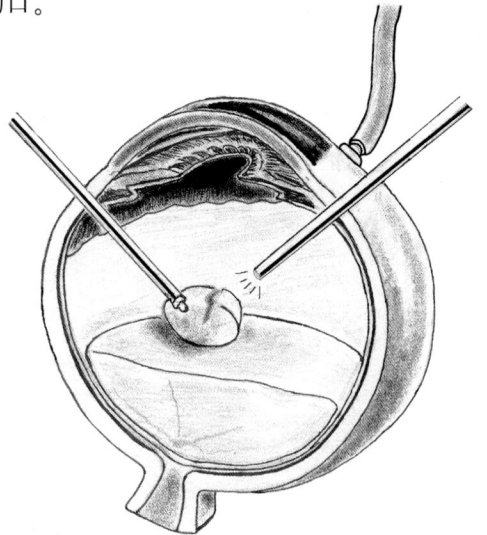

图6-2-3 注入少量重水将碎核浮起粉碎

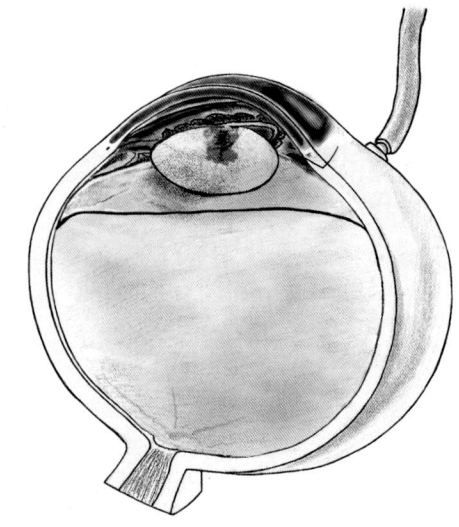

图6-2-4 注满重水将晶状体核浮起，经角膜缘切口摘除

（5）完成晶状体操作后，在导光纤维照明下使用笛针将重水全部取出。酌情行睫状沟缝合固定IOL或缩瞳后植入前房型IOL。

并发症及处理

1. 术中合并视网膜损伤 术中发现视网膜裂孔，行眼内激光、填充惰性气体或硅油，暂不植入IOL。

2. 重水残留 极少量残留可以不处理。一般术后在头低位的情况下，重水存留在下方前房角处。取出方法：患者坐在裂隙灯前，术者使用1ml注射器针头，在角膜缘内1mm，5点或7点处刺入前房抽出重水。

经验体会

（1）晶状体软核可直接吸住切除，或经角巩膜缘切口取出晶状体。硬核脱落于后极部时，最好应用重水将其浮起行超声粉碎，以免损伤视网膜。

（2）注入重水前需将玻璃体后界膜完全脱离后切除，否则重水与残留的玻璃体混合在一起不易取净。

（3）5级核或黑核脱落于玻璃体腔，不易使用超声粉碎，粉碎困难且费时，并对视网膜创伤大，将重水填满玻璃体腔，角膜缘切口摘除晶状体。

（4）对于晶状体脱位患者手术方案的设计，术前要有充分的计划及对预后的估计。无论是先天性或外伤性脱位，术中均有可能出现玻璃体视网膜的异常，笔者曾遇2例外伤患者在切除脱位晶状体过程中发现锯齿缘断离。有报道Marfan综合征患者40%合并视网膜病变。因此，要由有一定经验的玻璃体手术医生主刀或参与手术，随时应变，正确处理术中可能出现的情况。同时术前应向患者及家属充分交待手术预后问题。

第三节　人工晶状体脱位手术

一、概述

IOL脱位或半脱位是IOL植入术后较为严重的并发症。脱位的IOL不仅可直接损伤眼内组织，还会导致诸多并发症。IOL脱位多发生于后房型IOL植入术后，前房型IOL脱位则很少见。据统计，后房型IOL脱位的发生率在0.2%~3.0%不等，脱位可发生于术中，也可发生于术后数年内的任何时间。

后房型IOL半脱位时，根据其脱位的位置和方向，可表现为"瞳孔夹持综合征"、"挡风玻璃刮水器综合征"、"东西综合征"、"日出综合征"及"日落综合征"等；全脱位则主要脱入玻璃体腔。

造成IOL脱位的原因主要有：

1. 手术操作不够熟练

（1）截囊不完全，导致前房内较大囊膜片牵制IOL襻。

（2）术中操作不当，导致悬韧带断裂、后囊破损。

（3）周边晶状体皮质残留，挤压IOL襻致晶状体偏斜。

（4）IOL不对称植入，一条襻植入囊袋内，另一条襻则位于睫状沟。

2. 术后并发症 术后并发症导致的IOL脱位如囊袋收缩综合征、术后脱入前房的玻璃体或严重炎症渗出膜机化、收缩牵拉导致IOL襻变形甚至断裂。

3. 外伤 各种眼球钝挫伤或开放性眼球损伤直接造成IOL襻断裂或后囊破损而导致脱位。

4. 缝线问题 悬吊IOL缝线选择不当，缝线松脱、断裂或降解等。

5. 玻璃体切除术中损伤 玻璃体切除手术中损伤了晶状体囊膜及悬韧带，导致其对IOL的支撑力量减弱。

6. IOL 本身的质量问题 如两条襻不对称，长短不等，弹性不均匀等造成的偏位或由于囊袋受力不均，剧烈运动或轻微撞击后出现囊膜破裂，IOL 脱位。

IOL 脱位后根据其对视力的影响，决定是否需要行整复手术，手术可分为半脱位和全脱位复位两种方式。

二、人工晶状体半脱位复位术

适应证

各种 IOL 植入术后光学中心偏离瞳孔区，但在散瞳后仍可以看到部分 IOL 光学部。

相对禁忌证

（1）3 岁以下的儿童，特别是外伤后 IOL 偏位或夹持，只要有矫正视力，手术需慎重。个别患儿经多次手术仍不能解决的暂观察。

（2）高龄、体弱患者、无单眼复视者。

（3）角膜内皮细胞计数低于 800/mm^2。

手术步骤

1. IOL 向下方半脱位 多见于下方囊膜破损，术中未发现或虽已发现，植入后未见偏位；也可由于角膜直径大，IOL 襻直径相对小，术前估计不足，术后发生"落日"现象。如已影响视力或出现复视，则需要调整。

（1）后囊膜下半缺损而前囊膜存在：利用原角膜切口或上方角巩膜缘切口，粘弹剂注入到 IOL 后方，使用 IOL 镊夹持 IOL 光学部，轻轻拉向上方切口方向，发现下襻后直接送入前囊前睫状沟内，调整位置，缝合切口。若在术中发现后囊下方破损，按此法直接植入前囊前。

（2）前后囊膜下半均缺损按前方法将 IOL 取出，10-0 聚丙烯线长直针一侧缝线固定在 IOL 襻上，缝针穿过瞳孔缘经虹膜后至 6 点角巩膜板层切口内穿出，结扎固定。

2. IOL 向上方或其他方向半脱位 多见于上方或鼻颞侧囊膜破损。

（1）上方或鼻颞侧囊膜缺损，术中发现后将 IOL 下襻植入睫状沟，上襻应用 10-0 聚丙烯线短弯针一侧缝线，在囊膜缺损侧，缝针经瞳孔缘虹膜后至角巩膜缘 1mm 处穿出，结扎固定。整复瞳孔，必要时前部玻璃体切除。

（2）囊膜均不能保留的情况下，最好更换缝合固定型 IOL，将其缝合在睫状沟，同时行前部玻璃体切除。

（3）若因角膜直径大，造成 IOL 移动或偏位，取出后最好选择襻直径 13mm 的 IOL，植入或缝合在睫状沟。

并发症及处理

（1）只固定一个襻时，会出现摇摆、夹持等现象。必要时缝合固定双襻。

（2）需更换 IOL 时，有些因粘连严重，不能顺利取出，可将襻剪断，只将光学部取出。否则会导致出血、虹膜根部断离等。

经验体会

（1）选择原植入的 IOL 改为睫状沟缝合固定术。如果后囊缺损大且原 IOL 光学部直径为 5.5mm 时，应果断更换睫状沟缝合固定型IOL或直径6mm、襻长13mm的"C"形襻软性IOL以及RagnerIOL，其襻中心为裂隙状，可做缝合用。

（2）严重的IOL半脱位，瞳孔区仅能见到一个IOL襻时，若无玻璃体手术条件，不要冒然自角膜缘切口取IOL，有可能在眼压变化的情况下晶状体位置再次移动，或因强行拉出IOL致使下襻损伤周边视网膜。

三、人工晶状体全脱位复位术

后房型IOL全部脱位于玻璃体内，原则上应该取出，重新固定原位或更换合适的IOL，根据后囊存在的大小，决定后房IOL的类型，个别患者也可植入前房型IOL。

适应证

下列情况造成的IOL植入术后全脱位于玻璃体内时，均需行手术治疗。
（1）超声乳化术后后囊膜破裂。
（2）IOL眼外伤后。
（3）晶状体悬韧带松弛，连同囊袋一并脱位于玻璃体腔。
（4）IOL缝合术后缝线松脱。
（5）高龄、体弱的患者，可直接植入前房型IOL，而不取出脱位的IOL。

相对禁忌证

（1）高龄、体弱患者，脱位IOL位置稳定。
（2）角膜条件不好，内皮细胞计数低于800/mm^2。
（3）继发青光眼，眼压控制不理想。
（4）手术植入IOL后，矫正视力不理想或眼底有病变者。
（5）高度近视眼，植入负度数的IOL。
（6）较小的儿童，特别是外伤后眼前段结构异常。

手术步骤

采取闭合式玻璃体手术，将IOL取出，酌情重新缝合固定于睫状沟内，根据具体情况可以使用原脱位的IOL，或更换专为缝合固定用IOL。
（1）采用睫状体平部三切口，闭合式玻璃体切除手术方法。
（2）预置或不预置12点角巩膜缘板层切口，长5~6mm。
（3）切除玻璃体过程中，若脱位的IOL未接触视网膜，即处于游离状态，用眼内视网膜镊或异物镊，夹住IOL光学部，送入前房，切开上方原切口或角巩膜缘切口取出。若IOL已完全落入后极部，需切除至后部玻璃体，注入重水或粘弹剂，将IOL浮起后夹出。
（4）缝合切口，继续处理玻璃体，取出重水及粘弹剂，检查眼底情况，若无病变，将原IOL植入睫状沟或更换IOL重新缝合固定。

并发症及处理

1. 出血 可通过抬高灌注或用电凝止血。
2. 视网膜损伤 IOL襻与视网膜粘连，摘取时牵拉所致，及时发现，继续完成玻璃体视网膜手术，一般暂不植入IOL。

3. IOL襻折断 特别是虹膜型IOL襻脆易折，若后囊存在则不影响使用，否则，需更换新的IOL。

经验体会

（1）IOL脱位后屈光间质透明者，首先做屈光检查，若矫正视力不佳，取出后则不再考虑植入IOL，单眼患者可直接配框架眼镜或隐形角膜接触镜。

（2）术前屈光间质混浊需充分了解患者植入IOL后最佳矫正视力，视力好且眼部条件允许，可考虑将原IOL取出后重新植入，术中根据具体情况灵活掌握。

（3）IOL脱位于玻璃体内，相当于一个较大的非磁性异物，夹取时需特别小心，夹住光学中心，注意两个襻的关系，可先送至虹膜表面做支撑，再切开取出。原IOL可以继续使用者，若周边囊膜可以支撑，直接插入睫状沟，视患者眼部情况决定是否行缝合术。

第四节 二期人工晶状体植入术

由于白内障摘除术中晶状体囊膜破裂或缺失，使IOL不能同期植入，或联合玻璃体视网膜手术中，首先要修复眼后段病变，待病情稳定3~6个月后，一般矫正视力在0.3以上，可考虑二期植入IOL，特别对眼外伤后单眼无晶状体患者恢复双眼单视功能具有重要临床意义。

一、囊膜完整或存留部分囊膜的人工晶状体植入术

适应证

（1）各种白内障术后无晶状体眼，后囊部分存在。
（2）眼外伤后晶状体皮质自行吸收，残存机化膜。

相对禁忌证

（1）慢性葡萄膜炎。
（2）角膜变性或角膜内皮细胞计数低于800/mm^2。
（3）虹膜缺损、继发性青光眼，需先控制眼压。

手术步骤

（1）透明角膜切口，前房内注入粘弹剂，分离虹膜后粘连。
（2）吸出残存晶状体皮质，后囊中央混浊者，使用囊膜剪剪开3~4mm清亮区，为避免玻璃体脱出，也可在植入IOL后进行。
（3）若后囊完整，可选择襻的长度为12.5~13mm、光学部直径6mmIOL直接植入睫状沟。
（4）2%毛果芸香碱缩瞳，若为硬性IOL或合并玻璃体脱出者，需处理完善后酌情用10-0线缝合伤口。

并发症及处理

1. 出血 分离虹膜粘连所致，少量出血可不予处理。

2. 术中低眼压 曾行玻璃体手术眼、高度近视眼或外伤时间久造成玻璃体变性液化者，术中液体外溢致低眼压。若考虑术中操作复杂，最好预先在睫状体部放置灌注头或使用TB针衔接灌注液直接插入玻璃体腔做临时灌注，但助手一定要扶好，不能插入过深。

经验体会

（1）虹膜后粘连需充分分离，否则是造成IOL术后偏位的主要原因。11～1点位的虹膜及瞳孔缘后粘连不易剪开，此时，可在12点处作虹膜根部切除，注入粘弹剂，自此处插入囊膜剪，将其剪开，使IOL植入睫状沟。

（2）虹膜前粘连若不影响IOL植入可不处理。当瞳孔不能位于光学中心时，可将瞳孔再造修复，如剪开部分瞳孔缘等。

（3）IOL植入后若眼压仍低，在手术结束前，可取平衡盐溶液直接注入玻璃体腔调整眼压至正常。

二、无囊膜支撑或晶玻切术后眼的人工晶状体植入术

（一）睫状沟缝合固定所需特殊IOL

1. Alcon紫外线吸收性PMMA一片式后房型IOL PMMA（聚甲基丙烯酸甲酯）俗称有机玻璃，其透光率高，在眼内无退变现象，无刺激性、不降解、生物相容性好。

Alcon紫外线吸收性PMMA一片式后房型IOL是目前国内硬晶状体中应用最为广泛的IOL，其无色透明，可吸收紫外线，折射率1.49，晶状体常数118.8。最常用的悬吊式晶状体主要有CZ70BD和CR70BU两种，二者的共同点在于：均为双凸面IOL；光学直径都是7.0mm；均为C形襻，在襻的中部都有可用于悬吊的小孔；襻与光学部之间呈一定夹角。二者不同点主要在于：CZ70BD的总长度为12.5mm，而CR70BU的总长度为13.5mm；前者为SLANT™倾斜襻，与光学面的夹角为5°，后者为普通呈角直襻，与光学面夹角为10°。CZ70BD晶状体SLANT™倾斜襻设计的优点是植入时对切口牵张更小，切口抬高程度平均相差2.5mm，对角膜擦伤的危险性更小。缝合位置选择准确后，其稳定性及与虹膜的贴附性优于其他类型IOL。缺点为手术切口大，术后散光等。目前常用的悬吊式IOL为CZ70BD（图6-4-1）。

2. 各种软性IOL 最好选用光学直径6mm、襻长13mm、"C"形襻IOL，如眼力健AR40E，或Rayner Super*flex*™推注式丙烯酸IOL（图6-4-2）。

Super*flex*™是由羟乙基甲基丙烯酸酯/甲基丙烯酸甲酯聚合而成的高精度单片式可折叠IOL。这种新型材料制成的亲水性和疏水性甲基丙烯酸酯晶状体，生物相容性好，术后炎症反应轻，更可以用于糖尿病、青光眼患者；同时其方形边缘的设计可使后发障的发生率降低，还可以避免与硅油粘连和硅油引起的混浊，对Nd：YAG激光稳定，不出现裂痕。因其襻的中心为裂隙状，手术过程中若发生囊膜破裂，可用此种晶状体直接缝合固定。

3. 虹膜型IOL 详见本章第五节。

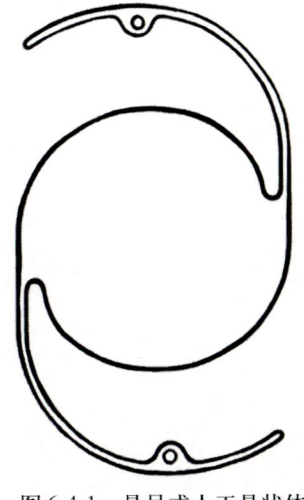

图6-4-1 悬吊式人工晶状体

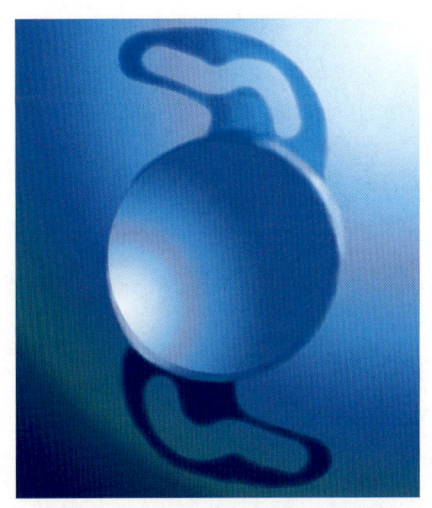

图6-4-2 推注式丙烯酸人工晶状体

（二）睫状沟缝合固定所需特殊缝线

IOL缝合固定常用的缝线为聚丙烯缝线。聚丙烯(Polypropylene)缝线是一种线性羟基聚合物的立体异构体，由单一纤维制成，在穿过组织时所遇阻力较小，且可避免细菌在上附着，不易被组织酶类降解、削弱，在组织内活性极弱，组织反应轻微，与其他类型的单纤维缝线相比，打结更为平稳、牢固。目前多使用10-0聚丙烯缝线。临床常用的有：双直针、双弯针、一直一弯针三种。

近年有报道使用9-0聚丙烯线，其特点为：线的直径小于针的直径，几乎在所有IOL缝合的患者，线结都能被旋进缝针通道，从而避免了因线结外漏所带来的一系列问题，如结膜炎、继发的眼内炎对缝线的腐蚀。当IOL襻和睫状沟不能形成牢固的瘢痕粘连时，为保险起见，推荐使用9-0聚丙烯线进行后房型IOL缝合，9-0线比10-0线张力提高了60%，增加了对外伤和生物降解的抵抗力。

（三）人工晶状体睫状沟缝合术

适应证

（1）曾行白内障囊内摘除术或囊外手术中囊膜损伤的单眼无晶状体眼，矫正视力尚好。
（2）外伤性晶状体脱位继发青光眼行晶状体摘除或切除术后，眼压控制正常。
（3）晶状体切除、玻璃体视网膜联合手术后，病情稳定6个月以上。

相对禁忌证

（1）视网膜脱离行联合手术时，最好不同期植入IOL；视网膜脱离条件允许时，可同期植入，确保无误、慎重行事。
（2）角膜移植手术的同时，慎行IOL植入，此时计算植入的IOL度数不易准确；另外术后角膜移植片是否排斥无法预知。
（3）单眼患者及角膜内皮细胞计数低于1000/mm²，手术需慎重。

手术步骤

（1）剪开球结膜，常选择颞下方放置灌注头，检查其在眼内的位置后开启。
（2）曾未行玻璃体切除者，必要时经睫状体平部或角膜缘切口切除前玻璃体。
（3）IOL缝合方法

1) 双针单线缝合法：在睑裂部的两侧角膜缘外（一般选择水平位即3点、9点，也可根据需要取任何一对角线方位），各做一个以角膜缘为基底的巩膜瓣（3mm×3mm），或直接在角膜缘外1.5～2.0mm处板层切开巩膜，将两侧分别带有一直一弯或双直针（美国Alcon公司生产）的10-0聚丙烯线直针一侧在9点位巩膜瓣下或板层巩膜内垂直巩膜面进入眼内，在虹膜后玻璃体腔内水平行进至瞳孔区。另一手将胰岛素注射器针头（或TB针头）以同样手法在对侧（3点位）巩膜瓣下进入眼内，与长针对接（图6-4-3）。针头退出眼外，同时带出长针，拉出部分缝线。自12点角膜缘切口拉出聚丙烯线的中部，剪断后分别系于IOL襻上的小孔内，将右侧缝线固定于下襻，左侧缝线固定于上襻（图6-4-4）。扩大角膜缘切口，缓慢将IOL送入眼内，放至睫状沟内，特别是虹膜型IOL，需小心夹持，其襻较脆易折断（详见本章第五节），边拉紧缝线边调整IOL位置，将聚丙烯线分别在巩膜瓣下固定、打结，线结埋藏于巩膜瓣下或板层巩膜内。

使用TB针接力的目的在于准确把握IOL缝合位置，避免因直针细长，至对侧后不易穿出或位置偏差导致IOL倾斜。

2) 单针双线缝合法：缝针为长弯针，两根针尾部均衔接双线。与上述方法不同的是，先将缝线的盲端套在IOL两个襻上的小孔内，再分别从角膜缘切口进针，3点及9点睫状沟出针缝合固定。其优点在于：固定在晶状体一端的缝线是套上去而不是结扎上的，所以不会发生线结松动、滑脱的危险。缺点为两针缝线分别自3、9点进入眼内后出针，位置有不对称可能。

（4）10-0 尼龙线缝合巩膜瓣及角膜缘切口。

（5）弃去灌注、缝合结膜。

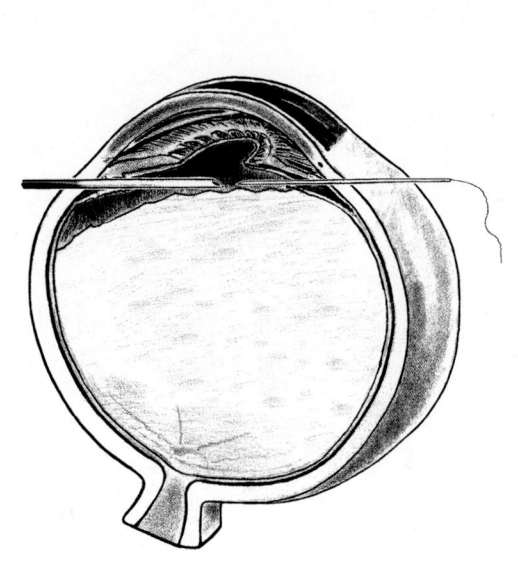

图 6-4-3　TB 针与 10-0 聚丙烯线长针对接

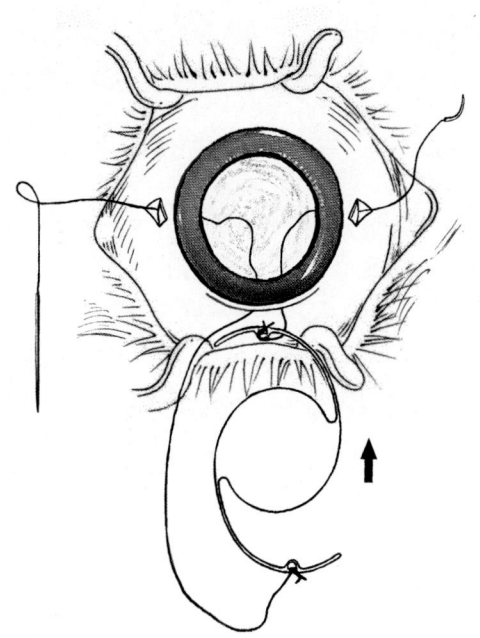

图 6-4-4　聚丙烯缝线分别固定在 IOL 襻上

并发症及处理

1. 出血　特别是3、9点位缝合固定线进出针处，因该处有睫状血管的缘故。一般少量出血不予处理。

2. IOL 位置不正　多由于缝线两点位置选择不对称或缝线结扎力量不均匀所致。

3. 脉络膜脱离　术中眼内液外流，眼压下降易使脉络膜血管扩张，血管内压与眼压差使液体自脉络膜毛细血管渗漏至脉络膜上腔。一般应用糖皮质激素及高渗脱水药物治疗，1周内眼压均可恢复正常。

4. 视网膜脱离　多见于缝线处子午线相连之周边视网膜裂孔，由于周边玻璃体清除不彻底，与缝线粘连牵拉所致或原发视网膜裂孔。术中尽可能切除周边混浊玻璃体。

经验体会

（1）无玻璃体支撑眼务必插入灌注维持眼压。并根据术中眼压高低随时调整灌注量。笔者曾遇因术中眼压低而发生暴发性出血病例。

（2）缝线位置一定要准确选择对角线，否则 IOL 会出现偏斜。推荐使用 Alcon 悬吊 IOL，其襻的两端各有一个固定的缝线孔，缝合后与虹膜贴附好，且适合于外伤后瞳孔中度散大患者。

（3）缝线固定的 IOL，由于存在缝线引至眼外的因素，埋藏不严密时患者有异物感，误拆除后可导致 IOL 脱位，眼内炎的发生也曾遇过，因此缝线结的处理非常重要，一般埋藏在板层巩膜内最为安全。

（庞秀琴　贺永宁　李琦琰）

第五节 人工虹膜及虹膜型人工晶状体植入术

自白内障摘除手术问世以来，矫正无晶状体眼屈光不正的最佳方法是植入 IOL。而对于合并先天性或外伤性无虹膜、虹膜缺损及瞳孔过度散大的白内障或无晶状体患者，虽可植入普通类型 IOL 解决视力问题，但随之出现的畏光、单眼复视、眩光症状，会给患者带来许多痛苦。自 1991 年 Sundmacher 等将虹膜型 IOL 植入无虹膜患者的眼中，这个问题得到很大的改善。

一、概述

（一）人工虹膜及虹膜型人工晶状体的应用历史

临床上，人工虹膜的最早使用是在欧洲。由德国 Morcher 公司生产，为 Morcher 67 单体式聚甲基丙烯酸甲酯(PMMA)IOL，也叫做虹膜型 IOL（Black iris diaphragm IOL）。这种编号为 67 的虹膜型 IOL 共有 67A、67B、67C、67D、67E、67F、67G 七种型号，最常用的是 67G 和 67F，为一片式 IOL。其缺点是植入切口过大，所以在 1996 年又由德国人 Volker Rasch 发明推出了一种可以经小切口植入的人工虹膜隔环（Iris diaphragm ring），即 Morcher 50C 和 Morcher 96G。它实际是一个带有虹膜隔的张力环。这种设计的主要理念就是化整为零，以迎合现代小切口手术的需要。随着 Ophthec 系列人工虹膜植入物的问世，产品更具个性化。目前，一种新型弹性虹膜型 IOL 研制成功，它的特色设计给无虹膜患者带来更大的福音。

（二）人工虹膜及虹膜型人工晶状体的种类与用途

人工虹膜及虹膜型 IOL 的种类较多。术者主要根据虹膜缺损的程度和虹膜的颜色选择合适的型号及颜色相同或相近的人工虹膜及虹膜型 IOL。有色人种多选用黑色或棕色的人工虹膜，白种人则可根据自身虹膜的颜色选择相同或相近颜色的人工虹膜。IOL 屈光度的计算方法同普通 IOL。

1. Morcher 系列 全虹膜隔型 IOL 和虹膜隔型张力环。

（1）单片式全虹膜隔型 IOL：临床常用的是 Morcher 67G（图 6-5-1）及 67F 型。67G 型总长度为 12.5mm，67F 型则为 13.5mm；中央是光学部，由可吸收紫外线的 PMMA 制成，直径为 5.0mm；光学部外周的黑色环为虹膜隔部，宽 2.5mm；虹膜隔部与光学部整体直径为 10.0mm；虹膜隔部外连两个支撑襻，每襻上各有 1 个小孔供术中缝线用；支撑襻和虹膜隔部分由黑色 PMMA 制成。A 常数 118.1，双凸型，常用度数在 10D～30D（间隔为 0.5D）之间；其要求的前房深度为 4.9mm。

这两种 IOL 主要用于睫状沟植入。有囊袋支撑时可直接放入睫状沟，无囊袋时则需经巩膜缝合固定，很少用于囊袋内植入，所以适用于全虹膜缺损或虹膜缺损＞180°的无晶状体眼。此外，还可单纯作为虹膜隔使用，用来阻挡硅油进入前房与角膜接触。对于术前眼压低、视功能差的无虹膜、无晶状体眼的复杂性视网膜脱离病例，为使术后硅油能在眼内长期存留，以保持眼球外观，手术中可以考虑使用单片式全虹膜隔型 IOL。它的缺点是植入切口过大，IOL 襻容易折断。

（2）Morcher 50C（图 6-5-2）：是一个带虹膜隔的张力环。环的直径总长度为 10.75mm。在张力环的内侧缘，均匀分布着 7 个 1.5mm×2.0mm 的虹膜隔片，每片弧度为 46.5°，如同鱼的鳍片。50C 虹膜环主要用于囊袋内植入。它的优点是虹膜张力环与 IOL 可以分别植入，无需扩大超声乳化时用的小切口。但同 67G 型虹膜隔 IOL 一样，其材质亦为黑色 PMMA，较脆易断，需要娴熟的操作技巧。适用于全虹膜缺损但晶状体囊袋完好的病例。植入 IOL 和 50C 虹膜环后，囊袋较为拥挤，会因术后囊袋收缩导致 IOL 偏位。

（3）Morcher 96G（图 6-5-3）：为节段式虹膜张力环。在张力环的内侧缘只有一片虹膜隔。环的直径总长是 11.0mm，弧度为 90°。适用于节段性虹膜缺损的修复手术。

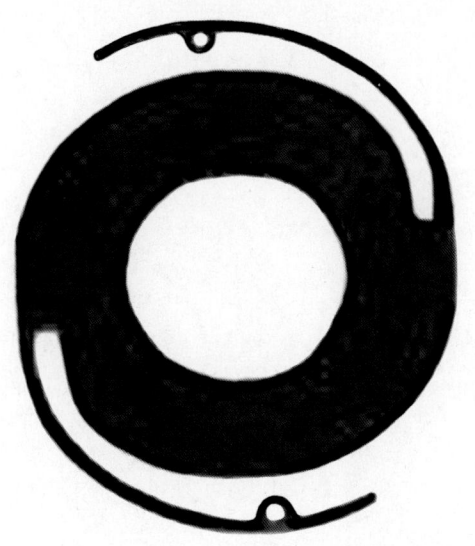

图 6-5-1 Morcher 67G 虹膜隔型 IOL

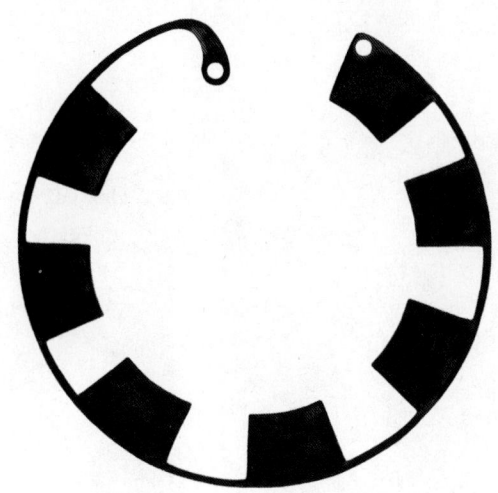

图 6-5-2 Morcher 50C 虹膜隔张力环

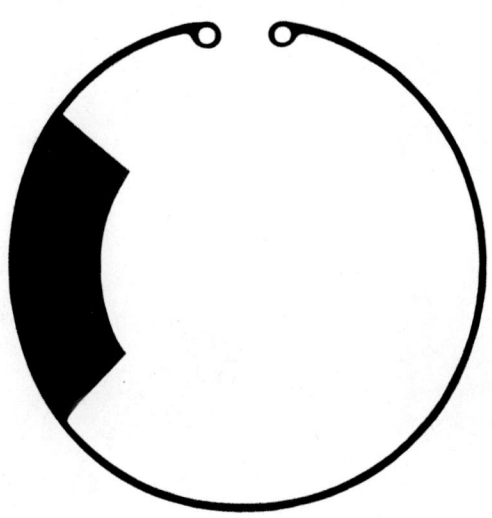

图 6-5-3 Morcher 96G 节段式虹膜张力环

2. Ophthec 系列 人工虹膜植入物包括人工虹膜和虹膜型 IOL。它的设计更具个性化，颜色分为四种：黑色、棕色、绿色和蓝色。黑色植入物由聚碳酸酯构成，另三种颜色则由附以色素的 PMMA 制成。此系列的人工虹膜适用于囊袋内植入，而虹膜型 IOL 的植入则根据患者晶状体悬韧带的情况，选择囊袋内植入、睫状沟固定、经巩膜缝合等不同方法。

（1）囊袋内固定式人工虹膜：图 6-5-4 为单片式人工虹膜（Single Elements-SE），图 6-5-5 为双片式人工虹膜（Double Elements-DE），每只虹膜片的最大宽度 4.5mm，为囊袋内植入。有 3mm 和 4mm 两种瞳孔直径，长径为 10.5mm。可单独使用或组合应用，适用于不同范围的虹膜缺损病例。为环式人工虹膜（图 6-5-6），可与 DE 组合使用。两种人工虹膜呈 90°交叉相叠，可 360°周边遮盖（图 6-5-7）。这种人工虹膜可以稳定人造瞳孔的直径，预防术后囊袋的继发性收缩。几种组合方式见图 6-5-8。

（2）经巩膜缝合或睫状沟固定的虹膜型IOL：图6-5-9为Ⅰ型，只适合经巩膜缝合固定法；图6-5-10为Ⅱ型，可根据囊膜的情况选择睫状沟固定或经巩膜缝合固定法。屈光度从+10D至+30D不等。

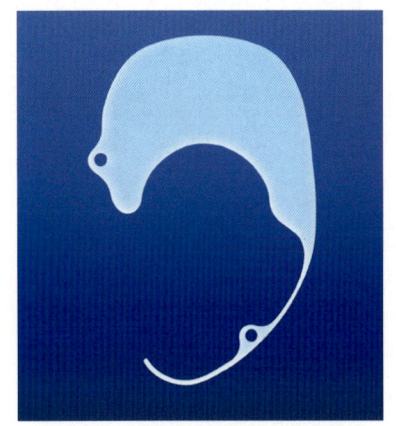

图6-5-4　单片式人工虹膜（SE）

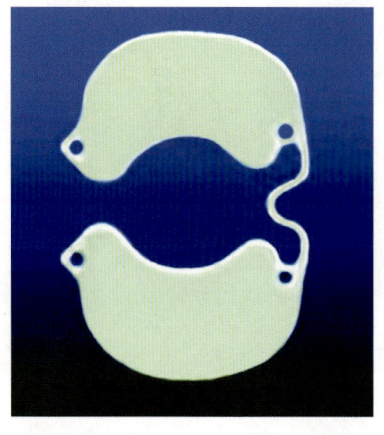

图6-5-5　双片式人工虹膜（DE）

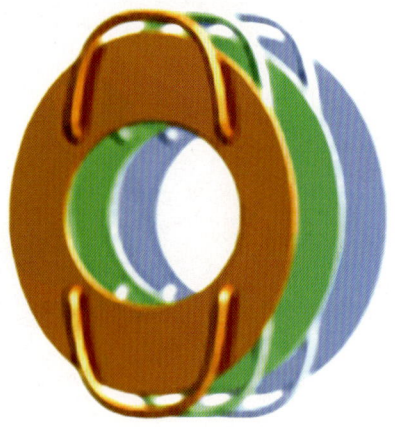

图6-5-6　环式人工虹膜

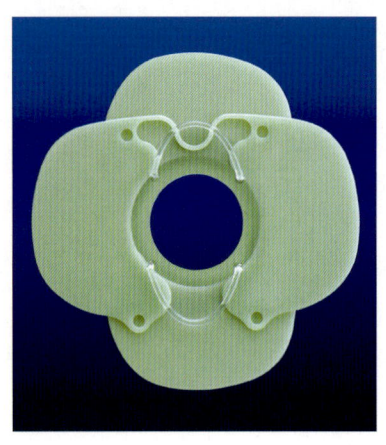

图6-5-7　DE+DE

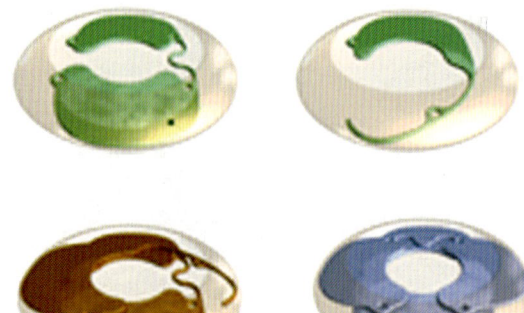

图6-5-8　几种组合方式

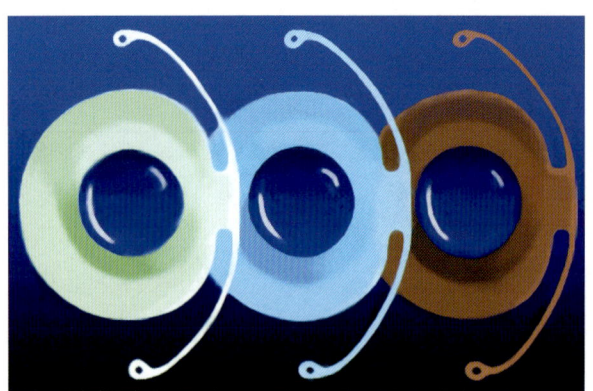

图6-5-9　Ⅰ型虹膜型IOL

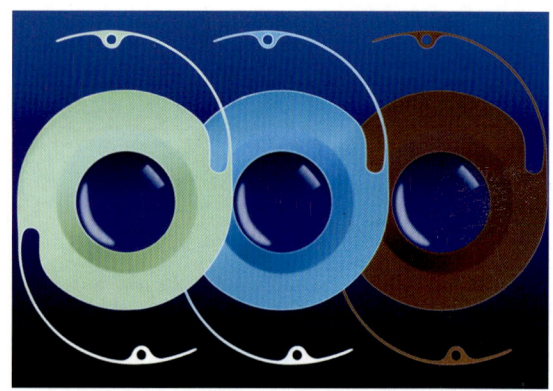

图6-5-10　Ⅱ型虹膜型IOL

(3) 环型支撑的圆盘状虹膜型 IOL（图 6-5-11）：用于大面积虹膜缺损的患者。可根据患者虹膜的颜色选择相应的 IOL，有助于改善眼睛的外观，提高视力。

(4) 虹膜固定型虹膜 IOL（图 6-5-12）：适用于虹膜缺损面积较大或不对称虹膜缺损病例。这种 IOL 固定在虹膜表面。对解决不对称性虹膜损伤的眼前部重建、瞳孔再造及虹膜缺损引起的一系列问题，起到一定作用。亦有不同屈光度。

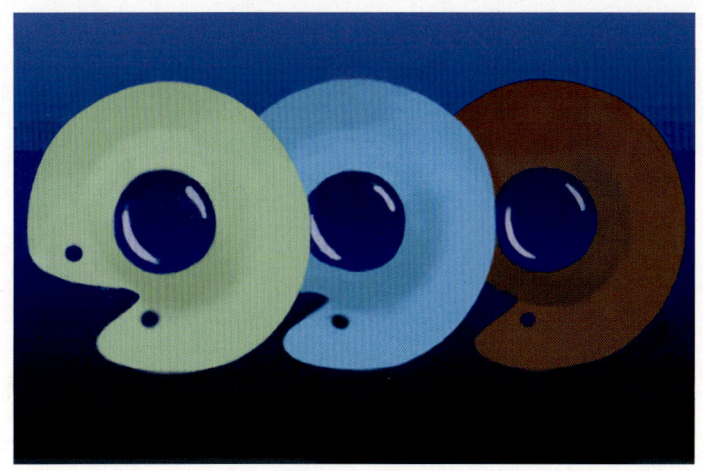

图 6-5-11　环型支撑的圆盘状虹膜型 IOL

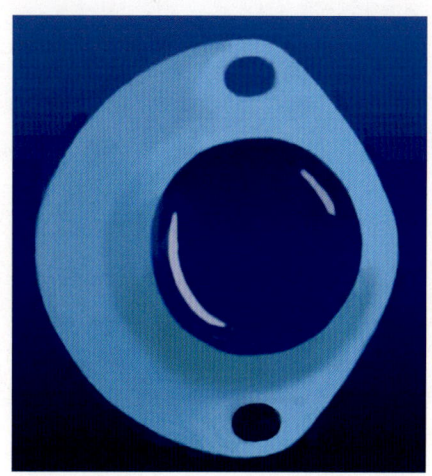

图 6-5-12　虹膜固定型 IOL

3. 新型弹性虹膜型 IOL（图 6-5-13）　为最新设计。由光聚合聚氧丙烯制成。外观象海星，透明光学区外的虹膜部有五个沿虹膜部外环放射状平均分布的支撑襻。五个支撑部分将受力点分成五个方向，减轻了单一点所受到的压力。这种对称式设计，提高了晶状体居中的稳定性，限制了 IOL 在睫状体区域内与眼内组织的异常接触。光学部为弹性聚合物，易于折叠，便于小切口下的植入。虹膜部为强化聚合物，用无机色素染色，不透光，耐高温（150～300℃），防水，抗酸碱，有四种基本颜色：棕色、灰蓝、蓝绿、黄褐色。临床使用前已经过严格的实验研究确保眼内植入的安全性。可放在睫状沟，亦可放在晶状体囊袋内。

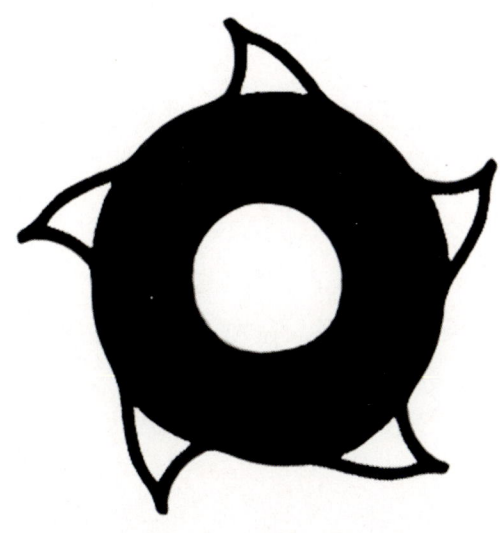

图 6-5-13　新型弹性虹膜型 IOL

二、手术方式

适应证

（1）先天性无虹膜或虹膜缺损合并白内障或无晶状体眼。

（2）外伤性无虹膜或虹膜缺损合并白内障或无晶状体眼。

（3）瞳孔散大＞7mm且虹膜萎缩无弹性的白内障或无晶状体眼。

（4）为改善眼部刺激症状者。

（5）视功能差、眼压低，同时合并无虹膜、无晶状体眼的复杂性视网膜脱离　为避免眼内硅油与角膜接触，使术后硅油能在眼内长期存留，以保持眼球外观，手术中可以考虑使用单片式全虹膜隔型IOL。

禁忌证

（1）绝对禁忌证：合并先天性小眼球者。因其特殊的解剖缺陷，容易导致IOL植入后的空间不足，术后并发症较多。

（2）相对禁忌证：①年龄＜7岁的儿童应慎重：儿童处于发育阶段，眼球较成人小。过大的IOL植入后，易刺激睫状体，加重术后的炎症反应。同时，由于术后活跃的玻璃体基底部的增殖，引起长期低眼压，容易导致眼球营养不良甚至眼球萎缩。②慢性葡萄膜炎患者：容易因手术激惹导致术后炎症加重，应在炎症控制后再考虑手术。③原发或继发性青光眼者：因为最易引起的术后并发症就是青光眼，若术前没有很好地控制眼压，术后发生继发性青光眼的比例会增加。④角膜内皮细胞计数小于1000个/mm^2：角膜内皮细胞过少，术后容易引起角膜失代偿。长期的角膜水肿及大泡性角膜病变，不仅严重影响视力，还给患者带来不易缓解的痛苦。⑤严重眼外伤：因严重外伤常导致视网膜及视神经的损伤，视力预后均不肯定；外伤后周边部玻璃体增殖较为活跃，容易产生牵拉性视网膜裂孔及视网膜脱离，特别是在术后。人工虹膜植入后，妨碍对周边部视网膜的观察，容易耽误治疗时机。⑥合并视网膜脱离者：这里所说的视网膜脱离是指视网膜复位后尚有有用视力或还需后续治疗的。

一般认为伤后7～14天行手术为宜。在7～14天内进行手术，可有效清除晶状体机化膜和皮质，减少葡萄膜炎反应；清除玻璃体的炎性增殖，防止牵拉性视网膜脱离的发生。我们认为，外伤性无虹膜患者，其眼前段创伤相对较重，炎症反应的静止及组织修复至少需要3个月，最好在此后施行虹膜型IOL植入术。

术前检查

除常规进行的全身体检外，还需进行一系列眼部特殊检查：前房深度测定、角膜内皮细胞计数、眼压测量、A、B超及超声生物显微镜（UBM）检查，可能情况下尽量详查眼底。对无晶状体眼患者进行屈光检查。

手术方法

（一）单片式全虹膜隔型人工晶状体（67G、67F）植入术

1. 适应证　合并全虹膜缺损或虹膜缺损≥180°的无晶状体或晶状体全脱位眼；晶状体小带断裂范围过大不能使用虹膜张力环的晶状体半脱位眼；后囊破裂过大估计无法保留的白内障。

2. 手术步骤

（1）前奏：麻醉（球周及球后）、开睑（开睑器）、剪开球结膜（根据手术部位做选择性切口）、烧灼止血。

(2) 放置灌注：颞下方（或根据术者习惯），角膜缘后3~3.5mm，6/7-0可吸收线褥式预制缝合。选用4~6mm长灌注头。

(3) 晶状体摘除：①晶状体核不硬者，经睫状体平部切除晶状体。②核硬者，采用晶状体粉碎法或经角巩膜缘切口摘除法。摘除时的角巩膜预制切口最好采用隧道式，宽度至少10mm，深度为2~3mm，不宜过浅，避免术中、术后因切口闭合不良造成的伤口漏。取晶状体时前房内一定要注入足量的粘弹剂以保护角膜内皮。半脱位者可用晶状体圈套器，自预制好的角巩膜缘切口直接摘除晶状体，并切除需要处理的玻璃体；全脱位者可用过氟化碳液体将沉入眼底的晶状体托起至瞳孔区后摘除。③无晶状体者，若玻璃体混浊有可能影响术后视力时需要切除之。晶状体处理完毕后用10-0尼龙线将角巩膜缘切口暂时缝合。

(4) IOL缝合（详见本章第四节）。

(5) 玻璃体腔注入过氟化碳液体者需完全取出。酌情进行视网膜的处理。

(6) 结束手术：缝合巩膜穿刺口，弃去灌注，缝合球结膜，结膜下注射抗生素及糖皮质激素，包扎。

3. 术中注意要点

(1) 灌注：原则上均应放置灌注。因为手术所要求的晶状体植入切口至少需要10mm宽，且术中处理玻璃体的几率很高。要想在无灌注条件下完成上述手术操作且较好地控制眼压是很难做到的。所以，对施行过玻璃体手术或术中需要进行玻璃体切除的患者，术中应给予持续灌注，避免暴发性出血的发生。对从未做过玻璃体手术的无晶状体眼患者及玻璃体清亮的晶状体半脱位患者，可考虑无灌注的虹膜型IOL植入术。

(2) 巩膜瓣：经典手术一般都做巩膜瓣，避免缝线穿过巩膜时形成的针眼引发眼内感染。也可以不做巩膜瓣，直接将IOL缝线固定在巩膜切口层间或将线头埋藏于球结膜下的方法，效果也不错，尚未发现感染病例，可缩短手术用时。但应注意一点：埋藏于球结膜下的线头要保留长些，避免线头过短髭出结膜外。另外，在结扎固定缝线之前，要确认缝线已拉到尽头，否则术后会因缝线松弛导致IOL偏位。

(3) 切口长度：角巩膜缘切口要大于10mm，便于虹膜型IOL的进入。

(4) 粘弹剂使用：有灌注时，只在晶状体摘除时，前房内需注入一定量的粘弹剂，以保护角膜内皮。植入晶状体时，因有灌注液代替可以不用粘弹剂。无灌注时，两步操作都要使用粘弹剂。

(5) 晶状体粉碎：建议此类病例最好不用。因为粉碎晶状体时易出现较多并发症：可引起巩膜穿刺口局部组织的烧灼，重者可致坏死；粉碎沉入视网膜表面的晶状体核时容易损伤视网膜；粉碎时的能量传导对眼内各组织造成不同程度的损伤等等，尤其术者手术技巧不够成熟时。对于晶状体核较硬的病例，最好采用直接摘除的方法，因为植入晶状体时亦需要大切口，直接摘除既方便又安全。

(6) IOL缝合：当虹膜缺损＞180°时，应尽量行IOL睫状沟固定，以防止IOL的移位。若残留的虹膜与残留的囊膜大部分重叠，且残留的囊膜位于眼球的下半部时，可以只缝合无虹膜一侧，另一侧放入睫状沟。否则，最好固定双侧。缝线结扎力量要均匀，预防因IOL旋转、倾斜或半脱位等带来的一系列并发症。

(7) 备份IOL：黑色PMMA襻脆性较大，易于折断，需小心夹持。最好在术中备份IOL，以便折断时及时补救。

(8) 玻璃体切除：酌情处理。原则是能小做不大做。

(9) 详查眼底：在准备缝合IOL之前，要详细检查眼底，尤其是锯齿缘部，避免小裂孔的遗漏。可行眼内激光或巩膜外冷凝封闭裂孔。若裂孔多发或位于眼球的下半部或伴有视网膜脱离者，应暂不缝合IOL，待病情稳定后再行IOL二期植入术。

(10) 所用过氟化碳液体可以在缝合IOL之后取出，起到稳定视网膜的作用。要求完全取净，避免引起视网膜毒性。术后是否保留气体根据视网膜情况而定。

（二）虹膜隔式张力环联合折叠式人工晶状体植入术

1. 适应证　全虹膜或部分虹膜缺损的半脱位白内障；虹膜缺损<180°的白内障；虹膜缺损<180°的后囊存留无晶状体眼。

2. 手术步骤　可采取角膜或巩膜切口。

（1）白内障超声乳化：方法如常，只是在处理脱位晶状体时，如乳化晶状体核及吸取皮质时动作要轻柔，避免加重晶状体的脱位。

（2）IOL植入：囊袋及前房内注入粘弹剂后，将所选型号的折叠IOL植入囊袋内或睫状沟。

（3）Morcher 50C或Morcher 96G的植入：①全虹膜缺损时，使用一片或两片Morcher 50C。将粘弹剂注入到已植入囊袋内的IOL后方，把一片50C按顺时针方向植入切口，使其在囊袋内旋转并逐渐滑入IOL后方，直至完全进入囊袋内，吸出粘弹剂。如果需要植入两片Morcher 50C时，再向IOL前方注入粘弹剂，将另一片50C以同样手法植入到IOL的前方，调整两片Morcher 50C的位置，使其所带的虹膜隔片正好交叉，形成一个完整的全周虹膜轮廓（图6-5-14A、B）。②当虹膜缺损范围＜90°时可以植入一片Morcher 96G，当虹膜缺损范围在90°~180°时，可以植入两片96G。可在IOL植入前，也可在IOL植入后植入Morcher 96G。但不论先后，最后一定要使96G位于IOL的前方（图6-5-15）。

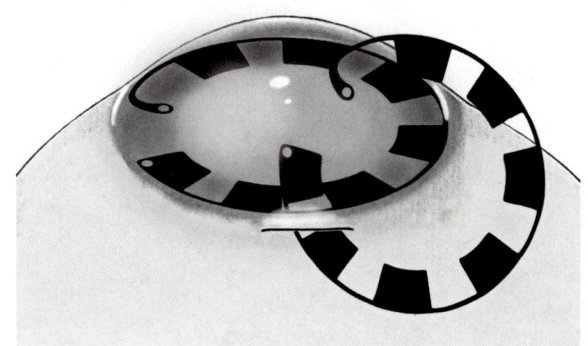 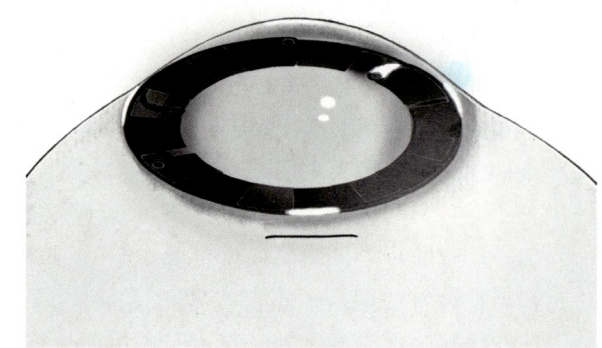

　　A　植入Morcher 50C　　　　　　　　　　　　　B　植入后

图6-5-14　植入两片Morcher 50C

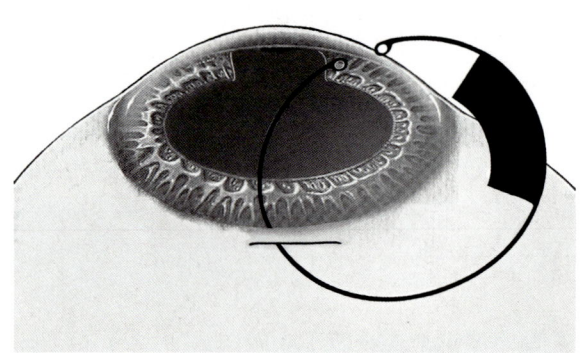

图6-5-15　植入Morcher 96G

3. 术中注意要点

（1）Morcher 50C或Morcher 96G的优点在于可以通过小切口植入，但它们与Morcher 67G及67F一样，都是由黑色PMMA制作而成，非常脆，很容易被折断。所以在植入时，应注意保证切口足够大，一般要超过虹膜隔片的宽度（＞4.5mm），以免在植入过程中折断张力环。

(2) 两片 50C 在眼内需要进行调位旋转，以便对合成 360°的虹膜轮廓，要求术者的技术非常娴熟。

(3) 需要植入的东西较多，若空间不足，植入过程极易损伤角膜内皮、后囊膜及玻璃体。因此在植入前，必须注入足量的粘弹剂，将玻璃体及晶状体后囊膜推向后方，留足空间。

(三) Ophthec 系列人工虹膜植入术

此系列包括人工虹膜和虹膜型 IOL。人工虹膜的主要适应证为不能采用 IOL 缝合固定方法的全虹膜或部分虹膜缺损的白内障和囊袋完整的无晶状体眼；虹膜型 IOL 除可用于上述各种适应证外，尤其适用于虹膜缺损面积较大且不对称病例。此系列各种产品均有四种颜色可供患者挑选（图 6-5-16A、B、C）。手术方法基本如前所述。

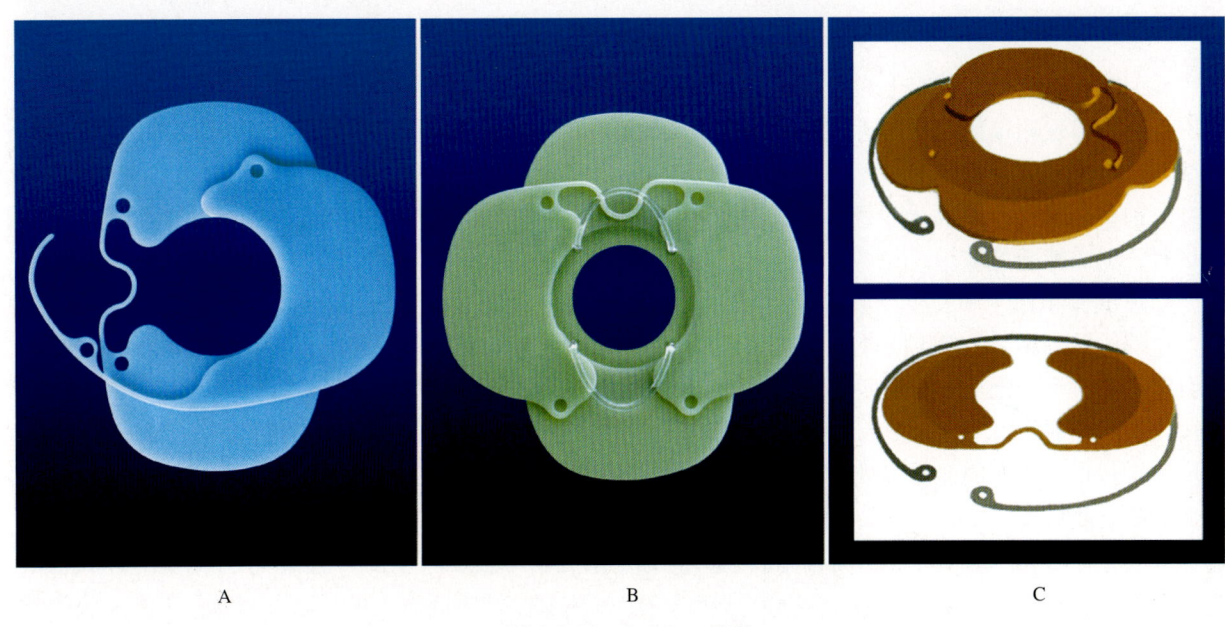

图 6-5-16　Ophthec 系列

术中注意要点

(1) 手术切口不宜过小，至少 > 7mm，以免植入物植入时受阻。

(2) 与人工虹膜组合使用时，所选用的 IOL 直径应 > 6mm，以确保 IOL 的轻度移动不会影响视力。

(3) 充分使用粘弹剂，避免损伤角膜内皮和晶状体后囊。

(4) 组合式人工虹膜所矫正的虹膜缺损最好选择水平位或垂直位上的缺损，且缺损 < 180°。

(四) 新型弹性虹膜型人工晶状体植入术

1. 适应证　全虹膜或大部分虹膜缺损的白内障或有囊膜残留的无晶状体眼。

2. 手术步骤　步骤同其他类型虹膜型 IOL 植入术相似，超声乳化白内障摘除手术、分离粘连、囊膜切开、前后玻璃体切除等。全虹膜缺损患者的原虹膜部位，常可见纤维膜。中心部的纤维膜应该去除，而周边部的纤维膜可保留，作为虹膜型 IOL 支撑部的附着处。

此种虹膜型 IOL 的植入方法可有四种：①若晶状体囊膜的条件允许，IOL 可直接架在睫状沟内，无需缝合。②部分虹膜缺损时，晶状体支撑部可机械性夹住残余虹膜。无虹膜处经巩膜固定 1~2 个方位。③囊袋完整时，可截除支撑部分，直接囊袋内植入。④虹膜完全缺损时，需在巩膜上固定三处。

3. 术中注意要点

(1) 由于支撑部和光学部均有一定弹性，可以选择清亮角膜或巩膜隧道式切口；切口的大小可根据支撑部的存留情况而定，一般为 5~6mm 不等。

(2) 有弹性的材质使手术方式简化，隧道式切口可以自行闭合。

4. 临床优势

（1）此类晶状体植入的手术方式取决于眼前段的损伤程度，既适用于睫状沟固定，又可放于晶状体囊袋内，灵活性较大。

（2）有弹性的材质使其易于折叠，小切口下即可植入。缩小了的手术切口不仅降低了大切口带来的前房不稳定等危险，还能自行闭合，无须缝合，简化了手术过程，并由此减少了术后散光的发生。

（3）支撑部顶端的钝角设计，防止了晶状体植入时支撑部对残余虹膜及晶状体囊膜的损伤。五脚支撑式的附着限制了IOL在眼内的移动，避免其与睫状体的过度接触，从而降低了术后葡萄膜炎、青光眼等并发症的发生率。

术中并发症及处理

人工虹膜植入物在临床上的应用，既缓解了患者的畏光、复视等不适症状，又改善了眼部外观，同时还可达到重建眼前部结构及矫正视力的作用。对于玻璃体显微手术技巧娴熟的术者来说，手术难度不是很大，但其手术并发症不容忽视。

1. 前房积血　术中发生少许前房积血，多系植入IOL时，脆硬的襻伤及残存的虹膜根部所致。自行止血，无需特殊处理。

2. 玻璃体积血　多发生在巩膜穿刺及固定缝线穿过睫状体时，可能是刺破了睫状体血管导致出血流入玻璃体腔内所致。严重眼外伤或炎症时，角巩膜表面的解剖结构被破坏，标记模糊不清，盲目进针后引起出血。为避免上述并发症的发生，有学者建议在术中使用眼内窥镜。在内窥镜下，可以清楚地辨别睫状沟的位置，引导IOL植入。也有人建议在手术中使用房角镜，以便帮助辨认前房角和睫状沟。一般均可自行止血。若出血较多或持续出血，可提高灌注压，压迫止血。

3. IOL襻折断　由于虹膜型IOL的黑色PMMA脆性较大，时常在手术中发生IOL襻折断。为使IOL能够顺利地通过角巩膜缘切口进入前房，切口应该足够大，一般要求至少>10mm。另外，在植入IOL时，切勿夹住IOL的后襻强行送入，以免折断后襻。发生IOL襻折断时，可做以下补救：①若晶状体囊袋完整，可以剪断另一个襻，将没有襻的IOL直接植入囊袋内；②用烧热的细针在虹膜部的边缘上扎出一个小洞，以此代替缝合孔；③上述二者均不能采用时，只好更换IOL。所以，最好在手术中有IOL的备份，万一手术中发生意外断襻，可以及时补救。

术后处理

术后要注意并发症的发生。

1. 葡萄膜炎反应　人工虹膜植入物植入术后的葡萄膜炎是一种慢性炎症反应，是人眼对作为异物的IOL反应过程的一部分。在睫状体基质内有丰富的血管组织，代谢旺盛，受刺激后易引起炎症反应。究其原因：①虹膜型IOL直径总长为12.5mm，大于晶状体直径，不能植在囊袋内，只能固定于睫状沟，其脆硬的襻和虹膜隔与睫状体组织直接接触，产生一种持久性刺激，引起睫状体的炎性反应；②IOL与残留的虹膜组织接触机会增多，也可引起虹膜色素脱落，引起较重的葡萄膜炎反应。

术后应尽早使用抗生素及糖皮质激素，一般都可治愈。对炎症较重、玻璃体增生明显且经药物治疗无效者，应行玻璃体切除术。若IOL光学部表面沉积的色素或纤维膜影响患者的视力，可行Nd：YAG激光截开治疗。术后葡萄膜炎反应并非是此类手术的绝对并发症，与患者的个体差异及术者的手术经验有密切关系。

2. 继发性青光眼　是此类手术后最常出现的并发症。

（1）先天性虹膜缺损的患者植入虹膜型IOL后，发生继发性青光眼的几率多于外伤眼，这在相当程度上是因为先天性虹膜缺损的患者同时还存在着眼部其他组织结构的异常。一旦超大的IOL植入眼内，就会使原本不正常的眼球发生一系列病理改变，加速其青光眼的发展进程。依据如下：①虹膜缺损，尤其是虹膜完全缺损或仅存一点点虹膜根部的患者，其前房角与睫状沟之间的界限已不清楚，其间的屏障亦不存在。如果此时植入需要缝合的虹膜型IOL，则由于两者在解剖上的混淆，致使术者常将前房角误当成睫状沟，使得IOL缝合的位置偏前。②虹膜型IOL比普通IOL更难于植入睫状沟，因为在能够观察到的IOL襻中，65%的IOL襻并没有放在睫状沟内，而是位于前房角内，甚至是在睫状体的平部。IOL襻的异位，可直接刺激原本就结构异常的小梁网的异常分泌功能。因此，建议对虹膜缺损过大，尤其是先天性虹膜缺损患者，最好采用经巩膜缝合固定IOL的手术方式，防止因IOL移位引发的青光眼的发生。

（2）术后高眼压的相关因素有：①青光眼体质是导致术后发生严重青光眼的原因之一。②较大直径的IOL，可直接接触睫状体及残存虹膜组织，引起前房出血及长期慢性葡萄膜炎反应。③该手术大多采用IOL缝合方法，在缝合过程中容易伤及睫状体，引起出血或损伤小梁组织。④手术或IOL使术眼的血-房水屏障遭到破坏，使前列腺素、缓激肽等炎性介质释放增加，加重炎症反应。同时，房水中蛋白含量增高，进一步加大了房水的排出阻力。⑤术后IOL襻的偏移，刺激了前房角或睫状体，使小梁结构受损及睫状体异常分泌。⑥复杂眼外伤对眼组织造成的不同程度损害(房角后退、房角粘连)，可能参与了继发青光眼的病理过程。⑦某些术后高眼压病例可能与术后糖皮质激素的应用有关。

治疗：①判断青光眼的真正原因，给以对因治疗。②一般均可经药物治疗控制眼压。若眼压控制不理想，可行抗青光眼手术。③对于术前合并青光眼者，需术前控制眼压。最好采取药物或手术的方法，将眼压控制在正常范围后再进行虹膜型IOL植入术。也可在施行IOL植入手术的同时联合滤过性抗青光眼手术，否则术后眼压难以控制，导致手术失败。④术后应积极给予抗炎治疗，尽量减少因睫状体水肿及葡萄膜炎症引起的房角滤过功能的下降。

3. 脉络膜脱离 多发生于同时联合玻璃体手术或视网膜玻璃体联合术后的IOL眼，与术中眼压波动过大有关。虽然术中一直持续灌注，但角膜缘切口过大，在植入IOL的前后操作中尚不能保证眼压的持续稳定，导致脉络膜脱离的发生。给予脱水剂及糖皮质激素治疗后均可痊愈。

4. 玻璃体出血 为虹膜及睫状体的血管破裂出血流入玻璃体腔所致，不多见，经止血治疗后可完全吸收。若出血量过多不能自行吸收时，需行玻璃体切除术。

5. 视网膜脱离 虽不多见，但国内外文献均有报道。可能与玻璃体基底部的过度增生有关，有学者认为是正常的玻璃体前徙所致。所以，对有前部玻璃体增生的病例，术中一定要处理好玻璃体基底部，尽量将增生及牵拉解除，避免术后再增生引起视网膜脱离等并发症。对于重度增生病例，植入这种IOL应慎重，因为其虹膜部分影响周边眼底的观察，给以后的诊断及治疗带来困难。一旦发生视网膜脱离，应尽早手术治疗，必要时取出IOL。

6. IOL移位 主要原因是虹膜大面积缺损时，对IOL的支持力量不均匀，若未做IOL睫状沟固定缝合，很容易导致IOL向前倾斜，引起IOL的移位。所以，当虹膜缺损面积过大时，应与无虹膜时等同处理，将IOL襻缝合固定。另外，若IOL缝线尚未拉到尽头就结扎缝线，也会因缝线松弛导致IOL偏位。对于偏位的IOL，应及时处理，必要时取出IOL，重新安装。

7. 黄斑囊样水肿 偶发，病因类似白内障囊内摘除手术，无特殊治疗方法。

8. 角膜失代偿 表现为角膜水肿，一般可用药物缓解，少数病例可迁延不愈，最终导致大泡性角膜病变。多发生在外伤病例中，尤其是术后继发性青光眼的病例，长期高眼压导致原本就不健康的角膜内皮再次受损，阻水功能下降或丧失有关。轻症可局部给予角膜营养剂及糖皮质激素点眼，重症则需行穿透性角膜移植术。若术前角膜中央部有较大瘢痕时，可在穿透性角膜移植术后或同时行此类手术。

三、展望

人工虹膜植入物不仅可以提高患者视力、缓解甚至消除其畏光、单眼复视、眩光等不适症状，还能改善眼部外观，为先天性或外伤性无虹膜及瞳孔散大合并白内障患者，提供了一条新的治疗途径，也解决了眼科手术领域中的一大难题，但仍存在一些问题，如虹膜型IOL的瞳孔区直径为5mm，较正常瞳孔大，且不能活动，故仍有一部分患者术后存在畏光等症状。另外，因IOL直径偏大且材质过脆，尚不能解决切口过大问题，研制折叠虹膜型IOL是今后的重点课题。尽管虹膜型IOL安全性好，为防止并发症的发生，长期随访是必要的。

（王绍莉　刘　毅）

第七章 玻璃体外伤手术

就器官而言，眼球直接暴露于外界，易受伤害，特别是机械性眼外伤，可导致眼内各组织损伤，后果往往很严重。玻璃体切除术是自上世纪70代起逐渐兴起的一种显微手术。玻璃体切割器的诞生使玻璃体不再是眼科手术的"禁区"。随着玻璃体切割器本身及相关手术器械的发展和进步，现代闭合式三切口玻璃体切除术得到了广泛的应用，使过去的一些不治之症成为可治之症，并取得了良好的手术效果。玻璃体手术的目的在于清除眼内积血及混浊物，治疗白内障，除去异物或感染物，联合治疗外伤引起的并发症，如视网膜脱离等。通过手术恢复视路透明性，修复及健全组织，治疗炎症，保存一定的视力或保留眼球。因此玻璃体切除手术对眼外伤的治疗具有至关重要的作用，并且有其自身的特点。

第一节 概 述

一、适应证

1. 眼球穿通伤 清创修复角膜或巩膜裂伤时伴有的玻璃体脱出；前后囊破裂的外伤性白内障、晶状体脱位；无吸收趋势的玻璃体积血、机化；穿通伤引起的并发症，如：与玻璃体粘连的后发障、瞳孔区机化膜、浅前房或无前房、瞳孔阻滞、视网膜脱离等。

2. 眼内异物 非磁性异物；睫状体平坦部以后的磁性异物；异物伴有玻璃体积血、混浊。某些化学性质稳定、体积小、不影响视力的非金属异物，若不伴有玻璃体积血混浊，可不予取出，随诊观察。

3. 眼球钝挫伤 晶状体混浊、破裂、脱位；玻璃体积血、明显影响视力的机化团块；玻璃体积血合并视网膜裂孔及脱离；钝挫伤导致玻璃体脱入前房继发青光眼等。

4. 眼内炎 细菌性和真菌性眼内炎，经药物治疗无明显控制趋势，前房积脓、眼底无红光反射、超声波显示玻璃体明显混浊者；内源性转移性眼内炎及其他非感染性眼内炎，玻璃体混浊显著者。

5. 其他适应证

（1）其他原因导致的玻璃体积血，如自发性（炎症、变性、血管病等），经保守治疗不能吸收，眼底窥不清者。视力尚好，混浊条带位于周边有可能发生牵拉性视网膜脱离者也可考虑手术治疗。

（2）无晶状体眼做穿透性角膜移植时，需切除前玻璃体者。

（3）眼前段手术并发症，包括玻璃体-角膜接触综合征，白内障摘除或抗青光眼术后发生的恶性青光眼，无晶状体眼抗青光眼滤过区有玻璃体，超声乳化术中晶状体核或皮质落入玻璃体腔者。儿童白内障手术时行晶状体后囊及前玻璃体部分切除可预防后发障的发生。

（4）某些视网膜脱离伴有玻璃体混浊牵拉，巨大裂孔并伴有PVR的锯齿缘断离，后极部裂孔。

（5）糖尿病性视网膜病变、视网膜静脉周围炎、视网膜中央静脉阻塞、早产儿视网膜病变、急性视网膜坏死、永存原始玻璃体增生、视网膜出血引起的玻璃体积血等。

（6）玻璃体腔内囊虫及其炎症反应，合并视网膜脱离。

（7）人工晶状体脱位于玻璃体腔，需取出或复位人工晶状体者。

二、相对禁忌证

手术的禁忌证是相对的，随着新手术仪器和器械的不断问世，新技术的不断发展，在实践中我们发现一些看似无望的伤眼，经手术后获得了挽救的机会。所以，为了保证手术效果，要慎重选择适应证，但也不能轻易放弃任何一只伤眼的治疗机会。相对的禁忌证如下：

（1）角膜显著混浊水肿，多发细小异物，密集成簇布满角膜，无法看清眼内情况。有条件者，应用眼内窥镜或临时性人工角膜可克服这一难题。

（2）视网膜大量增生性改变，陈旧性视网膜脱离，呈闭合漏斗无望复位者。

（3）无光感或视功能极差，眼压低、眼轴短、明确的眼球萎缩，保留眼球外观困难者。

（4）高龄、严重的糖尿病、高血压、心功能欠佳、体弱不能承受手术，或需眼内填充的玻璃体手术，不能保持术后俯卧位体位者。

三、手术时机的选择

手术时间一般在伤后两周左右，但有些情况必须尽早手术，如眼内炎、穿通伤、有反应的铁质异物、晶状体与玻璃体混合在一起、玻璃体混浊合并视网膜脱离，大范围的巩膜裂伤合并玻璃体丧失、致密的玻璃体积血等。手术时机与损伤的轻重、部位、玻璃体积血的多少等因素密切相关，很难用明确的时间来限定。例如年轻患者玻璃体健康，出血量又大，可能伤后1周即可发生严重的玻璃体机化。因此目前认为用玻璃体机化程度来决定手术时机也许相对更客观一些，即应选择在增生性玻璃体视网膜病变（PVR）发生之前进行手术。

1. 钝挫伤玻璃体积血　无视网膜脱离，观察1～3个月不吸收，显著影响视力则应考虑手术治疗。观察过程中如有玻璃体机化趋势或B超显示视网膜脱离应及时手术。

2. 穿通性眼外伤玻璃体积血　大量的临床实践表明，穿通性眼外伤出血患者在炎症稳定、角膜条件允许时应尽早手术，一般在伤后2周。拖延手术可引起多种并发症，如纤维增生、条索牵引、视网膜脱离、皱缩、僵硬等，严重影响预后。

3. 穿通性眼外伤伴眼内异物　铜、铁等金属异物及有机异物可导致眼内炎症或其他并发症如铁质沉着症、铜质沉着症、增生性玻璃体视网膜病变、视网膜脱离等，有时因诱发交感性眼炎危及健眼，应及早手术取出。其他性质的异物如石块、玻璃、塑料等，若异物不大，玻璃体混浊不明显，不必手术；若异物较大，且活动度大，或伴有中重度玻璃体混浊不吸收，应适时手术，切除混浊玻璃体，取出异物。

4. 眼内炎　眼内炎可根据穿通伤的程度选择手术时机。若炎症来势凶猛，发病12～48小时即出现前房积脓、玻璃体混浊，经局部和全身用药、前房冲洗、玻璃体注药等治疗后，炎症仍无明显控制趋势，或炎症很快反复，前房积脓再次出现，眼底无红光反射、玻璃体高度混浊、无动度、瞳孔可呈灰蓝色反光，应及早行玻璃体或晶状体玻璃体切除联合巩膜环扎术，必要时填充硅油。若角膜水肿明显影响能见度，可先行玻璃体注药，适当延迟玻璃体手术，或在眼内窥镜下手术。如果眼内炎症经治疗24~48小时前房积脓吸收，玻璃体混浊物变得松散呈絮状，动度好，可以待炎症稳定后再行玻璃体手术。

5. 其他原因的出血 如糖尿病性视网膜病变、视网膜静脉周围炎、视网膜分支或中央静脉阻塞等引起的玻璃体积血。如果在短期内反复出血，应密切观察玻璃体积血及视网膜情况，不合并视网膜脱离时可在最后一次出血静止1个月以上再手术，此期间出血有可能经保守治疗自行吸收。另外此时手术可以减少术中出血或术后短时间内再次出血的可能。有些病例需酌情处理，如糖尿病性视网膜病变需做全视网膜光凝，酌情适时手术。

四、手术预后

包括视功能的保持和恢复、眼部结构的恢复重建，外观的满意度等等，影响因素是多方面的。伤眼的状况、伤势程度、治疗的情况、术后处理、患者的配合等都会影响手术预后。

1. 伤眼因素 损伤类型，所累及部位，眼内炎症，是否有异物存在，玻璃体积血情况，玻璃体膜增生活跃程度，伤后视力视功能情况，都直接影响预后。眼前部损伤一般预后较好。角膜裂伤及前巩膜裂伤，同时合并玻璃体外溢，视网膜嵌塞脱离，大量脉络膜上腔出血，眼压极低，无光感的患者预后往往较差。伤口大且靠后，贯通伤等预后均不理想。单纯玻璃体积血预后较好，合并视网膜出血脱离者，预后较差。异物损伤时，异物的性质、大小、入路部位、落点位置，着落过程中损伤的部位，是否为贯通伤，感染炎症与否，都直接影响伤眼的预后。细菌性眼内炎适时进行玻璃体切除手术，配合药物治疗，多数可以有效控制炎症，保留眼球，保存不同程度的视力；真菌性眼内炎预后远不如细菌性眼内炎，若外伤眼存在视网膜脱离，则与伤眼的最终结局有密切关系。玻璃体视网膜增生活跃或眼内长期存在慢性炎症，也可使得手术治疗后比较好的眼球出现恶性逆转。

2. 医源性因素 包括手术时机、手术方式的选择、手术规模及异物摘出的设计等。手术时机的选择是否适当，对预后影响很大。金属异物一旦诊断应尽快手术取出，延误可导致眼内炎症、异物包裹、牵拉性视网膜脱离等并发症。一旦炎症不能控制，最终会导致眼球萎缩。手术设计要恰到好处，规模过大会增加对眼球的创伤，有可能会适得其反。尤其应该重视对玻璃体切除的范围、基底部的处理、环扎及填充物的选择、视网膜切开及切除适应证和原则的掌握。不适当的视网膜切开及切除，会失去视网膜复位的机会。正确有效处理术中并发症，对手术预后起着至关重要的作用。

3. 其他 术后观察处理、术后护理、患者的配合对预后均有重要的影响。医生对病情观察仔细，及时发现并正确处理术后并发症，对术眼预后具有关键性的作用。相反，如不能及时发现及处理并发症，可能使本来预后较好的术眼恢复不佳，达不到预期的效果。患者的良好配合也是不可忽视的，如术后活动过大、过剧会引起出血，视网膜复位术后不能按照要求保持体位，很可能达不到预期的结果。

第二节 玻璃体手术的基本方法

玻璃体手术和某些其他手术不同，不可预知的因素比较多，因此，术前应做详细的眼部检查，向患者充分交待预后情况。确定手术的基本方案，单项手术还是联合手术。制定详细的手术方案，估计术中可能出现的难点和应对措施，还要根据术中所见灵活调整。

一、前部玻璃体切除

主要用于后发障切除、瞳孔再造、前房重建、外伤性白内障及晶状体脱位的治疗。

手术步骤

（1）局部或全身麻醉。

（2）开睑器开睑。

（3）根据手术需要选择角膜缘切口或巩膜切口。

（4）操作的要点是术者一手进行前玻璃体切除，另一手同时使用前房灌注针头自角膜缘切口或巩膜切口向前房内进行灌注。必要时在睫状体部放置灌注头。

（5）缝合切口。结膜下或半球后注射抗生素及地塞米松抗炎处理。

手术操作

1. 瞳孔再造与前房重建 眼外伤常发生瞳孔和前房异常。瞳孔异常包括瞳孔变形、移位、瞳孔膜闭或闭锁，玻璃体脱入前房致瞳孔阻滞，前房异常主要包括：虹膜前粘连引起的前房变浅或消失。瞳孔再造与前房重建是密切相关的。

手术时在前房内注入粘弹剂，先将不紧密的粘连钝性分离，再用虹膜恢复器进一步分离，粘连紧密、不易分离时可用囊膜剪剪断粘连组织，用切割头切除脱出粘连的玻璃体和残留的晶状体囊膜，充分松解虹膜，尽可能多地保留虹膜组织。对于偏位严重的瞳孔，必要时切除部分瞳孔缘，再造瞳孔。部分瞳孔移位是由于一侧虹膜组织后退粘连于角巩膜缘所致，此时分离粘连，松解还原虹膜有助于瞳孔的恢复。

2. 后发障切除 由于外伤后残留的晶状体囊膜机化增厚或瞳孔区玻璃体粘连机化，伤眼慢性炎症或儿童白内障术后渗出膜形成，瞳孔缘后粘连等因素导致后发障的形成。可使用粘弹剂钝性分离虹膜后粘连，用截囊针将机化膜或机化的晶状体囊膜中央划开成条片状，再用切割头切除瞳孔区囊膜，将瞳孔缘切除整齐，同时切除前部玻璃体。若瞳孔强直过小，可适当切除边缘加以扩大。酌情植入后房型人工晶状体或悬吊式人工晶状体。切除机化膜和玻璃体时要同时加前房灌注，切除机化膜时宜降低切速，增大负压。在前房内操作时，切割刀口宜侧向，尽量减少对角膜内皮的冲击损伤。

3. 外伤性白内障及晶状体脱位 对于前或后囊膜破裂的外伤性白内障，可选择晶状体切除，因多伴有晶状体皮质落入玻璃体腔，故一般采取平坦部闭合三切口式切除法切除瞳孔区及落入玻璃体内的晶状体，尽量保留前囊或足够宽的周边后囊膜，同期或二期植入人工晶状体，必要时前囊中央造孔。轻度晶状体脱位可采用超声乳化或囊外摘除法，于囊袋内植入张力环，同期植入人工晶状体。若无张力环，需植入襻径较大如12.75mm或13.5mm的硬性人工晶状体，脱入玻璃体腔且晶状体核较硬时可采用超声粉碎的方法吸出，同时处理好玻璃体。晶状体脱位到前房时，首先使用2%毛果芸香碱缩瞳，防止晶状体落入玻璃体腔，将针形灌注头自角膜缘切口或巩膜切口刺入晶状体囊袋内，切除晶状体或采用大切口的囊内摘除方法，同时切除瞳孔区玻璃体。

二、后部玻璃体切除

严重眼外伤是难治性眼病之一，玻璃体切除主要应用于眼内异物、玻璃体积血混浊、视网膜脱离、眼内炎及复杂眼外伤的联合治疗。后部玻璃体切除可以消除玻璃体内的积血和机化组织，使屈光间质透明，并在直视下取出异物，松解玻璃体牵拉，减少牵拉性视网膜脱离等并发症的发生。若合并视网膜脱离可同时做视网膜复位手术，可同时实施外伤性白内障、晶状体脱位伴严重玻璃体混浊等多联手术。外伤眼多合并角膜裂伤，伴有角膜水肿，爆炸伤可致角膜多发异物和瘢痕，其眼底能见度低，无法在直视下进行手术。这时可以考虑使用临时人工角膜—眼后段手术—角膜移植联合手术的方式。这种手术方式可及时进行眼底病变治疗，也可起到增视作用，减少二次手术的机会，但合并高眼压时应先控制眼压。儿童患者或角膜伤口愈合欠佳，角膜严重水肿的病例，人工角膜要慎重使用，在内窥镜下手术较为理想。另外大部分角膜血染在1~2年后可以吸收，对此最好先选择在内窥镜下手术。

手术步骤

（1）麻醉：手术合作的成人选择局麻或局麻联合安定镇痛，儿童或不能合作的成人选择全麻。值得注意的是，若第一只眼术后眼内填充惰性气体未吸收者，第二只眼全麻手术应提醒麻醉师禁用N_2O气体，否则气体膨胀可导致视网膜中央动脉阻塞，后果严重。局麻患者在术前1小时肌内注射强痛定100～200mg和安定10mg，镇痛效果比较理想。

（2）开睑：开睑器或眼睑牵引缝线张开眼睑。

（3）结膜切口：沿角膜缘剪开球结膜，可根据习惯或手术需要选择做3个小切口或做弧形切口，若要放置环扎带则要360°剪开。

（4）置直肌牵引线：单纯玻璃体切除可不置牵引线，必要时根据需要牵引1～4条肌肉。

（5）放置环扎带：根据伤眼的情况及B超提示的情况，可先放置环扎带，也可根据玻璃体切除后的情况而定，先放置环扎带较玻璃体切除后再放置环扎带操作更方便些。玻璃体切除后再放置环扎带，眼压波动大，灌注头有损伤晶状体的危险。去掉灌注头后再放置环扎带，如果出现伤口密闭不严、气体或眼内液体漏出、眼压难以维持，有导致视网膜脉络膜脱离的危险，若处理不当还可能出现严重的后果。

（6）巩膜穿刺口：选择穿刺口位置，放置灌注头。常用的灌注液为：Ringer液500ml+50%葡萄糖1ml+5%碳酸氢钠10ml+1%肾上腺素0.5ml+地塞米松0.2ml。眼内炎可另加妥布霉素2000U。

（7）固定角膜接触镜环。

（8）眼内操作：在显微镜下，使用角膜接触镜或全视网膜镜，导光纤维眼内照明直视下进行，包括切除玻璃体、取异物、剥膜、视网膜复位、眼内激光光凝、冷冻、气液交换、硅油或惰性气体填充等。

（9）缝合：关闭巩膜切口、调整环扎带、检查眼压、拔除灌注。缝合结膜伤口，结膜下或半球后注射抗生素和地塞米松。

手术操作

1. 单纯的玻璃体积血　单纯的玻璃体积血混浊无机化牵拉形成，为增视目的进行手术治疗时，可仅切除中轴和周边部的玻璃体，尽量不骚扰基底部的玻璃体。因为在基底部玻璃体与锯齿缘部视网膜附着紧密，不必要的切除可能会牵拉锯齿缘部视网膜造成小裂隙状断离。未被及时发现者，术后可发生视网膜脱离。玻璃体切除后，玻璃体的结构和成分都有改变，炎性毒素和代谢产物被灌注液置换，周边部少量混浊玻璃体，术后通过药物的治疗，可渐被吸收，对视力无明显影响。

切除的方法一般自前由玻璃体中轴部渐向后及周围进行，循序渐进，可以螺旋式向纵深，或层层深入，这样不必频繁调节显微镜焦距，效率高。玻璃体切割头最好不要频繁移动或抖动，这样会降低切除效率，甚至不慎造成晶状体或视网膜的损伤。切除浓密玻璃体和机化块时可适当降低切速加大吸引，接近视网膜时要高切速，低吸引，接近晶状体时，切割头刀口不要朝向晶状体后囊，以免直接或冲击波间接损伤晶状体。对晶状体后的混浊物，膜状物或血膜，采用单吸法，将膜吸离晶状体后再切除之。尽量先切断膜周边附着处，使附着于晶状体后囊的膜松弛后便于切除。晶状体后混浊膜切除困难时不必勉强，只要不影响后极部的观察与操作，残留部分膜并不影响术后恢复。视网膜前血池可以用笛针吹动，使其从视网膜表面浮起再吸出。在需要切除前部周边玻璃体时，需要用巩膜压迫器或虹膜恢复器顶压巩膜，使周边玻璃体向中央靠近，以避免因切割头过分伸向对侧时伤及晶状体后囊。

2. 玻璃体混浊合并视网膜脱离的治疗　视网膜脱离是严重眼外伤常见的并发症之一。如果视网膜不能复位，将直接影响视力预后，甚至发生眼球萎缩。外伤造成的视网膜脱离较原发性视网膜脱离复杂得多。角膜受损水肿、多发异物、混浊等可导致眼内能见度低，大大增加了手术的难度。虽可在眼内窥镜下手术，因其缺乏立体视，要有适应过程。

外伤后牵拉性视网膜脱离表现各异，如角巩膜裂伤，玻璃体脱出时，视网膜被牵拉粘连至伤口处。有时视网膜重叠在一起，或集结成柱状，这种情况B超常不显示视网膜脱离，彩色多普勒超声检查则有利于诊断。前玻璃体增生膜可牵引视网膜前移位，周边视网膜可向前折叠，粘连于睫状体表面，甚至在晶状体赤道部。有的视网膜被瘢痕牵引形成僵硬的固定皱褶。有的伴有视网膜下出血，积血机化呈团块。陈旧性视网膜脱离可见较多的增生条索或增生膜呈晾衣绳或餐巾环样改变，玻璃体视网膜联合手术是其唯一的选择。

玻璃体透明或半透明，能看到视网膜结构时，可先切除中轴部玻璃体，作玻璃体后脱离，用导光纤维挡住脱离的视网膜或注入适量重水，以免因玻璃体的全周牵引，加重视网膜脱离，甚至造成不必要的视网膜损伤。当玻璃体混浊浓重，手术开始时看不到视网膜的情况下，可多层切除，逐渐向后部进行，边切边分辨组织结构直至发现视网膜。再由此分离混浊的玻璃体与视网膜间的粘连。粘连不能分离时，采用草坪修剪式的方式进行切除。也可在玻璃体较疏松处切除，暴露部分视网膜，再由此向周围扩大，直至暴露出全部视网膜。可采用钝性和锐性分离相结合的方法分离玻璃体与视网膜的粘连。可用切割头和导光纤维反向作用分离，即用切割头吸引或用膜钩钩住机化膜，导光纤维向反方向按摩分离，全部松解视网膜。

当视网膜脱离很高时，玻璃体腔操作空间很小，尤其是在保留晶状体的情况下，操作极不方便。这时可将玻璃体后脱离部分切除，明确后极部视网膜无裂孔后，注入适量重水，压迫脱离视网膜，降低视网膜高度，扩大玻璃体腔，再进行玻璃体切除及剥膜等手术操作。对于巨大裂孔、裂孔边缘有卷曲，应将卷曲面的牵拉膜切除干净，恢复孔缘的柔软性，使其能够展平，孔缘僵硬部分，可以适当切除，但不要过宽过多。

在陈旧性角巩膜裂伤的病例，切除瞳孔区机化膜或后发障时，要小心分层进行，发现有视网膜前粘于瞳孔区机化膜上时，应钝性分离，将视网膜由膜上游离下来，同时辨别粘连视网膜的原方位及在玻璃体腔的位置，直至视网膜完全松解。

前移位的视网膜常常有折叠部分，可先用钝分离法将折叠部分松解开。此时多需要切除晶状体。视网膜的分离使用切割头或用带硅胶头的笛针，向后按摩折叠前移的视网膜，僵硬不能展开的部分必要时可切除，但注意要尽可能少切。

若视网膜集结成柱状，这与原发视网膜脱离形成的闭合漏斗有所不同。外伤后的闭合漏斗是锯齿缘大部分或全部断离，视网膜集结于角巩膜伤口处，玻璃体腔完全消失。需要先从漏斗前端分离，用导光纤维和切割头将粘连的视网膜从中间分离开，在分离开的间隙内注入重水，严密观察视网膜情况，若有机化条索或膜时将其剥除或剪断，继续增加重水，形成玻璃体腔，直至视网膜充分展开。

有的视网膜完全翻转，翻向一侧，遮盖视盘，与对侧视网膜粘连。这时首先要分清翻转部分的视网膜边缘，用带硅胶头的笛针或平铲式膜钩加以分离，分开部分可用导光纤维协助固定以便进一步分离。分离面积较大时，可注入重水逐渐将翻转的视网膜恢复到原位。

由于异物损伤或巩膜伤口玻璃体机化牵连，脱离的视网膜集结形成固定皱褶，甚至结成团块。集结或团块表面常常附着有放射状或漏斗状的玻璃体机化膜，应予以切除，可残留基底部。对于残留基底部周围的视网膜皱褶，需先剥除皱褶间的视网膜前膜，再用切割头或带有硅胶头的笛针，按摩每一个皱褶，使视网膜后的增殖膜分离松解。皱褶打开后，视网膜如能复位即不需要再做视网膜切开。如集结处视网膜皱褶不能松解，则需局部切开，达到松解展平视网膜的目的。

外伤性视网膜脱离常有视网膜下增生。视网膜下的增生膜和条索，若张力不大，不影响视网膜复位，不一定必须处理。若张力大，可根据条索和膜的位置，选择避开血管的部位，于视网膜上刺开一个小孔，用膜钩钩取，或用眼内镊夹住抽取。若造孔处有交叉条索，可先在交叉处电凝，再造孔，若粘连牢固或条索较长，可先剪断分次分段取出。避免因一次抽出牵拉太大而过多损伤视网膜，导致视网膜下出血。

大量的视网膜下出血可在视网膜下遗留厚实的机化物。无视网膜裂孔时可以不作处理，待其自行吸收。若有较大的裂孔时应尽量取出视网膜下积血，否则视网膜难以复位，可用切割头切吸交替进行，最后激光光凝封闭裂孔，注入惰性气体或填充硅油。

第三节 手术操作注意要点及相关问题处理原则

眼外伤玻璃体手术精细、复杂、涉及面广、术中情况多变，需要灵活应变，其中有许多要点需要把握。

一、放置灌注头的要求

灌注头放置顺畅是手术成功的第一步和基础。灌注不畅可造成严重手术并发症，如果处理不当可严重影响手术效果。

1. 位置选择 多选择在颞下放置灌注头。如果颞下不适合可选在其他操作方便的位置放置灌注，注意避开瘢痕。无晶状体眼或准备切除晶状体者一般选择在角膜缘后3~3.5mm处，有晶状体眼在角膜缘后3.5~4mm处为宜。7岁以下儿童因睫状体短，放置灌注的位置要稍偏前。周边增生明显者必要时可选择在角膜缘。

2. 灌注头的选择 根据眼部情况选择合适的灌注头，注意灌注头的通畅性，最好用注射器加压冲洗灌注头，确认通畅。

（1）一般选用3.5~4mm长的灌注头。

（2）无晶状体眼有睫状膜形成，前部玻璃体混浊机化显著或有睫状体脉络膜脱离者宜选用5~6mm长的灌注头。

（3）拟用油液交换的方法填充硅油者，需要选择直径较大的灌注头。

3. 插入灌注头及开启灌注 穿刺巩膜口时，巩膜穿刺刀应垂直于巩膜面，指向眼球中心穿刺。若前玻璃体混浊不很浓厚时最好在瞳孔区看到巩膜穿刺刀后再撤出，巩膜穿刺刀退出巩膜前，稍扩大切口，要确保灌注头顺利插入玻璃体腔而不是睫状体上腔或睫状膜下，否则影响手术效果。用6-0可吸收线固定灌注头。

（1）眼压低时，可用注射器自穿刺口注入平衡盐溶液至眼压正常或稍高后再插入灌注头。灌注头斜面应朝前与巩膜口平行。注射平衡盐溶液的针头一定要锐利，垂直进入玻璃体腔。

（2）晶状体透明或无晶状体眼在斜面镜下，检查确定灌注头在玻璃体腔内方可开放灌注。

（3）需要去除晶状体时，可使用灌注针头刺入晶状体，在其灌注下切除晶状体。确定睫状体平部灌注头在玻璃体腔内再将其开放。

（4）玻璃体混浊浓厚时，可在斜面镜下先切除灌注头位置的混浊物或是以长针头注入灌注液，将灌注口处混浊物冲开。

（5）灌注头表面有机化膜或色素膜形成，可用巩膜穿刺刀或切割头切开。如果视网膜脱离比较高，灌注头表面膜不要轻率切除，以免损伤脱离的视网膜。此时可更换灌注头位置或拆除灌注头，于前玻璃体腔注入气体推回隆起的视网膜，重新穿刺后再放置灌注头。

二、巩膜切口位置

导光纤维和切割头进入眼内的巩膜切口，一般选择在2点、10点。与角膜缘的关系与灌注口相同，穿刺时进针方向需垂直于巩膜面，内口大于外口。巩膜切口直径稍大于导光纤维和切割头直径，要求导光纤维和切割头进出眼球时无阻力。导光纤维与切割头的夹角以120°左右为宜。有时为了上方操作方便，此角度可适当加大。夹角过大或过小操作都不方便。

三、玻璃体切除眼内操作要点

1. 插入导光纤维和切割头 一般先插入导光纤维，先压后唇使巩膜切口张开轻轻旋转进入导光纤维。左手持导光纤维右手持切割头，可根据需要交换。

2. 灌注与切除 灌注与切除要同步，要保持注吸平衡，防止吸引大于灌注。若吸引过大，在前房内操作时会造成角膜塌陷，引起角膜内皮的损伤，在玻璃体腔内操作可引起脉络膜脱离、脉络膜上腔出血、视网膜脱离等。前房灌注针头斜面不要朝向和靠近角膜内皮，避免灌注冲击损伤角膜内皮。睫状体平部灌注压不要过高，长时间高灌注压可引起角膜水肿。

3. 切割机应用 必须在直视下看到切割头才能开始工作。切割头要在导光纤维照明下移动。切除晶状体时切速要降低，约400次/分，吸引加大至200mmHg/cm^2。切低密度混浊物时，切速要在600次/分以上，吸引在100～150mmHg/cm^2。接近视网膜切除时要保持低吸引高频率，切速在750次/分以上。切除基底部玻璃体时可使用高速切割刀，切速在900次/分以上。切除晶状体时切割刀口不要朝向角膜，切除前玻璃体尤其是靠近晶状体时，刀口侧向或朝向后方，避免直接朝向晶状体。接近视网膜时刀口要侧向视网膜。若为可调式切割头，刀口要调小。进出巩膜口时要停止切割和吸引。不适当使用高频率切割，会降低效率损伤切割头刀口。

4. 玻璃体切除 由视轴区前中央部开始，不断向周围扩展，直视下小心移动切割头，不要靠近晶状体。在同一深度处由点到面、循序渐进、层层深入、边切边看、有序进行、随时调整显微镜焦距。切忌动作过大和无目的频繁移动和搅动切割头。切除视网膜表面和前基底部玻璃体时要蚕蚀样切除。切除浓密混浊物时，可不断旋转刀口方向。玻璃体混浊浓厚，确定无视网膜脱离时，在玻璃体中央可以连续切吸以提高效率。到周边部视网膜时要小心观察，切割头阻塞时，可从切割头吸引管连结处冲洗。

从眼内撤出导光纤维和切割头时，要关小灌注或适当降低灌注压，以免突然巩膜口开放，压力改变，灌注液冲击玻璃体使之从巩膜口脱出，牵引基底部视网膜。若视网膜脱离高时可能被玻璃体牵拉从巩膜口脱出。去除灌注时，可适当提高灌注。手术过程应尽量减少器械不必要进出眼内的次数。

5. 关于眼压 眼压的维持对手术的成败起着至关重要的作用。手术的全过程始终要关注眼压和灌注液的流畅情况。如出现角膜或瞳孔变形，睫状体脉络膜脱离或视网膜脱离加重等，说明灌注可能不通畅或因切除表面膜时牵拉睫状体使灌注头退回睫状体上腔或睫状膜下，也可能灌注正常而吸引过大引起。此时应立即停止切除，检查原因。常见有以下几种情况：吸引过大灌注头不通畅多见于使用曾注入硅油而冲洗不彻底的灌注头，灌注头不在玻璃体腔内以及眼球伤口愈合不良、裂开等因素。要采取相应措施予以解决。术中也应注意不要高眼压。

6. 巩膜压陷法的使用 切除晶状体赤道部、周边部玻璃体，夹取或吸取赤道部靠前的眼内异物时需要采用巩膜压陷法。压迫巩膜使周边组织或异物暴露于视野中，便于观察和操作。可用巩膜压迫器、虹膜恢复器、棉棒以及斜视钩等进行顶压。压陷的面积不要过大，也不要压起太高，否则会因眼内灌注液排出量过大导致低眼压甚至脉络膜脱离。

7. 新生血管膜的处理 在处理新生血管膜时，膜上粗大的血管应先行电凝止血，玻璃体与视盘粘连的膜上血管予以切断，其余部分用眼内剪剪断后再切除，可残留视盘处残根。多处与视网膜粘连的血管膜，在电凝止血后，将粘连的桥状膜用膜钩将其与视网膜分离，再用视网膜剪剪断或切断，将游离部分切除切短，可留岛状残根。如果新生血管仍有出血，应停止切除，提高灌注压等待出血停止，找到出血点后电凝止血。

8. 玻璃体"烟雾"状出血的处理 在切除过程中有时会有大量血细胞或灰黄色烟雾状物升起，这是大量非凝固血或含铁血黄素物质沉积在视网膜前，由于切除和灌注液的动力作用形成涡流所致。此时视野模糊,应停止切除,单纯吸引,待视野清晰后再作切除。血池或含铁血黄素沉积物形成"泥浆池",浓厚并有膜性组织时,可用切割头切除膜样组织后,单纯吸引去除大部分,剩余部分可用笛针吸除。贴在视网膜表面的薄层可用笛针轻轻吹起,使其离开视网膜,浮起后再吸除。

9. 玻璃体增生条索的切除 较软的玻璃体增生条索可从其边缘开始切除,也可从中间"拦腰"切断再向条索两端切,一般可以完全切除。宽大的厚膜或条索,可先切除其周围的膜,松解条索周围的张力,用眼内视网膜剪剪断条索。厚膜或较粗的条索直接切除时,振动大,对视网膜牵拉很强,需剪断后再切除。与视盘或视网膜附着处的玻璃体增生条索不要强求切除干净。

10. 视网膜前膜和视网膜下膜的处理

(1) 视网膜前膜的切除:视网膜前膜有的很薄成纱样膜,有的很厚成毡样膜。较厚的膜易剪断和切除,易与视网膜分离。用膜钩在膜与视网膜间隙处轻轻勾动沿膜下水平滑动,无血管的膜可以直接撕下,有血管的膜需先电凝止血后再分离。将膜与视网膜分离后先剪断再切除,粘连牢固处可残留膜性小岛。膜与视网膜间有间隙时也可将切割头插入膜下钝性分离后再切除。纱膜样的膜薄而有韧性,不易与视网膜分离,不易切断和切除,但用膜钩勾时却易断,因此剥除纱膜时需要小心和耐心。可以用带硅胶管的笛针在膜的表面或边缘搔刷,待有松弛部分再用视网膜镊或膜钩继续分离,或用切割头只吸不切将膜与视网膜分离后再切除。或者在膜上造一个孔,将孔缘与膜分离出现一定间隙后在膜后注入适量重水,继续将膜分离,也可从膜的边缘分开处注入重水再进行分离。

(2) 视网膜下膜的处理:视网膜下增殖条索有单条、分支状、环状,形成"晾衣绳样"或"餐巾环"样改变。如果视网膜原有裂孔,应尽量经裂孔处理视网膜增生。如果视网膜没有裂孔,应选择好视网膜切开的位置,如选在分支的交叉点,或主干与分支的交叉点处,环状视网膜下膜可选在上方或鼻上方,在准备切开处电凝,即出现白色点状电凝斑,用巩膜穿刺刀稍加切开,眼内视网膜剪剪开小孔,或用切割头切开均可。用膜钩或视网膜镊抽取条索,短的条索可一次完全抽出,长的条索有牢固粘连的,剪除一段达到松解的目的即可,不必强行拉出。避免因此造成视网膜下出血或扩大视网膜孔。操作时要耐心仔细。对于张力不大较纤细的条索不必处理。

11. 玻璃体基底部的切除 一般的玻璃体切除不必要切除基底部,有前部增生性玻璃体视网膜病变(APVR)时需要切除玻璃体基底部。此时要充分散大瞳孔,应用30°或50°斜面镜或全视网膜镜,助手用巩膜压迫器或其他合适的器械压迫基底部巩膜,使基底部如锯齿缘暴露清晰,小心切除基底部增生的病变组织,切速要高,吸引要低,动作要轻柔。必要时可切除晶状体。为了避免留下死角,可交换导光纤维和切割头的位置。

12. 气液交换的多界面问题 见于晶状体悬韧带部分断裂,轻微移位但不需要切除的透明晶状体。气液交换时气体可从晶状体脱位的间隙进入前房。人工晶状体眼囊袋不完整,或植入悬吊型或前房型人工晶状体,气液交换时气体可进入前房,形成多个界面,使得视野很不清晰,给后面的操作带来不小的困难。为了避免多界面的产生,在气液交换前适当缩瞳,或在前房注入适量的粘弹剂,可以避免气体溢入前房。手术结束前用灌注液将粘弹剂置换出来。

13. 视网膜切开和切除 不应轻易选择视网膜切开和切除。轻率的举措可造成视网膜大裂孔或大面积的缺损,反而有可能影响手术的远期效果。只有在视网膜明显嵌顿,缩短,并且充分剥膜后,仍有广泛的视网膜下增生;视网膜前移位;视网膜下有必取的异物;有影响视网膜复位的皱褶,无法展平等情况时,才考虑视网膜切开。裂孔边缘僵硬不能附贴,视网膜集成团块不能展开,不能恢复柔韧性的视网膜方可考虑适当切除,切除的面积尽可能小,视网膜缺损越少越好。

14. 巩膜环扎与加压 巩膜环扎能有效地缩小玻璃体腔,减轻玻璃体动荡,缓解或消除玻璃体对视网膜的牵拉,加固玻璃体的基底部,对周边部残存玻璃体引发的术后牵引有预防作用,还可封闭周边部不易发现的小裂孔。多用于有明显APVR,视网膜广泛增生、牵引,广泛格子样变性,周边视网膜萎缩变薄,无晶状体眼,眼内炎等情况下。在外伤眼的玻璃体视网膜病变玻切后即使填充硅油,环扎也有一定的必要性。硅油填充后复发性局限性视网膜脱离不要轻率决定取出硅油再次手术,在没有赤道后裂孔的前提下放置环扎带联合巩膜外冷冻,可以获得手术成功,使视网膜复位。治疗严重外伤性玻璃体积血时,在玻璃体切除前预先放置巩膜环扎带有预防视网膜脱离的作用。外伤患者多采用双环扎带,即2.5mm宽的平硅胶带(240)加4.5mm宽的有槽硅胶带(219)。环扎带的长度可根据术前眼球轴长,选择长度,一般为65~68mm。硅胶套袖管将"240"联接,每个象限用5-0尼龙线固定一针褥式缝线。缝线前缘要放在直肌止端连线后1~1.5mm。术中再根据视网膜裂孔和玻璃体视网膜病变部位调整缝线的位置。

15. 晶状体和人工晶状体的处理

(1) 晶状体透明或轻度混浊时原则上应尽量保留,尤其是未发现有视网膜脱离的患者。在视网膜脱离时,若保留晶状体对视网膜复位有决定性的影响,就要去除晶状体。可根据患者年龄和手术的需要,决定是晶状体全摘除,还是保留后囊或前囊。选择囊外摘除、超声乳化摘除、超声粉碎或是晶状体切除的方式去除晶状体。

(2) 人工晶状体原则上也是尽量保留。若周边有明显的增生病变需要处理,或视网膜前移位,周边部有病变需详细检查周边部,人工晶状体周边的晶状体囊或囊袋混浊机化、透明度差,或前部增生性病变与晶状体囊有粘连牵拉,分离粘连切除增生物时囊膜无法保留,就需要摘除人工晶状体,切除混浊的囊膜。

第四节 玻璃体手术并发症及处理

任何手术都有一些并发症,玻璃体手术也不例外,而且由于玻璃体手术在眼内操作,又独具复杂性,并发症相对较多,性质也比较严重,所以对玻璃体切除手术的并发症要充分重视,掌握其产生原因和预防方法,以及处理措施。

一、术中并发症及处理

1. 角膜上皮水肿 角膜上皮水肿可影响术中观察和手术进行。

(1) 原因:过多的使用表面麻醉剂、扩瞳剂,角膜长时间暴露,灌注压高,眼压高等。

(2) 处理措施:灌注压高时可降低灌注压。在确定眼内灌注压正常后,可先试行用干棉棒在角膜表面加压滚动挤出上皮内水分,或可用50%葡萄糖点眼,观察角膜上皮水肿能否减轻或消退。如水肿明显,上述方法无效时,可用虹膜恢复器,将瞳孔区上皮刮掉,注意不要过早刮除上皮,以免产生前弹力层皱褶,更加影响术中观察。

2. 瞳孔缩小或不能开大

(1) 原因:穿通伤后虹膜前后粘连,炎症使虹膜后机化膜形成,术中低眼压,虹膜或睫状体受到刺激等均可引起瞳孔缩小或不能开大。

(2) 处理措施:术前充分散瞳,美多丽或托品酰胺和阿托品交替点眼数次。术中可分离瞳孔前后粘连;节段切除瞳孔缘限制膜;保持眼压;减少对虹膜的刺激。必要时结膜囊内留置浸有美多丽或1∶1000肾上腺素的无菌棉块,或在500ml灌注液中加0.3~0.5ml肾上腺素。在无晶状体眼或拟切除晶状体的眼,可间断切除部分瞳孔缘。用虹膜拉钩或缝线开大瞳孔也是很好的方法。保留晶状体眼可在前房注入粘弹剂后使用虹膜拉钩,或注入粘弹剂后,从角膜缘切口进入前房,用囊膜剪节段剪开瞳孔缘,或用切割头节段切除瞳孔缘。

3. 低眼压

(1) 原因:外伤缝合口愈合不良、未及时开放灌注、浓厚混浊物阻塞灌注口、吸引过大、巩膜穿刺口过大以及曾注入硅油的灌注头清洗不彻底,残留有硅油,使灌注不通畅等等均可引起低眼压。

(2) 低眼压迹象：包括角膜塌陷，瞳孔变形或缩小。
(3) 处理措施：检查原因，逐一解决。注意在放置灌注前充分冲洗灌注管和灌注头。

4. 脉络膜脱离

(1) 原因：脉络膜脱离易发生于眼压过低、视网膜脱离、穿通性外伤眼。灌注头插入睫状体上腔；睫状体表面有机化膜阻塞灌注口；外伤后睫状体部有浓厚出血，出血机化牵引导致局部脉络膜脱离；灌注未开放即行玻璃体切除，眼压过低，引起局部组织脱离；灌注头原在玻璃体腔内，玻切时机化膜牵引睫状体脱离，灌注头退回睫状体上腔等情况均可导致脉络膜脱离的发生。

(2) 术中所见：脉络膜和视网膜向内膨胀，呈半球形隆起，玻璃体腔渐缩小。

(3) 处理措施：立即停止切除，检查灌注情况，若灌注头位于玻璃体腔内，注意检查灌注是否开放。若灌注头未在玻璃体腔内，则改变灌注管前三通口的方向，使眼内和眼外相通，或拔除灌注，从另一巩膜口注入灌注液或气体，驱使脉络膜上腔的液体从灌注口排出，再更换灌注口位置，或在原切口位置用巩膜穿刺刀重新穿刺，插入灌注头。

5. 晶状体并发症

(1) 晶状体损伤

1) 原因：大多是因器械直接损伤晶状体。切除前部玻璃体时切割头直接损伤晶状体；切除对侧周边部玻璃体时切割头挫伤后囊；切除贴附于晶状体后机化膜或陈旧血膜时，切割头靠近晶状体，导致损伤。

2) 预防和处理：①器械进入眼内时要保持垂直巩膜面朝向眼球中心。②切除晶状体后膜时，应先单纯吸引使膜离开晶状体后囊后再切。若膜的张力大，可先切一侧周边，切断部分膜，减少张力后再继续吸引分离后切除。紧贴后囊的薄膜不影响观察时可不予切除，待其以后自行吸收。③切除前玻璃体时，要密切注意后囊的位置，不要接触晶状体，避免刀口直接朝向晶状体。④切除周边玻璃体时，可采用后照法，同时使用巩膜压迫法，使周边视网膜向中间靠拢以避免器械伸向对侧操作。⑤前部玻璃体混浊重，术者不能看到切割头时，切割头和导光纤维进入时应注意保持避开晶状体，要在远离周围视网膜的中间区域操作。⑥晶状体损伤后，如果仅为后囊小片损伤，可在晶状体后囊表面注入粘弹剂暂时保护。在手术进行过程中，皮质未发生明显混浊，可保留晶状体。若后囊损伤后皮质逐渐出现混浊，或晶状体皮质也受到了直接损伤，最好术中即行晶状体切除手术。摘除晶状体手术的方法主要有直接切除、超声粉碎或囊外摘除。

(2) 破碎的晶状体落入玻璃体腔

1) 原因：多发生于切除晶状体时过早切除后囊，或因外伤后晶状体后囊已破裂，手术切除时皮质和核落入玻璃体腔。

2) 处理措施：①皮质和软核可同玻璃体一并切除。②晶状体硬核：切除中间玻璃体后吸起碎核带到中部或前玻璃体加大吸引将其吸除，也可用导光纤维与切割头将晶状体核压碎后逐一切除。如果核大而硬，可用切割头吸引，将其引入前房或用重水漂浮，行超声粉碎或自角膜缘切口娩出，再缝合角膜缘切口，继续清除玻璃体内残存物质。术前准备去除晶状体，估计核较硬时可用超声粉碎先将晶状体核粉碎切除。

6. 玻璃体积血 多见于眼内增生性病变、穿通性眼外伤等。

(1) 原因：切除增生的新生血管膜；损伤视网膜血管；外伤眼组织充血发生出血；巩膜穿刺口肉芽组织出血；结膜囊出血自巩膜口流入眼内；术中低眼压等可能是玻璃体积血的原因。

(2) 预防及处理措施：外伤眼首先要选择好手术时机，选好巩膜穿刺口的位置，避开原伤口。术前用止血药，灌注液中加肾上腺素。出血后先暂停操作，升高灌注压，提高眼压止血。出血静止后，若出血多可灌洗玻璃体腔，少量的出血可用笛针吸除。见到出血点可用水下电凝止血。若出血处血凝块去除后反复出血，来不及电凝或不适合电凝处，再次出现血凝块时，可将血凝块切除缩小，留下小块不予去除，可避免再出血。全身用止血剂，如肌注立止血等药物。

7. 晶状体表面出血渗出和前房积血

（1）原因：前房积血可能是由于缝角膜接触镜环时，缝线过深，损伤睫状体或虹膜根部血管，虹膜新生血管出血等所致。晶状体表面出血渗出可能是玻璃体内活动性出血，通过晶状体悬韧带间隙进入晶状体表面。也可能是由于穿通性外伤眼血管通透性增加，在低眼压时血管反应或巩膜静脉窦血液倒流，使晶状体表面出现渗出物。眼内炎时也可不断产生炎性渗出物。

（2）处理措施：保留晶状体的可作前房穿刺冲洗，晶状体需去除的可将晶状体连同出血渗出膜一同切除。

8. 视网膜裂孔和视网膜脱离 是一种严重并发症。

（1）原因

1）缺乏经验的术者，对视网膜情况判断不明，盲目手术，误伤视网膜形成裂孔。

2）有血管性病变或眼内炎症等病变的视网膜，其视网膜组织脆弱、菲薄、萎缩，容易形成裂孔。

3）分离粘连、剥膜、切除视网膜前膜时，器械直接损伤或牵拉玻璃体、视网膜前膜，间接损伤视网膜，形成裂孔。

4）用笛针吸除视网膜表面积血或渗出时，不慎造成裂孔。眼内炎或糖尿病性视网膜病变的视网膜脆弱，用笛针吹动视网膜表面沉积物或膜，有时也可致视网膜裂孔。

5）穿刺巩膜口时，巩膜穿刺刀不够锋利，器械强行进入导致睫状上皮撕脱，牵拉视网膜锯齿缘断离。

6）手术器械多次反复进出眼内，牵拉玻璃体基底部，累及周边部视网膜产生裂孔或锯齿缘断离。

7）突然从眼内撤出器械，又未及时降低灌注压，周边有较多的混浊物或机化膜，由于灌注液的冲击力将玻璃体冲出眼外，牵拉周边视网膜产生锯齿缘裂孔或断离，甚至周边已脱离的视网膜随之脱出巩膜口。

（2）预防和处理措施

1）术前作彩超或B超检查，能看到眼底的使用间接检眼镜详细检查眼底了解视网膜情况、玻璃体混浊机化情况、玻璃体与视网膜的关系等，做到心中有数。术中仔细观察，细致操作。

2）在菲薄脆弱的视网膜上操作要格外轻巧。分离粘连、剥膜、切除视网膜前膜时要掌握适度，牢固的粘连试探分离不成功后，可在最大程度分离后切除，残留分离不开的部分，避免强行分离，粗暴撕膜。

3）用笛针吸除视网膜表面积血或渗出物时，要把握笛针和视网膜接触的尺度，且笛针只能有垂直动作，不能有横向动作。用笛针吹动脆弱或有炎症的视网膜表面血液或沉积物时，笛针与视网膜要保持距离，不要太近，且吹的力量不要太大。眼内炎时避免器械与视网膜直接接触。

4）穿刺巩膜口时，要使用锋利的穿刺刀。最好能在瞳孔区看到穿刺刀。使周边玻璃体的通道和睫状体口足够大，器械能够顺畅进出眼内。睫状体部有机化膜阻挡时，切忌器械强行通过，要用巩膜穿刺刀重新穿刺切开机化膜，减少器械进出眼内的次数。

5）玻璃体混浊机化显著时，要先将切割头周围的混浊物尽量切除，旋转刀头，直到没有机化物缠绕。再伸向导光口附近，将导光纤维附近的机化物切除干净，这样就可以避免器械进出时牵拉玻璃体的问题。

6）上方进出器械的两个巩膜口后方，容易产生视网膜裂孔和撕裂，在未发生视网膜脱离时不易发现，故每个手术结束前都要压迫巩膜检查周边部位视网膜，确认没有裂孔时方可关闭切口。

7）术中产生视网膜裂孔后，如果是单纯裂孔，周围没有牵拉，视网膜不僵硬，可行激光封闭，必要时注入气体。裂孔同时伴有视网膜脱离要解除所有牵拉，进行气液交换、眼内光凝。周边裂孔或锯齿缘断离可行巩膜外冷冻，填充气体或硅油。术后保持体位应使裂孔位于高位。有晶状体眼赤道前产生裂孔，又不能完全切除基底部玻璃体，可以补加巩膜环扎带。

二、术后并发症

1. 角膜并发症

(1) 角膜上皮不愈合或反复脱落在糖尿病患者易发生,可能与术中刮除上皮,上皮细胞基底膜硬化有关。因此术中尽量不要刮除上皮,尤其不能过早在上皮不易刮除时就强行刮除。处理措施包括术后包扎术眼或双眼减少活动,促进上皮愈合,也可戴软性角膜接触镜,局部滴用促进上皮细胞生长的药物。

(2) 角膜实质水肿与术中刮除上皮或角膜原伤口有关,也可能由于角膜内皮细胞损伤所致。角膜内皮受损与灌注液、灌注压、手术器械、破裂的晶状体物质、角膜裂伤有关。轻度水肿一般1周内消退。比较明显的角膜水肿,甚至全角膜呈灰白色,实质明显增厚,要经过很长时间才能消退。部分严重角膜实质水肿不能恢复透明性。

(3) 角膜失代偿与远期并发症为硅油常见的并发症,可能与硅油长时间接触角膜,或硅油在眼内存留影响眼球的生理代谢有关。无晶状体眼填充硅油前下方作虹膜周切口,术后俯卧位,使前房充满房水,可以最大程度地避免硅油与角膜接触。硅油完成使命后要适时取出,只有少数仅为保持眼球外形者可长期存留硅油。一旦发生角膜失代偿,即使取出硅油,角膜并发症也会继续发展。

2. 低眼压 可能与下列因素有关,目前尚无有效的治疗,球后或半球后不定期注射糖皮质激素或血管扩张剂有一定作用。

(1) 眼球严重创伤后,生理功能降低,睫状体分泌房水减少。

(2) 多次重复的玻璃体手术,损害房水产生机制。

(3) 术中过度冷冻。

(4) 硅油存留损害睫状体上皮。

(5) 复杂性眼外伤,尤其是伴有感染性炎症者,发生增生性病变的过程中破坏睫状体或增生膜覆盖睫状体使房水生成减少。

(6) 持续的眼内慢性炎症。

(7) 广泛的视网膜切开和切除。

3. 白内障

(1) 早期白内障:可能由于术中器械损伤所致。观察若不发展可不急于处理,待白内障发展影响视力时再考虑手术。

(2) 气体性白内障:气体填充后体位保持不好,气体接触晶状体后囊,导致晶状体后囊下皮质混浊,呈环状或星状混浊。填充惰性气体C_3F_8容易导致白内障发生。这种白内障早期可逆,保持好体位,使气体不再接触晶状体后囊,混浊就会渐渐消退。

(3) 硅油引起的白内障:原因为硅油接触晶状体,影响晶状体的代谢,而且这种白内障是不可逆的。白内障的发生与硅油在眼内存留的时间长短有关。处理措施一般是在取出硅油的同时行白内障囊外摘除术或超声乳化摘除术。遇特殊情况如单眼或另一眼视力极低者,如果白内障已经影响了视力而硅油尚不能马上取出者,可先摘除白内障。

(4) 后期白内障:可能与以下因素有关,诸如多次手术、长时间的视网膜脱离延误手术、眼部慢性炎症病情复杂、手术时灌注液不完全符合晶状体的代谢要求,以及晶状体长期失去玻璃体的正常营养与保护作用等。白内障发展到影响视力时可进行手术治疗。

4. 玻璃体再积血

(1) 原因:大多来自新生血管。如虹膜新生血管,长入巩膜口的纤维血管组织,穿通伤眼也可有来自外伤口的新生血管。另一种出血假象,即"自溶"现象,玻璃体基底部的陈旧血液未切除干净,尤其是保留晶状体眼,术后在眼内液体的活动下逐渐弥散导致玻璃体血性混浊。

(2) 预防与处理:术中玻璃体内陈旧血尽量切除干净,对新生血管行水下电凝止血。术后玻璃体再积血后一般不急于再次手术，因术后玻璃体成分改变，再出血容易扩散吸收。如果B超检查无视网膜脱离，可观察待其自行吸收。出血浓厚或1~2个月不吸收可考虑作玻璃体灌洗或再行玻切手术。

5. 视网膜脱离

（1）原因：术后1周发现的视网膜脱离，多可能与术中已产生裂孔而未能发现有关。近年来随着手术技术的不断提高，术后短期出现视网膜脱离的病例极少。术后较长时间出现的视网膜脱离大多都与玻璃体的增生牵拉有关，或由于视网膜本身增生改变牵拉导致视网膜裂孔，引起视网膜脱离。

（2）处理：术后3个月内定期复查。增生改变引起的视网膜脱离一般发展较慢，经详细检查确定无视网膜裂孔可不急于手术。观察有变化时，赤道前的视网膜脱离可加环扎带或外垫压。赤道后的局限性脱离可先用激光包绕后观察。由于牵拉性裂孔引起的视网膜脱离，玻切术后发展极快，需积极处理，否则会失去治疗机会。

6. 青光眼

（1）暂时性眼压升高：可能与外伤或手术创伤后组织水肿，小梁功能受损，术中眼内细胞碎屑、血细胞、破裂的晶状体物质碎屑沉积小梁网，阻碍房水引流等因素有关。用药物促进炎症和组织水肿消退，降低眼压，一般均能有效控制眼压。

（2）瞳孔阻滞：眼内注入气体或硅油后体位保持不好，气体膨胀，无晶状体眼虹膜周切口阻塞，硅油进入前房等均可导致青光眼。处理措施包括术后保持体位，药物降低眼压，适当放出部分气体，虹膜周切口保持通畅。

（3）血影细胞性青光眼：玻璃体积血的患者，在玻璃体切除术后，玻璃体腔内的变性红细胞，进入前房，阻塞房角，导致高眼压。在裂隙灯下前房出现大小一致的细棕色颗粒，穿刺取房水，显微镜下作细胞学检查可以确定。发现高眼压时可先用药物控制眼压。药物不能控制眼压时，可作前房和玻璃体灌洗。

（4）新生血管性青光眼：又名出血性青光眼，多见于新生血管性视网膜病变，尤其是同时摘除晶状体时发生率更高。多数治疗困难，药物不能控制眼压时可考虑手术，如睫状体冷冻、睫状体光凝、眼内睫状突光凝或者硅管植入等。眼底的治疗主要包括全视网膜光凝及视网膜冷冻等等。

（5）钝挫伤引起的房角挫伤继发青光眼：首选药物治疗，必要时考虑手术。

7. 眼球萎缩　是一种严重的并发症，多发生于严重的眼外伤、眼内炎、并发视网膜脱离未能复位的病例。一旦发生无可挽回。

8. 眼内炎和交感性眼炎　少见。

第五节　手术后处理

不论任何手术，术后的观察和处理都是十分重要的，应当把术后的观察和处理看作治疗的重要步骤。手术后处理主要包括以下几方面。

一、手术后体位

未填充气体和硅油的患者无特殊体位要求，但要尽量安静休息，避免再出血，或伤口裂开。填充气体的患者多数需保持俯卧位，可根据裂孔或需顶压的位置和气体的多少，相应改变头位，使裂孔或需顶压的部位位于最高位置。保持体位的时间视气体吸收情况而定。切忌仰卧，避免气体接触晶状体或角膜内皮，要安静减少活动，避免气体滚动牵拉产生新裂孔。硅油填充者保持俯卧位至少1周，以后根据硅油前界面的情况和眼底情况，决定低头或俯卧位的时间，直到取出硅油前不能采取仰卧位休息，但可以侧卧位。

二、术后用药

（1）常规口服抗生素和糖皮质激素药物，必要时静脉给药。

（2）酌情结膜下或半球后注射抗生素和糖皮质激素药物。

（3）第一次换药后不必包扎，只盖眼垫即可，但至少需遮3~5天，否则患者流泪时会用水或不洁净布擦拭。局部用药，主要包括抗生素，糖皮质激素和散瞳剂滴眼液等药物。填充硅油的无晶状体眼，因虹膜弹性差或瞳孔括约肌不健康，一般不用阿托品散瞳，以防虹膜周切孔关闭。

（4）适当应用促进神经细胞功能恢复的药物。

三、手术后观察

（1）全麻患者应护理至清醒，填充气体或硅油的患者在清醒前应按麻醉医师的要求保持体位。

（2）注意观察视力、视功能、眼压，特别注意填充气体和硅油的患者。注意观察眼前段反应、眼底情况，术中用过重水的患者需注意有无重水残留，无晶状体眼重水进入前房可行前房穿刺取出。每日或至少隔日一次用间接检眼镜检查一次眼底，观察视网膜情况，裂孔有无封闭贴附，有无新的出血，有无脉络膜脱离等等。如果发生任何异常，应积极予以相应处理。

（3）填充气体的患者应观察气体吸收的情况，根据气体在眼内的量调整体位和头位，并确定是否需要补充气体。填充硅油的无晶状体眼应注意下方虹膜周切孔是否开放，硅油前界面的位置，术后时间长者注意有无硅油乳化现象等。

（4）联合角膜移植者应注意角膜植片情况，有无排斥现象。

（张荷珍　王海燕）

第八章　晶状体和玻璃体外伤的联合手术

眼外伤可导致眼内多种组织结构的损伤，一些累及虹膜、晶状体、睫状体及前玻璃体等组织的创伤性病变，在进行眼前段组织修复重建的同时，联合前段玻璃体切除手术是必不可少的有效治疗。

部分外伤性白内障在晶状体囊膜（主要是后囊）破损的情况下，常有晶状体皮质落入玻璃体腔，晶状体皮质与玻璃体混杂在一起，难以用常规的白内障囊外摘除或超声乳化方法清除干净，故一般需要采用经睫状体平坦部三切口闭合式玻璃体切除法，切除瞳孔区混杂物和前突的玻璃体，尽量保留周边晶状体前后囊，酌情一期或二期植入人工晶状体。晶状体脱位、悬韧带断裂范围大于180°时，摘除晶状体，需同时联合玻璃体手术。此外，当施行超声乳化白内障手术时发生后囊破裂及晶状体核坠入玻璃体时，也必须进行晶状体玻璃体联合手术。

儿童手术有其特殊性：如儿童白内障摘除，为预防术后后发障形成，常需进行后囊环形撕囊并联合前玻璃体切除术；一些术后病例，当坚硬致密的后发障形成后，以 Nd:YAG 激光治疗难以奏效时，也需要进行后发障切除联合前玻璃体切除术。外伤后瞳孔闭锁或膜闭，前房形成不良或前房消失等，进行必要的前房成形及瞳孔再造并联合晶状体前玻璃体切除方可达到预期效果。

第一节　前房成形及瞳孔再造联合晶状体前玻璃体切除术

眼外伤后常可产生瞳孔与前房异常。瞳孔异常主要包括瞳孔变形、移位、瞳孔闭锁或膜闭，玻璃体疝入前房导致瞳孔阻滞等。前房异常主要包括虹膜前粘连引起前房变浅或消失。瞳孔再造与前房重建是密切相关的（图 8-1-1、8-1-2）。

适应证

患眼白内障（外伤或其他原因）和前部玻璃体病变，视功能正常同时伴有以下情况时，需行联合手术。

（1）瞳孔闭锁或瞳孔膜闭。
（2）瞳孔阻滞继发性青光眼。
（3）导致明显瞳孔变形移位的虹膜根部断离，如有单眼复视、畏光等。
（4）粘连性角膜白斑，前房形成不良。

(5) 部分或全部周边虹膜前粘连，前房变浅或消失。
(6) 虹膜囊肿致前房大部分消失。

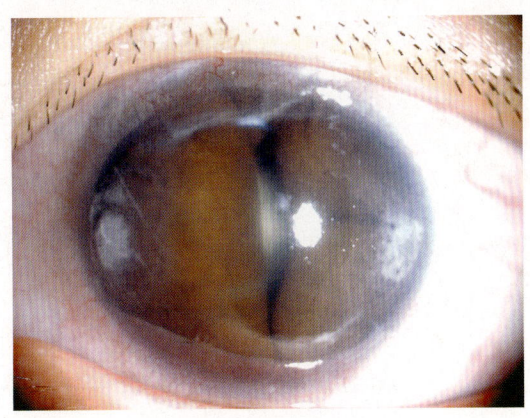

图8-1-1 人工晶状体植入术后瞳孔闭锁虹膜膨隆（术前）

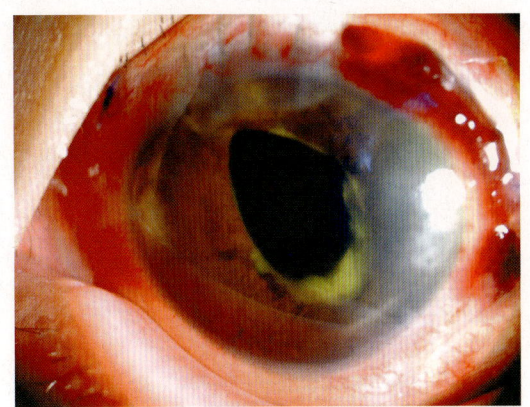

图8-1-2 人工晶状体取出、前玻切、前房成形（术后）

术前准备

(1) 术眼滴用抗生素滴眼液3日以上，每日4次。
(2) 术前1小时以美多丽和1%阿托品滴眼液散瞳3次，注射止血药物。
(3) 术前洗眼。

手术步骤

1．经角巩膜缘切口　适用于前房结构明显紊乱的病例，如严重的虹膜前后粘连、大的虹膜囊肿、瞳孔移位变形等。

(1) 球后麻醉、儿童及成人不合作者，行全身麻醉。
(2) 开睑器开睑，做结膜切口，沿角膜缘做以穹窿为基底的结膜瓣。
(3) 巩膜表面电凝或烧灼止血。
(4) 角巩膜切口及前房穿刺：在12点位角巩膜缘切口，也可以锐利的15°刀直接穿刺进入前房。在2点位角巩膜缘或透明角膜内1mm做另一前房穿刺口，为插入前房灌注针头或左手持另一器械辅助右手操作时使用。
(5) 分离虹膜粘连，形成瞳孔及前房，注入粘弹剂，充分形成前房，以截囊针或囊膜剪分离或剪开虹膜前后粘连。周边虹膜粘连不能以器械强行分离，而需要以粘弹剂的力量将虹膜与角膜内皮分开。如果瞳孔移位是由于虹膜粘连所致，则在分离粘连后瞳孔位置形状应有所改善。如果虹膜前后表面形成了致密的机化膜，则需要切开瞳孔括约肌甚至切除部分虹膜基质方可形成瞳孔，注意如虹膜已失去弹性则切除不可过大，否则会引起患者术后畏光。
(6) 插入切割刀及针形前房灌注，自前路切除晶状体及前玻璃体。
(7) 严重周边虹膜前粘连的病例术毕以粘弹剂填充以维持前房。
(8) 10-0尼龙线缝合角巩膜切口。
(9) 缝合或烧灼闭合结膜切口，结膜下注射抗生素及糖皮质激素，涂抗生素及阿托品眼膏。

2．经睫状体平坦部切口　适用于患者有瞳孔粘连闭锁、后发障但前房形成较好，同时合并前部玻璃体混浊而眼后段无严重病变的病例。其优点为瞳孔形成好，玻璃体不易与角膜切口粘连。

(1) 沿角膜缘后1~2mm剪开10点~2点位上方球结膜，形成一个"⌒"形切口，或在10点位及2

点位分别做两个小的"L"形切口，分离其下方筋膜，暴露巩膜。

（2）巩膜切口：切口位于鼻上及颞上角膜缘后3.5mm，平行角膜缘。

（3）插入针形前房灌注针头及玻璃体切割头，从瞳孔区看到后可进行切割。如果因瞳孔闭锁或膜闭不能看到，则可用左手将灌注针略向前推顶虹膜，确定其所在的位置，移到瞳孔区后以针尖及侧刃划开瞳孔膜，以同样方法将切割头插入至瞳孔区，二者在直视下可见后，方可开始切割。设定切割速率400～600次/分，吸引200mmHg。

（4）切除瞳孔区及前玻璃体混浊物。

（5）术毕6-0可吸收线缝合巩膜切口，检查切口处是否渗漏。

（6）缝合结膜切口。结膜下常规注射妥布霉素及地塞米松，涂抗生素眼膏及阿托品膏。

术中并发症及处理

1. 眼内出血 陈旧的虹膜粘连处常有新生血管形成，分开时易出血。小出血常可自行停止，也可用粘弹剂将其局限，出血点明确者可用水下电凝器止血。

2. 角巩膜切口漏水 切口过大或不整齐，密闭不好，眼压偏低，前房不易维持。可在手术中尽量避免器械将切口张开的操作，无效则需先适当缝合1针。

术后处理

1. 术后常规处理 术眼点抗生素滴眼液，每日4～6次，前房内葡萄膜炎反应明显者，可以加用非甾体类抗炎药（如迪非、普南扑灵等）及糖皮质激素滴眼液（如典必殊、百力特、帕利百等），每日3～6次，后者也可按每5分钟1次，6次为1组，每日早、中、晚各1组的方法使用。此方法可以代替结膜下注射抗生素及糖皮质激素，特别适用于儿童等进行结膜下注射较困难的患者。注意用美多丽和阿托品滴眼液散瞳。角膜水肿明显者可以将维生素C 2g加入50%葡萄糖40～60ml中静脉推注，每日1次，连续3～5日。

2. 术后观察 术后每日常规检查术眼视力、眼压，伤口情况，角膜是否混浊、程度及变化，前房内有无出血、房水闪辉及渗出，瞳孔大小、形状、有无前后粘连，仔细检查玻璃体及眼底。

3. 术后并发症处理

（1）切口渗漏：如果发现术后眼压低，荧光素染色见伤口处有溪流现象，轻者可先予包扎并密切观察，无效者需行伤口修补术。

（2）睫状体脉络膜脱离：术后眼压低，眼底或B超检查可见脉络膜半球形隆起。伤口渗漏者积极处理，给予口服甘油、糖皮质激素，静脉点滴甘露醇，眼压正常后脉络膜脱离多可恢复。

（3）眼压升高：前房成形术结束时如以粘弹剂填充前房，则术后易发生眼压升高。局部、口服及静脉点滴用药，大部分患者眼压可恢复正常。药物难以控制者可行前房穿刺冲净粘弹剂。

（4）眼内出血：口服或注射止血药物，限制活动。前房内少量出血可保持半卧位待其吸收，大量出血引起眼压升高，药物治疗效果不佳者，可考虑行前房冲洗术。

第二节 后发障切除联合前玻璃体切除术

白内障术后后囊混浊即后发障，是后房型人工晶状体植入术后最常见的并发症之一。白内障手术一段时间后的视力再度下降与后囊混浊有密切关系，对视力有较大影响。目前认为后囊混浊的发生机制大致有两方面：①术后残留的晶状体上皮细胞增生及向后囊移行，产生新的晶状体皮质及珍珠样小体，而后者是一种囊样细胞，有收缩性，可引起后囊混浊皱缩。②囊膜上皮细胞化生为成纤维细胞产生纤维膜。

后发障的发生与患者年龄、人工晶状体类型、植入位置等多种因素有关。这一问题在儿童中特别突出，儿童晶状体上皮细胞的活性较成人高，它可以将玻璃体作为支架而增生，导致后囊混浊，其发生率明显高于成人，往往造成不可逆性形觉剥夺性弱视。儿童后发障还可同时合并虹膜前后粘连、人工晶状体夹持、继发性瞳孔阻滞性青光眼、前部增生性玻璃体视网膜病变等。

Nd∶YAG激光后囊切开术是治疗后发障的一种重要手段。但激光治疗对患者的配合要求较高，这显然不适宜对儿童，特别是低龄幼儿进行治疗。因此，对于不能配合激光治疗的儿童或成人患者，对于后发障非常致密坚硬难以用激光打开的患者，进行后发障切除就显得十分必要了。在进行后发障切除时，往往需要联合前玻璃体切除术。

一、角膜缘切口后发障切除联合前玻璃体切除术

适应证

（1）后发障致密坚硬。
（2）瞳孔闭锁或膜闭。

手术步骤

（1）儿童采用全身麻醉。
（2）开睑器开睑，沿角膜缘做以穹窿为基底的结膜瓣。
（3）巩膜表面电凝或烧灼止血。
（4）巩膜切口及辅切口　可采用角巩膜缘切口，也可以锐利的15°刀直接穿刺进入前房。在2点位角巩膜缘或透明角膜内1mm做另一前房穿刺口，为插入针形前房灌注或左手持另一器械辅助右手操作时使用。
（5）注入粘弹剂，分离虹膜粘连，充分形成前房并维持足够的深度，以截囊针或囊膜剪分离或剪开虹膜与晶状体后囊膜或人工晶状体的粘连。从人工晶状体光学部边缘与后囊膜之间注入粘弹剂，先将二者分离，然后划开后囊，以囊膜剪剪除致密的后囊膜。如果不便于划开，则可以囊膜剪将其剪开成锯齿状或垂帘状，插入前房灌注针头，持续灌注下以切割刀切除囊膜，同时切除前部玻璃体。
（6）10-0尼龙线缝合角巩膜切口。
（7）缝合或烧灼闭合结膜切口。

术中及术后并发症处理

参阅本章第一节相关内容。

经验体会

（1）术中保持一定的前房深度，注意使用粘弹剂保护角膜内皮细胞。操作时尽量减少器械反复进出前房，减少手术操作对角膜内皮的机械性损伤。
（2）过于紧密的粘连不宜强行分离，可使用囊膜剪剪断。

二、经睫状体平坦部切口后发障切除联合前玻璃体切除术

适应证

适用于前房基本正常，致密的后发障或合并前玻璃体混浊者。

手术步骤

（1）睫状体平部插入灌注头，观察不到其在玻璃体腔的位置不可开启。

（2）插入针形前房灌注及玻璃体切割头，以截囊针或巩膜穿刺刀自后囊膜混浊较薄处划开，以切割刀扩大孔洞吸引切除。若后囊致密的混浊伴新生血管生长不易切除时，可先使用眼内电凝封闭血管后，眼内剪剪开囊膜夹出。

（3）检查睫状体平部灌注的位置，开启后切除混浊玻璃体。

（4）检查眼底无异常后，使用6-0可吸收线缝合巩膜切口。

经验体会

（1）进行后囊膜划开或剪开的操作时，尽量在原位进行，不要用力牵拉虹膜、人工晶状体或后囊膜等粘连紧密的组织，防止发生睫状体脱离或牵拉锯齿缘部视网膜。

（2）处理后囊膜或前部玻璃体时，应注意尽量保护人工晶状体光学部免受或少受损伤。

（于　洁　庞秀琴）

第三节　外伤性白内障摘除联合玻璃体切除术

外伤性白内障是眼球穿通伤最常见的并发症，晶状体的损伤是多样的，如为尖细的致伤物刺伤前囊或较小的晶状体异物，囊膜破裂小可自行愈合，手术与正常白内障差别不大。但更多情况下，晶状体囊膜破损不一，皮质溢入前房或脱落于玻璃体内；异物穿过前后囊滞留眼内；挫伤后的白内障合并玻璃体积血等。保留前囊或后囊的晶状体摘除联合玻璃体切除，为人工晶状体的植入打下基础已成为常见的联合手术。

适应证

（1）前囊破损的外伤性白内障合并玻璃体混浊。

（2）后囊穿通性外伤、晶状体混浊伴眼内异物或视网膜脱离。

（3）玻璃体混浊、积血贴附后囊，估计术中不能保留晶状体者。

（4）玻璃体视网膜手术中明确损伤晶状体后囊及皮质者。

术前准备

（1）术前应详细询问外伤史，仔细行裂隙灯检查，散瞳可显示晶状体混浊程度、范围及后囊情况。同时应评价玻璃体视网膜手术操作是否可能损伤晶状体。

（2）检查房角镜及UBM，明确房角和睫状体情况。

（3）做必要的X线检查，除外眼内金属异物。

（4）屈光间质混浊者行B超检查，了解玻璃体视网膜情况；欲行人工晶状体植入者，同时做A超检查，确定人工晶状体度数。

手术步骤

（1）消毒及器械准备：常规眼部消毒、铺巾后，连接眼部灌注系统、切割系统及光导系统等。

（2）麻醉方法：多采取球后麻醉，儿童及不合作者应全身麻醉。

(3）开睑：开睑器开睑，亦可用眼睑缝线牵拉开睑。

(4）结膜切口：在颞侧及鼻上方沿角膜缘各做一结膜切口分离并暴露相应部位之巩膜。若需联合巩膜环扎外加压，则沿角膜缘全周剪开结膜，分离并穿线牵引4条直肌。

(5）制作巩膜穿刺口：角膜缘后3mm（儿童）或3.5mm（成人）处选3个巩膜穿刺点。通常上方2个穿刺点作为导光纤维及切割头等眼内器械入口，间距应大于120°；下方1个穿刺口作为灌注口，预置一对蹄形缝线，巩膜穿刺直达玻璃体腔内，插入灌注头，将预置缝线固定灌注头。确定灌注头在玻璃体内。

(6）切除晶状体：术前若估计有可能保存后囊，则采取透明角膜切口或上方角巩膜缘处隧道切口。3.2mm刀穿刺入前房，注入粘弹剂，15°刀辅切口，晶状体前囊连续环形撕囊，如前囊已破损或机化，可采用截囊或剪除。水化分离晶状体皮质后，超声乳化或囊外摘除白内障。检查晶状体后囊情况，用适当负压或抛光器抛光后囊。自闭切口或10-0尼龙线暂时缝合。

当后囊混浊或破损的情况下，要完整保留前囊时，开启玻璃体内灌注，经睫状体平部巩膜切口，切割头切除混浊晶状体皮质及后囊中部，如不能确定灌注头位于玻璃体内，要由另一巩膜穿刺口放置前房针形灌注后再行晶状体切除或粉碎摘除，周边及前囊下晶状体皮质的清除多采取单纯吸引方式，以免前囊受损。完全切除后，检查灌注头确实位于玻璃体内，开启灌注系统，对前囊下皮质进行抛光，切割头置于前囊下轻踩吸引、反复摩擦，利用导光纤维侧照法可观察到前囊逐渐清亮，放置角膜接触镜，由中央到周边顺序切除玻璃体混浊物。

(7）处理眼后部病变，合并眼内异物同时摘取。

(8）如视网膜情况良好，可一期植人工晶状体。缝合巩膜穿刺口后，扩大巩膜隧道切口或透明角膜切口，前房注入粘弹剂，将人工晶状体植入囊袋内或前囊前睫状沟内，调整人工晶状体位置，使其光学部分位于瞳孔中央。置换出粘弹剂后缩瞳。

(9）调整眼压后，拔除灌注头，结扎固定线。

(10）缝合球结膜。常规结膜下注射抗生素及糖皮质激素，涂抗生素眼药膏。包扎。

术中注意要点

(1）玻璃体视网膜手术中尽量避免损伤晶状体，如损伤严重，可考虑同时切除晶状体。

(2）当晶状体混浊严重不能确定灌注头是否位于玻璃体腔内时，一定放置前房灌注系统。

(3）术前瞳孔未充分散大的，术中可注入1∶4稀释的肾上腺素液散瞳。

(4）植入在前囊前的人工晶状体，一般选择光学部直径6～6.5mm直径，襻长12.5mm，以防瞳孔夹持，特别是外伤后瞳孔轻度散大者。

(5）术中严密观察眼压，防止脉络膜脱离和出血。

术中并发症及处理

1. 晶状体前囊破裂　可将粘弹剂推注于前囊缺损处，以阻止玻璃体前溢，然后关闭灌注阀，清除晶状体皮质，保护残存的囊膜，为人工晶状体植入提供可能。

2. 角膜水肿　术中常遇到。先试用干棉签紧压角膜上皮滚动，若无效再考虑刮除角膜上皮，也可频点50%葡萄糖溶液。

3. 灌注头插入视网膜下　术中发现视网膜隆起越来越高，范围增大，玻璃体不易进入切割头内，应立即停止灌注，检查灌注头是否在玻璃体内，若不在，可重新安装灌注头并排出脉络膜上腔的液体。

4. 脉络膜上腔出血　如发现脉络膜快速增高，眼压上升，前房变浅。应考虑脉络膜上腔出血。此时应迅速关闭手术切口，应用止血药。二期手术处理。

5. 瞳孔缩小　术中刺激虹膜或低眼压可造成瞳孔缩小。可应用肾上腺素或虹膜拉钩。

6. 损伤视网膜 在视网膜表面操作时，可能造成医源性裂孔。操作过程中吸引不宜过强。发现后按视网膜脱离处理。

术后处理

1. 术后常规处理

（1）全身应用抗生素，口服或静脉滴注，以预防感染。应用糖皮质激素和非甾体类消炎药，以抑制眼内炎性反应。

（2）术后每日换药至1周，前房有炎性反应时，可行结膜下注射妥布霉素2万U＋地塞米松2mg。

（3）未植入人工晶状体的眼，应用阿托品滴眼液一般到术后2周。以后可改为短效散瞳剂活动瞳孔。植入人工晶状体的眼，每日用短效散瞳剂活动瞳孔一次。

2. 术后观察

（1）角膜、玻璃体及视网膜情况。

（2）眼内炎症情况，是否有前房渗出，是否有感染，甚至眼内炎征象等。

（3）植入人工晶状体的需观察人工晶状体的位置，囊膜是否清亮完整。

（4）眼压情况，残存的晶状体皮质是否逐渐吸收。

3. 术后并发症的处理

（1）暂时性眼压升高：原因多为炎症细胞或残余晶状体皮质阻塞房角；术后睫状体水肿，房水分泌增加；惰性气体过度膨胀等。处理可应用药物降眼压治疗，同时加强抗炎处理。

（2）人工晶状体位置异常：人工晶状体瞳孔夹持或脱位。瞳孔夹持往往由于外伤后瞳孔本身异常、术后过度散瞳或人工晶状体倾斜所致。可试行再次散瞳后迅速缩瞳的方法，如无效可手术调整，不影响视力的情况下可观察。脱位往往由于晶状体囊膜破裂造成，需再次手术解决。因此，囊膜保留不够充分时，不宜勉强植入人工晶状体。

（3）视网膜脱离：术后早期发生的视网膜脱离主要因术中视网膜裂孔被忽略、未封闭好造成。因此术中应仔细检查，避免发生。后期发生的视网膜脱离主要与玻璃体牵拉、增生、巩膜切口内玻璃体嵌顿有关。一旦发现，应立即行手术治疗。

（4）眼内炎：较为罕见，但后果严重。可发生于术后几天至几个月后。可为感染性或与自身免疫因素有关。在保守治疗无效时，应考虑行玻璃体注药或手术治疗。同时根据培养及药物敏感试验结果调整抗生素治疗。

（5）低眼压：术后切口关闭不严、脉络膜脱离等均可造成低眼压。根据原因，酌情处理。

（韩　崧　庞秀琴）

第四节　晶状体玻璃体切除联合小梁切除术

对外伤性青光眼的患者，术前进行正确的评估是至关重要的。应仔细询问病史，包括眼压升高情况和药物治疗效果，详细检查眼部前后段情况，特别是房角改变，正确判断眼压升高的具体原因。对于房角结构改变明显，单纯行晶状体玻璃体切除手术术后眼压不能控制的高眼压患者，在切除晶状体玻璃体的同时联合抗青光眼手术。对于单纯行晶状体玻璃体切除手术术后眼压可能恢复正常的高眼压患者，可暂不联合行抗青光眼手术。手术后严密观察眼压。如果眼压仍高，药物或激光治疗仍不能控制，再行抗青光眼手术。

适应证

合并房角异常的外伤性白内障、晶状体脱位、玻璃体积血混浊等的外伤性青光眼患者。

术前准备

(1) 术式选择：根据患者青光眼的类型、发病机制、眼部条件等具体情况选择不同的联合抗青光眼手术方式。如晶状体玻璃体切除联合小梁切除术、晶状体玻璃体切除联合硅管植入术、晶状体玻璃体切除联合睫状突光凝术等等。对于第一次行晶状体玻璃体切除手术的患者，最常用的联合抗青光眼手术方式是小梁切除术。术中可联合使用低浓度的抗代谢药物，如丝裂霉素（MMC）、5-氟尿嘧啶（5-Fu）等，以减少术后滤过泡的瘢痕化。

(2) 小梁切除手术部位的选择：除了术式的选择以外，对于行晶状体玻璃体切除联合小梁切除术的患者，尤其应注意结膜组织的情况，术中应注意对结膜组织的保护，避开损伤严重，瘢痕化明显的区域，选择结膜条件较好的部位进行小梁切除手术。应该说对于此类联合手术的患者由于其同时合并晶状体玻璃体的异常，小梁切除手术控制眼压的作用受到很大影响。

(3) 合理安排手术步骤，避免不必要的并发症：例如手术需先制作巩膜瓣，使用抗代谢药物，充分冲洗后，再放置灌注，以免抗代谢药物通过灌注切口进入眼内，引起眼内组织的损伤。为避免术中低眼压，要在眼内操作完毕后再作小梁切除。同时还要特别注意与常规小梁切除手术不同，当完成眼内操作切除晶状体玻璃体后，主要依靠灌注维持眼压，因此需要在缝合巩膜瓣后，最后弃去灌注。

手术步骤

(1) 麻醉：儿童或手术不能合作者需全麻，一般球后麻醉及眶上神经阻滞麻醉即可满足手术需要。开睑器撑开眼睑，牵引上直肌。

(2) 巩膜瓣的制作：沿角膜缘剪开球结膜，选择无瘢痕的结膜组织处制作结膜和巩膜瓣。一般选择12点处，避开切割头及导光切口。钝性分离结膜下组织，暴露巩膜，充分止血，操作适当，以免术后瘢痕增生，影响滤过泡的形成。巩膜瓣一般为3mm×4mm大小，1/2～1/3巩膜厚度，可为梯形瓣或三角形瓣。剥离巩膜瓣要达到角膜缘内前弹力层止端。巩膜瓣下放置蘸有0.4mg/ml MMC或5mg 5-Fu的棉片，根据眼部具体情况留置2分钟左右，弃去棉片后用生理盐水充分冲洗巩膜瓣下药液。

(3) 切口：一般于颞下放置灌注头，鼻上及颞上睫状体平部切口行闭合式三切口晶状体玻璃体切除手术，完成眼内其他操作。缝合关闭鼻上及颞上睫状体平部切口。

(4) 滤过通道的制作：在角膜缘灰白线交界处稍前切除约1.5mm×2mm深层巩膜、小梁组织及少许透明角膜组织，形成滤过通道。此时如有虹膜自滤过口膨出，可关闭灌注，恢复虹膜。

(5) 周边虹膜切除：将虹膜轻轻夹起，进行周边虹膜切除。

(6) 缝合巩膜瓣：以10-0尼龙线间断缝合，也可作可调整缝线缝合巩膜瓣。

(7) 缝合：拔除灌注，关闭灌注切口，间断缝合结膜伤口。注意滤过处结膜伤口应闭合紧密。缝线固定在浅层巩膜上。结膜瓣边缘不要翻卷，缝线的松紧度要适中。

(8) 包扎：结膜下注射地塞米松2mg及妥布霉素2万U，结膜囊内涂抗生素及糖皮质激素眼膏，包扎。

术中并发症及处理

1. 穿破结膜瓣或巩膜瓣 因眼外伤患者结膜条件较差，特别是合并结膜瘢痕粘连，操作时容易穿破结膜瓣或巩膜瓣，术后形成难以治愈的伤口渗漏，滤过过强，造成持续的低眼压。因此选择无瘢痕的结膜组织制作结膜瓣，小心操作尤其重要。如果破口较大，或位于滤过口处，则应缝合修补，或另选其他位置再行手术。

2. 出血 滤过口偏后，损伤睫状突或虹膜有新生血管是术中出血的原因。注意滤过口的位置，谨慎操作。出血量大时，可升高灌注，自切口排除积血。

3. 脉络膜上腔暴发性出血 多发生在术前眼压很高，药物不能控制，眼部充血严重的患者。高血压、动脉硬化、高度近视、脉络膜血管不健康等也是危险因素。术前降低眼压，控制炎症，术中依靠灌注瓶高度调整眼压，对预防脉络膜上腔暴发性出血尤为关键。

术后处理

1. 术后常规处理 一般使用抗生素3～4天。局部点抗生素及糖皮质激素滴眼液。注意活动瞳孔。疼痛明显的患者可给予镇痛剂等对症处理。有出血的患者给予止血药物处理。

2. 术后并发症的处理

（1）出血：除视网膜出血情况外，虹膜有新生血管，术后低眼压，或者患者咳嗽、用力等均可引起术后前房积血。血凝块易堵塞滤过口，导致眼压升高。高眼压者应用降眼压药物，出血一般均可自行吸收。眼压低者可采用包扎、半卧位休息。应用止血药物。

（2）持续性低眼压：晶状体玻璃体切除联合小梁切除术的患者术后持续性低眼压是常见的并发症。滤过过强、结膜瓣伤口渗漏等是低眼压的主要原因。持续性低眼压可引起脉络膜脱离和黄斑囊样水肿。应针对发病因素对症处理。滤过过强、结膜瓣伤口渗漏者，可先加压包扎，保守处理。必要时修补伤口。对脉络膜脱离的患者应用糖皮质激素及甘露醇脱水治疗。

（3）虹膜睫状体炎：晶状体玻璃体切除联合小梁切除术的患者术后可出现虹膜睫状体炎症反应，可引起房角粘连，影响手术效果。术后应活动瞳孔，抗炎对症治疗。

第五节　晶状体玻璃体切除联合虹膜根部断离复位术

当眼球受到钝伤导致晶状体玻璃体损伤时，经常合并虹膜根部断离。由于虹膜根部很薄弱，其后缺少晶状体的支持，可发生一处或多处虹膜根部断离，甚至全虹膜根部断离，造成外伤性无虹膜。因此在行晶状体玻璃体切除手术的同时常需联合虹膜根部断离复位术。

适应证

（1）虹膜根部断离同时合并外伤性白内障，玻璃体混浊者。

（2）虹膜根部断离同时合并晶状体脱位、玻璃体混浊、单眼复视或视力低于0.3者。

术前检查

（1）眼部检查：对此类复合伤联合手术患者，术前应进行全面的眼部检查。如裂隙灯显微镜、眼底镜、前房角镜、UBM、B超等等，结合虹膜根部断离的位置、范围、大小、眼部条件等确定手术方案。如有前房积血时，应休息1～2周，待前房积血吸收，以便检查。再具体选择不同的虹膜根部断离复位术手术方式。一般除晶状体玻璃体异常外，虹膜断离大于1个象限，伴有双瞳、单眼复视、畏光及影响外观者，应同时联合虹膜根部断离复位术。其中上方小范围的虹膜根部断离，由于上睑的遮挡，不影响视力，不必手术处理。

（2）治疗时机：单就虹膜根部断离而言，保守治疗时间不宜过长，以免受损虹膜失去弹性，与眼内其他组织如角膜或晶状体发生粘连，影响虹膜根部断离复位手术效果。因而一般在伤后2周左右手术为宜。

手术步骤

(1) 一般于颞下放置灌注头，鼻上及颞上睫状体平部切口行闭合式三切口晶状体玻璃体切除手术。根据虹膜根部断离情况是否影响眼内其他手术操作，以及虹膜根部断离复位操作方便与否，决定是先复位断离虹膜根部，还是在完成眼内其他操作后再行虹膜根部断离复位。一般来讲，虹膜根部断离范围较大，所在位置影响切除晶状体玻璃体等眼内其他操作，应先复位虹膜根部断离，再行晶状体玻璃体切除手术，即手术顺序为虹膜-晶状体-玻璃体。如果虹膜与角膜或晶状体粘连，需先分离粘连。如果虹膜根部断离位置范围不影响眼内其他手术操作，可先行晶状体切除手术，再复位断离虹膜根部，因为这时已切除晶状体，有更大的手术空间便于进行虹膜根部断离复位操作，再行玻璃体手术，即手术顺序为晶状体-虹膜-玻璃体，也可在最后复位虹膜根部断离，即晶状体-玻璃体-虹膜。

(2) 复位虹膜根部断离依据联合术式的不同可分为开放式缝合及闭合式缝合。开放式缝合方式需要在角膜缘做穿入前房的穿刺口，特别是虹膜间断缝合法等均可自角膜缘穿刺口进针。对于上方的虹膜根部断离，只能选择开放式缝合方式。闭合式缝合方式不需另在角膜缘作穿入前房的穿刺口，可直接自鼻上及颞上睫状体平部切口进针，如双直针直接缝合法及单针连续褥式缝合法。闭合式缝合方式的优势在于创伤小，感染机会少，易维持前房，无虹膜膨出，操作方便等。10-0聚丙烯缝线尤其适合闭合式缝合方式。但闭合式缝合方式需要先切除晶状体及前玻璃体。具体缝合方法详见第四章第二节。

(3) 完成眼内其他操作，缝合鼻上及颞上睫状体平部切口，弃除灌注，关闭灌注切口，间断缝合结膜伤口。

(4) 结膜下注射地塞米松2mg及妥布霉素2万U，结膜囊内涂抗生素及糖皮质激素眼膏，包扎。

术后并发症及处理

术后使用抗生素3～4天。局部点抗生素及糖皮质激素滴眼液。滴用散瞳剂活动瞳孔，松弛睫状肌。疼痛明显的患者可给予镇痛剂等对症处理。部分患者会出现前房积血，这是由于损伤虹膜根部虹膜动脉大环或其分支所引起，少量前房积血可自行吸收，大量出血应注意控制眼压，必要时冲洗。

术后多见的并发症为高眼压。一种可能为术前即合并高眼压，术后眼压持续高。二是虹膜根部断离过大，缝合后假房角形成合并术前房角后退因素。术前高眼压，术中可联合行内窥镜下睫状突光凝。术后两周内以药物控制眼压。如眼压仍高可考虑再次行睫状体光凝术。

第六节 晶状体玻璃体切除联合睫状体断离复位术

对于钝伤性低眼压患者，应首先排除有无睫状体断离。除晶状体玻璃体的改变外，对前房变浅，瞳孔变形的患者尤其予以重视。详细检查眼部前后段情况，特别是前房角镜、UBM及B超的检查，以明确睫状体断离的位置、范围、房角情况，正确判断低眼压的具体原因。同时应特别注意排除视网膜脱离的可能。对于睫状体断离明确，药物治疗效果不佳者，需考虑手术治疗。

适应证

睫状体断离同时合并外伤性白内障、玻璃体积血，应根据睫状体断离口的位置及眼内情况，决定同时行晶状体玻璃体切除联合睫状体断离复位术还是分期手术。若断离范围小，眼后段病变严重，特别是合并晶状体脱位时，则考虑先行眼后段手术，术后根据眼压情况再决定是否行睫状体复位术。否则行联合术。

手术步骤

(1) 球后麻醉，开睑器开睑。

(2) 沿角膜缘剪开球结膜，必要时根据睫状体断离的位置做牵引直肌缝线。

(3) 放置灌注头，因眼压低，板层分离巩膜瓣难度大，特别是在复位断离的睫状体时眼压会更低，所以一般先放置灌注头，灌注头的位置以不妨碍睫状体断离复位手术为宜。也可使用TB针先向眼内注入少量灌注液升高眼压便于操作。

(4) 常规方法缝合复位睫状体（详见第四章第三节）。

(5) 鼻上及颞上睫状体平部切口行闭合式三切口晶状体玻璃体切除手术，完成眼内其他操作（图8-6-1）。

(6) 缝合睫状体平部切口，弃去灌注，间断缝合结膜伤口。

(7) 结膜下注射地塞米松2mg及妥布霉素2万U，结膜囊内涂1%阿托品及抗生素眼膏，包扎术眼。

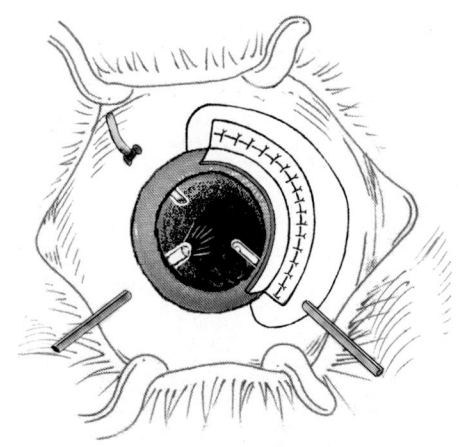

图8-6-1　睫状体复位、玻璃体视网膜联合手术

注意要点

(1) 术中尽可能排净睫状体脉络膜上腔液体。

(2) 缝合睫状体组织时深浅适当，以免造成睫状体出血或虹膜根部嵌顿于巩膜两唇间，引起瞳孔变形。

(3) 断端恰巧在3点及9点睫状后长动脉和神经位置处时，需更加小心缝合。如有少量出血不需处理。

(4) 睫状体断离范围较大时，角膜缘血管止血不宜过多，以免造成缺血坏死、角膜溃疡。

(5) 出血一般可自行吸收，出血量大时，升高灌注，经睫状体平部切口切除晶状体玻璃体的同时清除出血。

术后处理

1. 术后常规　处理同前。

2. 术后观察　术后应严密观察视力、眼压、前房及眼底情况。如果术后1周眼压仍低，可复查UBM明确睫状体复位情况。

（王海燕　王文伟）

第九章 外伤性视网膜脱离手术

第一节 巩膜外冷冻外加压术

钝伤性视网膜脱离的视网膜裂孔大多位于周边部，可以伴有玻璃体或视网膜的出血。裂孔多为小圆孔或马蹄孔，也可为巨大裂孔，此时可发生急性视网膜脱离。下方的锯齿缘断离在早期有时因玻璃体积血遮蔽不易被发现，可形成慢性视网膜脱离，直至黄斑区受累后视力下降才被发现。此时常见下半部视网膜出现弧形色素性划界线，或伴有大小不等、多少不一的周边部视网膜囊肿形成。有时可以看到附着于锯齿缘后缘的玻璃体牵拉。

由于眼外伤经常合并全身其他部位的损伤，手术时间的选择还要考虑患者的全身情况。对于进展迅速的视网膜脱离，尽早手术是必须的。例如上方的视网膜脱离，视网膜下液由于重力的作用，使脱离迅速扩大，累及黄斑区。裂孔伴有视网膜血管桥的视网膜脱离也应尽早手术，以免血管桥破裂引起出血。

复杂穿通伤等引起的玻璃体积血牵拉、视网膜嵌顿引起视网膜脱离，巩膜外冷冻外加压术一般不能解决问题，需要进行玻璃体手术。对于玻璃体切除手术后短时间内发生的视网膜脱离，如裂孔位于周边或锯齿缘有小的断离口，巩膜外冷冻外加压术有时可以有效的解决，减少了二次玻璃体手术的问题。

对不同原因及形式的视网膜脱离患者，经常需要选择联合多种手术操作。常用的组合包括巩膜外冷冻、环扎、外加压、引流视网膜下液、玻璃体腔内气体填充、前房穿刺降低眼压等。寻找并封闭所有的视网膜裂孔是手术关键，只有在所有的裂孔都被找到并正确垫压时，视网膜才能完全复位。冷冻是目前巩膜外加压术封闭裂孔公认的安全有效的方法。巩膜外加压或环扎术是视网膜脱离手术中最常用的手术方式，可以在眼球壁上向内压陷巩膜，顶压裂孔，缓解消除玻璃体牵拉，缩小玻璃体腔，促使脱离的视网膜神经上皮与色素上皮接触。引流视网膜下液体，或（和）联合玻璃体腔内气体填充，可以使脱离的视网膜贴回眼球壁，复位视网膜。

巩膜外冷冻外加压手术的创伤并发症等较玻璃体手术少，并且操作简单，设备要求低。术者可以根据自己经验，选择损伤小、操作简单、费用低，仍可达到最大限度使视网膜脱离复位的手术方式。

适应证

(1) 不合并玻璃体牵拉的周边视网膜裂孔。

(2) 后部巩膜裂伤条件允许的病例，例如无玻璃体视网膜嵌入伤口的患者，可行局部冷冻外加压术，以防视网膜脱离的发生。

(3) 较大的眼内异物经睫状体平部取出时预防周边锯齿缘裂孔作巩膜环扎术。

(4) 外伤后致密的玻璃体混浊，需保留透明晶状体情况下，预防周边残存玻璃体牵拉视网膜，进行巩膜环扎术。

(5) 赤道以前的巩膜裂伤不合并视网膜脱离，玻璃体手术前预防性环扎术。

(6) 眼内炎患者有时也可作预防性环扎术，以防前PVR增生后的牵拉性视网膜脱离。

手术步骤

(1) 开睑器撑开上下眼睑，沿角膜缘剪开球结膜。如手术范围在1~2个象限，可仅剪开半周球结膜，巩膜环扎术等则需360°剪开球结膜，钝性分离结膜下组织，暴露巩膜，不必分离结膜与筋膜组织。对于抗青光眼滤过术后，或外伤后有严重结膜瘢痕粘连的患者，可于角膜缘外4~5mm作结膜切口。根据手术需要，以斜视钩钩取直肌，分别以缝线牵引直肌（图9-1-1）。

(2) 用双目间接检眼镜详细检查眼底。术者一手持间接检眼镜物镜，另一手持冷冻笔，压迫巩膜，360°全周详查眼底，避免遗漏裂孔，注意检查视网膜脱离的范围、高度和玻璃体的情况。在检查眼底的同时进行眼外冷冻，封闭裂孔和变性区（图9-1-2）。

术中巩膜压迫下使用间接检眼镜直接定位裂孔。在顶压裂孔处的巩膜上留下印记，用染料做好标记。常用的巩膜压迫器是Urrets-Zavalia定位器，也可以用虹膜恢复器进行标记。常用的染料是美蓝或甲紫。对于较大的裂孔应标记裂孔的后缘和两角。锯齿缘断离后缘中心也应做标记。在检查眼底的同时选择好视网膜下液的放液点，并做好标记（图9-1-3）。

(3) 封闭裂孔是视网膜复位手术的关键。通过冷冻、电凝、光凝等使裂孔周围脉络膜发生炎性反应，使视网膜神经上皮与视网膜色素上皮之间发生粘连，从而封闭裂孔。

冷冻封闭裂孔的原理是将活体组织温度降到冰点以下，使组织内水分发生移动，变成冰晶，细胞膜破裂，细胞外液电解质浓缩，细胞脱水，细胞内pH值紊乱和液体蛋白质分子变性，发生无菌坏死，使

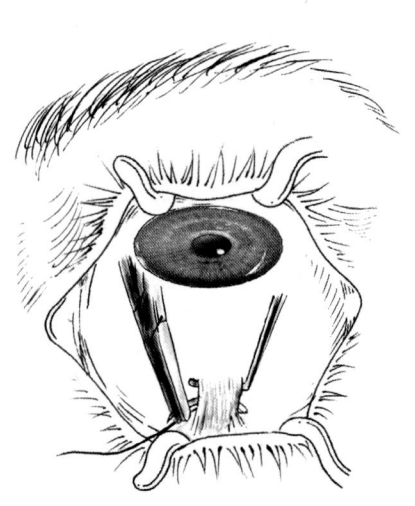

图9-1-1 斜视钩钩取直肌，置缝线牵引

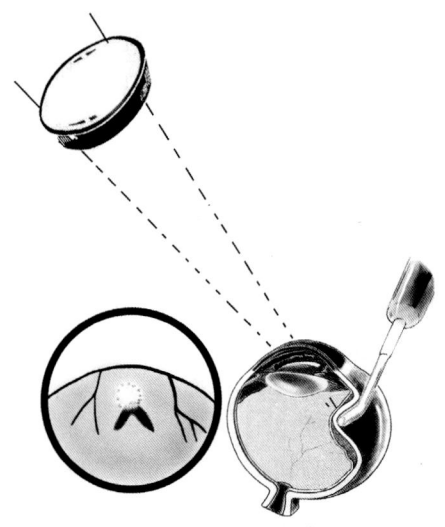

图9-1-2 双目间接检眼镜检查眼底，并在巩膜表面进行冷冻封闭裂孔

脉络膜和视网膜色素上皮层产生局部的炎性反应，造成脉络膜与视网膜的瘢痕粘连，达到封闭裂孔的目的。在术后10天左右形成最大的粘连强度。冷冻可以应用于巩膜条件差、视网膜广泛变性、视网膜巨大裂孔、多发裂孔、裂孔位于涡静脉附近等复杂病例。特别适合于不打开结膜的赤道以前裂孔的预防性治疗。

一般在巩膜表面进行冷冻。不合并玻璃体牵拉的周边干性视网膜裂孔可不打开结膜，在结膜外进行冷冻。在间接检眼镜直视下，冷冻头顶压裂孔相应的巩膜表面，沿着裂孔外缘进行冷冻。可以看到冷冻处的脉络膜颜色由棕色渐发红，变黄，再变白，视网膜出现白色冷冻斑后立即停止冷冻。解除冷冻后冷冻斑逐渐消退，留下模糊的灰白水肿区。冷冻需要完整包绕裂孔。较大裂孔需多次多点冷冻。对锯齿缘断离、巨大裂孔等可多层冷冻，冷冻斑边缘重叠连接（图9-1-4）。同时对变性区进行冷冻。注意一定不要过度冷冻。

（4）巩膜外加压术是在视网膜裂孔及变性区相应的巩膜表面缝线固定放置硅胶、硅海绵等加压物，以加压物压陷巩膜顶起裂孔，缓解裂孔周围的玻璃体视网膜牵拉，使视网膜贴向球壁，通过加压物顶压封闭裂孔，防止玻璃体腔的液体再次进入视网膜下。视网膜有固定皱褶，巨大裂孔后缘翻转，多个裂孔且分散，变性范围广的病例不适合进行单纯巩膜外加压术，应选择巩膜环扎联合巩膜外加压、玻璃体切除手术等等。

常用的加压物是各种形状的实性硅胶及硅海绵。常用硅胶的规格有4.5mm宽的219，7mm宽的276和277等硅胶带。硅胶中央有一凹槽轨道，植入环扎带时使用。常用的硅海绵有多种规格，有圆形、圆柱形等，多用于后部裂孔的放射状加压，如大的马蹄形裂孔（为防止鱼嘴现象）。

加压物的方向一般是平行或放射状垂直于角膜缘，必要时也可斜行放置。术者可根据裂孔的类型、裂孔之间的关系、裂孔与视网膜皱褶的关系选择加压物的方向，也可联合选用。平行加压适用于锯齿缘断离、位置靠近的多发裂孔、裂孔宽度大于前后径的单个裂孔（图9-1-5）。平行加压放置在直肌下，直肌可加强加压物的压力。放射状加压适用于中等大单个裂孔。放射状加压形成的加压嵴前后缘可在同一高度，避免视网膜固定皱褶，形成鱼嘴样裂孔，后部裂孔也可落在嵴上（图9-1-6）。

以5-0涤纶缝线褥式或8字缝合固定加压物。缝线深度应在1/2～1/3巩膜厚度为宜。针距一般为3～5mm，宜保持同一深度。加大缝线跨度可增加加压嵴的高度。结扎缝线的松紧可影响加压嵴的高度。环形加压缝线的数目取决于加压物的范围，对于重点加压的位置必要时可增加缝线的数量。缝线时应注意避免损伤涡静脉。

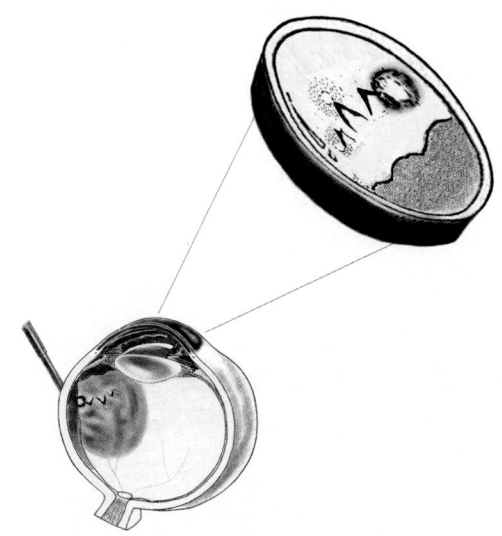

图9-1-3 术中间接检眼镜下用巩膜压迫器直接定位裂孔

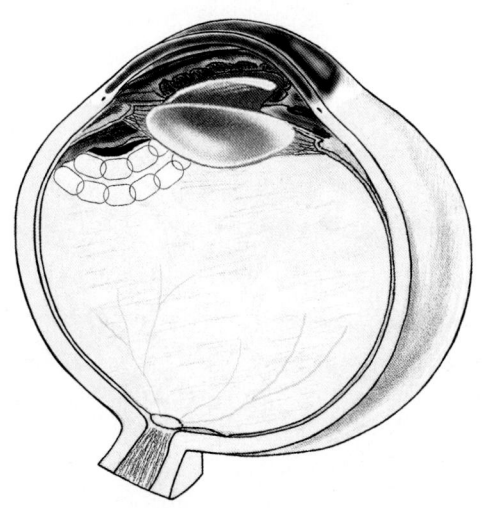

图9-1-4 锯齿缘断离巨大裂孔等可多层冷冻，冷冻斑边缘重叠连接

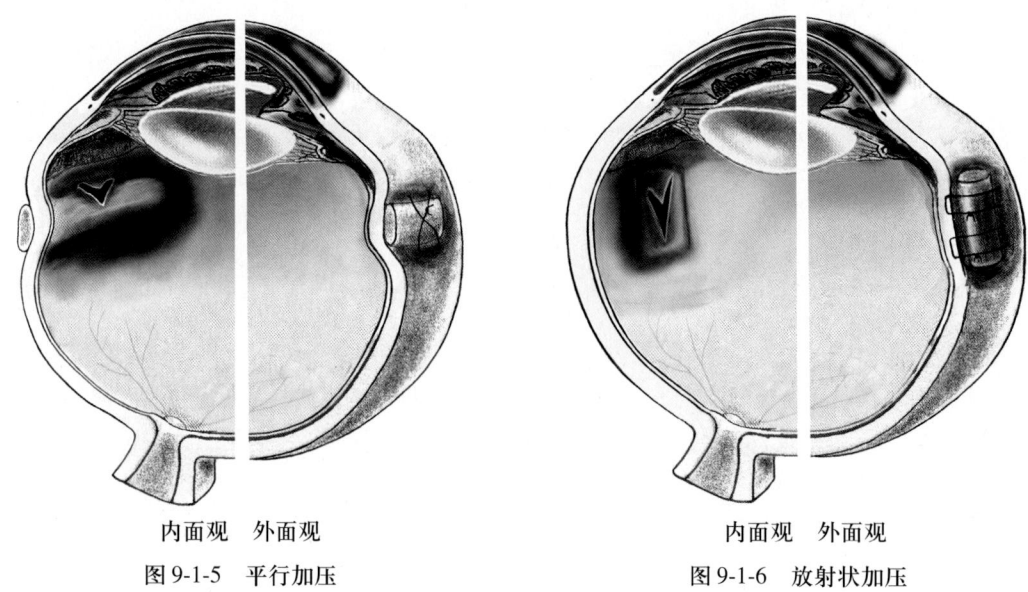

　　内面观　外面观　　　　　　　内面观　外面观
　　　图9-1-5　平行加压　　　　　图9-1-6　放射状加压

　　（5）巩膜环扎术：巩膜环扎术能明显缩小玻璃体腔容积，并且对眼球环扎平面的全周加压，力量均衡，能有效地消除或减少玻璃体牵拉，增加视网膜和脉络膜贴近的机会。牵引四条直肌后，在直肌下穿过硅胶环扎带，捆扎眼球，形成永久的环形巩膜嵴。由于巩膜环扎术后形成的环行加压嵴较窄，顶压裂孔作用差，因而多联合巩膜外加压加强顶压裂孔的作用。部分眼外伤病例在行玻璃体切除同时作环扎可缓解基底部玻璃体对视网膜的牵拉。

　　对于进行玻璃体切除手术治疗的病例是否同时做巩膜环扎术，意见并不一致。Hutton等人报道不做巩膜扣带术的伤眼，视网膜脱离的发生率是27%；而做巩膜扣带术的伤眼中，以后视网膜脱离的发生率只有8%。特别是在外伤性眼内炎的病例中，炎症是刺激眼内增生的主要原因。单纯的玻璃体切除术后有时在锯齿缘部出现牵拉孔发生视网膜脱离，而玻璃体切除联合巩膜环扎术能够起到很好的预防作用。通过巩膜外加压起到封闭裂孔的作用，还有预防性的目的。玻璃体切除治疗外伤性严重玻璃体积血时，如合并前段视网膜损伤的玻璃体积血，在行玻璃体切除前先预置巩膜环扎带，然后行玻璃体切除术，效果良好。

　　但近年来研究发现在玻璃体切除联合眼内异物取出术中，术后锯齿缘断离的发生与是否行巩膜环扎术无关，而与术后玻璃体视网膜情况有关。同时亦有报道，对于角膜伤口小、异物较小且存留时间短、有条件作眼内光凝的球壁异物，可不作预防性巩膜环扎术。术后视网膜脱离的发生与周边视网膜裂孔及玻璃体增生关系密切。预防性环扎术常应用于周边部有裂孔形成及严重PVR者。若无上述情况，可不必作预防性环扎术。为减少锯齿缘断离的发生，最为重要的是术中尽量切净玻璃体基底部。可在全视网膜镜或斜面镜联合巩膜顶压下切净基底部玻璃体，尤其是睫状体平部切口处及其周围的玻璃体。随着手术设备及技巧的提高，干净切除周边玻璃体，彻底减少牵拉，可以有效减少周边视网膜裂孔及玻璃体增生的发生。因此，如果周边视网膜无裂孔及增生，可不必作预防性巩膜环扎术。

　　眼内炎的情况比较特殊。由于眼内炎的视网膜受炎症影响，极其脆弱，极易产生医源性裂孔和损伤，故在手术中不必过分追求"干净"，以免引起视网膜更为严重的损害。因而对于眼内炎的病例，必要时可选择预防性巩膜环扎术。但对于重症眼内炎合并视网膜脱离的患者，应该尽量切净混浊的玻璃体，进行视网膜的相应处理。

　　在玻璃体切除术后发生视网膜脱离，应详细查找裂孔，特别是周边部视网膜处。如果能够明确裂孔位置，经过巩膜环扎、外加压、垫起裂孔，必要时玻璃体腔内气体填充，使视网膜复位。避免了眼内手术操作的许多并发症，对视力预后有很大帮助。

常用的环扎带是 2.5mm 宽的 240 硅胶带、4.5mm 宽的 219 硅胶带等。240 硅胶带适用于一般支撑性的预防性环扎。对于广泛变性或较大的裂孔，适合选择较宽的 219 硅胶带。较宽的 219 硅胶带上有 2.5mm 宽的槽，可放置 240 硅胶带。

放置环扎带是在牵引四条直肌后，在直肌下穿过硅胶环扎带，在眼底无重大病变的部位，以袖套固定环扎带接头，一般放在相对宽阔的颞上或颞下，以便操作。环扎带的位置一般在赤道部，也可根据裂孔位置进行调整。以 5-0 涤纶缝线固定环扎带。每个象限两条直肌之间褥式或 8 字缝合 1 针。必要时可加缝 1 针，松紧度要适中，以便滑动调整环扎带。缝线跨度要大于环扎带的宽度。环扎带的长度一般要比眼球赤道周径缩小 15%～20%。调整好环扎带后应留有大约 65～68mm。4.5mm 宽 219 硅胶带接头一般放在 240 硅胶带袖套处。为增强局部环扎加压的效果，可在相应位置放置局部外加压物（图 9-1-7）。

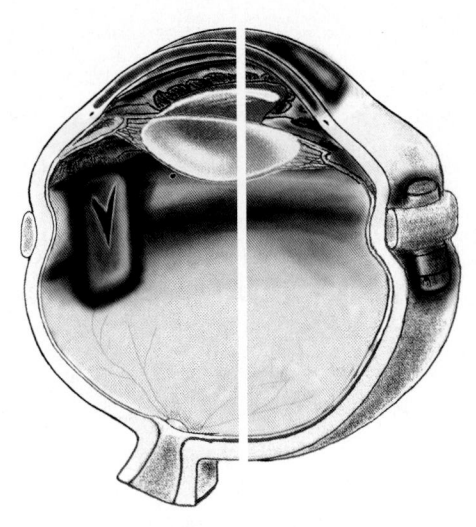

内面观　外面观

图 9-1-7　为增强局部环扎加压的效果，可在相应位置放置局部外加压物

（6）引流视网膜下液：视网膜下液很少时可以不放液。对于视网膜脱离较高，视网膜下液较多的患者，引流视网膜下液可帮助确定裂孔及外加压的确切位置。对需要放置大范围外加压的多发裂孔，较大或巨大裂孔，引流视网膜下液便于形成高宽的巩膜嵴。引流视网膜下液可预防有角巩膜伤口、巩膜葡萄肿、巩膜变薄、视网膜血管病的患者发生高眼压，有利于脉络膜血管异常患者视网膜下液的吸收。

一般在间接检眼镜检查眼底进行眼外冷冻的同时，确定放液点，预置外加压物缝线后放液。对视网膜下液较多、视网膜脱离较高的患者，为控制巩膜外冷冻的量，避免过度冷冻，确定裂孔的确切位置，也可先放液，再眼外冷冻，放置外加压物。放液点一般选择在视网膜脱离最高处，这样操作比较安全，避免穿刺损伤视网膜，并有利于液体流出。放液点应避免选在较大裂孔附近，以免液化的玻璃体自裂孔流出，造成玻璃体嵌顿。常用的放液点位置在外直肌下缘近赤道部，此处容易暴露，巩膜较薄。同时在眼球下半部放液，如果出现视网膜出血，患者坐位时出血不会累及黄斑区。放液点要避开冷冻后脉络膜血管扩张的冷冻部位，以及大的脉络膜血管和涡静脉壶腹部，以免放液引起出血。放液时要注意维持眼压。

引流视网膜下液最常采用的方法是有控制定量放液法。用尖刀在放液点放射状或平行于角膜缘切开巩膜 2～3mm，先板层分离巩膜，向两侧剥离，用 6-0 可吸收缝线在切口两侧预置缝线。暴露棕黑色脉络膜，点 0.1% 肾上腺素，再用尖刀或 1ml 注射器针头刺穿脉络膜，即可看到有视网膜下液流出，注意要避开脉络膜的大血管穿刺。用棉签或压迫器挤压眼球，维持眼压，尽量排出视网膜下液，至不再有液体排出或液体中出现色素颗粒为止。拉紧结扎预置缝线。适当拉紧环扎带，详细检查眼底，重点观察裂孔是否都位于外加压嵴上，裂孔是否冷冻封闭完全，放液点有无视网膜损伤嵌顿，视网膜下液及视网膜脱离复位的情况等等。放液点表现为视网膜下黄色小点。拉紧环扎带至所需长度，结扎环扎带或外加压物的预置缝线。

放液时需要注意的有几点：①尖刀切开巩膜时，不宜用力过猛，以免刺穿过深伤及视网膜；刺穿脉络膜时针尖宜略倾斜于眼球壁，以免角度过大，刺伤视网膜；②排出视网膜下液时眼压会降低很多，有可能引起出血，此时要注意用棉签或压迫器等压迫眼球维持眼压；③根据术者的个人习惯及经验，确定无视网膜损伤，则不必冷冻，缝合也不是必需的；④视网膜下液不必强求引流完全，只要裂孔能够贴附于嵴上即可。视网膜下液的颜色与视网膜脱离的时间有关，新鲜的视网膜脱离其视网膜下液呈无色清亮透明，脱离时间长的视网膜下液色黄粘稠。

引流视网膜下液后，即可拉紧环扎带。结扎环扎带或外加压缝线后由于玻璃体腔容积减少，眼压会增高，此时要指测眼压，检查眼底时观察有无视盘颜色变淡、视网膜动脉血管搏动。一旦发现视网膜中央动脉阻塞的体征，需马上松解缝线，必要时放松环扎带。放液后，如果预置缝线和外加压物的位置不合适时，要调整缝线。在眼压低的眼球壁上缝线比较困难，需要格外小心。结扎后如果眼压高，应用1ml注射器针头或尖刀在透明角膜缘穿刺，放出部分房水将眼压降至正常范围。由于手术散大瞳孔，放出部分房水时前房变浅，因而要注意前房穿刺时，进针要平行于虹膜，进针不宜过深，刺穿角膜即可，以免损伤晶状体。穿刺时常用1ml注射器针头或拔去针栓的注射器，房水会由于压力差的作用缓慢流出，避免抽拉针栓造成的针头活动和房水流出过快导致的眼压骤降。

(7) 玻璃体腔内注射：玻璃体腔内注射可补充眼内容积，恢复眼球形状和眼压，顶压裂孔，促进视网膜复位。玻璃体腔内可注射生理盐水，气体如空气、膨胀性气体等等。对于后极部特别是黄斑裂孔、8点至4点以上的上方裂孔的视网膜脱离、鱼嘴现象、眼压过低、同时合并新鲜的视网膜固定皱褶的患者，玻璃体腔内气体填充可利用气体表面张力顶压视网膜，促进裂孔闭合、视网膜下液吸收，从而展平视网膜。常用的膨胀性气体有SF_6、C_2F_6、C_3F_8等等。可根据视网膜、气体的半衰期等情况选择使用。所需气体量较少时，可直接抽取纯膨胀性气体，如$0.5\sim1.0ml\ SF_6$，$0.3\sim0.5ml\ C_2F_6$或C_3F_8。于角膜缘后4mm，垂直巩膜穿刺入玻璃体腔，明确针尖在玻璃体腔内后注射，注意勿损伤晶状体。注入气体时，注意指测眼压。注射后以湿棉签堵住注射孔拔出针头，以免气体漏出。因为玻璃体腔内气体填充后会影响眼底的观察，可在术毕详细检查眼底后再行玻璃体腔内气体填充。

(8) 术毕详细检查眼底：明确裂孔位于外加压嵴上，并且裂孔要在平形外加压嵴的前中部，或放射状外加压嵴的中部，裂孔后缘至少位于外加压嵴后缘前1mm。必要时可用棉签或无齿镊顶压裂孔，观察裂孔位置。明确裂孔是否冷冻封闭完全。外加压眼球缩短后，注意观察在外加压嵴上有无视网膜皱襞，是否有视网膜皱襞与裂孔相连，导致裂孔呈鱼嘴样张开，不能闭合。此时需要加宽加高外加压物，或玻璃体腔内气体填充。观察残留的视网膜下液是否过多，裂孔与外加压嵴之间是否存在距离，影响复位。明确放液点有无视网膜嵌顿。特别注意眼底有无高眼压表现，如视网膜动脉搏动等。

(9) 修整外加压物，去除直肌牵引线，间断缝合结膜伤口，并固定于角膜缘处。结膜下注射妥布霉素2万U及地塞米松2.5mg，抗生素眼膏及1%阿托品眼膏包扎。巨大裂孔可双眼包扎。

注意要点与术中、术后并发症及处理

(1) 球壁穿孔：巩膜外加压或巩膜环扎时巩膜缝线不宜过深，以免穿透巩膜。如穿透巩膜的缝线在视网膜脱离位置，会排出视网膜下液；如在无视网膜脱离的位置，则会出现玻璃体脱出，可伴发医源性裂孔及视网膜出血。此时应拆除缝线，改用更宽的缝线，同时给眼球施压，并尽快拉紧缝线，必要时玻璃体腔内注射水或气体以恢复眼压。如有玻璃体脱出，应剪除脱出的玻璃体，再行巩膜冷冻外加压处理。如出现医源性裂孔，可行冷冻外加压，以封闭裂孔。

（2）巩膜环扎术有时会导致眼前段缺血、继发性青光眼、浆液性视网膜脱离及疼痛等，这主要是环扎嵴或外加压嵴过高所致，应注意环扎嵴高度不要超过2mm。

（3）脉络膜出血：引流视网膜下液时，如果巩膜与脉络膜的切口过大，视网膜下液过快排出、眼压骤降或患者患有高血压、动脉硬化、高度近视、脉络膜血管不健康等危险因素，即可发生渗出或出血。血液可经视网膜裂孔流入玻璃体腔，也可在视网膜下由于重力作用，流向后极，聚集于黄斑区，使眼压突然升高、眼球变硬、瞳孔区可见红色反光、眼底检查可见脉络膜棕黑色隆起，此时应迅速拉紧缝线。如因眼压高，结扎困难，可自伤口处放出部分血液再结扎。出血轻微者可随视网膜下液流出，不需要特殊处理。穿刺前可局部点0.1%肾上腺素收缩血管以减少出血。

（4）视网膜嵌顿：引流视网膜下液时，如果穿刺点选择不当或由于视网膜下液移动导致穿刺位置没有视网膜下液，此时穿透脉络膜后，为充分放液，用力挤压眼球，可造成视网膜玻璃体嵌顿。在高眼压状态下放液，特别是放液切口过大，液体引流过快，也易造成视网膜嵌顿。视网膜嵌顿时可见切口处淡灰色珠状物阻塞，眼底检查可见玻璃体呈星芒状嵌顿于放液口。为避免发生视网膜嵌顿，要选择合适的放液点，放液时切口不宜过大，一般不超过2mm，可选择1ml注射器针头穿刺放液。放液不宜过快，不要对眼球过度施压，宜缓慢放液。不要选择在高眼压状态下放液。当引流出的液体含有色素时，就应停止放液。一旦发生视网膜嵌顿，应先松解牵引线或前房穿刺以降低眼压，再提拉巩膜切口预置缝线，抬高巩膜切口两唇，轻轻按摩切口以还纳嵌顿的视网膜。

（5）医源性视网膜裂孔：巩膜缝线过深造成球壁穿孔；引流视网膜下液时穿刺点选择不当或无视网膜下液或视网膜下液移动，直接刺穿视网膜；穿刺角度过大过深，损伤视网膜；液体引流不畅不适当挤压眼球，眼内液体压力冲击穿刺口等，均可造成医源性视网膜裂孔。处理方法为巩膜冷冻外加压以封闭裂孔。

（6）眼压升高：视网膜脱离较低的患者在结扎外加压缝线后可出现眼压升高。前房穿刺放出部分房水是降低眼压的常用方法。

术后处理

1. 术后常规处理

（1）包扎：巨大裂孔，加压嵴上裂孔边缘不平，下方视网膜下液较多者，需双眼包扎。一般包扎术眼即可。

（2）头位：玻璃体腔内气体填充的患者，应保持裂孔在最高位的头位。巨大裂孔未气体填充的患者应使裂孔位于低位。玻璃体腔或视网膜有出血者，应避免平卧，以免出血聚集于黄斑区。

（3）常规用药：无感染症状，一般预防性口服抗生素3～4天。局部点抗生素及糖皮质激素滴眼液。注意活动瞳孔。观察眼压，眼压高时需查明原因，给予降眼压药物。

（4）对症处理：疼痛明显的患者可给予镇痛剂等。

2. 术后并发症及其处理

（1）眼前段缺血：由于术中损伤睫状后长动脉或睫状前动脉，造成虹膜及睫状体血液供应减少所致。一般在术后2～3天出现，患者诉疼痛明显，眼部表现为角膜基质水肿，后弹力层皱褶，房水闪光，甚至有絮状渗出及出血，虹膜纹理欠清，玻璃体混浊，低眼压，后期可见虹膜节段甚至全面萎缩，白内障。手术中不宜剪断肌肉，避免在睫状后长动脉范围内作广泛冷冻，环扎不要太紧、不宜靠后，避免压迫涡静脉，即可预防此并发症的发生。眼前段缺血严重时可拆除外加压物。

（2）眼内炎：多由于病原菌经放液点进入眼内所导致，一般较少发生，诊断及处理见眼内炎相关章节。

（3）无菌性葡萄膜炎：视网膜脱离复位术后可出现房水闪光、玻璃体混浊等葡萄膜炎的表现。按照葡萄膜炎常规处理。

（4）青光眼：加压嵴过高使晶状体虹膜隔前移、涡静脉受压；玻璃体腔内气体填充过多及气体膨胀、玻璃体腔内出血、葡萄膜炎、房角粘连、具有原发性青光眼因素、Schwartz综合征等等可出现眼压升高。一般对症降眼压处理，以保守治疗为主。

（5）突发盲：一般是由于视网膜中央动脉阻塞或眼压升高所致。针对病因处理，关键在于及早发现。

（6）脉络膜脱离：一般在巩膜外加压术后1周内发生，也有1周后发生的病例。单纯浆液性脉络膜脱离，不必特殊处理，多能自行吸收。伴有严重渗出反应时可给予糖皮质激素治疗。

（7）环扎带痛：环扎术后远期可能发生疼痛，有时是暂时的，也可持续1~2周，甚至几个月。一般对症处理。严重时可拆除环扎带。

（8）加压物外露、脱出或感染：缝线松脱、异物排斥反应、筋膜或结膜覆盖不好、加压物消毒不严格时可发生。如裂孔愈合，视网膜复位情况良好，可拆除加压物。发生感染时抗感染治疗。

（9）持续视网膜下积液：视网膜下液超过1周仍未吸收者，如果裂孔封闭良好，可能为脉络膜循环不良，视网膜下液蛋白含量高，渗透压高等所致，可以采取限制患者活动等保守治疗，一般可自行吸收。

（10）黄斑囊样水肿及黄斑前膜：黄斑囊样水肿大多可自行吸收。黄斑前膜多在术后6~8周发生，可行玻璃体切除手术剥除黄斑前膜。

（11）交感性眼炎：少见，有个案报道宜及时发现，积极处理。

（12）白内障：术中注意避免损伤晶状体。玻璃体腔内气体填充后可发生气性白内障，为晶状体后囊下混浊，多可逆。

（13）复视：加压物影响眼外肌运动，肌肉与巩膜粘连时可出现复视。一般可恢复，必要时手术处理。术中尽量不剪断或损伤肌肉，可减少复视的发生。

（14）屈光不正：局部巩膜外加压可引起散光，巩膜环扎术可增加眼轴长度，引起近视。严重时，在视网膜复位稳定后可拆除加压物。

经验体会

遗漏裂孔、裂孔封闭不全、出现新视网膜裂孔、玻璃体广泛牵拉、视网膜的固定皱褶等等是导致视网膜复位手术失败的主要原因。目前在玻璃体手术中由于气体和硅油的应用，裂孔较大的病例不必作环扎术，以免裂孔位于外加压嵴坡上，反而不易复位。

（王海燕　王文伟）

第二节　玻璃体视网膜联合手术

机械性眼外伤，无论是眼球挫伤还是眼球锐器伤均可能引起严重的玻璃体出血，玻璃体脱出或玻璃体嵌顿于伤口，有玻璃体出血就有玻璃体视网膜增生（PVR）的基础，严重的玻璃体出血机化，可导致外伤性视网膜脱离。如眼球穿通伤在眼内可见明确的伤道，可形成机化膜。同时伴有的出血及炎症反应，与视网膜粘连可导致牵拉性视网膜脱离。眼内异物伤，可见球壁入口处与异物停留处形成机化索条，可牵拉视网膜。眼球破裂伤由于瘢痕收缩与玻璃体视网膜广泛粘连或视网膜嵌于伤口内可引起牵拉性视网膜脱离。穿通伤引起的视网膜脱离约为6.2%，眼内异物引起的视网膜脱离发生率在10.5%~22%之间。涉及玻璃体受伤的眼内异物，视网膜脱离发生率则上升至42%~74%之间。外伤性视网膜脱离的裂孔大小、位置以及玻璃体的改变是多样的，通常玻璃体后脱离不是即刻发生，它常发生于外伤后数周。Cox和Freeman观察仅20%~30%的患者在外伤后4周左右发生视网膜脱离。另有30%的患者发生在外伤1年后，外伤后即刻发生视网膜脱离者，常有大量的视网膜下出血或有大裂孔。眼球穿通伤或多或少伴有钝挫伤，因此，穿通伤的裂孔有其特殊性。若有玻璃体出血或玻璃体嵌顿，可产生牵拉孔，这些裂孔常在穿通伤的对侧。有相当部分的外伤性视网膜脱离找不到裂孔，通常由PVR引起。

PVR引起的视网膜脱离可发生于后段的任何外伤。它常取决于外伤的范围与程度，尤其是眼内出血的程度。视网膜脱离常不能预测。增生的机化膜、索条的收缩可局限也可广泛，它常发生在玻璃体视网膜的三个区域：①玻璃体基底部：机化索条收缩可引起帐篷样视网膜脱离，临床上可见玻璃体基底部的环行收缩和前后方向的增生牵拉，可见环形视网膜脱离，周边部视网膜被牵拉向前移位。②外伤区的视网膜前增生：如异物伤，临床上可见视网膜星状皱褶，若增生扩展至后极，可致视盘前的漏斗型闭锁。③视网膜下增生：它们可起源于周边部裂孔，这些索条有向黄斑部扩展的倾向，收缩后产生不规则的视网膜脱离（图9-2-1）。

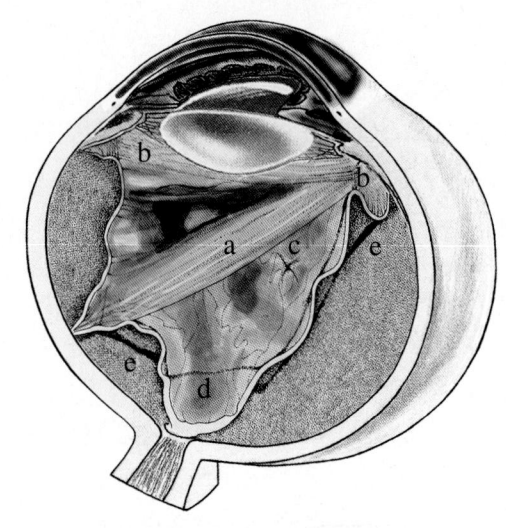

图9-2-1　PVR的眼底表现

a　穿通道索条；b　玻璃体基底部索条；c　视网膜前星状皱褶；d　视盘前漏斗；e　视网膜下增生

适应证

（1）开放或闭合性外伤所致玻璃体严重积血机化后的牵拉性视网膜脱离。

（2）合并眼内异物的视网膜脱离。

（3）外伤致巨大裂孔性视网膜脱离。

（4）视网膜嵌顿引起的视网膜脱离。

（5）人工晶状体植入术后的视网膜脱离：如伴有严重的PVR、巨大裂孔或找不到明确裂孔的视网膜脱离。

（6）外伤致角膜混浊合并视网膜脱离。

（7）玻璃体切除术或硅油填充术后的视网膜脱离。

外伤性化脓性眼内炎，纯度高的铜性异物以及极为严重的眼球破裂伤，为挽救眼球者需急诊手术。

禁忌证

（1）明确萎缩的眼球。

（2）交感性眼炎，诱发眼或交感眼病情未得到有效控制。

（3）术眼手术区附近存在严重化脓感染灶。

（4）严重心肺功能不全，不能平卧或不能俯卧者。

（5）严重凝血机制障碍患者。

（6）血糖控制不稳定的糖尿病患者。

（7）头面部复合伤，中枢神经系统状态不稳定者。

（8）玻璃体仪器设备不全或经验不足的手术者。

术前准备

由于严重外伤常涉及眼部多个组织损害，如角膜、晶状体等。术前有相当多的患者看不到眼底，要借助B超或UBM等协助诊断后以便设计手术。除全身检查外，双眼应滴用抗生素3~5天后手术。

手术步骤

（1）开睑：作颞侧及鼻上球结膜切口或360°环形切口。

（2）放置环扎带：根据视网膜脱离的情况，由术者根据不同的病例决定是否放置环扎带。若前PVR(aPVR)严重，则需放置环扎带。置四条直肌牵引线，穿入5mm或7mm宽的不同型号的硅胶带，长约65~68mm，每两条直肌间作巩膜褥式缝线一针，袖套多放置在颞上或颞下象限，环扎带先不收紧，手术结束时，根据眼球的周长调整后收紧。

（3）放置灌注头：一般置于颞下方的睫状体平部，要避开巩膜原外伤的部位。有晶状体眼切口在角膜缘后3.5~4.0mm；无晶状体眼、人工晶状体眼或已计划同时行晶状体切除者可在角膜缘后3.0~3.5mm作切口。若原巩膜外伤正好在颞下方，要选择其他部位放置灌注头。若并存白内障时，先不开启灌注，先用前房针形灌注进入晶状体囊袋内切除白内障后，确认灌注头在玻璃体腔内再弃去针形灌注，开启玻璃体腔内灌注。当并存睫状体脉络膜脱离时，可用长灌注头（5~6mm）插入，将灌注头连接管的尾端开放，在灌注头对侧的巩膜切口用气或液迫使脉络膜上腔的液体流出（图9-2-2）。待脉络膜脱离平复后，确定灌注头在玻璃体腔内再开启灌注。

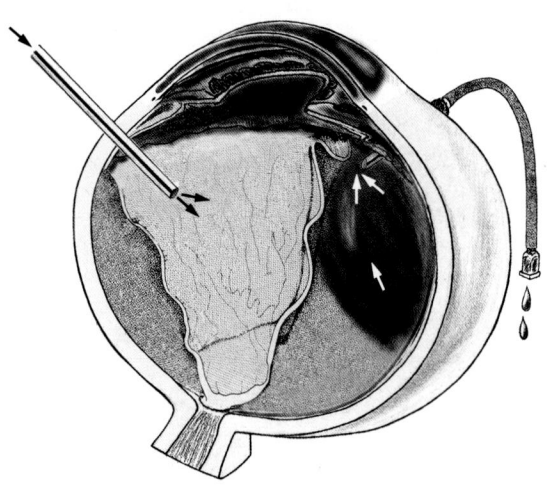

图9-2-2　利用临时灌注压力，将脉络膜上腔的液体逐出

（4）缝接触镜架：将其固定在3、9点角膜缘外的巩膜浅层。

（5）巩膜切口：在睫状体平部用19或20号显微玻璃体视网膜刀（MVR blade）（又称巩膜穿刺刀）在巩膜鼻上方及颞上方作平行于角膜缘的切口，刀向眼球中心方向刺入玻璃体腔内约5mm，两切口的角度为120°，为避开原巩膜伤口，亦可作垂直于角膜缘的切口（放射状切口）。

(6) 玻璃体切除：常规的顺序是先切除前 1/3 玻璃体的中轴，然后逐渐扩大其范围，再切除后 2/3 玻璃体的中轴直至后极部，看清视网膜的情况后再作周边玻璃体切除、剥膜、封闭裂孔等手术步骤。在复杂的外伤性视网膜脱离时，常需要手术医生在手术台上当机立断，根据术中的种种情况灵活改变术前事先设计好的手术方案。下面简述几种手术中可能遇到的问题。

1) 玻璃体混浊机化浓密与晶状体后囊紧贴：遇此情况，若不切除这部分玻璃体常无法清晰的看到视网膜的情况。在术野不清的情况下手术，并发症会增多。术者可在放灌注头时有意留一小气泡，气泡的位置标志着后囊的位置以免术中损伤后囊，然后加大吸引，可将吸引设置在 200mmHg，将切割头放置在气泡后的中轴，单用负压将机化膜吸至切割头的刀口，多次吸切可切出一个空洞，然后顺切割孔扩大范围并逐渐小心地向后切割，要时刻注意视网膜的位置，注意区分是玻璃体机化条还是视网膜脱离的条索，尤其是视网膜全脱离又伴 aPVR 的患者，脱离的视网膜会很靠前。

2) 视网膜前膜：使视网膜复位的手术原则是去除膜、牵拉条，使视网膜活动。手术时可见的视网膜前膜是白色或灰白色的，如星状皱褶，视网膜皱褶处，可根据视网膜前膜的形态及术者的习惯用不同的眼内显微器械操作，可用视网膜钩、视网膜镊、双器械法等将膜去除。仔细地检查玻璃体基底部十分重要，此处的增生条索常形成可折叠的皱褶，因为膜与基底部粘连紧密，极易出现医源孔，手术有一定的难度，此时需要助手用巩膜压迫器或虹膜恢复器将玻璃体基底部顶压至靠近视轴才能进行玻璃体基底部的操作。术者可通过这些褶的顶部用玻璃体剪垂直基底部剪开（图 9-2-3），再用视网膜镊剥离，要尽可能切除干净，否则遗留下增生的温床。若有漏斗状视网膜脱离，建议先使玻璃体基底部活动再切除后部的膜，否则在作基底部剥膜时由于后极部高度脱离的球形视网膜妨碍周边部的手术；也可在后极制作玻璃体后脱离，剥膜后注入少量重水再逐步切除周边玻璃体膜；迫不得已时在重水下剥膜也是一种可尝试的方法。

3) 视网膜下膜与视网膜切开：通常在玻璃体手术的后阶段，医生要判断视网膜下条索是否会妨碍视网膜的复位。这些条索是白色的，来自穿通伤区域，可在后极部形成网状增生，罕见单独由于视网膜后膜产生的视网膜脱离。在这些病例中可见不规则的皱褶，若条索是紧绷的，必须切除，因为它可对其上的视网膜产生局限的拉力，在条索的附近先用光凝或电凝（要远离黄斑），然后切开视网膜，经视网膜用视网膜镊或视网膜钩将其剪断或钩出，若条索有许多分支则可用视网膜镊将其取出（图 9-2-4）。若有周边裂孔可用 Morris 弯镊通过裂孔将条索夹出。若为弥漫性网状视网膜下条索，建议作广泛的视网膜切开 150°～180°，将视网膜反转，在视网膜的背面用视网膜镊将视网膜下条索取尽。

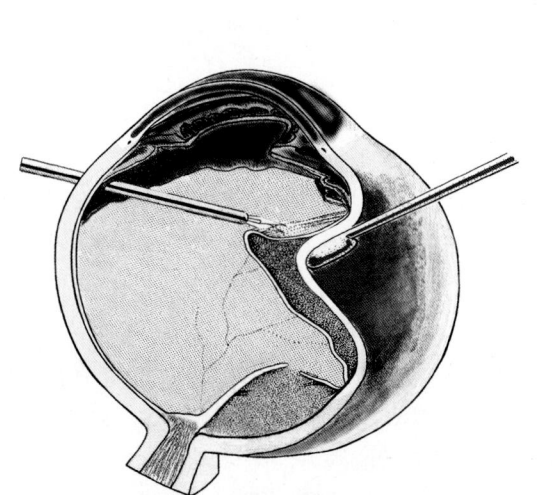

图 9-2-3　用巩膜压迫器顶压，剪开玻璃体基底部的膜

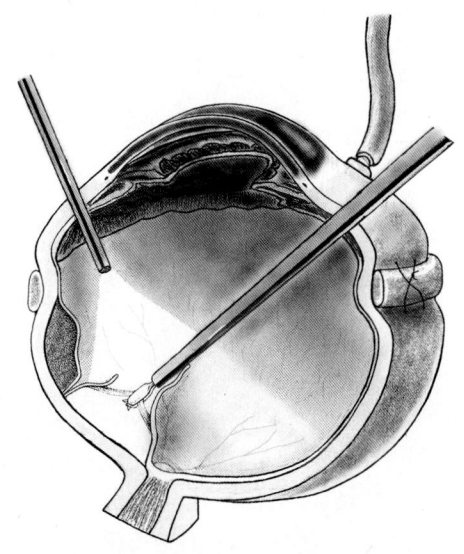

图 9-2-4　夹出视网膜下条索

只有经各种努力均不能使视网膜活动时才考虑视网膜切开，大范围视网膜切开的病例必须用硅油填充。填充硅油后，若视网膜仍僵硬，可扩大视网膜切开。为防止术后PVR增生，Wiedermann等建议在填充硅油前注入抑制细胞增生剂——柔红霉素10分钟，用5μg/ml的柔红霉素随灌注液进入玻璃体腔，在填充硅油前用笛针将其取出。

（7）手术结束：在显微镜下用眼内光源仔细检查周边部眼底，特别注意基底部及器械进出口有无锯齿缘断离及裂孔发生，如有，要及时处理。

术中并发症及处理

1. 术中低眼压

（1）要检查灌注是否开启、通畅。

（2）常见的术中低眼压的原因是伤口漏水，尤其是有陈旧巩膜伤口的眼。若原巩膜伤口不严密或巩膜切口在伤口附近，手术交换器械时伤口会扩大或裂开，因此要仔细检查低眼压的原因，巩膜伤口裂开者要水密缝合。在低眼压下行玻璃体手术会很困难，并发症会很多。

（3）眼球贯穿伤的手术不宜过早，贯穿出口处的巩膜至少需要7天才会有瘢痕形成，过早手术会在术中出现低眼压，而贯穿伤的出口常相当靠后或在后极部，缝合巩膜可能性不大。

2. 损伤晶状体　当玻璃体混浊紧贴在晶状体后囊时，切割头易损伤后囊。局限性的损伤可保留晶状体，除非后囊损伤过大才考虑切除晶状体。

3. 眼内出血　是术中较常见的并发症，常发生在视网膜切开或切除、瘢痕切除、摘除嵌塞于视网膜脉络膜的异物、眼内炎的手术中。遇到眼内出血时，首先提高灌注压，用笛针吸血，必要时停止手术10~15分钟。若失败，可用气液交换来止血。若仍出血，则停止手术，关闭切口，待血管血栓形成后再手术。

4. 医源孔　多见于以下情况：剥膜，尤其是剥离粘连紧密的视网膜前膜时，如玻璃体基底部的膜；所分离的异物包膜不完善，取异物时牵拉视网膜；器械出入巩膜口时牵拉玻璃体基底部造成周边部视网膜裂孔；切割头贴近视网膜操作时意外损伤视网膜。出现医源孔时应暂停操作，电凝视网膜出血点，要牢记所有的视网膜裂孔，可用眼内电凝标记视网膜小裂孔，以防视网膜复位后因看不清而遗漏。

5. 术中急性高眼压　应用"笑气（N_2O）"全麻时，应在注膨胀气体前15分钟告之麻醉科医生停止使用N_2O，若未停而注入膨胀气体，N_2O可使各种膨胀气体的体积扩大。因N_2O溶解性是N_2的34倍，它能很快的扩散到眼内气泡中使膨胀气体迅速膨胀，眼压上升，甚至导致视网膜中央动脉阻塞。因此术者应切记告之麻醉科医生，以免造成不可挽回的视力丧失。

术后并发症及处理

除玻璃体切除术常见的术后并发症外，外伤性视网膜脱离还见于以下并发症：

1. 术后高眼压　最常见的原因是惰性气体或硅油注入量过多，也可能是瞳孔阻滞引起，常表现前房极浅。前者在服降压药后眼压仍不降，可抽出部分气体或硅油。后者可用Nd：YAG激光将瞳孔膜击开，虹膜周边切口闭合时也可用Nd：YAG激光击开。术后严格俯卧位，术后眼压居高不下时可考虑睫状体光凝或冷凝术。

2. 术后低眼压　由多种原因造成。开放性眼外伤损伤眼前段的几率多，因此发生aPVR的几率也高。aPVR可引起睫状突的扭转，房水生成减少。此外，外伤本身损伤睫状体可引起睫状体功能的下降。视网膜切开、切除所致的大范围视网膜色素上皮裸露，也可引起术后低眼压。此外，儿童外伤后发生低眼压较成人多见，可能是由于儿童眼尚未发育成熟，对于外伤和手术承受能力较差。目前尚无有效的方法解决术后低眼压的问题。

3. 视网膜再脱离　PVR是导致手术失败最常见的原因。

(1) 手术本身的原因

1) 当 aPVR 显著时，对虹膜后方的机化膜、玻璃体基底部的机化膜切除不充分。

2) 不适宜的人工晶状体植入。例如在外伤修复尚未稳定前植入人工晶状体会促进 aPVR 的生长。

3) 有视网膜嵌塞必须作视网膜切开，使其与伤道的联系中断，否则也是 PVR 再生的原因。

4) 对贯穿伤出口的机化物，不必非要切除到巩膜平面，可留下一个蒂，但必须将其孤立，周围有 1~1.5mm 的裸区，否则 PVR 可再生。

5) 玻璃体残存：指术中未发生玻璃体后脱离，术后视网膜表面残留玻璃体后皮质。常发生在伤后早期行玻璃体手术的眼。如眼内炎、眼内异物、严重眼球破裂伤的再建手术。这种玻璃体残存膜收缩会使视网膜再度脱离。术中应人为造成玻璃体后脱离，可避免此并发症。

6) 填充本身引起的 PVR 再发：以硅油最突出，硅油填充使 PVR 形成的细胞和细胞因子长期积聚在视网膜表面，有助于 PVR 的再发。当硅油填充不足，气体浓度和体积不足或气体吸收过快时，尚未发生组织粘合的视网膜从色素上皮脱离，导致 PVR 再发。

7) 视网膜损伤与出血是 PVR 再发的原因，一旦发生眼内出血要将凝血块清除干净。

(2) 术后低眼压是 PVR 复发的基础。

4. 眼球积血　前房反复出血，最常见于玻璃体术后严重低眼压。它会导致新生血管因子释放，虹膜红变和视网膜新生血管的增生。出血主要来自这些新生血管，硅油填充使眼压回升以后，确实看到虹膜红变及新生血管退行，但只能达到眼球成形的目的，恢复视力或视网膜复位无望。

5. 眼球萎缩　玻璃体术后或多次玻璃体术后视网膜不复位以及长期严重术后低眼压最终导致眼球萎缩。

经验体会

1. 是否放置环扎带　这是一个长期争论的问题。北京同仁医院眼科中心眼外伤科根据患者的伤眼情况与术者的经验来决定是否放环扎带。原则上根据患者前段损伤的情况、炎症程度、B 超结果估计术前 aPVR 严重者可用 5mm 宽环扎带，放置在赤道部略靠前，前缘靠近肌止端。在实践中，所谓玻璃体基底部机化物的彻底切除，只是手术显微镜下的概念，非组织学概念。宽的环扎带常能有效缓解基底部机化膜对视网膜的牵拉。

2. 人工晶状体的取舍　随着超声乳化摘除白内障手术的开展与成熟，合并人工晶状体的外伤性视网膜脱离也日见增多。外伤性白内障的并发症及手术的复杂性常会出乎手术者的意料，而当出现外伤性视网膜脱离时，常由于炎症粘连等因素使瞳孔不能正常散大，此外，人工晶状体的折光常影响术野及手术可见度，直接影响手术的预后。因此术者应根据患者的情况决定是否保留人工晶状体。不要勉强保留人工晶状体而影响手术的预后。

3. 眼内填充物的选择及应用

(1) 膨胀气体的选择：北京同仁医院眼科中心眼外伤科常用的膨胀气体有 SF_6、C_3F_8、C_2F_6。适宜于 8 点位至 4 点位的上方裂孔。它们的优点是膨胀作用明显，表面张力强，早期眼内充填效果确切，可自行吸收，不必手术取出。

(2) 硅油：其优点是眼内填充完全、持久、透明度好，利于术后观察及光凝处理，适用于严重眼外伤的病例。

(3) 全氟化碳的应用：是非常理想的玻璃体手术的液体工具。被广泛应用于玻璃体手术，如外伤性巨大裂孔、下方的大范围锯齿缘断离、大范围的视网膜切开或切除、漏斗状视网膜脱离等。应用时注意以下几点：

1) 要适时应用：当视盘黄斑的增生膜未剥离前；后极部的牵拉尚未松解前；后极部的玻璃体后皮质未切除前，不宜使用全氟化碳液体。

2）最有利的操作平面是全氟化碳界面以上：采用逐步添加全氟化碳的原则，周边部视网膜比较容易暴露在视野内更有利于操作。

3）可直接与硅油交换：直接油液交换不仅保持屈光间质清晰，操作方便，尚可避免裂孔后瓣滑脱。吸取全氟化碳时笛针应始终置于视盘前，注视全氟化碳的变化，直到最后1滴完全取出。

（王文伟）

第三节 硅油填充及取出术

一、概述

硅油作为一种重要的玻璃体填充物被广泛应用于复杂性视网膜脱离的手术过程中，是由于其具有某些特殊性质，如在眼内的屏障—分隔、内部顶压、空间限制和血液稳定等特性。硅油的使用，使复杂性视网膜脱离的手术成功率显著提高，因此被广大玻璃体视网膜手术医师所接受。但硅油长期存留眼内所引起的一系列眼部并发症，在一定程度上影响了术后视力的恢复。

1. 硅油的应用历史 20世纪50年代，Rosengren首先将硅油注入兔眼玻璃体内治疗实验性视网膜脱离。1962年Cibis等首次将硅油注入人眼治疗复杂性视网膜脱离，并获成功，后因硅油的严重并发症而一度放弃使用。20世纪80年代后期，随着玻璃体手术和眼内填充术的开展，硅油又被重新认识和采用。1984年Leaver通过玻璃体切除联合硅油填充方法治疗巨大裂孔性视网膜脱离，取得了较高的解剖复位率。1985年McCuen详细介绍了硅油的性能和使用方法，使复杂性视网膜脱离的手术治疗进入一个崭新的阶段。1998年，美国的硅油研究小组的研究结果亦证明硅油是一种安全、有效的眼内填充物。

2. 硅油的理化特性 硅油又称二甲基硅氧烷，无色透明，常温下呈液态。临床常用粘度为$0.1\sim0.5m^2/s$（$1000\sim5000mPas$），北京同仁医院眼科中心常用硅油为5000mPas及5700mPas。硅油分子链的长短是影响其粘度的主要因素，分子量越大越粘稠。硅油的屈光指数为1.404，虽然与正常玻璃体的屈光指数相似（1.333），但这点细微的差别也可使术后眼的屈光状态发生改变。其比重为$0.97g/cm^3$，表面张力为$50\times10^{-7}J/m^2$。硅油对温度的适应范围较广（$-50\sim+200℃$），可耐受高温消毒而不改变其物理性质。硅油纯度越高，生物性能就越稳定，发生乳化及弥散到组织中的几率就越小。

3. 硅油的应用原理 硅油因具有以下几种特点，而被眼科医生当作玻璃体替代物用于复杂的玻璃体视网膜手术中。

（1）硅油具有较大的表面张力（$40\sim50dyn/cm^2$），对视网膜裂孔可以形成较强的顶压封闭作用，防止液化玻璃体通过裂孔进入视网膜下。

（2）硅油的生物性能相对稳定，其在眼内的形态、体积可长期保持稳定，便于视网膜裂孔的充分愈合，尤其适用于下方裂孔的视网膜脱离。

（3）硅油不溶于水，可限制玻璃体腔内增生细胞和生化介质的移动，从而减少增生性病变和虹膜红变的发生几率。

（4）硅油的屈光指数接近玻璃体，可提供清晰、透明的屈光间质，有利于术后的眼底观察及激光治疗。

（5）硅油具有良好的组织相容性，无抗原性，不致癌、致炎，无明显的药理性毒副作用。

（6）硅油耐高温，对热稳定，易被消毒。

（7）不与水相混合，便于排出眼外。

二、硅油填充术

适应证

（1）合并重度增生性玻璃体视网膜病变的视网膜脱离（PVR C_3 或 D 级）：此类视网膜脱离由于长期得不到治疗，形成较多的视网膜固定皱褶，视网膜异常僵硬。若眼内填充气体，则伴随气体的吸收使视网膜过早地失去其有力的顶压而致手术失败，复位率很低。如果在玻璃体切除术后使用硅油填充，则解剖复位率可达70%，且可恢复一定视力。一旦复位，视网膜脱离复发率低于10%。

（2）巨大裂孔性视网膜脱离：此类视网膜脱离的手术难点在于如何将翻转的视网膜裂孔后瓣展平及固定。比较其他方法，硅油更具优势，明显提高手术成功率。

（3）牵拉性视网膜脱离：增生性糖尿病性视网膜病变、严重眼外伤、伴发虹膜新生血管、合并玻璃体出血机化等引起的视网膜脱离，多为牵拉性视网膜脱离。此类病例的视网膜不仅新生血管多，而且视网膜增生严重，且常为多发视网膜裂孔，视网膜嵌顿严重。硅油的使用不仅可以起到充分顶压视网膜的作用，还可同时止血。对于术中因某种原因无法进行激光治疗的病例，可以在术后进行。

（4）合并视网膜严重损伤的视网膜脱离：如眼内炎及巨细胞病毒性视网膜炎或视网膜坏死引起的视网膜脱离。视网膜由于细菌和病毒的侵袭变得异常脆弱，炎症反应及缺血使视网膜菲薄，如同鱼网。美国硅油研究小组发现硅油在治疗此类视网膜脱离方面优于气体（SF_6），术后并发症也少于气体。

（5）后极部孔源性视网膜脱离：对于后极部裂孔施行外加压是相当困难的，若同时伴有后巩膜葡萄肿、后极部大范围脉络膜萎缩及先天性脉络膜缺损时，复位率相当低。此时采用玻璃体切除联合硅油填充术是明智之举，可大大提高手术成功率。

（6）早期眼球萎缩：为保眼球外观，可在玻璃体切除后填充硅油，术后尽量延长取油时间。

硅油注入方法

在充分玻璃体切除后进行硅油注入。可在两种状态下进行注油，一是气－液（灌注液/过氟化碳液体）交换后再进行气－油交换。其优点是快捷，便于操作，完全排出过氟化碳液体。缺点是容易形成视网膜下液残留（视网膜下液自周边部滑入后极部视网膜下），器械进出眼球时眼压时常不稳定。气－液交换后，有晶状体眼常在晶状体后囊表面形成强烈的光线反射，影响眼底的观察，无晶状体眼若角膜内皮水肿，则在角膜内皮表面形成更强烈的反光，经常无法看清眼底。二是直接进行液（灌注液/过氟化碳液体）－油交换。它的优点是术中可见度好，不容易造成视网膜下液的残留，对视网膜的牵拉作用小，在硅油填充过程中可以保持眼压的稳定。但易于堵塞笛针，造成过氟化碳液体的部分残留，同时还因为术中需要不断清理笛针，延长了手术时间。在填充硅油即将结束时，容易形成一过性高眼压。本文介绍的方法均是在气－液交换后的硅油注入法。

1. 手动硅油推注法　由助手将装满硅油的推注针管接好12号输液器针头，放置在特制的螺旋式硅油推进器上（图9-3-1），排空针头内气体，准备工作就绪。术者右手握住针头尾部，在导光纤维照明下将针头送入玻璃体腔。助手一手托住推注器，一手旋转螺栓，将硅油缓慢推入玻璃体腔。当硅油界面到达虹膜水平面时停止推注，拔出针头和导光纤维，缝合巩膜穿刺口，弃去灌注头，指测眼压，若眼压低，再补充少量硅油至指测正常。结扎灌注口，完成手术。

手动硅油推注法的优点是操作系统构造简单，造价低廉。缺点是多人操作；没有数字化的眼压观测系统，容易导致硅油过度填充，发生严重并发症。

2. 自动硅油推注法　将玻璃体切除机上自带的推注橡皮塞顶住装有硅油的注射器针栓尾部，针头部连接上机器配备的针头或12号输液器针头，将眼内气压调至10mmHg以下，玻切机的推气体填充压可设定在70～80mmHg。将针头自右手的巩膜穿刺口进入玻璃体腔，右脚踩住玻切机的脚踏板，以线性

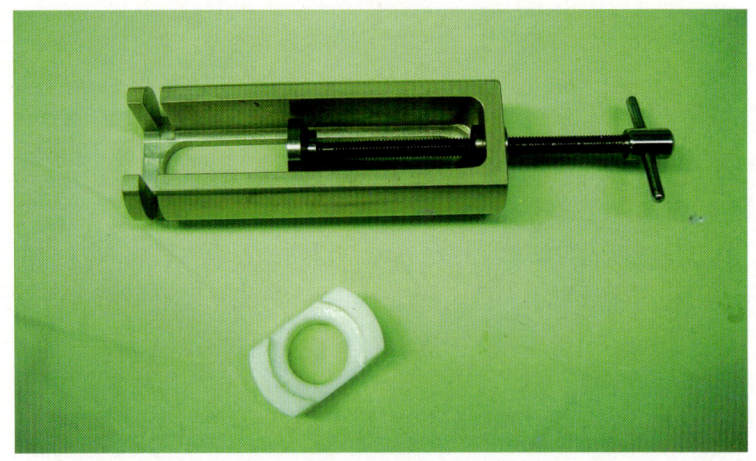

图 9-3-1　硅油推进器

升高推注压力的方式将硅油缓慢地注入玻璃体腔。当灌注管内出现硅油后停止推注，弃去灌注头，通过转动眼球使玻璃体腔内残留空气自行排出，根据眼压适量补充硅油，拔出针头，缝合巩膜穿刺口，结扎灌注口缝线，完成手术。

自动硅油推注法的优点是克服了手动法多人操作的缺点，可以自由掌控推注速度，避免了硅油过度填充的危险。缺点则是器械昂贵，手术成本高；需要严格的清洗和消毒。

术中注意要点

（1）充分松解玻璃体对视网膜的牵拉，恢复视网膜的活动度，使视网膜可以完全复位。

（2）充分切除玻璃体，完全排出视网膜下液，尽可能扩大硅油注入空间，使硅油填充后得到一个最大的硅油泡，发挥其充分顶压作用；同时可以防止硅油的过早乳化。

（3）术中尽量保留晶状体或其囊膜，以保护眼球内部的屏障功能。无晶状体眼常规行下方虹膜周边切除（图9-3-2）。一为防止术后发生瞳孔阻滞性青光眼，二可避免硅油进入前房，减少因接触硅油导致的角膜内皮功能失代偿的发生几率。

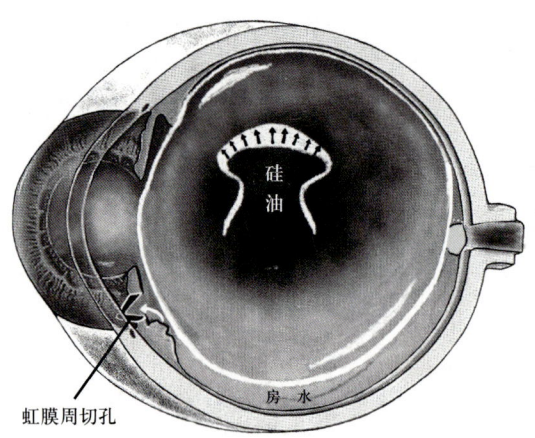

图 9-3-2　无晶状体眼下方虹膜周切侧面示意图

（4）推注硅油时要随时观察眼压变化，接近结束时眼内气压要调至15mmHg以下，且需放慢推注速度，防止眼内压力的突然急剧升高，避免因此所造成的不可挽回的眼部并发症的发生。

(5) 往硅油推注器上安装注射针头时，一定要确保接口处没有硅油外漏，否则在推注时会因管腔内压力增大导致接口脱节。若发生脱节时，可将硅油倒入另一个10ml消毒空针中，重新安装针头后使用，也可以将接口处用棉条擦拭干净，重新安装上新的针头。

(6) 一般有晶状体眼注入量为4～4.5ml，高度近视眼因眼轴的延长，有些病例眼内的注入量有超过9ml者。

术中并发症及处理

1. 出血 术中视网膜及视网膜下出血的发生率约为16%。主要原因有两个：一是手术器械直接损伤视网膜所致；二是视网膜前膜及下膜剥离不完全，硅油填充时强行伸展视网膜，造成视网膜裂孔形成而引发出血。出血量少时，可自行止血，对预后影响不大。严重出血时可影响手术预后，应及时予以清除。

2. 医源性视网膜裂孔形成 发生率约10%，原因与出血一样。可术中进行眼内光凝或巩膜外冷凝，也可术后补行视网膜光凝。

3. 硅油异位 见于两种情况：①硅油进入前房（2%～24%）。主要发生在无晶状体眼或晶状体半脱位时。②硅油进入视网膜下（7%）。硅油通过尚未与视网膜色素上皮贴附完全的大裂孔间隙滑入视网膜下，常发生在低粘滞度硅油的使用过程中。视网膜下硅油一定要在术中排出，以免影响视网膜的复位。有晶状体眼的前房硅油尽量取出，避免损伤角膜内皮。无晶状体眼的前房硅油经术后俯卧后通常可自行退回玻璃体腔。

术后并发症及处理

1. 白内障 为最常见并发症，发生率约为78%～100%。硅油填充术后，即便是短暂性填充，也不可避免地发生晶状体混浊。其发生机制目前尚不清楚，可能与硅油直接的机械性屏障作用有关，硅油接触晶状体后妨碍了晶状体的正常代谢。形成的白内障可表现为核性或后囊下皮质型。其发生与硅油在眼内存留时间长短密切相关，发生在术后6个月者多见。Leaver等报告术后1年发生率为49%，2年后为74%。Casswell等认为即使取出硅油，白内障仍可继续发展。可择期行白内障摘除手术。

2. 青光眼 关于发病率报道不一，从12%～48%不等，与各自研究随访的时间有一定关系。一般说，随访时间长者，发病率相对要高。Honavar等报道为40%。Henderer等报告为12.9%（6个月）、21%（1年）、29.5%（2年）。硅油填充时间长和无晶状体眼是发生继发性青光眼的主要危险因素。Honavar认为无晶状体眼发生继发性青光眼的危险明显高于有晶状体眼，它不仅易引起瞳孔阻滞，乳化的硅油更易通过瞳孔进入前房阻塞房角。所以，晶状体的存在具有一定的阻挡乳化硅油进入前房的作用。

硅油填充后继发性青光眼的发生机制较为复杂。需要澄清一个概念，这里所指的青光眼，是指玻璃体切除术联合硅油填充术后的青光眼，因为硅油的填充都是联合玻璃体切除术进行的。这种青光眼，逻辑上并不一定都是硅油本身造成的，还涉及到其他非硅油因素，如无晶状体眼、术前即存在的青光眼、有无环扎、术前有无其他手术史、外伤史、手术中或后有无出血、眼内存在的葡萄膜炎症细胞、晶状体残留皮质碎屑及脱落的色素细胞对小梁网的阻塞、虹膜周边前粘连、糖皮质激素反应等，临床上也很难确切分出纯粹由硅油导致的青光眼。

（1）青光眼的成因

1）葡萄膜炎症、出血、晶状体皮质及脱落的色素等不同细胞均可阻塞小梁网，引起房水排出受阻。尤其是术中和术后的出血，是一个不容忽视的因素。糖尿病患者容易出血，术后出现的前房积血，是此类患者术后青光眼相对高发的原因之一。

2）术中灌注液不断冲刷小梁网导致其内皮水肿，滤过间隙变窄，滤过功能下降；巩膜环扎过紧或过于靠后使房水静脉回流受阻。

3）术前已有广泛的虹膜周边前粘连；硅油过度填充及继发性脉络膜脱离或渗漏，使晶状体虹膜隔前移引发房角关闭；周边虹膜切口阻塞，导致硅油进入前房形成瞳孔阻滞。所以周边虹膜切口对无晶状体眼患者来说十分重要，不仅可以预防瞳孔阻滞，同时也可防止硅油前移至前房，减少硅油对角膜的损害。

4）手术和外伤对小梁网的伤害导致小梁网纤维化；局部应用糖皮质激素也是诱发术后高眼压的另一个不容忽视的重要因素。

5）术前即有高眼压存在。

6）硅油填充：单纯由硅油造成的青光眼发生率比较低。有研究结果显示，硅油填充术后的眼压高与硅油乳化的关联并不是很大，因为术后出现硅油乳化的比率仅为0.7%，这显然与青光眼的发生比率（12%～48%）很不相称。由此可见，硅油填充眼发生高眼压时，非硅油因素的确起到了作用。硅油引起的高眼压，主要和硅油乳化及硅油进入前房密切相关。乳化的硅油小滴及吞噬硅油的巨噬细胞阻塞小梁网，引起眼压升高，这可在孟氏等做的实验研究中得到证实。最近一项研究结果表明：在450只被施行了玻璃体切除术联合硅油填充术的眼中，术后发生青光眼的比率是11%，而89%没有出现眼压升高。他们认为与使用相对高纯度的5000mPas硅油有关。因此，低分子量纯化硅油的应用在一定程度上降低了继发性青光眼的发生率。

（2）因硅油术后继发青光眼的发生机制较为复杂，治疗方法亦有所不同。

1）在眼压升高者当中，78%能通过药物治疗控制眼压。

2）青光眼患者中22%的人需要手术治疗。对此种患者，不能采用常规的小梁切除手术解决高眼压问题。因为，玻璃体切除术联合硅油填充术后的球结膜瘢痕对小梁切除手术后的滤过有很大的影响，即使不存在球结膜问题，将切口选择在上方，则滤过口会因硅油上浮被阻塞。因此，建议采用Ahmed引流阀植入术。其方法同一般的操作，但有两点需要特别注意：其一，引流阀要放置在颞下方，以防止硅油从引流管溢出阻塞引流通道，导致手术失败；其二，术中要在引流管中注入粘弹剂。粘弹剂可临时阻塞管腔，防止手术时因患者仰卧引起的硅油外流。Ahmed引流阀植入术的手术成功率在术后6个月和12个月时分别能达到76%和86%。Ahmed引流阀植入后，对于眼压仍高者，可以使用抗青光眼药物对症治疗。

3）对于视功能很差且暂时不能取硅油的病例，在排除可用上述几种手术方式解决高眼压的情况下，可以考虑二极管睫状体光凝术。

3. 硅油进入前房 主要发生在无晶状体眼或晶状体悬韧带不完全断裂的有晶状体眼、人工晶状体眼及保留囊膜的无晶状体眼。

（1）原因

1）无晶状体眼的6点位虹膜周切口被炎症或出血后形成的渗出机化膜所封闭，房水不能自周切口从后房流入前房，硅油疝形成导致瞳孔阻滞。为预防瞳孔阻滞，手术中应做好虹膜周边切除。具体方法：用玻璃体切除头在虹膜6点位的根部切出一个三角形孔洞（图9-3-3），基底要足够大。注意不要伤及睫状突，避免因睫状体的出血阻塞周切口。尤其需要注意的是虹膜后方残余的晶状体囊膜和皮质，应尽量清除干净，防止术后因其与下方虹膜粘连造成的虹膜周切口的阻塞。可以使用眼内镊子，将残留的晶状体囊膜取出。若瞳孔极度散大使虹膜周切的手术野过小时，可以一手持眼内镊子将虹膜拉开，暴露手术区，另一手用玻璃体切割头切除虹膜根部（图9-3-4）。若5点至7点虹膜缺损或合并虹膜前粘连时，即使不做虹膜周边切除，术后也不会发生瞳孔阻滞及硅油进入前房的情况。

2）晶状体悬韧带的不完全断裂，使硅油自缺口溢入前房，常见于眼压偏高者。术中注意控制眼压及注入硅油量。

（2）虹膜周切口阻塞的处理方法

1）若周切口只是被机化膜覆盖，轮廓还在时，可采用Nd∶YAG激光将膜打开。

2）对于周切口阻塞又因某些原因无法使用激光的患者，可以采用手术切除方法。具体方法：下方角膜缘处切口，用虹膜镊夹出虹膜，切除足够大的根部虹膜，要保证是全层，10-0尼龙线缝合角膜切口一针。如果硅油流失过多，可补充少许。对于顽固性虹膜周切口阻塞患者，可以用10-0聚丙烯线将周切口拉开，固定于对侧角膜缘外结膜下的巩膜表面，待炎症消退、出血吸收后，拆除缝线（图9-3-5）。

3）有晶状体眼硅油进入前房时，量少且不与角膜内皮接触者，可放置不处理。若硅油滴接触角膜内皮，则需行手术取出。一种方法是在角膜的上方开一小口，下方开相对大一点的口。从小切口处注入粘弹剂，将前房内硅油推至另一切口排出。最后用灌注液将粘弹剂推出，缝合切口。这种方法的缺点是在排出粘弹剂的同时，硅油可再次通过晶状体小带断裂处进入前房。第二种方法是一切口注入灌注液，另一切口放出前房内硅油。在硅油完全排出后，自此切口注入消毒空气，使其充满前房，同时撤出灌注。切口可自闭，因为气体的表面张力大，可以封闭切口。

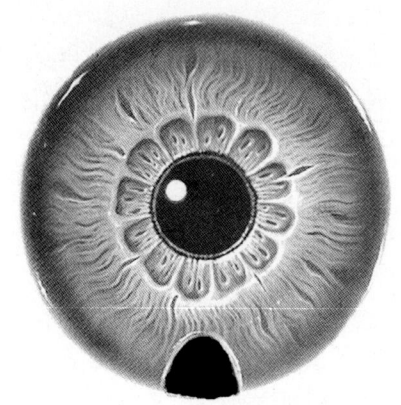

图 9-3-3　虹膜周切正面

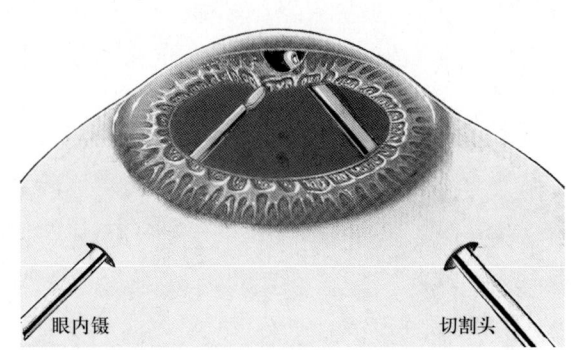

图 9-3-4　玻切头虹膜根部造孔

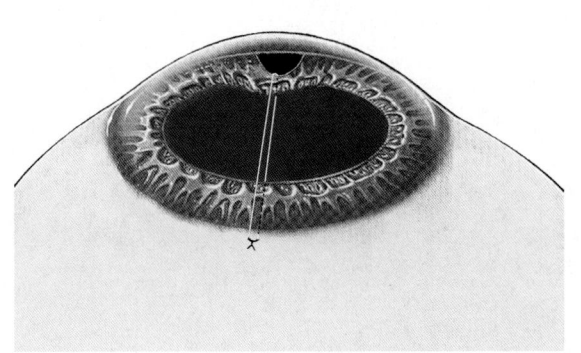

图 9-3-5　缝线维持虹膜根部孔通畅

4. 角膜病变　发生率约为6%～35%，多发生于无晶状体眼或人工晶状体眼。主要表现有三种形式：①大泡性角膜病变。表现为角膜基质水肿，角膜后膜样物形成，视力严重受损。②角膜带状变性。发生在睑裂部，为角膜前弹力层的磷酸钙沉积，表现为角膜中央部水平走向的混浊条带。③角膜穿孔。有文献报道，硅油手术后7个月，在角膜带状变性区域发生角膜的自发性穿孔。

角膜病变的发生机制是由于硅油进入前房后与角膜内皮接触，机械性阻断角膜营养物质的运输，使角膜内皮细胞数目减少或失代偿，产生不可逆的损害。据观察，发生角膜病变的患者，其前房内均有乳化的硅油滴，硅油不接触角膜者原则上不发生角膜病变。动物实验表明，硅油进入前房6天即可引起40%的角膜内皮发生形态上的改变，角膜内皮细胞数目减少，密度下降。一般眼内硅油存留时间超过6个月，就可出现角膜带状变性。避免硅油与角膜的接触及防止硅油进入前房是预防硅油术后角膜病变的最好方法。因此，保持下方周切口通畅及适时尽早抽取玻璃体腔硅油对减少角膜病变的发生极为重要。一旦发生角膜病变应及时抽取硅油，如果角膜病变很严重而视网膜复位情况良好时，可在取油的同时联合穿透性角膜移植术，有可能获得一定的有用视力。

5. 低眼压　发生率约为18%～24%，似乎更高于继发性青光眼。术后低眼压与视网膜脱离紧密相关，它的出现，对视网膜的解剖复位及视功能的恢复是一个危险信号。低眼压的发生机制可能为：①PVR形成的纤维膜覆盖在睫状体表面，形成对睫状突的机械性阻滞，造成房水分泌功能下降。②由于PVR纤维膜的牵拉，导致睫状体轻度脱离，一部分房水经旁路排出，形成低眼压。③多次手术对睫状突产生机械性损害。④过度的视网膜切开导致大面积脉络膜暴露于玻璃体腔。⑤硅油对睫状突的毒性作用。术前低眼压及无晶状体眼更容易发生术后低眼压。长期低眼压可以导致视网膜脱离、角膜混浊、视力下降。目前，对于硅油术后低眼压尚无有效的治疗方法。

6. 硅油乳化　发生率约为0.7%～40%。硅油乳化有两种临床征象：①"蛙卵"样改变。由完整的大硅油球分离成为无数小的油球，酷似"蛙卵"。②"海沙"状改变。大硅油球分离成无数细小、白色、呈沙状的硅油小滴，聚集成团，使原本透明的硅油变成不透明状态，看上去更像倒向的"前房积脓"聚集在上方房角处（图9-3-6）。乳化的硅油小滴漂浮于前房和玻璃体腔中，粘附于角膜内皮表面、前房角（中上部居多）、虹膜表面、晶状体前后囊膜表面、睫状突上、视网膜表面及视神经筛板附近。它们进入前房，停留在房角处，就会阻塞小梁网，引起继发性青光眼；接触角膜内皮，就有可能引起角膜的损害；进入视网膜下，则可引起视网膜再脱离。玻璃体内聚集的硅油小滴，不论是否透明，数量达到一定程度时就会扰乱患者视力。

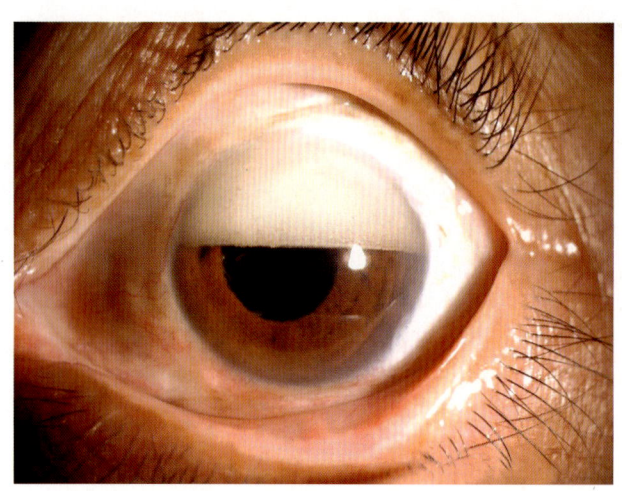

图9-3-6　硅油乳化外眼像，呈倒向"前房积脓"

随着手术后时间的延长，硅油乳化的发生率逐渐增高。Federman等报告，硅油乳化发生率依次为1%（术后1个月）、11%（3个月）、85%（9个月）和100%（12个月）。硅油乳化的发生机制是由于硅油表面张力的减低。导致该表面张力降低的因素很多：①硅油的粘度和纯度：粘度越低，纯度越差，所形成的表面张力越小，其乳化发生的时间越短。Heidenkummer等通过实验表明，5000mPas的硅油其稳定性明显高于低粘度硅油。②硅油在眼内的移动：经常、剧烈的眼球运动，可导致硅油在眼内的快速移位，影响了硅油在玻璃体腔中所形成的表面张力的稳定性，从而加速了硅油的乳化。③Bartov等认为，血浆、血影细胞、淋巴细胞等可加速硅油乳化。眼内的生物活性物质如纤维蛋白原、纤维蛋白等亦可加重硅油的乳化。因此，术中应尽量避免出血并彻底清除出血。④洗涤剂：洗涤剂可以溶解硅油，即使很少量的洗涤剂残留在器械表面，也足以构成使硅油乳化的危险因素。在日常工作中，多种环节可以受到洗涤剂的污染，如：清洗和消毒导光纤维、玻璃体切除头、接触镜、各种眼内器械等这些手术中需要循环使用的物品时，可残留洗涤剂，尤其是某些器械的开口、关节处。手术台上若存在洗涤剂等表面活性物质，也很容易在手术操作中由器械轻易带进眼内。因此，为了减少和避免硅油乳化的发生，应做到：对容易残留洗涤剂的表面粗糙器械，要在清洗时，仔细去除可能的残留物，多冲洗，摆放手术台上要整齐，避免器械之间的接触所带来的污染。对于表面光滑的器械，正确的清洗程序应该是先用干布拭去表面沾有的硅油，然后放入洗涤剂内浸泡和洗涤。千万不要试图使用酒精擦洗器械，因为硅油并不能被酒精溶解。最后用自来水冲洗掉洗涤剂，蒸馏水再冲洗。对难以清洗的器械，如导光纤维、玻璃体切除头，应尽可能使用一次性产品。⑤个体差异性：与患者本身的眼组织解剖和生理有关系。

原则上，只要发现硅油乳化，就应手术取出。若尚未出现硅油并发症，可择期进行。对于为保眼球而进行的硅油填充手术眼，只要情况允许，尽可能不取硅油。

7. 视网膜再脱离　导致视网膜脱离的主要原因见第九章第二节。

硅油填充术后视网膜再脱离的处理方法有以下几种：①巩膜扣带术：可缓解视网膜的牵拉，有新裂孔时需行巩膜外冷冻术。若眼压高可适量放些硅油。②视网膜光凝术：对相对稳定的视网膜脱离后缘进行拦截性光凝，可以避免脱离范围的再扩大。③硅油补充术：适用于脱离时间不长，尚未出现明显增生的新鲜视网膜脱离病例，但需明确病因后方可进行。④硅油下视网膜复位术。⑤硅油置换联合视网膜复位术。后两种方法适用于广泛的视网膜固定皱褶、视网膜僵硬、缩短的病例。前者是在硅油下进行视网膜复位的操作，后者则需先将硅油取出，待剥膜、松解牵拉完成后再重新注入硅油，可根据术者的经验选择合适的术式。

8. 硅油沉积于人工晶状体表面　少见但影响视力明显，与硅油粘度、人工晶状体类型、血-房水屏障的破坏程度有关。多发生于后囊破裂或后囊切开者，也常见于硅胶人工晶状体植入者。硅胶人工晶状体表面一旦附着上硅油，就会影响其透明度，而且非常不易去除。此时应该更换人工晶状体（去聚甲基丙烯酸甲酯或聚丙烯人工晶状体表面的沉积物较易去除），因为完全除去硅油比更换手术更困难。Apple等建议对有发生视网膜脱离危险的白内障患者(高度近视眼、先天性白内障、PDR患者等)，不要植入硅胶人工晶状体。

9. 视网膜毒性　目前尚无定论。通常认为，硅油对视网膜组织有很好的相容性，没有直接的毒性作用，其副作用来自硅油对视网膜及视盘的机械性压迫作用。Budde等报告，在尸体眼中，最长可以在球后9mm处观察到硅油颗粒。它们取代了一部分正常组织，同时在其周围产生一些肉芽肿性炎症，增加了对视神经的损害。这种作用机制可能也适用于视网膜。此外，张少冲等人还观察到，凡与硅油滴紧密粘附的视网膜均有视网膜下膜的形成及RPE细胞的增生。

10. 屈光改变　硅油的屈光指数是1.404，正常玻璃体的屈光指数是1.333，所以硅油填充后必然导致术眼的屈光状态发生改变。有晶状体眼状态下，硅油在晶状体后表面形成凹面，产生凹透镜效应，导致轻度远视。无晶状体眼时，硅油前表面向前凸起，产生凸透镜效应，导致轻度近视。

11. 其他　为一些不常见的并发症，如：①色素膜炎：常出现在术前视网膜增生严重的病例。表现为前房内纤维渗出膜，重者可有前房积脓，甚至发展为眼内炎。②硅油沉积于脑室及蛛网膜下腔：罕见，原因不甚清楚，可能与硅油填充后眼球处于长期高眼压的状态，视神经萎缩，视乳头处筛板发生薄化，硅油通过此处进入视神经间质有关。它上移到视交叉，在某处突破软脑膜进入蛛网膜下腔。由于蛛网膜下腔和脑室之间相通，因而可以到达脑室。③硅油进入结膜下/巩膜切口缝合不严密，使硅油借助眼压进入结膜下，可形成结膜下多发囊肿。

硅油新进展

复杂性视网膜脱离常伴有视网膜切开，使视网膜色素上皮暴露于玻璃体腔。由于血-眼屏障的破坏，玻璃体腔为PVR的形成发展提供了炎性环境。因此，要求眼内填充物不仅能封闭视网膜裂孔，还要改变玻璃体腔的炎性环境。常用的气体和硅油都轻于玻璃体内液体，虽对上方视网膜有充分的顶压作用，对下方的顶压作用却极不充分，引起下方视网膜增生、牵拉，导致视网膜脱离复发。目前有两种填充物可以解决上述问题。

1. 氟化硅油（过氟己烷 $C_{14}H_{17}F_{13}$） 商品名叫飞龙，为无色透明液体，不溶于水。比重 $1.35g/cm^3$（高于硅油，低于过氟化碳液体），表面张力 49.1mN/m（同过氟化碳液体相似，略高于硅油），粘滞度 2.5mPas（远远低于硅油）。偏高的表面张力和高比重性，使其比硅油更合适封闭较大视网膜裂孔，尤其是下方孔。

（1）氟化硅油的优点：表面张力大，对视网膜裂孔的封闭作用强；比重高，患者取坐位或仰卧位即可，尤其对下方裂孔效果更好；粘度低，易于取出。

（2）氟化硅油的缺点：易于弥散。发生弥散后，弥散的硅油对视网膜的顶压作用降低，视网膜再脱离的危险性则随之增加。另外，弥散的硅油颗粒可通过晶状体悬韧带进入虹膜和人工晶状体的腔隙，引发高眼压。这也限制了飞龙在临床中的进一步推广应用。

2. 重硅油 是将 F_6H_8 溶解在 5000mPas 的硅油里构成的一种混合物，俗称"重油"，它的商品名是 Densiron-68。混合后的物理性质与原来的独立成分不同，保留了各自的长处，克服各自的短处，更加符合临床手术的要求。F_6H_8 的比重是 1.35，其溶解后的比重虽然变成 1.06，仍比水重。同时，由于溶解到硅油中，混合物的粘滞度由 2.5mPas 增加到 1387mPas，比 F_6H_8 具有更强的聚合性，对减少硅油乳化非常有利。有研究报道，在眼内存留时间可以达到 72 天。

Densiron-68 的优点：可以克服普通硅油的缺点，对下方裂孔达到满意的顶压效果。特别适用于重度 PVR、普通硅油或气体填充术后复发的病例。

目前，重油的临床使用尚不普遍，但已有相关并发症的报道，如术后白内障、高眼压等。大部分高眼压患者可以通过药物控制，个别患者可发生重油弥散。目前尚未发现角膜的并发症。

三、硅油取出术

硅油长期存留眼内可导致诸多并发症，影响视功能，所以在病情许可下应适时取出。

取出时机

一般认为术后 3～6 个月，但还需根据病情而定。①对 PDR 患者，为保护透明晶状体，获得稳定视力，在做过全视网膜光凝后，应尽早取油。②年轻患者，视网膜复位好的可择期早取。③对多次手术、严重 PVR、视网膜切开患者，应延长取油时间。

适应证

（1）良好的视网膜复位：视网膜复位稳定，无 PVR 复发迹象，视功能良好。

（2）出现硅油并发症：如继发性青光眼、白内障和角膜变性者。

（3）视网膜脱离复发：虽有脱离，但经过再次手术有望复位者。

（4）硅油乳化：硅油乳化出现的时间与硅油的粘度及个体差异有关，若术后 3 个月出现乳化，此时视网膜基本复位。即使无并发症出现，也应取出。

禁忌证

硅油取出没有绝对禁忌证。对视网膜未复位、估计再手术亦不能成功且视功能极差者，应尽量保存眼内硅油，不要轻易取油，避免加速眼球的萎缩。对只为保眼球而施行的硅油填充术患者，应说明预后，尽量保留硅油。

硅油取出方法

对有、无晶状体眼患者最好都采用经睫状体平部抽取硅油的方法,以保护角膜内皮功能。

1. 手动取油法

(1) 取油装置由四部分组成

1) 20 号静脉输液套管针头。

2) 一次性 1ml 注射器针筒制作成的手柄(用烧热的大头针在针筒的前端管壁上作一圆形小孔)。

3) 100cm 左右长度的透明硅胶管制成的引流管(管径接头与手柄内径相当)。

4) 外科通用的负压吸引器作为负压源。

(2) 手术方法

1) 眼部采用球后麻醉,术中患者取仰卧位。开睑器开睑。

2) 打开颞下方球结膜,在颞下方角膜缘外 3.5～4mm 处作巩膜穿刺口,插入灌注头,确认位置正确后,开启灌注。

3) 同样操作制作上方的巩膜穿刺口(右眼选颞上,左眼选鼻上或根据术者的习惯),此口应略宽些,以能通过 20 号静脉输液套管针头为宜。

4) 将套管针头连接至硅油吸引装置上,从上方巩膜切口插入玻璃体腔中。

5) 用右手拇指或示指压住手柄上的进气孔,开始吸取玻璃体腔中的硅油(图 9-3-7),此时的负压相当于 0.04～0.06mPa。需要停止吸引时,松开按压示指使进气孔开放,针头内负压的吸引作用即刻消失,以此来控制抽吸进度及控制眼压。

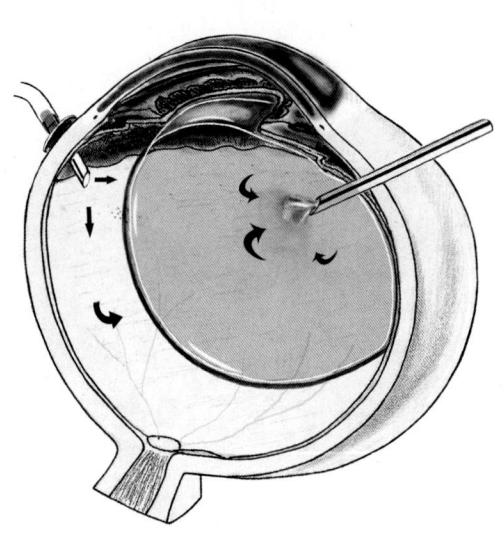

图 9-3-7 硅油取出

6) 当硅油泡接近吸完时,取出套管针头,使其在巩膜口处继续吸取直至硅油泡完全排出眼外,停止吸引。

7) 用笛针反复进行气—液交换(3～5 次),无晶状体眼可将笛针放至前房的房角处,清除残存的硅油小滴。

8) 导光纤维照明下详细检查眼底,若有其他需要处理的眼底病变如视网膜前膜等,进行相应的眼内处理,否则关闭巩膜切口,结束手术。

2. 自动取油法

（1）取油装置：一个输血器，一头连接20号套管针头，另一头插入玻璃体切除机的负压吸引盒上。

（2）手术方法：眼部操作同手动取油法，只是抽取硅油时所用的负压源由玻璃体切除机提供，可调至300～400mmHg。术者将已连接到玻切机上的20号套管针头插入玻璃体腔中后，脚踏机器脚板，开始取油。此负压是线性升高，刚开始时可以用最大量，随着硅油的不断排出，玻璃体液的粘滞度下降，所用负压要逐渐减少，避免因负压过大造成眼球变形引起眼内出血等并发症。

术中注意要点

（1）由于硅油粘滞度高，抽取速度较慢，取油初期可适当调高灌注液的高度，取油过半后应放低灌注。

（2）套管针头不要做得太长，以免过于柔软不好操作，也好保护晶状体。以1.5～2.0 cm为宜。

（3）取油时应控制速度，宜慢，避免眼压波动过大，以防术中及术后出血。

（4）手术结束时，一定要详查眼底，避免遗漏视网膜裂孔，处理存在的视网膜病变如视网膜前膜等，防止视网膜脱离复发。

（5）术后是否保留气体要根据视网膜情况而定。

影响手术操作的因素

（1）晶状体混浊：影响眼底观察及手术操作时，可在取硅油前先行白内障囊外或超声乳化摘除术。若晶状体混浊尚不影响观察眼底，应尽量保留晶状体。取油时应注意保持吸引针头在眼内的稳定，避免碰伤晶状体后囊，此时可利用导光纤维照明以增加手术野的可见度。

（2）硅油乳化：硅油乳化严重时，在患者仰卧后硅油珠会聚集在角膜中央后面，呈白色圆盘状，遮挡后方结构，尤其是有晶状体眼。此时需先从角膜缘切口放出前房内硅油珠，待能看清后方结构后再吸取玻璃体腔内硅油。

术后并发症及处理

（1）眼内出血：通常患眼伴有高度近视、血管病变等因素。术时由于自身血管较脆弱，易引起出血。一般不用特殊处理。出血量多时可影响预后。

（2）视网膜脱离复发：究其原因：①首次手术时的视网膜裂孔未完全愈合，当硅油取出后，玻璃体液通过未愈合的视网膜裂孔进入视网膜下，迅速扩散导致视网膜脱离复发。②硅油的填充并不能完全控制PVR的发展，尤其对下方视网膜。这些PVR牵拉视网膜，使原裂孔重新裂开或形成新裂孔。③取油前未发现和处理已存在的干孔。④取油术后发生的玻璃体出血引发视网膜脱离复发。

（3）低眼压：与多次手术、前部PVR、锯齿缘过度冷凝、视网膜脱离复发、脉络膜脱离、过度的视网膜切开等因素有关。目前尚无有效的治疗方法。

（4）继发性青光眼：术前高眼压者，术后有一部分患眼眼压会正常。这是因为硅油取出后，原本阻塞的小梁网重新开放，滤过功能有所恢复所致。但有相当一部分患者，术后眼压仍不能缓解，这是因为：①小梁网长期受损发生硬化，滤过功能永久性降低。②硅油大泡经过灌注液的反复冲刷，变成无数细小的硅油小滴，这些细小的硅油小滴阻塞房角，影响了小梁网的功能。

解决硅油小滴阻塞房角的有效方法是进行前房冲洗。具体方法如下：穿刺上方角膜缘，将白内障注吸器伸入前房，使之尽量贴近房角，反复冲刷房角处的细小油滴并吸出。器械进入前房后应平行于虹膜平面，尽量避免接触和损伤角膜。清洗程度以显微镜下干净为宜。即使仍有少许残留，也不一定导致眼压升高。可以使用降眼压药物密切观察2周，若眼压仍难以控制，可考虑再次行冲洗术。

（5）乳化油滴残留：乳化的小油滴附着于虹膜表面、房角及不平整的视网膜表面，不易取净。反复的气液交换可有助于术中硅油小滴的清除。若术后因硅油小滴残留过多导致眼压升高时,可行前房冲洗术。一般无需处理。

(6) 角膜内皮混浊:主要和术中反复的气液交换加重角膜内皮损伤有关,可先采用药物治疗,多数可恢复。若发生严重的角膜内皮失代偿,可行穿透性角膜移植术。

(7) 暴发性脉络膜上腔出血:可能与术前高眼压、术中眼压不稳定有一定关系。可择期行脉络膜上腔放血及玻璃体切除术。

(8) 白内障加重:Gasswell 等发现取油时晶状体透明,取出后有 85% 的晶状体混浊加重。硅油填充时间越长,取出硅油后发生晶状体混浊的危险性越大。建议取油时一并摘除晶状体。

硅油取出对硅油并发症的影响

(1) 白内障:如上所述,硅油取出后有 85% 的眼晶状体混浊加重。硅油取出后并不能制止白内障的发展,更不能逆转白内障。

(2) 青光眼:硅油取出后,一部分青光眼可以得到缓解。与乳化油滴的残留有一定关系。

(3) 角膜病变:取油时间与角膜病变的转归密切相关。术后部分患者的角膜可恢复透明或水肿减轻,可能与正常的角膜内皮细胞向两侧扩展修复受损的内皮细胞有关。

(王绍莉 刘 毅)

第十章 眼内异物摘出手术

我国是眼外伤的多发国家，眼内异物多见于青年男性，是眼科领域常见的致盲眼病之一，约占眼外伤的6%。其中磁性异物占82%~90%，非磁性异物中以铜异物居多，其次为石头、玻璃等。眼内异物是眼外伤中常见的一种急症，较单纯穿通伤更为严重，不仅造成机械性损伤，还可以带入病原微生物引起感染。眼内异物并发症多，失明率高，特别是金属异物，在眼内存留时间越长，对眼组织损伤越大，手术预后越差。不同性质、不同部位及不同大小的异物引起眼组织的损伤及反应各不相同，一般说来，位于眼前段的异物预后相对较好，眼后段异物合并玻璃体机化造成牵拉性视网膜脱离者预后不佳，若延误诊断和处理，常会导致眼内炎，眼内铜/铁质沉着症，甚至眼球萎缩。因此，及时诊断、正确处理、尽早顺利摘出异物，减少并发症，是非常重要的。

眼内异物的摘出途径有直接摘出、经玻璃体手术摘出、经前房角膜缘切口摘出及摘出异物联合穿透性角膜移植。伤口可见异物及前段磁性异物采取直接摘出方法，对于屈光间质混浊的睫状体部微小异物、玻璃体内异物、后极部异物、异物存留同时合并视网膜脱离者均应采取玻璃体手术摘出。眼内异物的摘出又分为急诊摘出与择期摘出，前段异物或合并眼内炎者应及时摘取异物，而出血较多以及性质稳定的非金属异物则待病情稳定两周左右择期摘出。

由于异物快速进入眼内，个别患者可无任何症状，甚至保持良好的视力。但多数进入眼内的异物经睫状体部或撞击视网膜后导致玻璃体积血、机化条索牵拉视网膜脱离；若小的磁性异物未被及时发现，则可导致眼铁质沉着症，这两者是眼外伤中最严重的并发症。若治疗不及时，最终因增生性玻璃体视网膜病变或铁质沉着症致眼球萎缩或失明，因此，凡进入眼内的异物原则上均应取出。视力预后与异物大小、所在位置、出血程度、视网膜有无脱离密切相关。眼内异物应根据临床及影像学准确诊断，除了处理机械性损伤外，处理并发症，尤其是及时正确的摘出异物是治疗的关键。

第一节 眼内异物的影像学定位

眼内异物是常见的眼外伤，其诊断可根据病史、临床表现等进行，但眼内异物伤后多数伴有伤眼的屈光间质混浊，所以影像学检查是发现眼内异物的重要的检查手段。随着影像学的不断发展，眼外伤眼内异物的影像学诊断定位方法不仅包括传统的X线检查，还有计算机体层成像(computed tomography, CT)、磁共振成像(magnetic resonance imaging, MRI)、超声检查(A超、B超、CDI)和超声生物显微镜

(ultrasound biomicroscopy，UBM）等影像诊断技术。由于每种检查技术有其各自的优缺点和适应证，因此，在临床工作中应根据实际情况选择一种或多种检查以达到准确诊断的目的，为治疗提供帮助。

X线检查是眼内异物的传统诊断方法，技术操作简单，易于测量，为临床广泛使用。X线对高密度的异物显像好，对于密度低的透X线异物则显像较差，平片阴性不能完全除外眼内异物；X线片不能显示眼球结构，异物定位是以标准眼球推算异物的位置，患者的眼球大小有个体差异，处于眼球壁附近的异物，不能十分准确地区分眼内眼外；定位器的放置可造成一定的不适及并发症，儿童患者多不能配合；眼球有较大伤口时不能一期放置定位器，限制了X线定位的应用范围。CT密度分辨率高，显示异物明确，准确率优于X线检查，并且显示异物与眼球各结构的关系也很明确，检查时不需加定位器，深受临床医师及患者欢迎，条件允许者，CT应作为眼内异物定位的首选方法。CT对密度与玻璃体相近的非金属异物显像欠佳。MRI对软组织分辨率高，对非磁性异物显像较好，但对磁性异物检查时可造成异物的移动产生二次损伤，且在异物局部产生一附加磁场，破坏外磁场的均一性，产生伪影，难以确定异物的位置，故需明确为X线及CT难以确定的非磁性异物时再做MRI检查。B超检查无创、快速、可重复，对有一定大小的金属和非金属异物均可显示，可同时显示异物及眼球结构以判断异物的位置，并且也可显示异物的并发症。眼前段异物，位于B超检查的盲区内，如不加水囊则不能显示，UBM检查可弥补B超检查的这一不足。

一、X线检查

（1）高密度异物可在X线片上显示出整体形态，尤其是体积较大或形状不规则的异物，包括金属异物和部分可显影的玻璃和石块等非金属异物。

（2）怀疑眼外伤的患者有眼内异物存留时，应常规做眼眶的正、侧位检查。

（3）异物位于眼内，可产生炎症反应及化学毒性反应等并发症，一般需要手术取出。准确的定位诊断对于手术的成功与否非常重要。

（4）X线异物定位方法很多，传统方法为角膜缘标志定位法：角膜缘固定铅、银、不锈钢或其他合金的细丝制成的圆环，摄后前位及侧位像，投照满意后根据角膜环影放大率对异物进行定位测量，异物实际距离＝异物测量距离×角膜环外径/角膜环影外径，将所得数据记录到专用的眼球内异物定位图表内，从而了解异物是在眼内还是眼外。目前我国各地眼科和放射工作者先后设计应用了许多效果良好的定位方法，其中主要有薄骨定位法、无骨定位法、生理学定位法、几何学定位法、方格定位法、漂浮异物定位法等。由于正侧位片上异物影与颅面骨影像重叠，使低密度的细小异物往往不能显影或显影不清。为了减少骨壁影像重叠的影响，可采用薄骨定位法，拍片时头面转向患侧45°，X线前位投照患眼内转45°时摄片为正位片，患眼外转45°时摄片为侧位片，拍片时宜将拍片的条件适当降低，以便使小异物及低密度的异物成像更清晰。无骨定位法，X线只通过眼球而不经过任何骨组织，适用于显示正侧位上不能显示或显示极淡的眼前段异物。目前我科临床常用的有两种方法：一是巴尔金定位法，二是缝圈法，根据X线投照靶-片距离与眼-片距离之比，采用不同放大率的眼内异物定位器可测出异物所在的径线（时钟方位）、异物与角膜缘平面和距离眼矢状轴的距离（图10-1-1A、B）。

二、CT检查

CT具有极高的密度分辨力，其异物检出率明显高于X线检查，对一些X线检查不能显像的微小金属异物和非金属异物也能显示，同时可显示X线检查无法显示的眼组织结构，对异物存留的具体解剖位置能准确定位，提高了眼内异物尤其是眼球壁边界异物定位的准确性，并可根据异物的CT值及有无放射状伪影推测异物的性质。目前CT检查已成为眼部异物诊断的主要方法之一。

1. 金属异物 表现为低密度的玻璃体腔内呈现高密度影，CT值多在+1000～2000Hu以上，其周围可有放射状金属伪影，异物的体积越大，密度越高，产生的伪影就越严重，金属伪影对异物大小的测量和准确定位有一定影响（图10-1-2）。

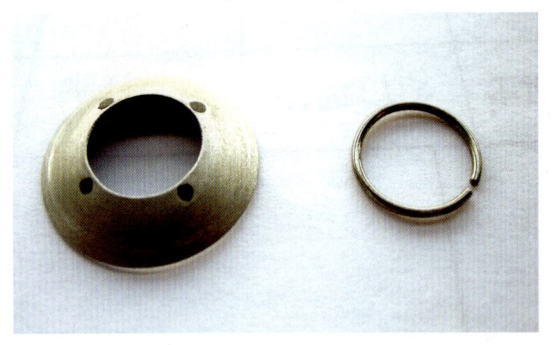
A　定位器

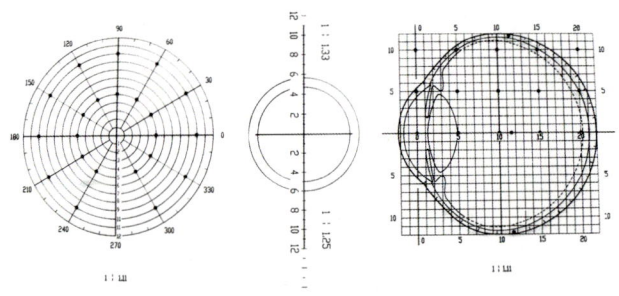
B　测量器

图 10-1-1　眼内异物巴氏及缝圈定位

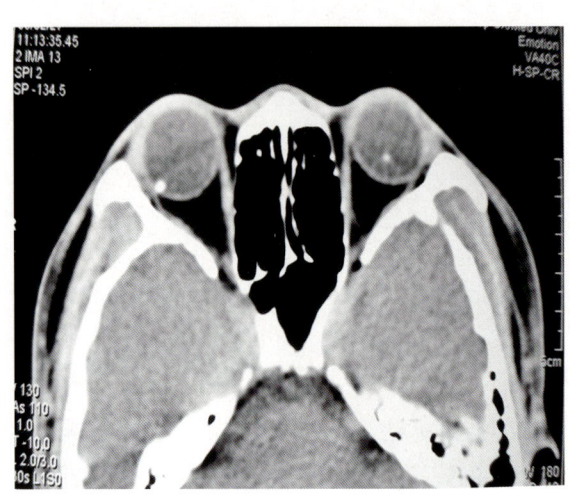

图 10-1-2　双眼内高密度异物的 CT 图像

2. 非金属异物　非金属异物又可分为高密度和低密度两种。高密度非金属异物包括石头、玻璃、骨片和硅油等，CT值多在+300Hu以上，在玻璃体中表现为高密度影像，一般无明显伪影。植物性异物属于低密度非金属异物，显示为略高密度、混杂密度或低密度的条索状影，小的植物异物在低密度的玻璃体中难以显示，但位于眼球壁上的低密度植物异物因眼球壁呈高密度影，则可以显示。近年来高分辨率CT的应用，对于较小的木质异物或其他低密度非金属异物诊断准确率明显提高。

CT作为眼内异物的诊断方法一般采用横断面扫描：患者取仰卧位，头稍向后仰，扫描基线为听眶下线(外耳孔到眼眶下缘连线)，定位时加冠状面扫描。扫描采用层厚2～5mm，层厚愈薄异物显示率越高。扫描时一般窗宽采用300～400Hu，窗位+30～50Hu，并根据异物的CT值调整，对金属异物有明显伪影者应适当提高窗宽和窗位，对低密度异物应适当降低窗宽和窗位。

眼内异物的CT定位诊断比较准确，但在异物定位诊断时应注意：①影像放大，未经特殊处理的CT图像上异物的影像比实际大，高密度异物尤其是金属异物放大更明显，可根据异物密度适当调整窗宽窗位进行扫描可减少放大效应。②伪影效应，金属异物可产生放射状伪影，遮蔽周围组织结构，影响定位准确性，利用窗技术可减少伪影的影响。③注意保持眼位正视，并在检查过程中凝视不动，防止出现运动伪影影响观察效果。④对植物性等低密度异物，CT显像欠佳，有时呈气泡影，可造成漏诊，必要时需进行MRI或B超检查。

三、MRI 检查

MRI 能在横断面、冠状面、矢状面多方位、多参数、多层面成像，可清楚显示眼球及其内部结构，确定异物位置准确、直观。金属异物伪影较多，而且铁磁性异物会移位导致眼内组织损伤，因此，铁磁性异物属于 MRI 检查的禁忌证。MRI 技术为氢核(质子)共振成像技术，非金属异物含氢质子较少，在 T_1WI、T_2WI 和质子密度像上均为低信号。玻璃体和房水在 T_1WI 为低信号，与非金属异物低信号接近，因此异物不易显示，而在 T_2WI 为高信号，与异物的低信号形成对比，因此异物显示较清楚。小异物因体积平均效应而显示不清，薄体层扫描有利于小异物的显示。质子密度像突出了眼内组织与异物的质子密度的差异，适合眼内异物的诊断。巩膜主要由纤维组织构成，各扫描序列均为低信号，与异物的信号缺失区难以区分，只能依巩膜局部轮廓改变而间接诊断较大的异物，MRI T_2WI 和质子密度像球壁异物的检出率不及 CT，但采用 MRI Flash2d 序列球壁异物的检出率明显高于 CT。

眼内异物的继发表现，如眼球破裂变形、玻璃体积血、增生性玻璃体视网膜病变、眼内炎、眼球萎缩等，MRI 均能很好地反映。

四、超声检查

1. A 型超声检查 眼内异物是在角膜表面、晶状体前后表面和视网膜表面正常的 A 超波形之外出现的单高波（饱和波），根据异物的大小 A 超波形的宽度不同，球壁异物可产生重叠波。A 型超声检查异物不直观，费时较长，较小异物难以发现，在 B 超及 CT 普及后，在异物的诊断方面的重要性已逐渐减低（图 10-1-3）。

2. B 型超声检查 位于眼球内的异物，不论异物的性质是金属异物还是非金属异物，都表现为眼内的强回声光点或光斑，降低仪器灵敏度至眼正常结构及玻璃体出血机化回声消失后，异物强回声光点或光斑仍然存在。内回声根据异物的性质不同而不同，异物的形态不规则但一般都比较均匀。异物之后可见声影。部分病例球后的声波逐渐减低直至消失称为声衰减，也称为彗星征（图 10-1-4）。眼内较大的金属异物可产生眼球壁隆起假象。

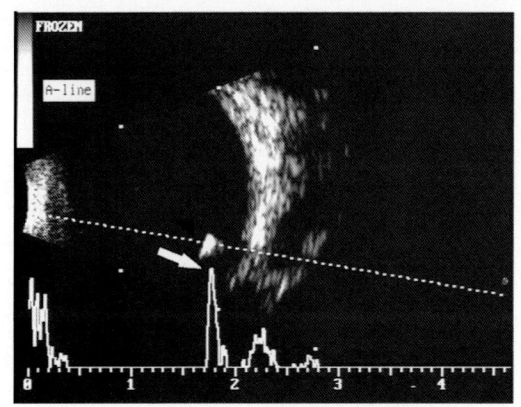
图 10-1-3　眼内异物的超声图像
箭头所示 A 型超声波通过异物的单高波

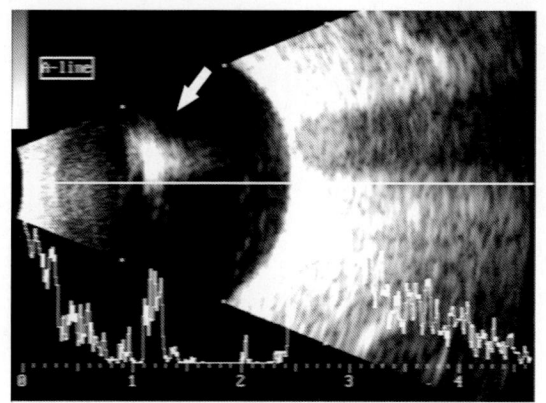
图 10-1-4　眼内异物的超声图像
眼内异物强回声光斑，彗星征和声影

3. UBM 定位及表现 眼前段异物占眼内异物的 13.2%～15%，对于＜1mm 的微小异物，特别是外伤时间久、异物被氧化、显影淡的异物，采用目前常规的 X 线定位、CT 扫描及 A/B 超等辅助检查，诊断仍存在一定困难。UBM 是一种新型超声诊断仪，由于它分辨率高，能够清晰显示眼前段组织结构，一目了然地观察到在裂隙灯和检眼镜下看不到的后房和睫状体部病变。因此，位于后房、晶状体赤道部、睫状体附近＜1mm 的微小异物是裂隙灯和检眼镜检查的"盲区"，由于异物所在位置早期对视力影响小，发生白内障或铁质沉着症时异物已被氧化，X线片上不易显影，其他检查阴性而高度怀疑为眼前段微小异物者是UBM检查最好的适应证。

正常情况下巩膜表现为眼前段各组织中的最强回声，即巩膜的回声强度较角膜、虹膜、睫状体、晶状体等的回声强度都高。而进入球内的异物不论其为何种物质，不论是金属异物，还是非金属异物如塑料、石头等，其组织的密度均高于巩膜，因此对超声产生的反射亦较巩膜强。应用UBM检查眼内异物表现为高于巩膜的眼内强回声，异物形态不规则，边界清晰，与周围组织间界限清晰，无尾随声影。A型超声检查为饱和的单高波。位于角膜深层的异物，应用UBM检查可以准确地测量异物是否穿透角膜后弹力层而侵入前房。位于房角的异物可以通过UBM检查探查到异物与房角、虹膜、晶状体等的位置关系。位于睫状体的异物，应用时钟定位法对异物的位置进行定位，通过测量异物距巩膜突、肌肉止端的距离等能更精确地确定异物在眼内的位置（图10-1-5）。

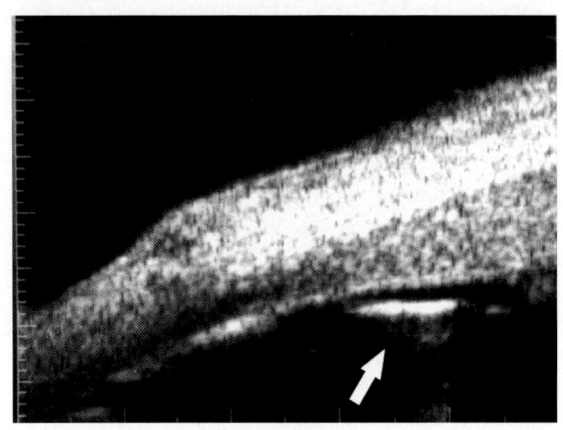

图10-1-5　睫状体异物的UBM图像

近年来，北京同仁医院眼科中心应用UBM检查诊断眼前段微小异物，曾报道12例铁质沉着症患者，应用其他检查方法未能确诊眼内异物或不能确定异物位置，经UBM检查后，全部病例均能探查到异物回声并准确定位，采取联合晶状体或（和）玻璃体手术，顺利摘出异物，9例同期植入人工晶状体，8例保持0.5以上的良好视力。

（周　军　寿涵荣）

第二节　前房异物摘出术

适应证

（1）单纯前房异物：金属异物，植物性异物，可在前房内游走的化学性质稳定的异物，如石子、玻璃。

（2）虹膜表面异物：金属异物，植物性异物。

（3）无眼后段损伤，不需联合晶状体、玻璃体手术。

术前准备

（1）术前必须详细询问病史，包括受伤过程、致伤物质。

（2）仔细进行眼部检查，特别是裂隙灯显微镜检查。前房异物多伴有角膜穿通伤，通过角膜裂伤形态，可帮助判断异物方位、大小。怀疑有前房异物，勿散瞳检查。

（3）为确定异物是否有磁性，可行磁石试验。在裂隙灯显微镜观察下，以恒磁铁缓慢靠近眼部，若前房异物有轻微的自主运动，即磁石试验"阳性"，证明异物有磁性。

（4）术前用2%毛果芸香碱滴眼液缩瞳。

（5）术前宜用生理盐水清洁眼睑皮肤，冲洗结膜囊。

手术步骤

（1）球后麻醉，开睑器开睑，磁性异物可用睑缘牵引线开睑。手术应在手术显微镜下进行。原角膜伤口若有渗漏，应先予以缝合。

（2）磁性异物：①虹膜表面异物：在异物近侧作角膜缘切口，切口应略大于异物长径。以手持恒磁铁，缓慢接近切口，注意磁感线方向（磁头长轴）与切口和异物连线一致。异物即会向切口移动，此时应调整磁铁移动方向和速度，使异物缓慢离开原位，准确移至切口。若异物与虹膜粘连，或前房不易维持，可在切口至异物周围注入少许粘弹剂，用弯针头将异物略作分离。若异物连同虹膜组织一起被吸出，则说明异物部分埋于虹膜组织中，或有机化组织粘连包裹，宜用显微镊轻轻分离之，取出异物后再用虹膜恢复器将虹膜还纳送回前房，恢复瞳孔形态。②前房角异物：若于角膜缘前界附近做切口，内口方向应朝向前房周边房角；也可于角膜缘后界作切口，吸取异物方法同上。注意还纳脱出的周边虹膜，使瞳孔复圆。

（3）非磁性异物：①虹膜表面异物：因需要用显微镊将异物夹取出来，故角膜缘切口应稍大些，也可以先注入少许粘弹剂，用弯针头将异物略作分离并向切口方向移动，以利于显微镊将其夹出。②前房角异物：宜在偏离异物方向作切口，以免在夹取异物时，顶压异物，使之向后房陷没。应在异物所在区域注入少许粘弹剂，既维持前房，又对异物起一定固定作用，便于分离夹取异物。

（4）手术结束时，应尽量冲洗净粘弹剂，恢复圆形瞳孔。角膜缘切口小的，自闭不渗漏的可不予缝合，否则予以10-0尼龙线缝合。结膜下注射妥布霉素2万U＋地塞米松2mg，涂1%阿托品眼膏、抗生素眼膏，敷眼垫遮盖及绷带包扎术眼。

术中注意要点

（1）术前磁石试验注意勿使异物向瞳孔中心方向移动。

（2）角膜欲被切穿时，应缓慢，以免房水快速涌出，眼压急速下降，虹膜脱出或异物移位。

（3）角膜缘切口不宜作成较长隧道样切口。特别是前房角异物，不要在异物径线做切口，以免使异物嵌于切口后唇后，不易取出。

（4）夹取异物时，要注意保护晶状体和角膜内皮。

术中并发症及处理

（1）虹膜脱出：因取异物的切口多较垂直，所以较易发生虹膜脱出。宜做清亮角膜切口，使用粘弹剂，减少虹膜脱出。切口缝合后，再用弯针头或虹膜恢复器恢复还纳虹膜。

（2）异物向房角陷没：切口要与异物所在部位有一定距离，这样器械对异物的操作不会使之向房角压陷。使用粘弹剂推开堆埋的虹膜，轻轻剥离异物，使之离开房角一些距离，再行夹取。

（3）异物到达瞳孔区：使用粘弹剂，同时用弯针头使之移向周边虹膜表面。

术后处理

1. 术后常规处理

（1）全身应用抗生素，以预防感染。应用糖皮质激素和非甾体类消炎药，以抑制眼内炎性反应。

(2) 术后每日换药至1周，前房有炎性反应时，可行结膜下注射妥布霉素2万U+地塞米松2mg。注意活动瞳孔，防止虹膜后粘连。

(3) 患者日间可滴抗生素和糖皮质激素（或混合液）滴眼液4~6次，晚间涂1%阿托品眼膏、抗生素眼膏。阿托品应用一般到术后2周。以后可改为短效散瞳剂活动瞳孔。

(4) 术后1个月以后视伤口愈合情况拆除缝线。

2. 术后观察

(1) 异物穿通伤口、角膜缘切口愈合情况。

(2) 前房炎性反应情况。

(3) 如有晶状体、角膜内皮损伤，观察其恢复情况。

3. 术后并发症的处理　同角膜裂伤缝合术后。

经验体会

(1) 术前裂隙灯显微镜检查十分重要。仔细观察异物所在部位、大小，包括异物厚度，特别是异物长径方向，从而设计手术切口的部位、大小、深度、走向，以使异物顺利取出，对眼前房组织的损伤降低到最小。

(2) 玻璃异物无论在眼内何处，都是很难夹取的，应尽量一次取出。这需要在夹取前很好地设计手术方案，创造好夹取异物的通路。若玻璃异物滑脱，有时很难再次夹取，特别是在前房角，锐利的玻璃边缘使它很容易向房角深处移位、陷没，甚至消失。

(3) 使用粘弹剂是很好的辅助手段。粘弹剂不仅支撑前房，保护晶状体、角膜内皮，对异物也有一定的稳定作用。

（何　雷）

第三节　晶状体异物摘出及人工晶状体植入术

晶状体异物伤是眼球穿通伤的一种特殊形式，合并有晶状体囊膜的破损。晶状体内存留有细小异物而囊膜闭合良好者，可仅形成限局的晶状体混浊并可能长期维持，但大多数晶状体异物伤由于晶状体囊膜损伤，房水进入晶状体内，引起晶状体纤维肿胀、分解和混浊，形成外伤性白内障；囊膜破损大者，晶状体皮质膨胀并可突入前房和后房，引起继发性青光眼和葡萄膜炎；另外异物的存留可增加眼内感染的风险。因此，晶状体异物大多需尽早取出，在异物取出的同时行白内障手术。如条件允许，尽可能同期植入人工晶状体，避免多次手术，减少手术并发症，减轻经济负担，早期恢复患者的视力。

适应证

(1) 异物位于晶状体或部分位于晶状体内，同时合并有晶状体混浊，无明显眼内感染者。

(2) 角、巩膜穿通口已处理或穿通口小、闭合好不需处理，不影响晶状体度数的测量。

术前准备

详细检查异物的穿通口情况，充分散大瞳孔以检查虹膜是否有粘连，检查晶状体前后囊膜破损情况，并结合病史及各项检查明确异物的性质、位置、大小及眼后段情况，对人工晶状体度数进行准确的测量。由于眼内异物合并外伤性白内障情况复杂，需综合分析，选择合适的异物摘出及白内障手术方法。

手术步骤

（1）开睑器开睑，并可做上直肌牵引线固定眼球。

（2）切口：对异物小、晶状体后囊完整者可采用透明角膜切口，多数需做以穹窿为基底的结膜瓣，采用传统的角膜缘切口或巩膜隧道切口，异物较大者巩膜隧道不宜过长以免造成异物取出困难。角膜缘或巩膜隧道切口，板层切开巩膜后分离至透明角膜，切穿进入前房，前房内注入粘弹剂以维持前房深度，如有虹膜粘连者需同时分离。

（3）前囊切开：尽量采用连续环行撕囊方法以保留周边前囊，以利于人工晶状体植入。如前囊破损区位于撕囊区中央或前囊的周边处，可做常规的连续环行撕囊；破口较大或位于前囊旁中央区影响撕囊者，此时可用囊膜剪在裂口的边缘部位向需撕囊的方向做一个小的开口，然后用撕囊镊抓住切口的内缘，用标准的撕囊技术完成连续环形撕囊。撕囊完成后不进行水分离，以免造成可能的后囊破口加大或异物移位。

（4）异物的取出：在切开角、巩膜或撕囊后，有的异物可随软化的皮质涌入前房，则于前房内注入粘弹剂后用镊子将异物夹出。如异物未涌出，磁性异物可用眼内磁石直接吸取或用巩膜穿刺刀、磁棒等采用磁石接力法将异物取出，可将眼内磁石或巩膜穿刺刀放置于前房内撕囊区近异物处，再将眼内磁石头推出或将磁铁接触巩膜穿刺刀的眼球外端，多数异物可吸入前房，再自切口取出。对于异物小或磁性较弱未能吸出时，可将眼内磁石或巩膜穿刺刀插入晶状体内尽量接近异物，持续磁化吸引即可将异物吸出（图10-3-1）。

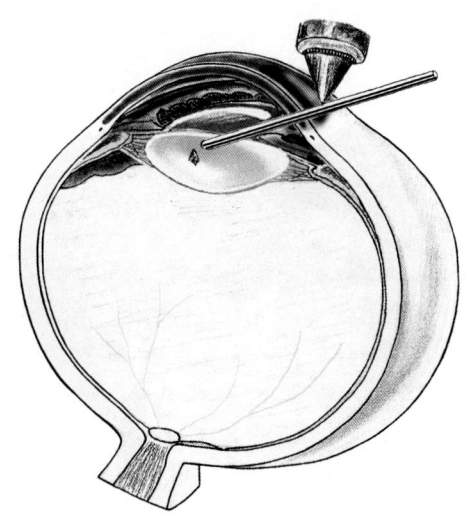

图10-3-1　晶状体磁性异物摘出

晶状体内的非磁性异物，可先用眼内异物镊将异物夹出，再进一步行晶状体摘除。若晶状体混浊明显，不能直视异物者，需用较低的吸力逐渐吸出皮质，细小的异物可被注吸器吸出，对于较大的异物，待异物逐渐暴露时，再用异物镊夹出，注意术中应尽量防止异物坠入玻璃体内。

（5）晶状体的摘除：手术步骤同外伤性白内障。

异物伤所致的外伤性白内障患者大部分为儿童及青壮年，晶状体核比较软，加之伤后房水进入造成晶状体蛋白溶解，因此，只采用低能量超声即可完成，有时只需单纯注吸即可将皮质吸出。

对于合并有后囊破口的外伤性白内障，注吸时应适当降低灌注水平，以免造成后囊破口扩大。吸出皮质时要轻柔，先吸远离后囊破口处皮质，后吸破口附近皮质，避免吸引玻璃体以造成破口扩大及更多的玻璃体脱出。对于后囊破口不大，有少量玻璃体脱出者，可用剪刀于切口及后囊破口附近剪除玻璃体，并向前房内注入消毒空气，如空气泡圆且充满前房，则说明前房内已无玻璃体；如气泡不能存留或部分存留，则说明前房内仍有玻璃体，需进一步处理。

对于后囊破损大，皮质与玻璃体甚至出血混合不易吸出者，可改用前路或平坦部晶状体切除术（图10-3-2A、B）。做前路晶状体切除术时，切割头应尽量保留在瞳孔中央，以避免将晶状体囊膜切除太多，除了可明确吸引晶状体皮质时，尽量不单独用吸引，以避免对周边玻璃体过度牵引。平坦部晶状体切除时，应先切除残留的晶状体核，再切除皮质，最后切除后囊，以避免晶状体碎屑掉入玻璃体中，并尽量保留前囊。切除残留周边晶状体皮质时，可用压陷法将周边部的晶状体皮质顶到瞳孔区以利于直视下切除。

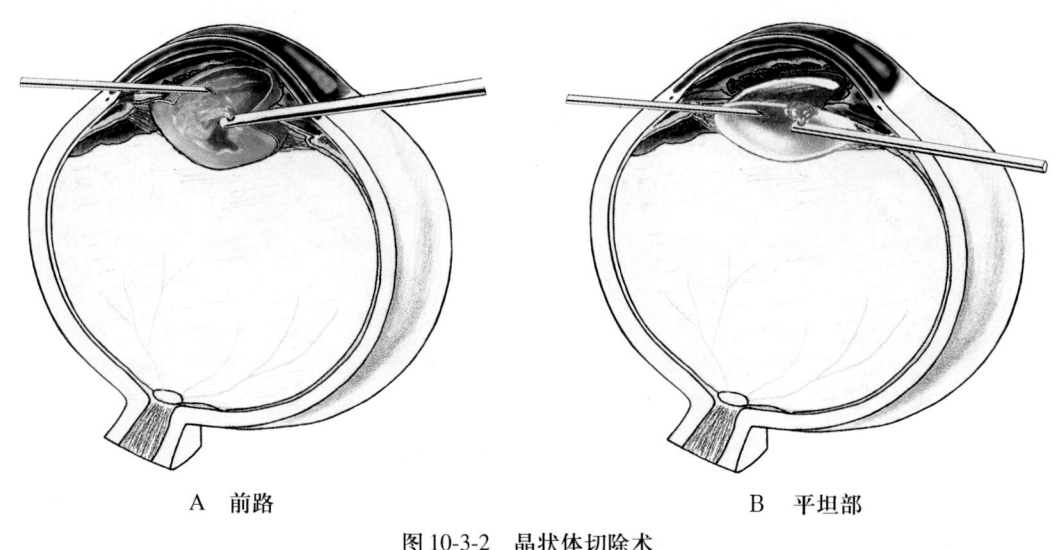

A 前路　　　　　　　　　　　B 平坦部

图10-3-2　晶状体切除术

(6) 人工晶状体植入：手术可根据情况同期植入人工晶状体，只要后囊破损不大，可植入囊袋内后房型人工晶状体，如后囊缺损较多而前囊保留较完整，也可将人工晶状体植入睫状沟内，植入囊袋内的人工晶状体可选用5.5~6mm的人工晶状体，植入睫状沟内的最好选用大直径如6.5mm的人工晶状体，如前后囊均破损严重，则需植入前房型或悬吊式人工晶状体（详见第六章第四节）。

(7) 闭合切口：切口能够自行闭合且前房形成良好者不需缝合，否则需用10-0尼龙线缝合切口。

术中注意要点

(1) 做球周、球后麻醉：勿常规压迫眼球，以免造成有新鲜伤口者眼内容脱出、后囊破口加大及异物位置改变。合理使用粘弹剂，在取异物、撕囊时以保持前房的深度，防止角膜内皮的损伤。尽量采用连续环行撕囊以保持较完整的囊袋，利于人工晶状体的植入。在撕囊后不进行水化分离，以免造成后囊破口加大或异物移位进入玻璃体腔。取异物时，如异物位于前囊附近，可先用镊子或磁石取异物，避免撕囊时异物位置改变，如异物位于晶状体核内或后皮质，则先撕囊后取异物。

(2) 前路晶状体切除术：由于切口大容易漏水造成低眼压、浅前房，并易造成角膜内皮和虹膜损伤，一定要在前房有一定深度的情况下再切除。前路晶状体切除术由于切割头活动的范围受限，对于切口部位虹膜后及前部玻璃体切除受限，对于残留皮质多、玻璃体脱出多、有皮质掉入玻璃体的应采用平坦部入口晶状体切除术。此时巩膜穿刺口可适当靠前，应先在瞳孔区玻切，待有一个清楚的视野后再向周边切除，不要过分靠近视网膜，以免损伤视网膜造成视网膜脱离。

术中并发症及处理

对于部分位于晶状体后皮质，部分位于玻璃体的异物，如异物不慎坠入前部玻璃体内，则可在晶状体大部摘除之后，将磁棒插入眼内或接力法，将异物吸入前房后再取出，注意此时不要在角、巩膜切口处吸取异物，以免将异物吸至虹膜后或睫状体附近，造成异物取出困难，非磁性异物则需在视野清晰情况下用眼内镊夹出。如异物坠入玻璃体后部则需改用平坦部入口玻璃体切除术同时联合异物取出。

术后处理

1. 术后处理及观察 包扎术眼，静卧休息，应用口服或静脉抗生素和糖皮质激素3～5天，局部应用抗生素、糖皮质激素滴眼液，并应用散瞳剂点眼直至炎症反应消退。注意视力及人工晶状体情况，并注意玻璃体及视网膜情况。

2. 术后并发症及处理

（1）人工晶状体脱位：人工晶状体脱位多由于植入时位置不正确、动作粗暴造成囊膜破裂或破裂进一步加大，判断失误使残留的囊膜不足以支撑人工晶状体。应尽早取出，植入前房型或悬吊式人工晶状体。

（2）皮质残留：由于残留的皮质碎屑堵塞房角、晶状体过敏可引起继发性青光眼，术中应尽量去除干净皮质，术后可用降眼压药物及糖皮质激素治疗，如残留皮质过多，应再次手术去除。

第四节 前部玻璃体内磁性异物摘出术

在玻璃体切除技术被发明和广泛应用以前，玻璃体异物的取出主要采用经睫状体平坦部切口或采用在最接近异物的眼球壁上做切口（后路摘出法），磁性异物通过磁铁吸出，非磁性异物用异物镊夹出的方法。后路摘出法在取出异物时可造成玻璃体的牵拉，切穿视网膜可造成视网膜的嵌顿，形成牵拉性视网膜脱离。随着玻璃体切除技术的发展和成熟，后路摘出法已基本被淘汰，但经睫状体平坦部切口摘除前部玻璃体内磁性异物的方法由于具有操作简便、对异物定位不需十分精确、对眼组织损伤小、不通过视网膜，不造成视网膜的直接损伤、术后炎症反应轻、手术成功率高的优点，在临床上仍然适用。

适应证

适用于睫状体部及前部玻璃体内的漂浮磁性异物；对于由异物引起的眼内炎，在不具备采用玻璃体切除术的条件时，后部玻璃体内的较大漂浮磁性异物也可采用此方法摘出异物。

术前准备

术前应采用各种定位方法判断异物的性质、准确位置、大小及异物伤所造成的并发症。必要的手术机器、电磁铁或恒磁铁的准备。如果手术不能成功取出异物，必要时行玻璃体切除术的准备。

手术步骤

（1）球后麻醉，无磁开睑器或眼睑缝线开睑。

（2）切口：根据异物定位结果，在异物的径线位置（时钟方向）做约1/4周的结膜切口，可采用L形或以穹窿为基底的结膜瓣，同时切开眼球筋膜，暴露出巩膜，烧灼止血。

（3）定位巩膜切口位置：在术前眼内异物定位的基础上，在异物所在的径线（时钟）方位角膜缘后4mm的巩膜表面试行吸引，可感觉到磁力吸引的力量，当磁铁头接近巩膜壁时，可见巩膜相对应处有限局的隆起，即可在此处做巩膜切口，手术成功率高。

对于屈光间质清晰、近球壁的异物，也可采用巩膜压迫定位法定位切口位置，术中用间接检眼镜观察眼底，同时另一手用压迫器压迫异物所在处的巩膜，逐渐移动压迫器头，在距此点最近的睫状体平坦部做切口。

(4) 球壁切开：在确定位置的巩膜表面做层间巩膜切口，切口的方向一般与角膜缘平行，切口深度应近全层巩膜，随后向切口的两侧做分离，对于较大不规则异物可采用T形或L形切口。切口应较异物略大，大切口在切开的巩膜上需做单结节或褥式预置缝线，缝线应从巩膜1/2～2/3厚度穿过，不应穿透巩膜全层。在切开全层巩膜后，可在切口内滴入肾上腺素一滴，以利于血管收缩而防止出血。

(5) 摘出异物：在切口处用预置缝线将切口尽量拉开，将磁铁贴近切口进行吸引，磁铁的头部应正对切口并与巩膜表面垂直（图10-4-1）。

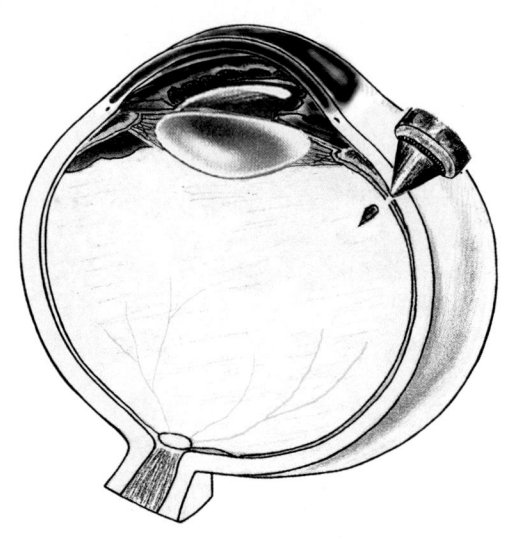

图10-4-1　磁石直接吸取异物

如定位准确且异物未被包裹，异物常立即被吸出，如不能很快吸出，可将磁铁头接触切口处的中心持续吸引，或改用磁力较大的磁铁吸引，逐渐使异物磁化、磁力增强而被吸出。小而薄的异物，一般易于吸出，即使切口的内口不够大，异物也可穿破切口两侧的色素膜而被吸出。较大的异物嵌于切口处，可适当左右轻移动磁铁头部，以使异物的短轴转到切口处被吸出，如仍不能吸出，可用尖刀适当扩大切口，异物多可顺利吸出。有的异物被吸至切口处，由于有机化包裹的原因而不能吸出，此时不可反复吸引以免造成严重的玻璃体牵拉而形成视网膜脱离，可用异物镊子夹住异物，以剪刀紧贴异物剪断其周围的机化包裹后将异物夹出。如反复吸引，异物不能吸出，可在切口附近适当试吸，观察磁力最强或球壁有隆起处，然后向此延长切口或另开切口吸出异物。

(6) 关闭切口：异物取出后，如切口内有玻璃体，则需将玻璃体剪除，结扎缝线，注意巩膜口内不能有玻璃体嵌顿。缝合球结膜切口，结膜下注射妥布霉素2万U + 地塞米松2mg，结膜囊内涂抗生素眼膏并应用散瞳剂，包扎术眼。

术中注意要点

(1) 术前麻醉应充分软化眼球，降低眼压，可明显减少术中玻璃体脱出的几率与脱出量。

(2) 在用磁铁定位巩膜切口位置和吸引异物时，应顺异物所在的时钟方向，角膜缘后4mm的巩膜点的沿线方向逐渐接近，电磁铁应放置在正确位置时再接通开关，并且磁铁的头部应正对切口并与巩膜表面垂直，以避免由于不经意从其他位置经过而使磁性较大异物被吸引，造成位置改变而手术失败，甚至造成眼内重要结构被异物二次损伤。对于磁性弱的小异物在巩膜外全层试吸无磁性反应时，可切开一近全层巩膜瓣再定位吸出异物。

术中并发症及处理

（1）异物取出失败：术中由于各种原因造成异物取出困难，除了术前采取详细检查明确异物的性质及准确位置外，术中对于定位不十分准确、磁性弱的小异物可换用巨大电磁铁吸引。对巨大电磁铁仍不能取出、间接检眼镜能看到的玻璃体异物，可在直视下将磁棒或巩膜穿刺刀沿异物所在部位方向自切口伸入眼内，接触异物后将磁铁与磁棒或巩膜穿刺刀在眼外端接触，缓缓抽出磁棒或巩膜穿刺刀而磁铁不动（图10-4-2）。异物即可吸出，但在有玻璃体手术条件时，此种方法已较少使用。经过各种努力，异物仍不能取出者，应停止手术，否则易造成眼球过度损伤。

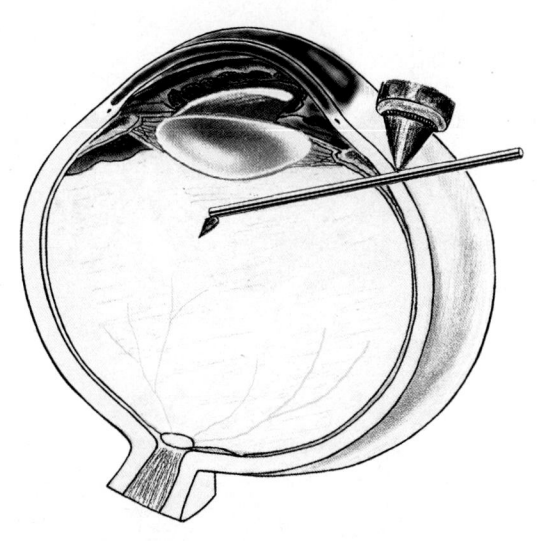

图10-4-2　磁棒接力吸取异物

（2）眼内出血：由于原有的穿孔出血未停止或出血未吸收、手术切口及异物取出时造成的出血。切口尽量避开3、9点方位以避免损伤睫状后长动脉，切口要足够大以免异物取出时在切口处嵌顿损伤睫状体造成出血，尽量减少手术时间，术后应用止血药物及减少活动。少量出血多可逐渐吸收，大量出血处理同外伤玻璃体出血的处理。

术后处理

1. 术后处理及观察　术后静卧休息，应用止血剂，应用口服或静点抗生素和糖皮质激素3～5天，局部应用抗生素、糖皮质激素滴眼液，并应用散瞳剂点眼直至炎症反应消退，并注意玻璃体及视网膜情况。

2. 术后并发症及处理

（1）视网膜脱离：异物直接损伤或玻璃体损伤、眼内出血后形成的玻璃体纤维增生条索牵拉造成。对于已经造成视网膜损伤的眼内异物，要在采用其他方法摘出异物同时处理眼内损伤，平坦部切口取异物尽量减少或避免对玻璃体的损伤及出血的产生。对于玻璃体增生不严重、前部裂孔的视网膜脱离，可采用巩膜扣带术，增生严重、裂孔不清晰的视网膜脱离则需采用玻璃体切除术治疗。

(2) 眼内炎：多是随异物进入眼内的细菌、真菌及其他微生物引起。手术前应用抗生素预防，取出的异物如有炎性分泌物粘附或包裹时应做微生物学检查并做药物敏感试验，可同时做玻璃体内药物注射，严重的眼内炎需做玻璃体切除术。

经验体会

异物取出失败的主要原因是术前定位不准确，尤其是近球壁异物由于眼球大小的个体差异及X线摄片时眼位不正且未矫正所致，可通过CT或B超明确异物位置。将非磁性异物判断为磁性异物、异物小且为机化组织包裹无法被吸引移动、异物嵌顿于眼球壁或眼组织内、异物存留时间长、其磁性变弱等均可导致手术摘取失败。可将切口缝合，重新检查或改用玻璃体切除术摘出异物。

（周　军　庞秀琴）

第五节　眼后段异物及非磁性异物摘出术

眼后段异物多主张经玻璃体手术取出。玻璃体手术技术的发展，不但提高了眼内异物取出的成功率，并且能快速恢复有效视功能。清除玻璃体内混浊物，显微镜下清晰观察到异物所在位置，无论磁性与非磁性异物均可应用异物钳夹出，但较小的磁性异物，在不损伤其他组织的情况下，接力法吸出更为安全。

目前，常用的眼内异物钳有碗状钳、两爪钳及三爪钳三种（图10-5-1），根据异物的形状、大小选择合适的异物钳非常重要。

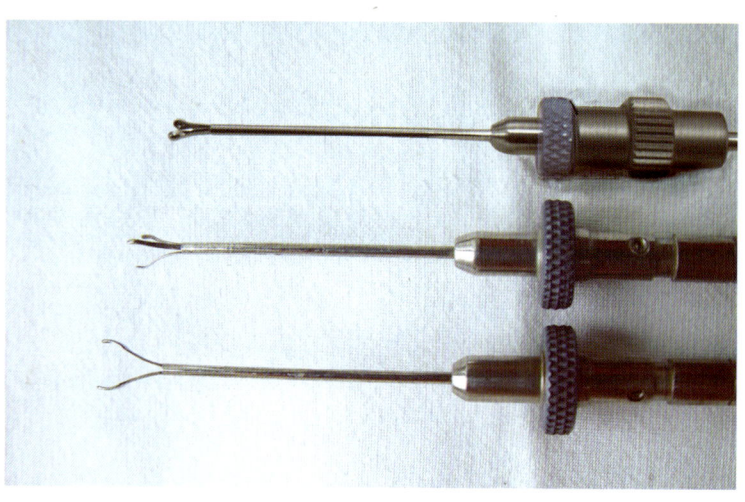

图10-5-1　各种异物钳

一、经睫状体平坦部眼内异物摘出术

（一）后极部异物的取出

睫状体平部三切口闭合式玻璃体切除术，切除混浊的玻璃体，寻找到异物后，将其游离，若为磁性异物自睫状体平部插入巩膜穿刺刀，恒磁吸附在针柄上，直至异物自巩膜切口处被吸出或使用异物钳夹出。嵌于视网膜内的异物，在术中先行眼内激光，再取异物，以减少视网膜脱离的发生。夹取异物时需充分扩大巩膜切口，以免异物滑脱，增加手术难度。

适应证

长径为 5mm 以下的各种异物。

相对禁忌证

单眼或不影响视力且包裹于视网膜上的非磁性异物慎取。

手术步骤

（1）放置开睑器，剪开结膜，根据异物大小、位置以及玻璃体混浊程度选择是否行巩膜环扎术。

（2）一般选择颞下睫状体平部放置玻璃体腔灌注，若该处为伤口瘢痕，则把灌注放置在鼻下。

（3）切除混浊的晶状体，保留前囊或行超声乳化白内障摘除保留后囊，前后囊均不能保留时则予以切除。清亮晶状体均应保留。

（4）缝合固定角膜接触镜架。

（5）切除混浊玻璃体，寻找异物、去除包裹，将其游离。视网膜内异物，若无脱离，可在异物周围先行氩离子光凝（图 10-5-2A、B）。

（6）异物钳夹取（图 10-5-3）或磁石吸取异物至睫状体平部取出（图 10-5-4）。

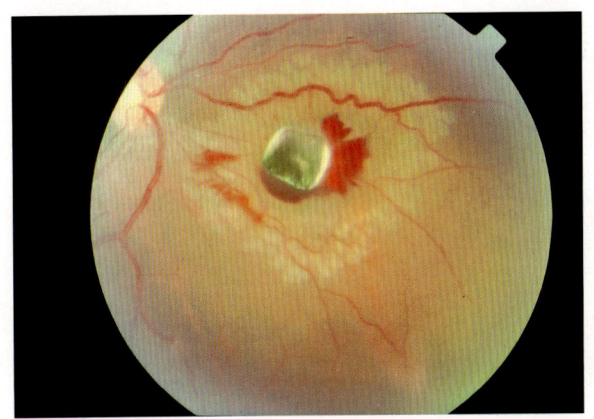
A 异物取出前视网膜光凝

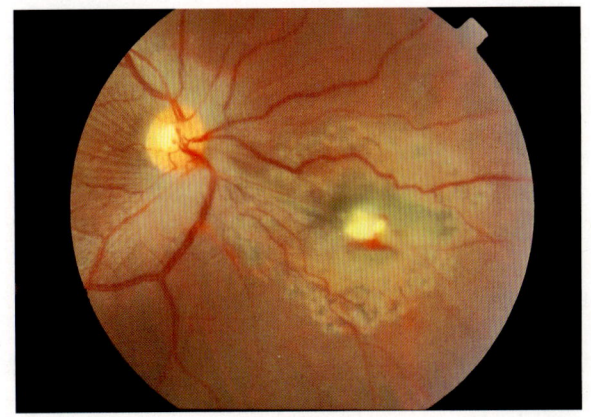
B 异物取出术后

图 10-5-2 异物取出前后

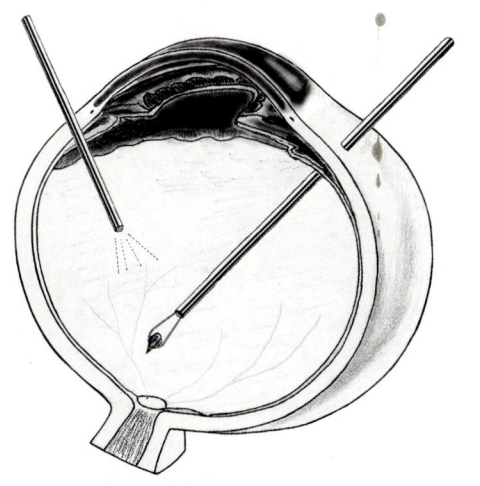

图 10-5-3 异物钳自睫状体平部夹取眼内异物

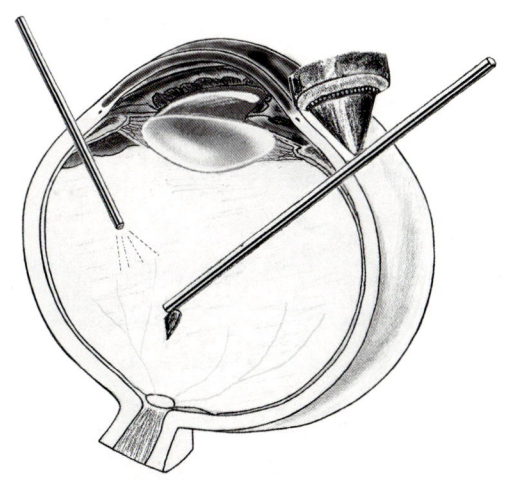

图 10-5-4 恒磁自睫状体平部接力吸取眼内异物

(7) 继续切除混浊玻璃体，检查眼底周边部视网膜，特别是异物出口处锯齿缘有无断离口，必要时行眼外冷冻术及眼内气体填充。

(8) 缝合切口。

经验体会及术中注意要点

(1) 当异物到达睫状体平部时，应充分扩大巩膜切口，以免异物滑脱，增加手术难度。

(2) 异物位于视网膜表面，夹取困难时，可注入重水或粘弹剂，将其托起再夹出。

(3) 异物嵌于视网膜内壁或视网膜下，甚至有的异物少部分位于眼内而大部分穿出眼外，自眼内摘取困难的情况下，可将异物推出眼外，位于后极部者可以不取。

（二）摘出异物联合人工晶状体植入术

玻璃体内异物合并白内障，若无明显炎症反应，术前超声波及视觉电生理检查无重度玻璃体混浊且无视网膜脱离的情况下，可将白内障摘除、玻璃体切除、眼内异物取出及人工晶状体植入四联手术一次完成，同期植入人工晶状体对视力恢复至关重要，同时避免了虹膜与晶状体囊膜以及前后囊之间的粘连，增加人工晶状体植入囊袋内的可能性，还可减少二期手术再次切口所致的散光，缩短了治疗周期。

适应证

长径为3mm以下的各种玻璃体及视网膜表面异物。

相对禁忌证

异物较大或玻璃体混浊严重以及合并视网膜脱离者，暂不考虑同期植入人工晶状体。

手术步骤

(1) 剪开球结膜，放置玻璃体腔灌注。

(2) 先行Phaco或ECCE术，保留晶状体后囊，若估计后囊穿通口较大，自平部放置针形灌注行晶状体切除，可保留前囊。

(3) 切除混浊的玻璃体。

(4) 寻找异物、切除异物周围玻璃体膜，若为视网膜表面异物，将其周围视网膜先行氩离子激光光凝。

(5) 异物钳夹取或磁石吸取异物至睫状体平部取出。

(6) 缝合巩膜切口。

(7) 角膜缘切口植入后房型人工晶状体。在前后囊均不能保留的情况下，可将人工晶状体缝合固定于睫状沟，也可植入前房型人工晶状体。

经验体会

四联手术一次完成使患者在最短的时间内迅速恢复有用视力，对于此种复杂眼外伤来讲，无疑是一种非常有益的创新。因此，需要严格筛选病例，在确保视网膜不会发生脱离的情况下，才考虑人工晶状体植入，否则，增加了视网膜脱离复位手术难度。

二、经前房角膜缘切口眼内异物摘出

Coleman将异物长径≥10mm的异物称为巨大异物，国内何守志将直径>5mm的异物称为巨大异物，直径＞8mm的异物称为非常巨大异物。经睫状体平部切口摘取如此大的异物时，往往由于切口和异物过大，难免直接损伤睫状体和视网膜。因此，经玻璃体手术清除积血及机化组织，直观而安全地将异物托入前房，经角巩膜缘切口取出，避免了睫状体部出血及异物出口处锯齿缘断离的可能。

适应证

长径为5mm以上的各种异物，同时伴有晶状体混浊者。

相对禁忌证

清亮晶状体选择此术式需慎重，必要时切除或选择经睫状体平部摘出方法。

手术步骤

（1）剪开球结膜，颞下放置玻璃体腔灌注。

（2）板层切开角巩膜缘异物出口处切口或备用15°Phaco刀。

（3）另备输液管衔接8号针形灌注，自2点睫状体平部刺入晶状体内，切除混浊的晶状体，能够看清楚灌注头确实在玻璃体腔后，开启灌注，切除混浊的玻璃体。

（4）寻找异物、去除包裹，将其游离，若异物粘连视网膜上并无视网膜脱离，先将异物周围视网膜行氩离子激光光凝术。

（5）右手持异物钳夹住异物送至前房，左手弃去导光纤维，15°刀将上方或下方角膜缘切开取出异物。若担心异物夹持不牢，可使用导光纤维协助托住异物，由助手扩大角膜缘切口取出(图10-5-5)。

（6）缝合切口，继续切除残存玻璃体、合并视网膜脱离者，应用重水，并行眼内光凝、气液交换、惰性气体或硅油填充。

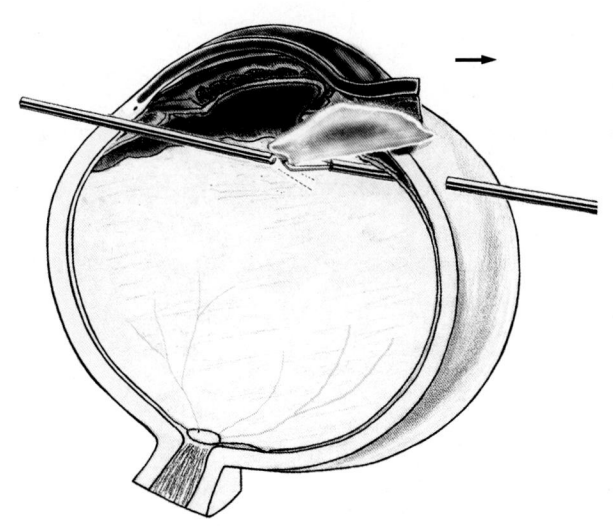

图10-5-5　经角膜缘切口取出巨大异物

经验体会及术中注意要点

（1）术前根据影像学检查的结果，估计异物大小，可预先做好角膜缘板层切口，目前使用的15°Phaco刀较锐利，若异物钳夹住异物很牢靠，可在异物送至前房后直接切开下方角膜缘取出，出血少且顺手。

（2）异物位于视网膜表面，夹取困难时，可注入重水或粘弹剂，将其托起再夹出。

（3）异物出口的长度一定要足够大，否则异物滑脱给再次夹取增加困难，同时要注意保护角膜内皮。

三、临时人工角膜下眼内异物摘出联合穿透性角膜移植

严重眼外伤导致单眼或双眼失明并非少见,眼内异物较大或存在多发异物或合并玻璃体积血、视网膜脱离的情况下,因穿通伤导致角膜混浊影响眼后段手术,特别是非磁性异物无法取出。以往对于不具备做眼后段手术条件的患者,只能被迫放弃治疗,最终导致失明或眼球萎缩。临时人工角膜的应用,使得经睫状体平部的玻璃体切除成为可能。对这类患者采取联合手术,术中切除混浊的晶状体及玻璃体,合并眼内异物或视网膜脱离者同时处理,待异物取出或硅油填充后行穿透性角膜移植术。

临时性人工角膜共有三代产品,目前常用的第三代产品称为Landers临时人工角膜,以PMMA材料制成,光学部呈柱状,长5mm,一般用于无晶状体眼。有6.2mm、7.2mm、8.2mm的三种不同直径供术中选择(图10-5-6)。

多数学者的研究结果显示,此种联合手术的效果,外伤眼较非外伤眼手术预后差,其主要原因是由于外伤后PVR导致的严重后果。此前,因角膜混浊需要行玻璃体视网膜手术的患者,或者进行开放式玻切术,或者待角膜移植后再手术,均会影响手术的最佳时机及效果。即使目前我们应用眼内窥镜使角膜混浊的患者及时完成眼后段的手术,也达不到此种联合手术短期内即可恢复视功能的目的,特别对于单眼患者,这是使其尽快复明的唯一有效方法。北京同仁医院眼科中心总结的一组病例结果显示:38只眼中术后保存0.02以上有用视力23眼(61%),其中0.1以上6眼,角膜移植片的透明程度及视网膜病变等因素均是影响视力恢复的主要原因。

适应证

角膜混浊或白斑合并眼内异物、玻璃体积血、视网膜脱离影响眼后段手术者。

相对禁忌证

角膜混浊及水肿估计有可能逐渐恢复透明的情况下,有条件最好使用内窥镜下手术。

手术步骤

(1)剪开球结膜,放置玻璃体腔灌注头。

(2)上方睫状体平部10点及2点分别放置切割刀及针形灌注,切除可见的混浊晶状体及前玻璃体。若前部组织不可见则直接安置临时人工角膜。

(3)临时人工角膜的安置:根据角膜瘢痕的大小,一般选择7.0mm的环钻头钻下混浊角膜。

(4)放置7.2mm临时人工角膜,缝线固定(6-0线预置在人工角膜孔内,直接缝在角膜缘上)(图10-5-7)。放置前可根据情况,开放式分离虹膜前后粘连、剪除机化膜、切除前玻璃体混浊膜。

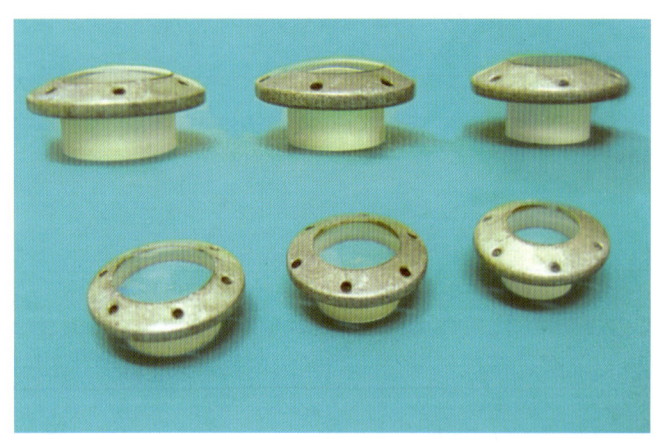

图10-5-6 临时人工角膜

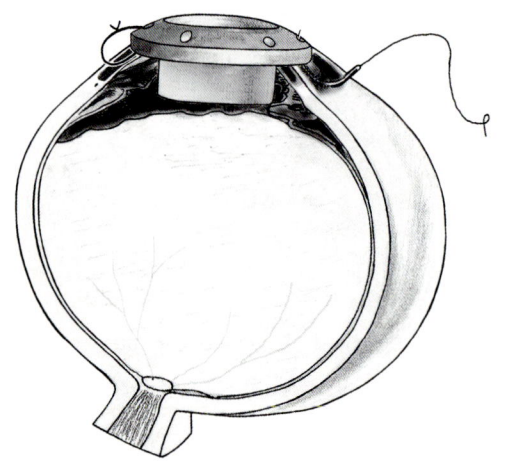

图10-5-7 临时人工角膜的放置

(5) 在人工角膜下切除混浊玻璃体，若合并眼内异物，较小的异物可自睫状体平部取出；若异物较大，则拆除人工角膜，自"天窗"取出，取后再将人工角膜重新缝合固定，继续完成视网膜手术。

(6) 若无视网膜病变，拆除人工角膜，将7.25～7.5mm新鲜异体角膜材料移植于植床上；若为气体填充，气液交换后移植角膜，最后填入所需惰性气体；若为硅油填充，硅油填入眼内2/3后移植角膜，最后补充到所需硅油量。

(7) 拆除灌注，缝合结膜。

经验体会及术中注意要点

(1) 安置临时人工角膜时或术中一定将前玻璃体切除干净，勿使玻璃体嵌塞于人工角膜与植床口内，否则牵拉周边视网膜不易复位。

(2) 临时人工角膜为平面镜，处理周边病变时仍需全视网膜镜或斜面镜。

(3) 植床的直径略小于人工角膜是为保证术中不漏水；而异体角膜稍大于植床则为保持角膜的正常曲率。

(4) 若无新鲜角膜材料，为不失时机地完成眼后段手术，也可将取下的自体角膜在手术完成后再原位重新缝合。亦可酌情使用干燥角膜。

四、手术并发症及处理

1. 出血

(1) 术中出血：升高灌注压、眼内电凝、气液交换。

(2) 术后少量出血，药物治疗。大量玻璃体积血，观察两周后，必要时再手术。

2. 术后低眼压 由于切口较大，术后短期内容易产生脉络膜脱离导致低眼压，发现后使用糖皮质激素及脱水药物治疗。1周左右眼压可自行恢复。

3. 晶状体并发症

(1) 切除对侧玻璃体时，注意切割刀的角度及晶状体后囊标记，若已损伤晶状体需同时切除。

(2) 超声粉碎晶状体时，避免后囊过早破裂，一旦核脱落，将其吸至玻璃体腔内粉碎吸出或使用过氟化碳漂浮后摘出。

4. 瞳孔缩小 眼压低或摘除晶状体时刺激虹膜均可使瞳孔缩小，外伤及糖尿病患者瞳孔常不易散大。处理方法：

(1) 术前阿托品及美多丽充分散瞳。

(2) 术中保持正常灌注压。

(3) 避免器械直接刺激虹膜。

(4) 术中可行瞳孔缘缝合（图10-5-8）或使用虹膜拉钩（图10-5-9）、全视网膜镜（图10-5-10）或眼内窥镜。

5. 视网膜裂孔及脱离 为异物对视网膜的直接损伤及玻璃体牵拉所致，医源性裂孔常发生于初学者及剥离粘连紧密的视网膜膜前膜牵拉所致，发现后尽早激光光凝封孔或再次手术将其复位。

(1) 贴近视网膜时采用低吸引高切速。切割刀需锋利，刀口背向或侧向视网膜。

(2) 异物大、玻璃体混浊重或有晶状体眼，常规行巩膜环扎术，以避免器械出入眼内或异物自平部取出时牵拉所致锯齿缘断离。

(3) 合并眼内炎者，视网膜极脆弱，剥膜易致视网膜受损。

(4) 前PVR增生、视网膜嵌塞及视网膜下增生是眼内异物及其摘出后严重的并发症，在不能松解的情况下，行视网膜切开术。

异物嵌于球壁内且完全被包裹，估计取出后对视力损伤大者，可以观察不取，特别是单眼、非磁性异物患者，更应慎重。

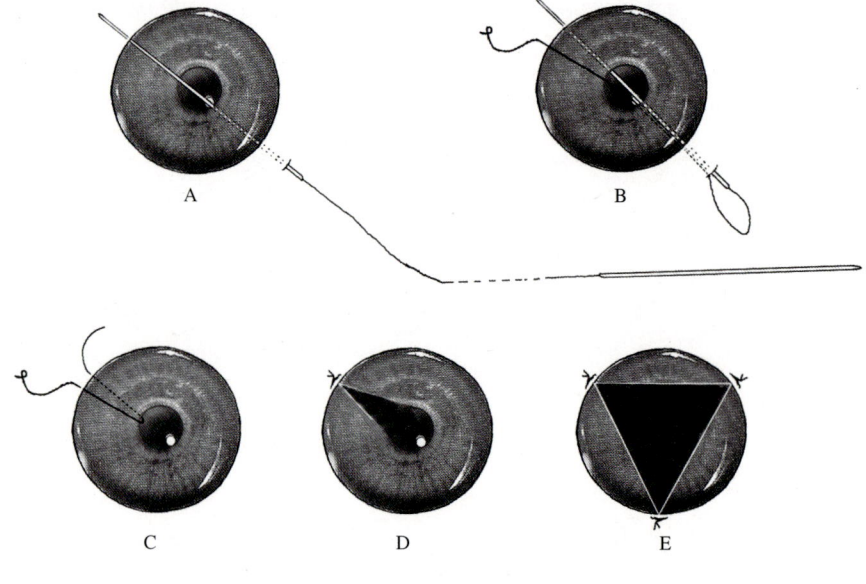

图 10-5-8　瞳孔缘缝合

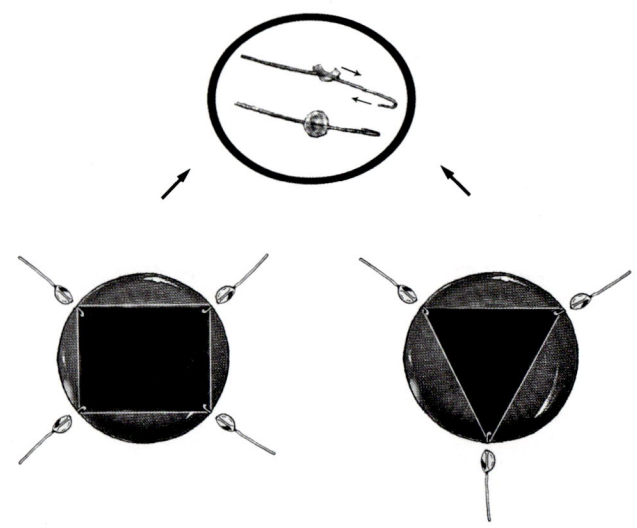

图 10-5-9　虹膜拉钩

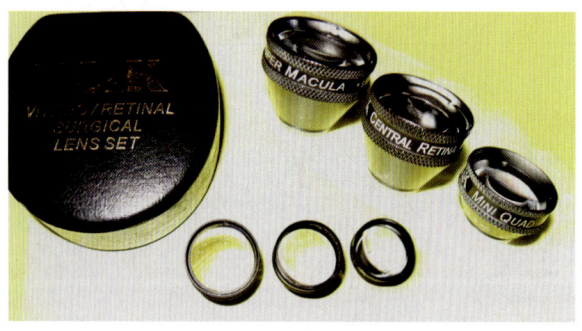

图 10-5-10　全视网膜镜

（庞秀琴）

第十一章　外伤性感染性眼内炎手术

第一节　概　述

眼内炎包括感染性和非感染性两类，后者主要指无菌性色素膜炎、交感性眼炎、晶状体过敏性眼内炎等。目前眼内炎一般专指感染性眼内炎。感染性眼内炎是因为病原微生物侵入眼内组织并在其内生长增殖引起的炎性反应，是穿通性眼外伤、内眼手术后感染的最严重并发症。按感染的途径可分为外源性和内源性；按感染的病原微生物可分为细菌性、真菌性、病毒性、寄生虫性和混合性；按病程可分为急性、亚急性和慢性。目前，国内感染性眼内炎多由眼外伤引起，国外则多在内眼手术后，尤其是白内障手术后发生。

一、眼内炎的分类

1. 外伤后眼内炎　外伤后眼内炎的发生率为 2.0%～17.4%，发生率还与受伤时的环境、场所和是否合并异物有关。农村环境中的发生率可达 30.0%，合并异物可达 13.3%～26.0%。

引起外伤性感染性眼内炎的常见致病微生物是：革兰阳性球菌、革兰阴性杆菌、真菌。近年来革兰阴性杆菌和混合感染呈逐年增多的趋势。外伤后眼内炎是眼内炎中病情最为复杂、病原微生物分布最广、预后最差的一类。

2. 手术后眼内炎　任何内眼手术后均有可能发生眼内炎。白内障联合人工晶状体植入术后的发生率为 0.07%～0.32%，人工晶状体二期植入术后为 0.4%，穿透性角膜移植术后为 0.11%～0.18%，青光眼滤过术后为 0.06%～0.18%，玻璃体切除术后为 0.014%～0.02%。

引起手术后感染性眼内炎的常见病原微生物是表皮葡萄球菌、金黄色葡萄球菌和链球菌。表皮葡萄球菌是凝固酶阴性的葡萄球菌，其致病力较金黄色葡萄球菌弱，由其所致的眼内炎约占手术后感染性眼内炎的 45%～70%。手术后感染性眼内炎的预后较其他感染性眼内炎好。

3. 内源性眼内炎　内源性眼内炎较为少见，一般发生在免疫力低下或滥用药物的患者。是由体内其他部位或留置的导管的感染灶自血液播散到眼部而形成。双眼同时患病的占 25%～30%；单眼患病的患者中，左眼多于右眼，这与体循环血液经头臂干直接进入左颈总动脉有关。

内源性眼内炎一般由革兰阳性菌和真菌引起，有时可见十分罕见的病原微生物。革兰阳性菌中链球菌、脑膜炎球菌、金黄色葡萄球菌和芽胞杆菌更常见，而表皮葡萄球菌并不多见。真菌中白色假丝酵母菌和曲霉菌最常见，革兰阴性菌以肠杆菌属最多见。内源性感染首先引起脉络膜炎，继而播散到视网膜，并继续扩散到玻璃体和眼前段。这种眼内炎常在后极部形成脓肿，以及并发视网膜出血，严重影响预后。内源性眼内炎应特别注意支持疗法和全身疾病的治疗。

二、临床表现

眼内炎的表现为：视力急剧下降、眼部疼痛、眼睑水肿、结膜充血水肿、角膜浸润水肿、前房渗出或积脓、瞳孔对光反射消失、玻璃体呈黄白色混浊、视网膜一般无法看清，仅见红光反射，甚至红光反射也完全消失（图11-1-1）。

三、眼内炎的诊断

当临床上出现下列情况之一时应怀疑眼内炎，尤其同时伴有全身系统性疾病、免疫力较低的情况时：①外伤或手术后出现的眼内重度炎性反应。②与眼部损害不相称的眼痛、视力下降。③眼球壁完整性改变后，出现无法解释的流泪、前房积脓。④糖皮质激素治疗无效的持续眼内炎性反应。⑤结膜滤过泡混浊变白、人工晶状体表面白色渗出、视网膜下白色隆起，伴有明显眼内炎性反应。

导致眼内炎发生常见的危险因素为：①手术切口、眼球壁伤口被致病菌污染。②手术操作时间长，眼组织损伤程度重。③致伤环境恶劣、致伤物存留。④手术器械或材料、手术野、手术室空气被污染。⑤患有睑缘炎、结膜炎、泪囊炎等。⑥术中出现并发症或应用抗代谢药物。⑦伤口、切口处理不当或愈合不良。⑧糖尿病、上呼吸道感染、血液透析、免疫功能低下等患者。眼球穿通伤是外伤性眼内炎的最主要原因。

根据眼内炎有关危险因素和临床表现特征，在症状体征典型者诊断并不困难；但症状、体征不典型者，其早期诊断比较困难。患者出现的视力下降、眼部疼痛、眼睑水肿、结膜充血很难与原有的外伤或手术的伴随症状完全区分开。对于有危险因素的患者，应列入可疑病例，密切观察（至少每天2次）。除动态观察眼前段和玻璃体有关变化外，及时行B超检查也有助于诊断（图11-1-2）。此外，在诊断和鉴别诊断方面，尤其在确诊后药物的选择治疗方面，眼内标本的检查有着十分重要的作用。

眼内液微生物学检查是诊断眼内炎最有价值、最可靠的方法，应在治疗前及早进行玻璃体和房水微生物学检查。标本先进行涂片，检查细菌或真菌芽胞及菌丝，再进行病原学检查和药物敏感试验。进行涂片检查，虽然不能完全确定病原微生物的种属，但可大致区分革兰阴性菌或阳性菌，球菌或杆菌，以

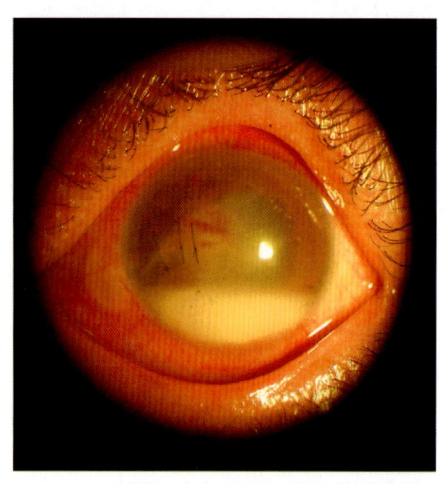

图11-1-1　角膜穿通伤、前房积脓、玻璃体混浊

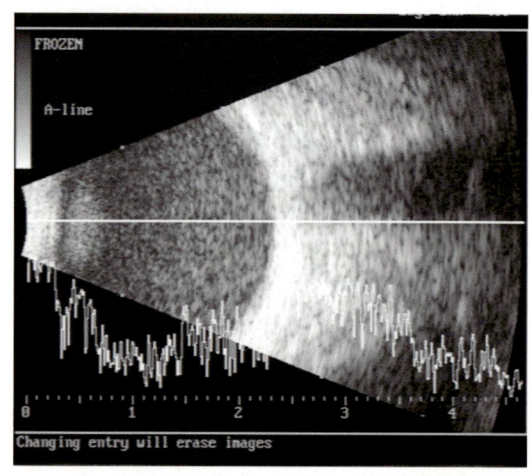

图11-1-2　眼内炎B超显示玻璃体内均匀一致的点状回声

及真菌芽胞及菌丝，且在最短时间内即可获得结果，在一定程度上能够指导临床。虽然有其局限性，但是一种相对简便快捷的方式。通常眼内炎的镜检结果为：房水、玻璃体液不清澈，大量中性粒细胞变性溶解，见单个、簇集细菌或丝状芽生真菌，中性粒细胞、巨噬细胞内见吞噬菌体。一般情况下玻璃体培养结果的阳性率高于房水，在玻璃体标本培养为阳性的病例中有41.3%~57.0%房水标本培养为阴性，其原因是前房清除感染的能力比玻璃体强。但Therese等发现PCR技术在房水和玻璃体标本应用的结果一致。采用PCR技术后，前房穿刺可能成为诊断眼内炎的首选方法，因为前房穿刺相对于玻璃体穿刺吸取更安全简便。采用PCR技术后玻璃体标本的阳性检出率也明显提高。Lohmann发现：玻璃体样本应用常规方法仅有24%阳性率，而应用PCR技术后达到92%。

第二节　眼内炎的急诊处理

眼内组织尤其是玻璃体对病原微生物的防御功能差，细菌易于繁殖，一旦发生感染很难将病原微生物自行清除，因此眼内炎必须及时治疗，否则将严重影响视功能。但由于血眼屏障的存在，全身或眼表、眼周使用的抗生素在玻璃体内很难及时达到有效浓度。近20年来眼内注药和玻璃体切除术已经成为治疗眼内炎的最主要手段，但在炎症剧烈时患眼常伴随着角膜混浊水肿、眼内屈光间质不清、手术能见度差等情况，或因各种条件的限制暂时无法行玻璃体切除术，此时前房穿刺冲洗、玻璃体注药成为首选的治疗方法。

一、前房穿刺冲洗术

适应证

眼内炎出现前房积脓或房水异常时即可行前房穿刺获取房水标本，同时进行前房冲洗可以将异常房水、积脓去除。此方法还可以用于前房积血、血影细胞性青光眼的手术治疗。

操作方法

（1）采用表面麻醉，如预期操作过程较复杂或时间较长宜采用球后浸润麻醉。
（2）开睑器开睑。
（3）以有齿镊在穿刺点对侧角膜缘固定。在角膜缘内1mm的透明角膜处用15°角膜穿刺刀或尖刀作板层穿刺切口。以1ml空针（25G针头）自板层切口刺入前房，缓慢吸取0.2ml房水和化脓性物质。保留此标本做涂片细胞学检查或细菌培养。
（4）继续完成穿刺切口，外口的宽度1mm，内口宽度2mm。
（5）轻压后唇，将脓液或异常房水缓慢放出。以冲洗针头自切口注入生理盐水，同时轻压后唇，让水流出，直至冲洗干净。切口不必缝合，前房内保留生理盐水或消毒空气。
（6）前房内渗出膜较多时，可在上方角膜缘做3.0mm穿刺口，以注吸针吸取渗出膜，直至干净。切口不必缝合。

术中注意事项

吸取过程中勿使前房消失，如前房消失则待前房重新形成后，再进行后面操作。吸取时针头应位于虹膜表面，避免损伤晶状体。吸取物应包括脓液和异常房水，不应只取得脓液标本。经反复冲洗，前房脓液大多能洗干净。虹膜表现的渗出膜可以用无齿镊夹出，但不必强求，避免损伤虹膜。

并发症及处理

（1）虹膜脱出或嵌顿：穿刺口较大或房水流出过快，可能造成虹膜脱出或嵌顿于穿刺口。此时可轻轻按摩角膜使其退回或用虹膜恢复器使其复位，前房注入生理盐水或消毒空气使其形成，必要时以10-0线缝合穿刺口。

（2）前房积血：前房积血多由于操作中误伤虹膜或经穿刺口流入。穿刺口应选择在透明角膜，减少出血。操作中避免暴力造成虹膜损伤。出血明显时可在前房内注入消毒空气泡止血。少量的积血多可自行吸收，不必处理。大量积血需做前房冲洗。

（3）虹膜前粘连：发生虹膜前粘连多由于穿刺口较大，使虹膜嵌顿或在前房内操作时造成穿刺口处虹膜损伤以及后房压力高所致。结束操作时应注意使前房形成。

（4）眼内组织的损伤：角膜后弹力层撕脱多由于穿刺刀、针不够锐利，手术器械反复进出前房或进入的角度不正确所致，小的撕脱不必处理。操作不慎可导致晶状体的损伤，必要时行白内障手术或在玻璃体手术时一并处理。

术后观察

术眼涂抗生素眼药膏，并继续使用局部和全身药物。注意观察前房形成及积脓吸收情况，如仍有积脓，必要时可再次行前房穿刺冲洗术。若24小时内需更换房水，可于表面麻醉后，在裂隙灯或手术显微镜下轻压穿刺口后唇即可。

二、玻璃体内标本取出及注药术

眼内炎的治疗是通过各种手段降低眼内病原微生物的浓度，维持或改善视功能。使用抗生素是眼内炎治疗所必需的，但由于血眼屏障的存在，全身或局部使用抗生素经血液或眼球壁渗透进入眼内，药物不能在玻璃体内形成有效浓度，也就无法有效控制眼内炎的发展。将抗生素直接注射到玻璃体腔内可促进药物的扩散，使其达到较高的浓度，控制炎症改善预后。1944年von Sallman首先用青霉素眼内注射治疗眼内炎，但这种方法当时并未被大多数眼科医生所接受。20世纪70年代后，经过大量的动物实验和临床研究，眼内注射这种方法引起了医生的兴趣。经过不断实践和探索，眼内注射的药物已经越来越多，包括抗生素、糖皮质激素、生长因子、抗增生药物，这种方法正发挥着越来越重要的作用。

适应证

当玻璃体出现炎性混浊，怀疑为眼内炎症，无论外伤性、眼部手术后或内源性感染时，均可以进行玻璃体穿刺获取标本同时进行注药。

常用的玻璃体内注射的药物

1. β-内酰胺酶类 能抑制细胞壁粘肽合成酶，阻碍细胞壁合成，使菌体膨胀裂解。

（1）头孢菌素类

1）第一代头孢菌素：对革兰阳性球菌有很强的抗菌力。由于耐药的增多，已逐步被取代。代表药物头孢唑啉（1.0～2.5mg/0.1ml）。

2）第二代头孢菌素：作用与第一代相似，对革兰阴性菌作用增强，对部分厌氧菌有效。代表药物头孢呋辛(1.0mg/0.1ml)。

3）第三代头孢菌素：对革兰阳性菌活性不及第一、二代，对革兰阴性菌（包括厌氧菌）有较强的作用。代表药物头孢哌酮(2.0～10.0mg/0.1ml)，头孢噻甲羧肟(1.0～2.0mg/0.1ml)。

4) 第四代头孢菌素：对革兰阳性球菌（包括金葡菌）作用较第三代强，抗菌谱更广。代表药物头孢吡肟（5.0~10.0mg/0.1ml）。

(2) 青霉素类：由于其副作用，玻璃体内已不使用。代表药物青霉素G（1万~4万U/0.1ml）、氨苄青霉素（0.5mg/0.1ml）。

(3) 亚胺培南（泰能1mg/0.1ml）：新一代β-内酰胺酶类抗生素，为硫霉素的脒基衍生物，抗菌谱广、作用强。

2. 氨基糖苷类 阻碍细菌蛋白质的合成，对需氧的革兰阴性菌有高度活性。大剂量可造成视网膜毒性。

(1) 庆大霉素（0.1mg/0.1ml）：由于小剂量也可造成视网膜毒性，其潜在危险性很大，注射剂量一般不超过0.2mg。

(2) 妥布霉素（0.1~0.2mg/0.1ml）：与庆大霉素作用相似，对绿脓杆菌作用比庆大霉素强。

(3) 丁胺卡那霉素（0.1~0.4mg/0.1ml）：毒性低、作用强，在氨基糖苷类药物中抗菌谱最广，很多对庆大霉素、妥布霉素耐药的病原菌如大肠杆菌、绿脓杆菌、肺炎克雷伯菌对其仍敏感。

3. 喹诺酮类 为人工合成抗生素，抑制DNA螺旋酶，阻碍DNA合成导致细菌死亡。对革兰阴性菌作用强，对革兰阳性球菌也有较强作用。由于对软骨的损害，妊娠、哺乳期妇女及儿童禁用。

(1) 第三代喹诺酮：代表药物环丙沙星（0.1mg/0.1ml）、氧氟沙星（0.1~0.2mg/0.1ml）。

(2) 第四代喹诺酮：对阴性菌阳性菌、厌氧菌作用强于第三代，抗菌谱包括支原体、衣原体。代表药物左氧氟沙星（0.1~0.5mg/0.1ml）、曲伐沙星（0.025mg/0.1ml）。

4. 大环内酯类 作用于需氧的革兰阳性菌、阴性球菌及某些厌氧菌。代表药物红霉素（0.1~0.5mg/0.1ml）、克拉霉素（0.1~2mg/0.1ml）。

5. 林可胺类 作用与大环内酯类相似。代表药物林可霉素（0.5~2.0mg/0.1ml）、克林霉素（0.2~0.3mg/0.1ml）。

6. 多肽类抗生素

(1) 万古霉素（1mg/0.1ml）：抑制细胞壁合成，对革兰阳性球菌有高效作用，与其他抗生素无交叉耐药。

(2) 去甲万古霉素（0.8mg/0.1ml）：国产药，作用相当于万古霉素的1.25倍。

7. 抗真菌类 代表药物咪康唑（10~50μg/0.1ml）、两性霉素B（5~10μg/0.1ml）、纳他霉素（25μg/0.1ml）。

临床常用的玻璃体注药的方案

1. 怀疑为细菌性眼内炎时

(1) 外伤性眼内炎首次注药常规选择：妥布霉素200μg及地塞米松400μg；

(2) 人工晶状体植入术后迟发眼内炎：万古霉素1mg及地塞米松400μg；

(3) 首次注药炎症控制不理想，选择联合用药：妥布霉素200μg及万古霉素1mg或先锋霉素V或VI 1mg及地塞米松400μg。

若已明确感染菌群，则根据细菌培养结果选择敏感抗生素。对于晚期眼内炎，只为保留眼球时，敏感的抗生素妥布霉素或庆大霉素可应用至400μg。

2. 疑为真菌性眼内炎时 ①两性霉素B 5μg；②纳他霉素25μg。

可酌情考虑抗生素及糖皮质激素的联合应用。

玻璃体内注射药物的配制

玻璃体内注射应严格控制药物的剂量，避免不必要的损伤。由于玻璃体内注射的药物量很少，一般需要将药物稀释若干倍后才能使用，所以在配制过程要注意药物含量的准确度。

1. 影响药物含量的因素 在药物配制过程中可能出现误差而影响最终剂量的因素主要有三个方面：①从原液中吸取的药物量是否准确；②药物稀释后的浓度是否均匀；③最终保留剂量是否准确。从原液中吸取的药物量常常是最终剂量的数十倍，因此药物剂量的准确吸取十分重要。在使用注射器稀释药物时，如先吸取药物后吸取注射用水，则注射器尾段药物浓度较高；反之，先吸取注射用水后吸取药物，则注射器前段药物浓度较高。此时，只有经过充分摇置混匀才能使注射器内药物浓度均匀一致，这在药物配制过程中应充分注意。

2. 操作方法 以玻璃体内注射妥布霉素200μg和地塞米松400μg为例进行配制说明。妥布霉素的剂量为80mg（8万U）：2ml，地塞米松的剂量为5mg：1ml。

（1）方法1：以1ml注射器吸取妥布霉素0.1ml，再吸取注射用水稀释至1ml（此时含妥布霉素4000μg）。充分混匀后，弃去0.9ml，注射器内保留0.1ml（此时含妥布霉素400μg）。再吸取注射用水稀释至0.2ml，充分混匀后弃去0.1ml，注射器内保留0.1ml（此时含妥布霉素200μg）。

（2）方法2：以2ml注射器吸取妥布霉素0.2ml，再吸取注射用水稀释至1ml（此时含妥布霉素8000μg）。充分混匀后，弃去0.75ml，注射器内保留0.25ml，再吸取注射用水稀释至1ml（此时含妥布霉素2000μg）。再充分混匀后，弃去0.9ml，注射器内保留0.1ml（此时含妥布霉素200μg）。

地塞米松吸取0.08ml即可（含地塞米松400μg）。

3. 注意事项

（1）在较大容器内进行稀释易于药物的充分混合均匀。

（2）大多数厂家生产的注射器针栓与针头间存在一空间，在配制药物时这一空间也会明显影响药物浓度。应在不排空这一空间气泡的情况下准确吸取药物和注射用水剂量。

（3）确保针头与注射器前部紧密结合，以免在吸取过程中有空气进入影响药物剂量。

（4）如在1ml注射器内混合药物，应使其中含有0.1～0.2ml气泡，并在上下倒转过程中使其分散为几个小气泡，因为上移过程中对药物搅动作用更强。

操作方法

（1）采用表面麻醉或局部浸润麻醉。

（2）开睑器开睑。

（3）在颞上或颞下角膜缘后2～5mm做一放射状结膜切开，平行于角膜缘钝性分离，暴露穿刺点巩膜，电凝止血。

（4）用齿镊固定穿刺点对侧角膜缘，用2ml注射器（21G针头）经睫状体平坦部做玻璃体穿刺。穿刺点位于角膜缘后3.5～4mm，针头先在巩膜内平行于角膜缘方向潜行0.5～1mm，随后垂直刺向玻璃体中央，进针深度10mm。

（5）针头斜面向前抽吸出玻璃体0.1～0.2ml，有时玻璃体粘稠不易吸出，可只取房水。取出标本可立即涂片或保存在针管内，针头插入橡皮塞内密封送检；若作厌氧菌培养，实验室工作人员需携带容器进入手术室直接取走标本。

（6）将配制好的药物更换为TB针头，刺入玻璃体腔内球心部，针头斜面勿朝向视网膜，缓慢推入药物，以无菌棉签压住穿刺口。结膜切口不必处理或行热凝闭合。

注意事项

（1）对伴有眼前段感染的患者，同时做前房穿刺吸取前房水。前房穿刺冲洗应在玻璃体穿刺前进行。

（2）在玻璃体穿刺前可先散瞳，经瞳孔可以观察到进入玻璃体的穿刺针头，操作相对安全。但在大多数条件下，由于屈光间质的混浊不能观察到穿刺针头，则应严格掌握穿刺后进针的方向和长度。抽取玻璃体标本时，若抽吸不畅，不要强行抽吸或在玻璃体腔内搅动，避免损伤视网膜。经若干次吸取后，如针管内仍未获得玻璃体标本，则应退出注射器，将针头内的内容物作为标本进行处理。

（3）玻璃体内注药时药物的选择既要达到有效剂量，又不能造成视网膜毒性，而且此时尚不清楚所感染的病原微生物的种类。应常规选择抗菌谱广、视网膜毒性低的抗生素；或根据流行病学资料和临床经验进行选择。当发生混合感染，使用一种抗生素不能控制或病原菌耐药时应考虑联合用药，利用药物的协同作用提高疗效。

玻璃体内注药时首先选取氨基糖苷类抗生素，是因为其抗菌效果随着药物浓度的增加而增加，而且与万古霉素有协同作用。二者联合可同时针对革兰阳性和阴性菌。但氨基糖苷类抗生素可引起视网膜毒性反应，影响视功能。而第三代头孢菌素对革兰阴性菌有较强的作用，在革兰阴性菌的眼内炎中97%对氨基糖苷类抗生素敏感，100%对第三代头孢菌素敏感。且其视网膜毒性低，在动物实验中眼内注射的剂量达到10.0 mg/0.1ml，也未出现视网膜毒性，在酸性和低氧环境中效果比氨基糖苷类抗生素强。故有建议用第三代头孢菌素代替氨基糖苷类抗生素，但两药在联合用药时可形成黄白色沉淀，即使分开注射器给药也会出现，但对视网膜未见有明确的影响。

（4）糖皮质激素的使用可以减轻病原微生物对眼部的损害，抑制炎性反应，但对终末视力可能没有改善作用。眼内炎时玻璃体内使用地塞米松时剂量不超过400μg为宜。真菌性眼内炎时合并使用糖皮质激素还有争议，一般会担心促进真菌的繁殖，使感染加重。但有研究表明其不会减低抗真菌药的药效；在使用有效抗真菌药物的条件下，糖皮质激素不会加重感染，并且可以减轻炎性反应，促进视功能的恢复。

（5）玻璃体内注射时不同的抗生素应自不同的注射器给药，避免出现结晶影响药效。推注时针头的斜面应朝向前方，缓慢推注，使药物均匀分布于眼内。避免眼压骤然波动和对视网膜的损害。眼内注射1~2次后，眼内炎仍不能控制或继续加重者，应尽快行玻璃体切除。

并发症及处理

（1）注射部位出血：眼内炎时结膜巩膜血管扩张充血，穿刺后容易出现穿刺出血。术毕时以无菌棉签压住穿刺口即可。

（2）眼压升高：玻璃体内注射时药物体积过大或推注时速度过快可造成眼压波动。眼内药物应配制成0.1ml，不要超过0.2ml，以避免不必要的损伤。推注时，一手可轻轻按压眼球壁感觉眼压的变化。如眼压增高应立即停止注射，并行前房穿刺降低眼压。因推注时速度过快造成的眼压波动很快会平稳，不必特殊处理。

（3）视网膜小血管闭塞：主要由于氨基糖苷类抗生素引起视网膜毒性，出现色素上皮细胞和视网膜内层的损伤以及视网膜血管的变化。200μg的庆大霉素在眼内即可引起RPE细胞和巨噬细胞微脂粒内产生层状沉积物，甚至50μg就可造成后极部视网膜色素性改变，估计与注射针头距离视网膜过近或推药速度过快有关。庆大霉素所致的视网膜损伤早期限局在色素上皮细胞和光感受器内外节，随时间延长，视网膜损伤逐渐加重，引起内核层和神经节细胞变性。临床表现为黄斑梗阻，后极部视网膜高度水肿，动脉变细，静脉迂曲扩张，视网膜散在出血（图11-2-1A、B）。

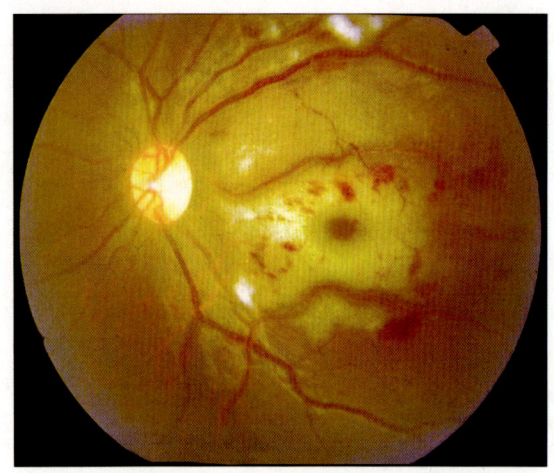
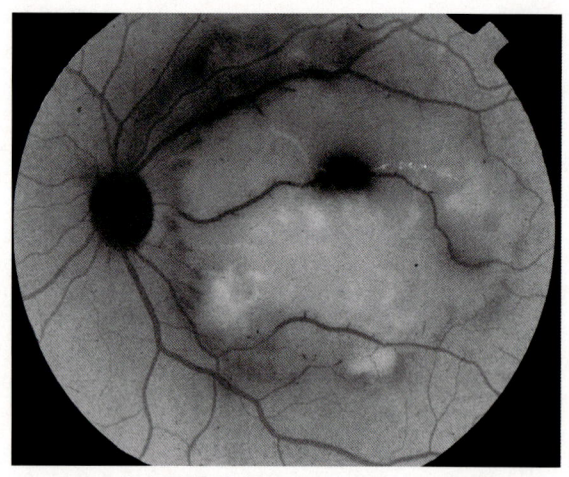

A 庆大霉素所致的视网膜损伤眼底彩像　　　　　　B 庆大霉素所致的视网膜损伤荧光造影

图 11-2-1　庆大霉素所致的视网膜损伤

术后观察

术眼结膜下注射抗生素并涂抗生素眼药膏,术后继续眼部和全身使用药物。严密观察炎症控制情况,注意眼压、玻璃体混浊和视网膜的情况。若炎症控制不理想,必要时二次注药或及时行玻璃体切除术。

三、玻璃体切除术

玻璃体切除术从 20 世纪 70 年代开始应用在眼部治疗,随着玻璃体手术技术的完善,其疗效已得到一致认同。眼内炎应用玻璃体切除手术治疗的目的:①清除眼内病原菌及炎性物质。②直接获取玻璃体标本,经病原学检查,指导术后治疗。③同时处理外伤性白内障、视网膜裂孔、视网膜脱离,减少手术次数,避免多次手术的创伤,最大限度地恢复视功能。④切除作为病原微生物培养基的玻璃体;清除脓液及积血,预防视网膜脱离的发生。⑤直视下摘取异物,避免盲目性,减少对周围组织的损伤。提高眼内异物取出率。⑥将抗生素直接注入眼内,更加有效地控制感染。

手术时机的选择

Peyman 认为外伤后 36 小时内开始治疗的眼内炎疗效最好;超过 40 小时者,将影响视力预后。Kroll 认为眼内炎合并前房积脓及结膜水肿,在确诊 6～12 小时内经全身及局部抗生素治疗后,症状仍继续加重者就应手术治疗。目前一般主张在确诊眼内炎后 24 小时内行玻璃体切除手术。对伴眼内异物者,更应尽早行玻璃体切除,以清除感染源。对白内障和二期人工晶状体植入术后眼内炎,美国眼内炎玻璃体切除研究组(EVS)在多中心随机对照研究中发现:如果视力在手动以上,玻璃体切除术后视力并不比单纯玻璃体注药术好。只有视力在光感的患者,玻璃体切除术后视力较好。提示对于内眼术后眼内炎可以在视力为光感时采取玻璃体切除手术治疗。内源性眼内炎的手术时机应根据玻璃体被累及的程度进行,而不应根据最初的视力来考虑。

术中注意事项

(1) 眼内炎时屈光介质混浊,在不能确认睫状体平部的灌注位于眼内时,应从前房灌注并切除晶状体、前房渗出膜、脓液和前玻璃体。

(2) 在人工晶状体眼,不必一定取出人工晶状体。但要将其表面膜状物清理干净,以免影响观察。

(3) 玻璃体切除时应注意对玻璃体皮质的清除。玻璃体后皮质残留在视网膜上,可使术后视网膜裂孔形成或重新开放,也可促使玻璃体视网膜病变的形成。

（4）在视网膜表面常有未机化的化脓灶或增生膜，在吸取时应注意避免造成视网膜裂孔。

（5）基底部玻璃体，特别是巩膜切口处的玻璃体应切除干净，以避免术中器械反复进出眼内引起玻璃体嵌顿，形成前部增生性玻璃体视网膜病变和视网膜裂孔。

（6）锯齿缘为视网膜本部终止处，玻璃体基底部胶原走行方向与视网膜表面垂直。一旦锯齿缘受到振荡和外力牵拉，容易出现断离。

（7）处理玻璃体的机化条索时，应将其剪断后切除，避免牵拉条索造成视网膜裂孔或视网膜脱离。

（8）眼内炎时由于病原微生物的直接毒性损害以及蛋白水解酶的作用，造成视网膜水肿，视网膜极为脆弱、强度下降，甚至坏死溶解。在外力的作用下，容易出现视网膜裂孔。

（9）玻璃体切除时对伴有的眼内异物应同时取出。漂浮异物可直接取出；粘连、嵌顿异物应先在其周围行眼内光凝，再切开包裹、翘起松动后取出。异物取出时巩膜切口要稍大于异物长径，避免异物在巩膜处嵌顿、脱落，坠入眼内，损伤视网膜。较大异物、形态不规则的异物应经前房自角膜缘切口取出，以免损伤睫状体和视网膜。

（10）玻璃体切除后，一旦失去了支持的视网膜出现裂孔，就会很快发生脱离并进展迅速。

（11）最后根据眼内情况，进行眼外冷凝、环扎、眼内光凝、眼内填充。

在体外研究中发现，硅油具有抑制病原微生物生长的作用。在硅油培养基中，金黄色葡萄球菌和表皮葡萄球菌菌落在第7天消失；铜绿假单胞菌菌落在第10天消失；白色假丝酵母菌和曲霉菌落分别在第14天和第21天消失。这是由于硅油不含微生物生长所需的营养，使其生长受到抑制。同时，硅油中的低分子量杂质和低活性催化剂导致硅油的毒性，引起抗微生物作用。使用硅油填充时间长，促进视网膜皱褶的展开，有利于视网膜复位。另一方面，硅油填充还可以提高某些眼内炎的视力预后。在条件较差的患眼联合硅油填充既防止了眼球萎缩，又挽救了残余视功能。

四、术后药物治疗

1. 眼表、结膜下和全身抗生素的使用 眼表、结膜下使用的抗生素可以进入前房，达到有效的药物浓度。但是药物很难进入玻璃体，即使在无晶状体眼，药物也很难在玻璃体内达到有效浓度。眼表、结膜下用药只是起到辅助性作用。

全身抗生素的使用在外伤性眼内炎是必要的，而且抗生素在药物浓度和使用时间上必须足量，应在有效药物浓度的前提下使用10～14天。同时，应根据药敏结果及时调整用药。全身抗生素在内眼术后眼内炎的使用还有争议。EVS发现：全身使用抗生素与未使用的白内障术后眼内炎患者，在视力预后和屈光间质清亮方面无显著性差异。全身不使用抗生素可以减少药物毒性反应，降低医疗费用。但是在EVS的研究中，革兰阳性菌眼内炎占大多数，使用的抗生素丁胺卡那霉素和头孢噻甲羧肟对其并不敏感，而且丁胺卡那霉素对血视网膜屏障的透过性较差，这些都会影响使用的效果。在动物实验中，静脉给予万古霉素和头孢唑啉后，炎症眼的玻璃体腔内药物浓度均达到了治疗水平，且透过性和对革兰阳性菌的杀灭性较丁胺卡那霉素和头孢噻甲羧肟好。因此，对内眼术后眼内炎是否使用全身抗生素，临床医生应根据病例的具体情况、病情的发展和患者的依从性综合考虑。既要防止药物浓度不足，又要避免滥用。一般对于高危眼（如单眼、全身抵抗力低下、病情急剧）患者应早期足量使用全身抗生素。

2. 糖皮质激素的使用 糖皮质激素可以减轻炎性反应，减少眼组织的破坏。除眼表、眼周、眼内给予外，全身也应使用。剂量为泼尼松1mg/（kg·d），口服或地塞米松5～10mg静点，5～7天后逐渐减量。虽然糖皮质激素的使用仍有争议，实验和临床的结果仍有待探讨的方面，但大多数临床医生仍建议使用。

五、预后

眼内炎的预后与多种因素有关：①病原微生物的种类和数量：病原微生物毒力弱或培养为阴性的预后好。②开始治疗的时间：治疗越及时预后越好。③眼内炎发生的时间：发生较晚则预后较好。④治疗方法的选择和患者的依从性。

六、预防

应高度重视眼内炎的预防。①对儿童应加强教育，避免玩耍刀、针、剪、笔等锐物。②严格管理一次性注射器、输液器。③加强教育培训，强化安全生产意识、完善劳动保护措施，提高自我保护意识，严格遵守操作规程和改善劳动保护条件。④注意围手术期的各项操作，从各个环节加以防范，避免手术后并发症的发生。⑤加强对患有全身疾病和免疫功能低下患者的支持治疗。

（史翔宇　庞秀琴）

第十二章 显微眼内窥镜在眼外伤中的应用

显微眼内窥镜被称为眼科医生的"第三只眼睛",由光源、导光系统、监视器及摄像装置等部分组成。眼内图像通过光纤传导至监视器上,光纤可直接观察到虹膜后及睫状体部组织以及角膜混浊情况下眼后段的病变,在对难治性青光眼进行睫状突光凝治疗时起着重要作用。随着眼内窥镜的不断改进,其成像质量和易用性已基本符合临床应用的要求,近几年使用范围逐渐扩展,已涉及眼科的多个重要领域,特别是在玻璃体手术中显示了巨大的潜力。在此,结合我们自2002年7月至今使用OTI眼内窥镜4年来,在500余例玻璃体手术等临床工作中的体会,介绍其应用范围、使用方法和发展方向。

第一节 眼内窥镜的简介

一、眼内窥镜的发展、原理和构造

1. 眼内窥镜的发展史及现状 光学内窥镜的发展已有200年的历史。随着光源、导光材料及电子计算机技术的发展和进步,眼内窥镜在近20年来发展尤为迅速。根据其原理,大致分为三代:

(1) 硬式内窥镜(半可曲式内窥镜):1795年德国Bozzine首先提出了内窥镜的设想并利用烛光做光源,通过内窥镜看到了直肠和子宫的内腔。到20世纪中叶,经过若干改进,并增加了各种附件,其性能不断得到完善,末端可做各个方向的弯曲,大大减少了观察盲区,因此逐渐在临床推广。

(2) 光纤内窥镜:1958年以后研制。早期的光纤内窥镜虽然柔软可弯,插入容易,但是还没有弯曲机构,照明还是老式的小电珠内部光源,所以观察盲点还是很多,光学质量亦比较差。近年来,光纤内窥镜的头部应用弯曲机构,采用更细的导光纤维和导光束外接强冷光源等技术,光纤内窥镜进入了成熟完备的阶段。

(3) 电子内窥镜:其成像有赖于镜前端装设的微型电荷耦合成像器(CCD)图像传感器,将信号经图像处理器处理后,呈现在监视器的屏幕上,可供多人同时观看。其像素较前增加,图像可放大和分析处理。

现在我们所用眼内窥镜为加拿大OTI公司生产的i-SCOPE显微眼内窥镜,介于第二代和第三代之间,既有第二代内窥镜镜头相对较廉价的优点,又能够像第三代内窥镜一样对图像进行实时刻盘和术后分析处理。

2. 眼内窥镜的发展史及现状　自从1934年Thorpe发表了使用眼内窥镜取眼内异物的文章后，眼内窥镜得到了不断的改进和应用。Norris等1981年发表了在镜头直径为1.7mm的硬式内窥镜下完成的18例后段手术的报道，术中完成了玻璃体切除、眼内异物摘出和视网膜复位等操作，手术成功率达94%，但非常繁琐耗时。20世纪90年代初，探头直径更小、使用更方便、图像分辨率更高的一次性眼内窥镜研制成功并逐步应用于内眼手术各个领域。眼内窥镜下睫状突光凝术治疗青光眼在1952年首次由Butterworth报道以后逐渐推广，Uram十余年来已完成万余例眼内窥镜下睫状突光凝术，取得了良好的效果。Eguchi等在1990年首次报道了电子眼内窥镜，其CCD安装在手柄中并具有8万像素和标准的20G镜头；他们在1997年又报道应用立体眼内窥镜系统，能够通过渐变折射率透镜（GRIN）将有相差的两路图像投射到显微镜的相应目镜中，但文中图像质量不高。这两种内窥镜都可以在同一显示器上同时显示显微镜和内窥镜的图像。更近期的文献报道了内窥镜在青光眼和玻璃体手术中的广泛应用，甚至将荧光造影的应用拓展到了睫状体。在眼科领域，内窥镜将日益显示出其不可替代的应用价值。

3. 眼内窥镜的原理和构造

（1）全反射：当光线由光密介质进入光疏介质，入射角大于临界角时，折射光线便不复存在，入射光线全部返回介质，这样就产生了全反射现象。发生全反射后光的强度不发生改变。如平行或接近平行于玻璃丝纵轴传导的光在遇到侧壁时就会发生全反射。

（2）导光纤维传光原理：在许多根玻璃丝紧密排成一束的时候，由于玻璃丝相互接触可以因界面改变而使不同的玻璃丝间的光相互混杂。所以为了保持成束的玻璃丝之间的光绝缘，在玻璃丝表面覆盖上一层折射率相对较低的透明材料，这样就可以保持玻璃丝内的光总在同一根光纤中以全反射的方式传导，不发生相互的干扰和衰减，保证光纤束中每根光纤传出的光与进入的光几乎完全一致，也使一束规则排列的光纤传出的光点构成的图像与原图像一致。

（3）显微眼内窥镜的原理：由光导纤维引入光源照明，接物镜捕捉到光学画面通过光纤传导至主机的CCD将其转化成电子信号，再通过影像处理系统经监视器放映成像。同时可外接激光装置，将计算机外设，实现眼内光凝和动态图像分析测量。

（4）显微眼内窥镜的构造：标准的电子内窥镜系统由眼内探头、手柄、主机（含光源一体型摄像系统、画面处理电路，图12-1-1）及电视监视器和视频记录设备等多种附件组成。内窥镜眼内探头直径已从最初的2mm缩短到20 G（1G=0.8mm），视野范围大于70°，景深0.5~70mm，手柄与普通导光手柄基本相同或增加1~2个操作通道接口，操作便捷。但需要注意保持方位，否则图像会发生倾斜甚至颠倒。

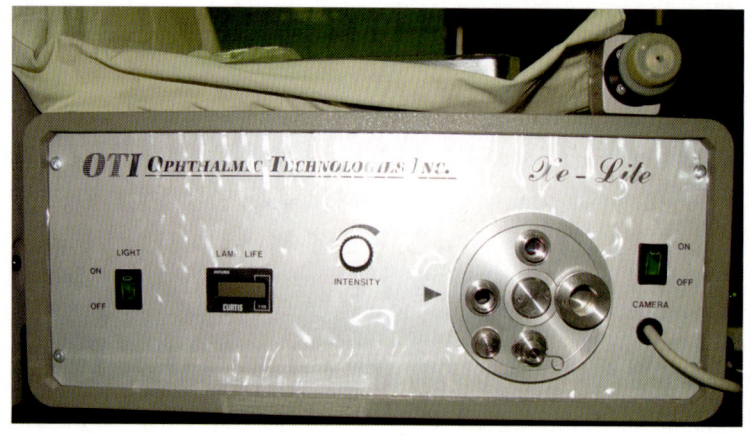

图12-1-1　主机

面板从左到右分别为：氙灯光源开关、灯泡使用时间显示器、光源强度调节旋钮、光源输出端口和CCD开关。右上方单独安装的是CCD相机及接口我们现在使用的OTI i-SCOPE内窥镜镜头（图12-1-2）直径是1.05mm，水中视野为74°，聚焦范围是1.5～70mm，有1万像素和3万像素两种手柄。其中1万像素手柄有一个可导入激光的工作通道，3万像素的没有工作通道。这两种手柄都有直头和30°弯头可供选择。

一直以来，眼用内窥镜应用不能广泛开展的原因主要有：画面质量欠佳、内窥镜探头直径较大、设备费用昂贵、术者对内窥镜操作系统的不熟练和必须使用内窥镜的患者较少等。眼内窥镜图像无立体感使初学者难于确定探头与组织的距离，大大增加了手术的困难。更高清晰度或具有三维立体成像效果的眼用内窥镜等改进将使内窥镜手术操作更加便捷、安全。

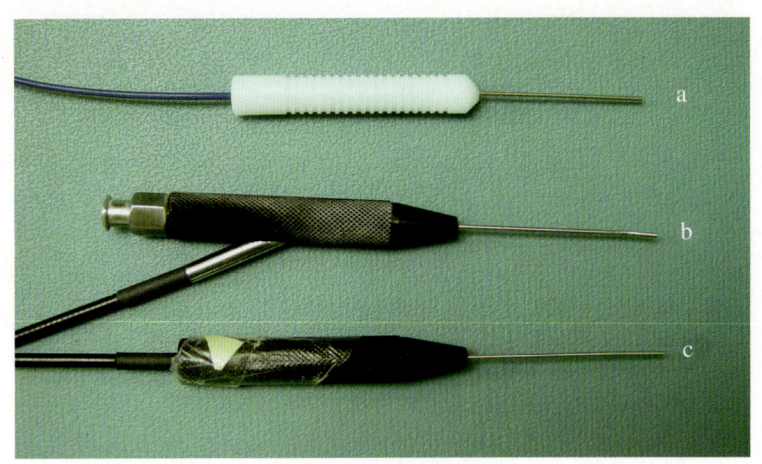

图12-1-2　内窥镜镜头

从上到下依次为：a　普通导光纤维头；b　10K带工作通道的头部30°弯的内窥镜镜头；c　30K直内窥镜头及作者临时贴上的三角形方位标识

二、眼内窥镜的使用和适应证

1. 眼内窥镜的使用方法

（1）消毒和安装：眼内窥镜光纤、镜头和手柄均可用环氧乙烷或甲醛气体灭菌（>12小时）。灭菌时应将激光纤维和校对卡等一并放入包装盒中，连盒一起灭菌。使用前将已灭菌的光纤的两个尾部分别接入光源和CCD接口，将内窥镜光纤中段固定于手术铺巾，镜头、手柄和工作通道均用平衡盐溶液冲洗，用消毒空气冲出工作通道中的平衡盐溶液并擦干镜头。

（2）调试：首次调试应由专业的工程师完成。此后每次使用时，在开启主机、光源和监视器电源后将内窥镜镜头对准校对卡的十字，旋转接入CCD处的光纤至监视器中图像方位与校对卡一致，固定CCD接口处光纤；继续保持内窥镜镜头对准校对卡和固定相对距离（通常为2～3mm）和方位，旋转CCD前调焦环至监视器中图像清晰并出现细微而清晰的蜂窝状网纹。如配有录像机、光盘刻录机或图像处理系统，也应做相应的调试。如手柄无明显方位标识（如OTI 30K头）可临时标注方位（如粘贴小块手术膜）。

（3）使用：根据内窥镜镜头直径做好相应切口后，按校对时的方位持内窥镜手柄并将镜头插入眼内。手柄位于水平位时眼内部靠前的结构（内窥镜入口的对侧）在监视器中图像也位于上方，虹膜、睫状体和锯齿缘图像呈水平位；手柄位于垂直时眼内部下方（6点方向）的结构在监视器中的上方，后极在中央，9点方向在右侧，3点方向在左侧，而12点方向的组织结构图像在屏幕的下方（与显微镜下类似）。在未切除上方前部玻璃体之前勿将内窥镜镜头插入过深，以免牵拉周边视网膜。内窥镜手柄的运动方式主要有3种：沿手柄纵轴直线运动（决定插入的深浅），以过巩膜穿刺口平行于邻近角膜缘的直线为轴的前后旋转运动（决定观察范围是周边部或后极部视网膜）在水平面上的左右旋转运动（决定观察范围的时钟方位）。玻璃体切除的顺序通常是先切切口周围（为避免牵拉锯齿缘）和瞳孔区、上方前玻璃体，然后切除中部和无视网膜脱离的周边部玻璃体，制造玻璃体后脱离，最后处理玻璃体基底部和脱离的视网膜旁的玻璃体。

（4）使用中的常见问题、原因及处理，见表12-1-1。

表12-1-1 眼内窥镜使用中的常见问题、原因及处理

问　题	原　因	处　理
刚进入玻璃体图像就不清晰	1. 镜头有血或其他污物 2. 前玻璃体混浊严重	1. 冲洗和擦拭镜头 2. 先在显微镜下切除瞳孔区前玻璃体，看清镜头和切割头后再在内窥镜下操作
手术中分辨不清方向	1. 沿纵轴旋转了手柄 2. 玻璃体混浊严重或出血较多 3. 光纤与CCD接口连接松动或旋转	1. 旋转手柄使方位标记回原位 2. 回到显微镜下在瞳孔区辨明方位后再操作 3. 退出镜头重新校对，确实固定光纤
看不清灌注头	1. 灌注头误入脉络膜上腔 2. 放置灌注处有睫状体脱离或脉络膜脱离 3. 晶状体或玻璃体混浊严重	1. 重新穿刺和插灌注或从眼内切开表面组织 2. 更换灌注方位或使用长灌注头或从眼内切开表面组织 3. 切除混浊的玻璃体和晶状体，必要时加做一个巩膜切口入灌注针头临时灌注
手术中失去对眼内手术器械的观察	1. 内窥镜所指方向错误 2. 内窥镜插入较深，器械在镜头后方 3. 器械前有机化膜或严重混浊的玻璃体	1. 适当回退手术器械后，将镜头指向对侧巩膜穿刺口，从手术器械的根部找到其前端 2. 适当回退内窥镜 3. 切除器械（切割头）前的机化膜、玻璃体或重新插入器械
操作过程中周围结构变暗或模糊	1. 器械反光 2. 液流搅起后极血池中的血液 3. 镜头前飘来混浊玻璃体或机化膜	1. 使用亚光器械，调整器械方位，将器械置于画面的边缘或后退内窥镜 2. 冲洗玻璃体腔，吸出积血 3. 移动内窥镜头避开障碍后继续操作或从瞳孔区看清后边退镜头边在紧贴镜头处切除混浊物
突然出血后视野模糊	1. 玻璃体积血 2. 镜头血污	1. 加高灌注并在瞳孔区开始灌洗；严重时可注重水后在重水下电凝止血 2. 冲洗和擦拭镜头
距离判断困难	1. 无立体视 2. 视网膜动度大 3. 异物飘动或在正常的视网膜（特别是黄斑）前	1. 使内窥镜更接近兴趣点，在放大的图像下操作；适当训练后操作难度将下降 2. 从视网膜动度小的地方做起，或注过氟化碳 3. 注入粘弹剂或过氟化碳从视网膜上托起异物并阻滞其飘动，直接抓取或使用磁石、负压吸引等
制造PVD后突然视野模糊	后部混浊玻璃体前移至镜头前	后退内窥镜观察清楚后继续操作

续表

问 题	原 因	处 理
气液交换时视野模糊	镜头前积水	1. 将镜头浸入液体中（液体较多时） 2. 等待（积水在有闲置工作通道的镜头前经2～3分钟后自然通过工作通道引流后视野变清） 3. 无工作通道者可用笛针在显微镜下从瞳孔区观察，吸出镜头前积水
上方周边观察困难	内窥镜进入眼内的入口附近有盲区；或上方2个巩膜穿刺口距离太近	从巩膜外压迫并后退内窥镜，必要时在下方加做一个巩膜穿刺口，从下方插入内窥镜观察。这样可以基本消灭盲区
重水下周边视网膜边缘未贴实，影响光凝	1. 仍有未解除的机化膜 2. 重水不足或眼轴特长 3. 眼球未朝向正上方	1. 去除机化膜，或电凝后切除少量 2. 加注重水或气液交换后再光凝/冷冻 3. 调整眼球位置
视网膜下操作困难	视网膜下操作空间太小，视网膜动度大	扩大视网膜切开范围，改变观察角度，或增加一个穿刺口，由助手持内窥镜，双手操作
玻璃体腔极端狭窄，影响操作	1. 脉络膜脱离很高 2. 伴脉络膜大裂伤 3. 严重眼球萎缩和脉络膜水肿	1. 脉络膜上腔放液/血，必要时多处巩膜切开和按压；术前用糖皮质激素和高渗剂 2. 吸/切除脉络膜下血（块），缝合脉络膜 3. 术中适当提高灌注的高度，减少脉络膜水肿，术毕注满油至眼压略高；术前眼轴<17mm为相对禁忌证
入口选择困难	1. 广泛的前部巩膜伤口，可能伴眼内容嵌顿 2. 广泛严重脉络膜脱离	1. 如无透明晶状体，巩膜穿刺口可适当前移至缘后2.5mm；如角膜混浊重，可完全经角膜入路，但手术中因切口距离近，操作较困难 2. 如无透明晶状体，可选择角膜灌注，脉络膜下放液后再常规入路手术；如放出液少，可以完全经角膜入路
手术切口眼内容嵌顿	1. 器械出入，特别是取异物扩口后视网膜、玻璃体甚至脱离的睫状上皮（显微镜下可能忽略或看不清）嵌顿 2. 未及时使用重水防止视网膜嵌顿 3. 剥机化膜/条时牵拉距离过长且拉出巩膜切口	1. 降低灌注，在内窥镜直视下，小心退出器械，少量嵌顿可用膜钩剥离切口后推至玻璃体腔中央，较多的可以用切割头负压吸住下拉至玻璃体腔，剩余少量嵌顿玻璃体或睫状上皮可以用切割头切除 2. 切口周围视网膜动度大时使用适量重水 3. 在取机化膜/条时注意观察其与视网膜联系是否完全解除，解除后再完全取出

注：上述问题大部分为内窥镜手术所特有，部分问题在显微镜手术中同时也存在，但原因和（或）解决方法不同。

2. 眼内窥镜的维护

（1）内窥镜镜头的维护和保养：内窥镜光纤不可过分弯曲；手术中临时固定光纤处加硅胶套；手术中擦拭镜头时要用软布轻擦；手术完成后内窥镜光纤、手柄、镜头，特别是工作通道要用蒸馏水充分冲洗并吹干；吹干后插入通条按原样放回包装盒；不常用者应置于阴凉干燥处，常用的可灭菌后单独包装或置于熏箱中待用（应避免长期置于熏箱中不用）。

（2）主机的维护与保养：保持主机清洁、干燥，保证其与各部件的连接正确、确实；注意观察主光源灯泡使用时间和预计剩余寿命，及时准备和更换灯泡；手术中保持主机散热口通畅，未使用内窥镜时及时关闭光源；手术结束后及时封闭主机的光源和CCD接口通道，避免污物进入。

3. 眼内窥镜下玻璃体手术的适应证

（1）妨碍术中观察：角膜裂伤、瘢痕、混浊、水肿或血染；晶状体、人工晶状体混浊或后发障；虹膜粘连或瞳孔无法散大；气液交换时在临时人工角膜、人工晶状体或晶状体后表面形成水雾等。

（2）需要对极周边操作或观察：需要眼内睫状突光凝；人工晶状体睫状沟固定术中观察晶状体襻位置；aPVR的解除；睫状体/虹膜背面异物/肿物的摘除；极周边视网膜微孔的观察等。

（3）需要进行视网膜下操作：视网膜下积血、过氟化碳、硅油的吸取；视网膜下异物的摘出；视网膜下牵拉条索、机化膜或血管膜的取出；视网膜下注药（如tPA）等。

另外，眼内窥镜还可用于前房角手术（如：房角切开、睫状体断离的复位和前房角异物的取出等）、经前房睫状突光凝术（联合或不联合晶状体摘除术）及泪道手术等眼部手术。

4. 眼内窥镜下玻璃体手术的并发症

（1）同显微镜下玻璃体切除的并发症。

（2）更易出现或仅出现于眼内窥镜下玻璃体手术中的并发症：意外的虹膜严重损伤；睫状体爆裂（光凝能量过大时）；内窥镜触伤视网膜；视网膜下操作时造成局部RPE缺失或脉络膜/睫状体出血等。

第二节　眼内窥镜在眼外伤手术中的应用

1. 睫状突光凝（endoscopic cyclophotocoagulation，ECP） 可用于治疗各种类型的青光眼，特别是眼外伤后顽固性难治青光眼。由于只对睫状突内面进行光凝，对睫状体外层或巩膜几乎没有影响，术后炎症程度和眼球萎缩的发生率都很低。从透明角膜或角膜缘入路可以在粘弹剂的帮助下对无晶状体或假晶状体眼进行有效治疗；从睫状体平部入路可以对除有晶状体眼以外的青光眼进行治疗，但需要结合玻璃体切除术；从平部入路的ECP可以对整个目标睫状突有效地进行光凝，术中可以清楚地看见整个睫状突变白和收缩，通常的光凝范围为90°～180°。影响ECP范围的因素及影响程度目前还无法精确确定，影响因素主要包括术前眼压及高眼压原因等。

前部入路的ECP由于受晶状体囊袋的影响，难于对睫状突的后部进行有效的光凝，所以根据文献报道光凝范围通常要超过180°，甚至达到360°才足够有效。具体光凝范围需要结合术前眼压、房角、晶状体和手术中观察到的睫状突形态等来决定，目前尚难于准确预测术后眼压或手术降压幅度。眼压大多数在手术后2～4周稳定，并长期保持，但是小儿患者、虹膜型IOL及长期眼内闪光阳性的患者在手术1～2个月后眼压有再度上升的明显趋势。再手术通常选择经巩膜的睫状体光凝术（详细操作细节见第五章第二节）。

2. 玻璃体切除手术 虽然，在多数应用眼内窥镜的玻璃体手术中，角膜等屈光间质都有不同程度的混浊，但是经过瞳孔区一般都能够观察到内窥镜光照到切割头上的明亮反光，从而明确其位置和切除瞳孔区前玻璃体（图12-2-1）。在完成这最初的步骤后，在内窥镜下通常都能够继续将玻璃体切除手术进行下去。在手术中若玻璃体切除头从显示器上"丢失"时还需要回到瞳孔区再次"捕获"。在切除了上方和中部玻璃体后,视野将大为改善。个别玻璃体混浊极重又无明显PVD的情况下,可在混浊较轻的方向(多为上方)上多深入些。若切出机化膜小孔但又不敢贸然深入时,可将内窥镜头从小孔进入后部观察,常可见到后面的视网膜或又一层机化膜,此时可继续手术(图12-2-2)。我们多次使用这种技术,未发生误切视网膜的情况。在对视网膜状况有了较全面的了解后,后脱离的制造多较容易(PDR除外),个别困难者可稍后待平衡盐溶液"孵育"玻璃体十几分钟后再进行。手术中应注意观察锯齿缘和器械出入口,及时发现和处理手术并发症。

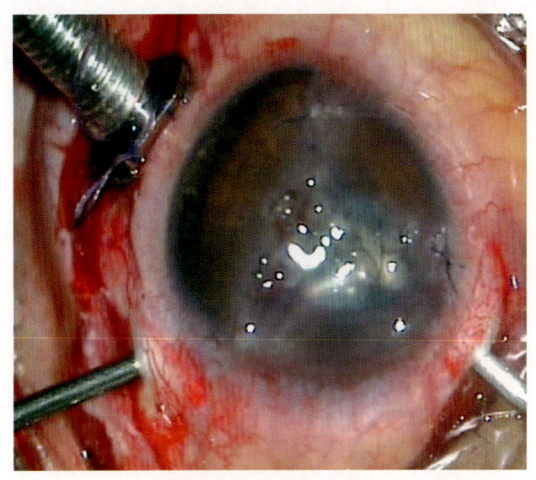

图12-2-1 针形灌注下切除瞳孔区晶状体和前玻璃体(此时睫状体平部灌注处于关闭状态)

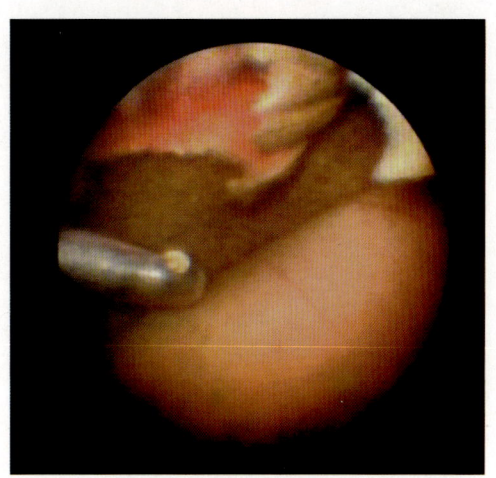

图12-2-2 眼内窥镜下切除混浊玻璃体

3. 锯齿缘断离的处理 因为内窥镜下能够非常清晰地观察锯齿缘,所以在手术中可能观察到由手术器械的出入或取异物导致锯齿缘断离的过程(图12-2-3)。而常规显微镜下很难判断锯齿缘断离是否是医源性的。同时,由于观察的便捷,处理也可以非常及时和彻底。处理步骤包括切除周围玻璃体、剥除牵拉的机化膜、气液交换、视网膜光凝/冷冻和惰性气体填充,通常不超过一个象限的裂口并不需要过氟化碳和硅油。在睫状上皮孔导致的无晶状体眼视网膜脱离,寻找和处理裂孔困难时,内窥镜下手术非常便捷。

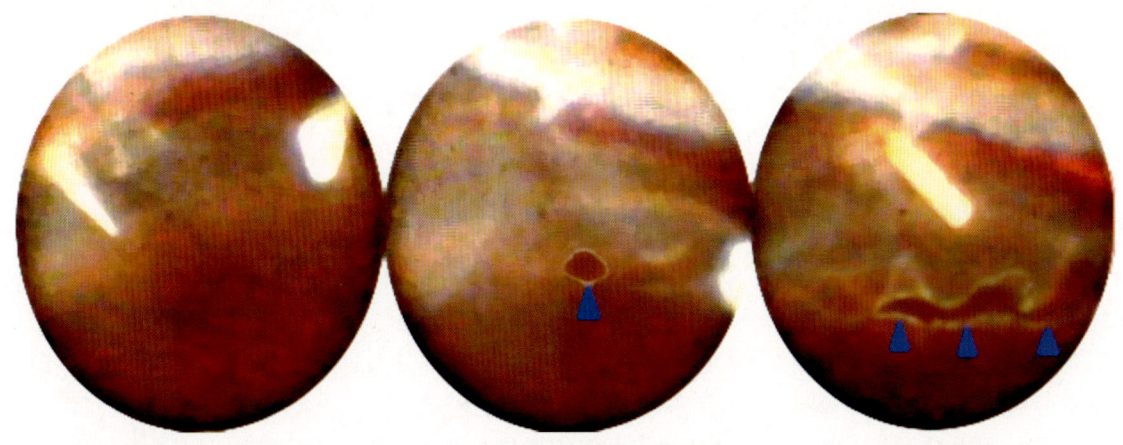

A 正在扩大出口,异物在出口处　　B 取出异物后见睫状上皮出现小裂口　　C 睫状上皮裂口扩大

图12-2-3 取异物导致锯齿缘断离的过程
图中箭头所指为睫状上皮脱离于锯齿缘处

4. 后段异物取出术 和显微镜下取异物一样，在内窥镜下取异物也需要先处理玻璃体和视网膜病变。由于内窥镜下立体视的缺乏，取异物前我们常规在视网膜前注入整支粘弹剂保护视网膜、托起异物（大的金属异物除外）和避免异物的飘动，同时便于我们将异物调整到易于抓取的方向，此方法使我们在100余例眼内异物取出术中，均未发生因取异物而造成视网膜裂孔。同时，我们在内窥镜下取异物的过程中可全程观察异物取出对视网膜有无牵拉、异物出口有无玻璃体嵌顿和锯齿缘有无损伤等；而在显微镜常规手术时，异物和器械经常妨碍我们对落点视网膜的观察。在内窥镜下，个别异物在出口处脱手后的位置也观察得非常清楚，再次抓取仍可以很准确。当异物较大（通常＞5mm）时，通过角膜缘切口接力取出的过程也在比较完全的掌握中。如果大异物伴透明晶状体，而视网膜条件还较好，我们也可以选择经睫状体平部取出异物，但对出口的观察和处理就显得更重要，处理恰当时，10mm×5mm的异物取出后无任何并发症（图12-2-4）。

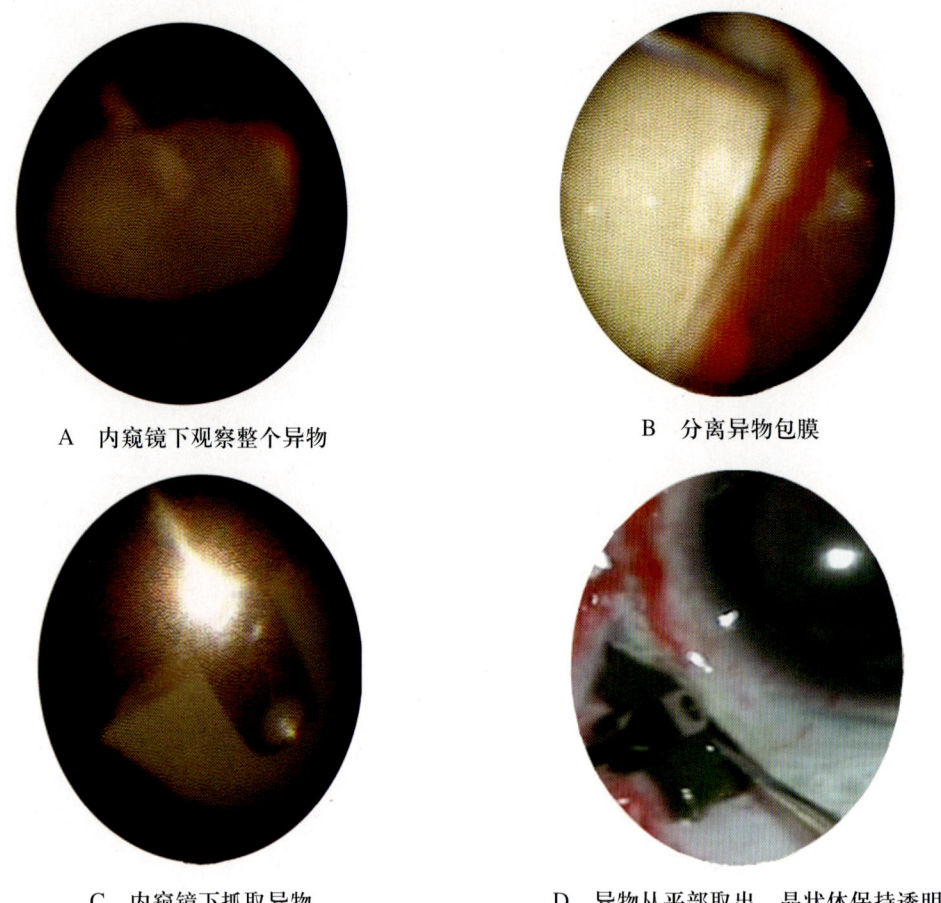

A 内窥镜下观察整个异物　　B 分离异物包膜

C 内窥镜下抓取异物　　D 异物从平部取出，晶状体保持透明

图 12-2-4　异物（10mm×5mm）取出过程

5. aPVR 及 tPVR（外伤性 PVR）的表现和处理

（1）在眼内窥镜下，aPVR 的表现（图12-2-5）非常清楚和典型，包括：周边视网膜缩短、前移和放射状裙褶样视网膜隆起，或视网膜叠向睫状体平坦部、冠状部甚至到达虹膜后表面并与晶状体相连。有时可以形成不同程度的环形沟槽，或紧密相连几乎没有缝隙，但与睫状体相连处视网膜血管仍然粗大。剧烈的环形收缩还可导致全周睫状体脱离，不解除环形收缩无法使之复位。tPVR 常伴有 aPVR，同时还可能出现与伤道、眼内异物、巩膜裂伤和玻璃体积血等密切相关的增生性病变，其中大多数在显微镜下容易观察，但内窥镜还可以从不同的角度进行更详细的观察，如将镜头伸至其机化条块后方观察其后视网膜与机化条块的关系等。同时，由于内窥镜几乎不受角膜等屈光间质的影响，在 tPVR 的处理上更显优势。

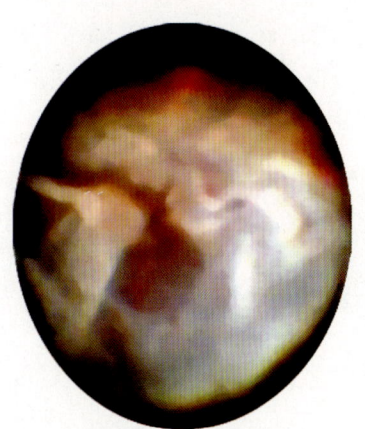 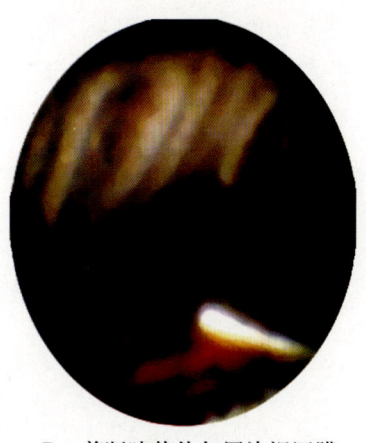 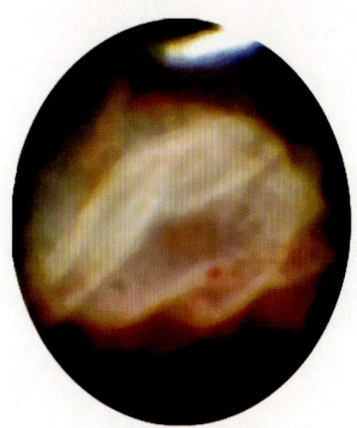

A 周边部视网膜被向前(纵向)和向玻璃体中央(环形)牵拉　　B 剪断睫状体与周边视网膜间的机化膜　　C 去除周边视网膜的环形机化条

图 12-2-5　aPVR 的表现

（2）内窥镜下对 aPVR 和 tPVR 的处理原则与在显微镜下是一致的，都需要解除牵拉，恢复视网膜解剖位置和封闭裂孔。在内窥镜下清晰的观察使手术中可以方便地将牵拉视网膜的机化膜从睫状体上钩离，有时能将重叠的视网膜抚平。但机化、变性严重的视网膜常存在锯齿缘断离，可按锯齿缘断离处理。个别机化极重的病例，仍需行视网膜切开或切除。

6. PDR 视网膜前血管膜的处理　眼内窥镜（弯头）从侧面观察视网膜前血管膜可以显示出非常明显的层次，在进行血管膜下锐性分离时较显微镜下更有把握，在有多层机化膜时也更容易直接从视网膜前的最底层开始分离，避免从前向后一层又一层地分离。

7. 视网膜下的操作　为了获得视网膜下操作的空间，需要在视网膜下注入平衡盐溶液或粘弹剂并将焦距调近。配合特制的视网膜下器械，可以进行视网膜下异物、积血和过氟化碳的取出、光凝、注药、机化膜剥除等。

8. 玻璃体机化膜的处理　由于眼内窥镜像素不高，从监视器上直接观察菲薄的机化膜比较困难，但是从视网膜形态和动度通常可以比较准确地判断机化膜的部位，经反复试钩掀起边缘或直接从中央抓取。经常通过打开一个突破口，可以一直将整个机化膜完整剥除，甚至利用内窥镜无盲区的观察而直达基底部。与脱离的周边视网膜粘连紧密的机化膜在注入过氟化碳液体后剥离较容易。个别粘连极严重的有时只好连僵硬的视网膜一道切除。

9. 气-液交换　这是眼内窥镜的又一个具有明显优势的部分。在显微镜下气-液交换，不论是在晶状体、人工晶状体或角膜和人工角膜后都可能突然出现雾状混浊，虽是暂时的，但对手术操作影响严重。气/液交换时内窥镜镜头前的水雾较易去除，可以保证手术顺利进行。

10. 脉络膜脱离伴大裂伤的处理　严重眼外伤常导致严重的脉络膜损伤，个别情况下会导致脉络膜脱离并伴有脉络膜的大裂伤。这种情况通常合并脉络膜下的大量积血或机化的血块。由于脉络膜下积血清除后，即使用过氟化碳液体也不能使脱离的脉络膜复位，在常规手术中选择放弃往往不可避免。而在内窥镜下，一方面可以彻底清除脉络膜下的积血和机化膜；另一方面可以很清楚地观察脉络膜裂伤的范围和程度，并用 10-0 聚丙烯线以缝纫机法缝合。当然，如果裂伤位置很靠后，就只能做脉络膜的放射状切开来缓解张力而使之复位。

11. 严重的外伤性眼内炎　严重眼内炎通常伴有严重的角膜混浊，外伤性眼内炎大多还伴有角膜裂伤，均影响常规的玻璃体切除手术的顺利进行。以前的处理方法通常是全身和局部用药物及玻璃体注药，待炎症部分控制，角膜基本恢复透明后再行玻璃体切除术。在药物治疗过程中，部分患者感染未控制或角膜未能恢复而放弃了治疗，个别情况下也有在临时人工角膜下手术的。但是，内窥镜下的玻璃体切除术可以在需要时及时进行,术后大多数角膜可以恢复到能够看清眼底,除部分真菌性眼内炎外,眼内感染都能够得到控制,大大避免了手术治疗的延误和不必要的角膜移植。手术中对锯齿缘的清晰观察(图12-2-6),使基底部混浊玻璃体及病原微生物的清除更彻底,并发症的观察和处理也更准确。

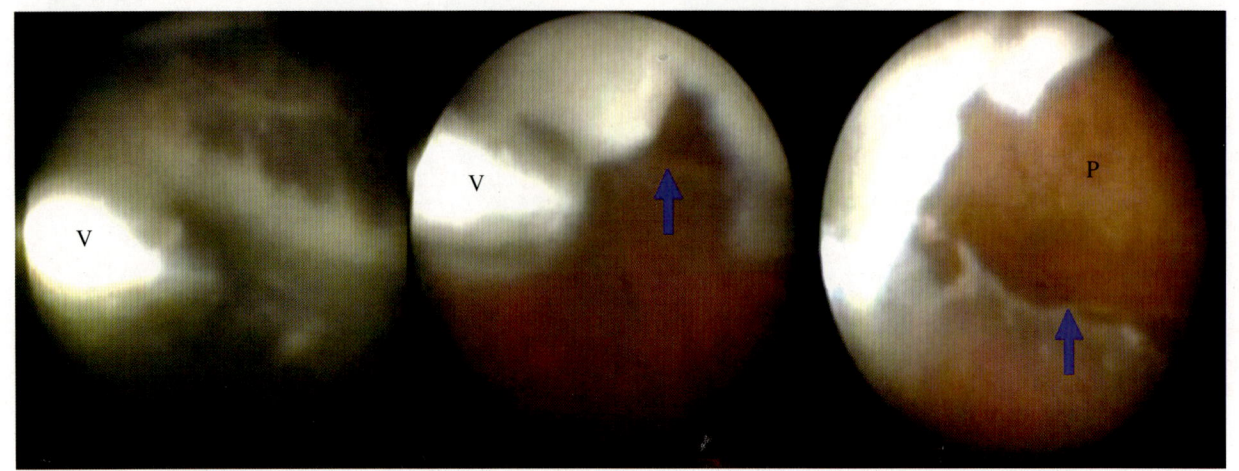

A 见周边部混浊的玻璃体　　B 切除部分周边玻璃体后见锯齿缘　　C 见周边玻璃体与睫状体平部间的间隙,伴有睫状上皮脱离

图12-2-6　眼内炎锯齿缘的清晰观察和彻底清除基底部玻璃体
V 玻切头;P 睫状体平部;箭头所指为锯齿缘

12. 眼球挽救术　濒危眼球通常指严重外伤无光感或光感很差,眼压很低,甚至早期萎缩的眼球。这些眼球通常伴有严重的前段和后段损伤。以往部分患者在临时人工角膜下完成玻切后行穿透性角膜移植术,部分放弃手术。由于其中部分患眼手术后仍然眼球萎缩,导致宝贵的角膜材料的浪费。我们回顾了在内窥镜下完成的34例无光感或可疑光感的患者,91%的患眼角膜不透明,术后56%获得了手动或以上的视力,最好视力达到0.3,说明内窥镜在处理复杂眼外伤中具有非常重要的作用。另一方面,在这组患者中,术前67.6%的患眼眼压低,术后仍然有50%的眼压低,说明恢复术后眼压的方法还需要进一步探索。可喜的是,这组病例中进行了aPVR解除或睫状体膜去除的部分患者,眼压恢复率较未进行这些操作的显著增加,提示aPVR解除或睫状体膜去除在恢复眼压方面的潜在作用。当然,深入的、前瞻性的随机临床研究才能够更充分地揭示其作用。

13. 其他

(1) 有关情况的处理:眼内出血会影响视野的清晰度,甚至使手术难以继续进行。内窥镜下手术也存在同样的问题,但是可以向眼内注入过氟化碳液体并将内窥镜镜头伸至过氟化碳液体下的出血点,用电凝止血。极周边部的出血可以行部分气/液交换后在气中止血。

(2) 极周边部的巩膜下小异物因未穿透视网膜,从眼内不易确定。在内窥镜下,可以将镜头对准可疑部位,同时在显微镜下观察相应巩膜部位,如有异物就会在巩膜上产生阴影。根据具体情况再决定于外路或内路取出。有时第一落点未找到异物或处理脉络膜肿物时也可试用此法。

(3) 当需要第2个器械辅助手术的时候,可以从内窥镜的工作通道插入细钢丝帮助手术的顺利进行,或做第4个穿刺口助手持内窥镜术者双手操作。

第三节　眼内窥镜的局限性、发展方向和应用前景

1. 眼内窥镜的局限性　现在眼内窥镜从设备、配套附件到操作技术和有关理论都不够成熟。

（1）分辨率不高：OTI内窥镜有1万像素和3万像素两种镜头，其中1万像素的镜头还包括1个可以插入激光纤维的工作通道。1万像素图像的清晰度大约相当于113线（普通VCD大约250线，超级VCD约350线，DVD约540线）；3万像素大约相当于195线。

（2）CCD敏感度和宽容度有待进一步提高：更大的宽容度可以减少器械等反光对眼内结构观察的不利影响，而更高的敏感度能够减低对光照强度的要求和减少照明光纤维的数量。更低的光照强度能够避免视网膜的光损伤，相信这在不久的将来会成为眼内窥镜的又一优势。

（3）无立体视：这导致了刚开始使用眼内窥镜时对距离判断的困难。但是经过一段时间的适应后，结合视野中不同物体的相对大小、阴影和相对运动等动态信息，对距离的判断基本不存在多大困难。同时，在反复的操作中，本体感觉逐渐变得敏感而准确，重复的操作基本上不再单独依靠视觉判断距离。能否正确运用本体感觉可能是决定眼内窥镜下玻璃体手术学习曲线斜率的关键因素。另外，本体感觉是术者的方向感的最主要来源和基础。

（4）有时尚存在盲区：由于现有眼内窥镜镜头尚不能随意弯曲，在靠近镜头入口的附近及有透明晶状体时的对侧睫状体部，均不同程度的存在盲区。通过改变镜头入路可以减少盲区，但在有透明晶状体时仍不能完全消灭盲区。侧视或前侧视镜头将有可能消除盲区，但可能操作较困难。

（5）需要进一步微型化：受导光纤维直径的限制，近期大幅度减小导光束直径非常困难。这使镜头总直径偏大，且难于提供较大的工作通道，限制了辅助器械的应用。

（6）内窥镜头耐用性有待提高：内窥镜镜头有多处光纤连接处，由于手术中手柄随观察点不断变化时可能产生牵拉和扭动，多次使用后应注意观察有无松动甚至断裂，发现时应及时进行维护。

2. 眼内窥镜的发展方向　随着光学、微电子、精密机械和计算机技术的发展，眼内窥镜应当提供更高的清晰度、更大的操作灵活性和更多的辅助功能。立体眼内窥镜由于其结构的复杂和与其他技术指标的矛盾可能会稍晚一些被推广使用。专门用于内窥镜下手术的特制玻璃体器械也将提高手术的效率和充分发挥其优势。我们已获得能够探知手术器械与视网膜距离，避免意外损伤视网膜的安全装置的专利。将来，还可能出现配备了自动伺服机构的遥控眼内窥镜等更加复杂、完善的系统。

3. 眼内窥镜的应用前景　眼内窥镜的逐渐推广使用和工程技术的不断发展将给眼内手术带来巨大变化和无限的可能性。根据我们的体会，眼内窥镜在各种眼部条件下，对aPVR的观察和处理同普通手术显微镜下相比有着非常大的区别，有可能出现新的手术方式；对前房角清晰的观察使从眼内操作（如房角切开）或眼外操作（如睫状体复位）处理房角部病变便于推广；视网膜下的观察可能使我们对有关疾病产生新的认识并发展新的治疗方法，甚至可能从外路处理视网膜下病变而不扰动玻璃体；不损伤视网膜的脉络膜手术（如大量的脉络膜积血和机化物的清除）、精细的内路睫状体手术、虹膜背面手术等也成为可能。

半个多世纪以来，一批批眼科医生和内窥镜工程技术人员密切合作，经过无数次的失败，逐渐开发出了具有实际临床使用价值的眼内窥镜，开启了我们的"第三只眼睛"，使我们的视野更加开阔，也使更多的患者能够得到更好的治疗。眼内窥镜已经显示出了独特的作用，但它在眼科临床和研究中的潜力还远远没有发挥出来。我们有理由相信并期待，有关疾病理论和手术技术必将随着眼内窥镜的发展和推广使用而逐渐完善。

（杨　勋）

第十三章　眼眶外伤手术

眼眶居面中上部位、位置显要而结构复杂，是颜面外观美容的核心区域。眶腔本身是眼球的保护空间，而眼眶结构本身又与其他邻近组织相连，甚至"共用"，例如：眶下壁即为上颌窦顶壁（图13-0-0）。

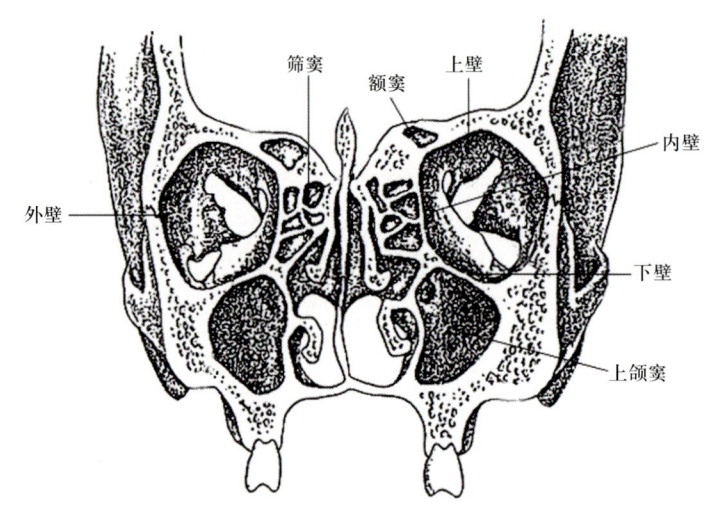

图 13-0-0　眶区平面示意图

眶壁外伤绝非仅仅是眼科本身的损伤，往往涉及鼻科、口腔颌面外科、神经外科等，较为科学的称呼为眶区骨折。眶区骨折是指组成眶腔的各壁与其相连骨组织的骨折。对此，目前尚无统一的分类标准。按骨折性质可分为爆裂性骨折和非爆裂性骨折；从颌面外科角度可分为眶缘内骨折（即单纯性爆裂性骨折）和眶缘骨折。此处所指的眶缘骨折是指包括眶缘在内的所有的眶壁及与其相关的骨折，可涉及上颌骨、颧骨、筛骨、额骨、鼻骨等。临床上常见的有：眶顶骨折、眶-上颌-颧骨（orbital maxillary zygoma，OMZ）骨折、鼻-眶-筛（naso-orbito-ethmoid，NOE）骨折。为方便起见，本文按如下分类加以叙述讨论。

1. 爆裂性骨折　眶内壁骨折、眶底骨折、眶内下壁骨折。

2. 非爆裂性骨折　眶-上颌-颧骨（OMZ）骨折、鼻-眶-筛（NOE）骨折、眶顶骨折。

第一节 爆裂性骨折整复术（单纯性眶壁骨折）

一、眶内壁骨折整复术

（一）一般眶内壁骨折整复术

从解剖学角度，眶内壁与下壁无明确的分界线，眶内壁与下壁交汇处称为隅角部。眶内壁骨折，可单独发生，也可同时伴有眶底骨折。眶内、下壁同时骨折时，隅角部均受累及。眶内壁骨折后，由于眶脂肪及内直肌移位至筛窦，最常见的症状是外展运动受限，当内直肌肌腹中段嵌顿于筛窦（图13-1-1）时，可表现为：既可有外展运动受限（图13-1-2），又可有内转运动受限（图13-1-3）。

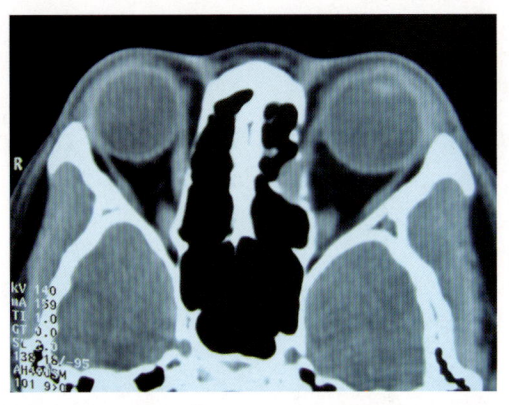

图13-1-1　左眶内壁骨折内直肌嵌顿CT片（水平位）

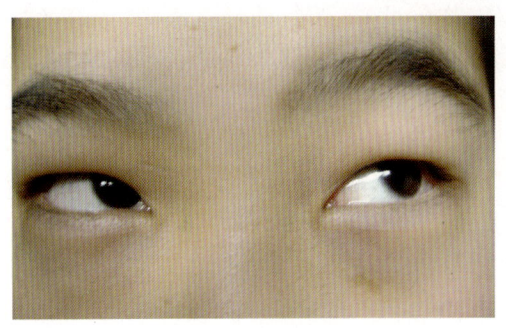

图13-1-2　左眶内壁骨折外展运动受限

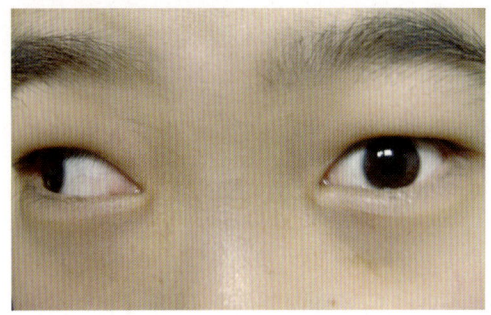

图13-1-3　左眶内壁骨折内转运动受限

适应证

眶内壁骨折、眼球运动障碍、复视和（或）眼球内陷明显。

手术步骤

（1）手术应在显微镜下进行，在显微镜下操作更为清晰、确切，尤其是深部操作时。显微镜应带有XY轴功能系统。

（2）麻醉：眶壁骨折整复手术，创伤较大，时间较长，全麻下进行为宜，并须经口腔或鼻腔气管插管。内眦皮下追加浸润麻醉：2%利多卡因5ml加肾上腺素3滴，目的为减少出血。

(3) 置内直肌牵引固定线：通过此牵引固定线，可做内直肌牵拉试验，术前术后对照，了解手术后内直肌嵌顿是否被解除。术中一边牵拉，一边通过显微镜下观察，可了解内直肌确切嵌顿位置，便于剥离还纳。

(4) 皮肤切口（图13-1-4）：距内眦角5～6mm，沿皮肤纹理弧形切开皮肤，长2.5～3cm，上端达眉弓内梢。

(5) 用蚊式钳纵向分剥皮下，电灼止血，暴露眶内缘，并同时暴露内眦韧带。

(6) 眶缘外2mm平行眶缘切开骨膜，此时，内眦韧带自止端被切断，并做标志线，以备恢复缝合。注意骨膜切开一定在眶缘外，自眶缘内切开有可能伤及泪囊。

(7) 沿切开骨膜之切口，向眶缘内剥离骨膜（图13-1-5），越过泪前嵴、泪囊窝，将泪囊自泪囊窝处剥离，推向眶内侧。注意勿损伤泪囊壁，越过泪后嵴。泪后嵴剥离较困难，可从泪前嵴上端向深处剥离，将眶上隅角部骨膜剥开，再向下延续，即可轻松剥开泪后嵴，将泪囊推向眶内，则可暴露鼻泪管。

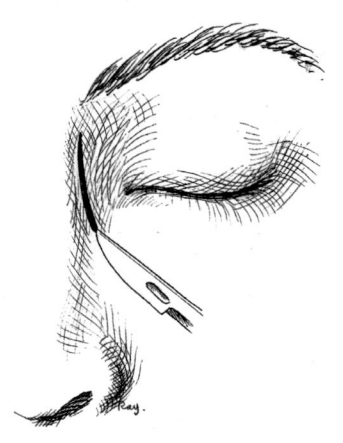

图13-1-4　内眦皮肤切口

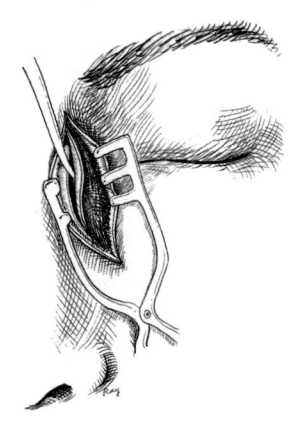

图13-1-5　剥离骨膜

(8) 越过泪后嵴数毫米，有时即可见到骨折，软组织嵌入筛窦，此时用剥离子将嵌入筛房内的软组织剥离还纳回眶内。浅部剥离可用开张器扩大视野，较深部剥离时改用脑压板将软组织推向眶内。

(9) 电凝切断筛前动脉，可使视野进一步扩大。电凝切断筛前动脉要充分，残端不能太短。过短电凝不充分时，动脉回缩入骨缝，则很难止血。

(10) 由于刺激筛窦黏膜，术野常有出血，可用浸泡过肾上腺素的带线棉片止血。浸泡液配制为2%利多卡因10ml加1ml肾上腺素。

(11) 充分而完全地将嵌入物完全回纳至眶内，暴露骨折各缘。一般内壁骨折，上界多在筛前、筛后动脉连线水平。后缘较难暴露，但只要充分将嵌入物还纳回眶内，即可找到后缘。

若同时有眶底骨折，可先行眶底骨折整复，通过隅角部可还纳回部分内壁，再行内眦切开，做常规内壁骨折整复还纳。术中为了确认内直肌，助手可牵拉内直肌牵引线，通过显微镜下观察，可见到"蠕动"的内直肌。

分剥骨缺损上界时，不要超过筛前动脉、筛后动脉连线水平，否则可能引起脑脊液漏。

(12) 测量骨缺损大小，并仔细观察骨缺损之形状。将备好的填充材料进行修剪。北京同仁医院眼科中心近年来应用创意公司生产的填充材料为"羟基磷灰石复合体"（人造骨复合材料），取得满意效果。此材料为夹层式，中层为超高分子聚氯乙烯，两侧面为羟基磷灰石（HA），组织相容性好，且易于修剪，80℃水温中塑型后不变形。修剪前，先将羟基磷灰石复合体置于热水中浸泡，根据骨缺损情况，按相应形状进行修剪，修剪后填充材料各缘应略大于骨缺损各缘，将其植入（图13-1-6）。骨缺损全部被遮挡严密，用医用耳脑胶粘固上缘使其不滑动。注意骨折较深时，填充材料不能越过筛后动脉5mm以上，否则易损伤视神经。

若同时矫正眼球内陷,其填充材料大小应考虑到眼球内陷的矫正效果,可目测观察,更为精确的方法是,用消毒的眼球突出计进行测量,当术侧突出度高于健侧2mm时视为满意。不足时,则将人造骨片换成较大的,或加填一层。

(13)妥布霉素冲洗术野,清点带线棉片及缝针后,复位内眦韧带,缝合骨膜、皮下,缝合皮肤。

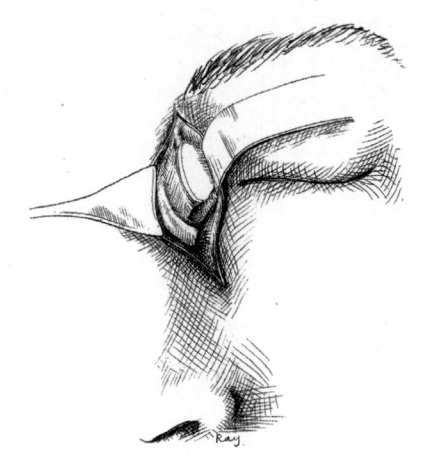

图13-1-6　填充人工骨

手术并发症及注意事项

1.出血　从切开皮肤分离皮下开始就有出血的可能,此时可用双极电凝止血,分离嵌入的软组织,由于刺激筛窦黏膜,常有出血,用浸泡过肾上腺素的带线棉片止血,带线棉片有黑线标志,不易遗落于伤口中,出血严重时可用明胶海绵。

2.脑脊液漏　分剥上界时勿超过筛前、筛后动脉连线水平。若有脑脊液漏发生,可用明胶海绵加耳脑胶修补或用颞肌修补。

3.视神经损伤　骨折较深时易出现,视神经位于筛后动脉后数毫米,术中勿切断筛后动脉,填充材料长度勿越过筛后动脉5mm。

术后处理及观察要点

(1)术后次日换药检查,注意观察视力、眼位、眼球运动情况、眼球突出度及伤口情况,包扎2~3天后,应进行眼球运动训练(图13-1-7)。训练方法是患者平卧,距眉间印堂75cm处悬吊一摆动物,做左右摆动运动,患者双眼跟随摆动物运动而活动。每天3次,每次1小时。

(2)术后予以抗生素、糖皮质激素、血管扩张剂、神经营养剂等药物治疗。

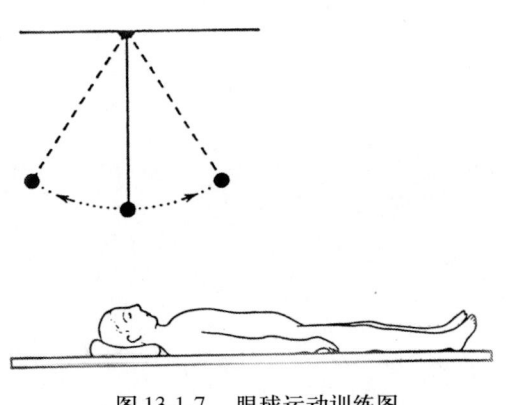

图13-1-7　眼球运动训练图

经验体会

（1）术中为减少出血，可行控制性低血压，这需请麻醉科医师协助进行。

（2）"带钩剥离子"的应用：将剥离子前端5mm处弯成90°，呈钩状，用此剥离子可顺利将嵌入物"钩出"。

（二）特殊类型的眶内壁骨折整复术

1. 鼻内窥镜手术致眶内壁骨折的手术治疗　　鼻内窥镜手术，对鼻科来说是划时代的革命，其重要性犹如人工晶状体植入术对眼科治疗的促进与发展。鼻内窥镜手术兴起于上世纪70年代或更早，我国上世纪90年代初开始大量开展，现已普及到全国县级医院的耳鼻喉科。内窥镜鼻窦外科改变了众多传统的治疗方法，甚至改变了某些观念。主要用于鼻窦开放、鼻窦炎症治疗及肿物摘除、鼻中隔偏曲矫正以及蝶窦肿物切除等。

鼻内窥镜手术创伤小，不留皮肤瘢痕，但操作相对来说空间小，需要有清晰的解剖学基础及熟练的内窥镜操作经验。近年来，由于各种原因，鼻内窥镜手术所致眶内壁骨折呈上升趋势。内窥镜致眶内壁骨折，可致内直肌断离、视神经损伤。临床表现为视力减退或丧失甚至无光感，外斜视，内转明显受限（图13-1-8A～C）。

眶内壁与鼻科筛房仅隔一层纸样板，此骨板菲薄如纸，内直肌又紧贴纸样板，越到眶尖，贴附越紧密。鼻内窥镜手术若出血致解剖不清，操作稍不慎就很容易轻易地将纸样板损伤，而损伤时术者可毫无感觉，缺乏经验者，甚至可将出血的内直肌误为鼻息肉予以"切除"。由于内直肌其后紧邻视神经，切除时可将视神经损伤，甚至部分予以切断。北京同仁医院眼科中心近年来接诊的病例中，绝大多数患者内直肌完全断离或大部分缺失，视力无光感者占2/3以上。由于内直肌损伤造成大角度外斜，严重影响美容外观。有的内壁损伤波及到隅角部或下壁，则可影响上转功能。

眶内壁骨折CT检查显示：内壁骨质缺损，内直肌部分缺失（图13-1-9），残存部分移位，甚至嵌入骨缺损区。视神经向筛房方向移位或部分断离。

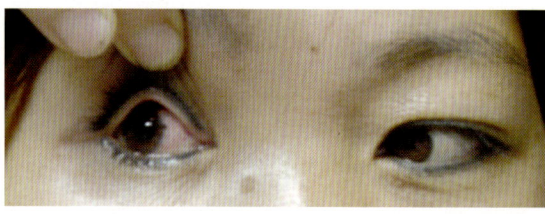

A　外转

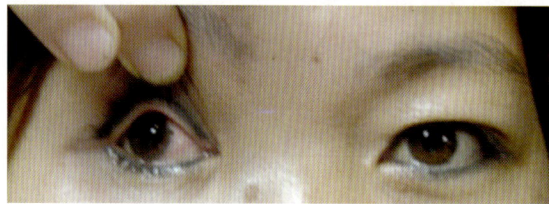

B　正位

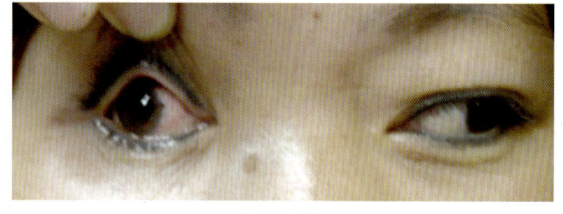

C　内转

图13-1-8　右眼内直肌损伤外眼像

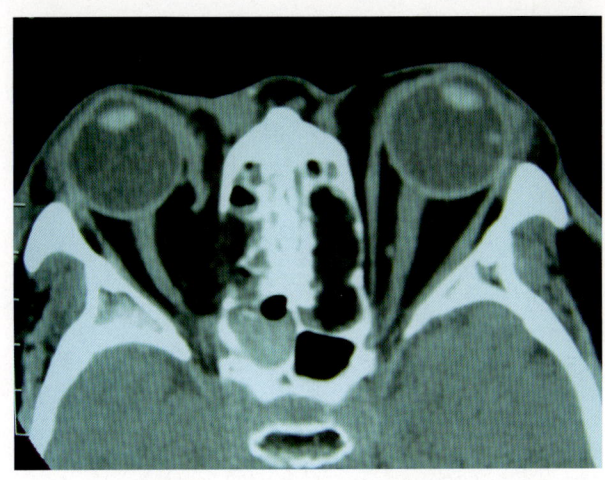

图13-1-9　右内直肌部分缺失CT像

（1）适应证：有明确的鼻内窥镜手术史，外斜视，CT显示眶内壁缺损。一旦确诊，手术应及早进行，时久粘连明显，术中不易分剥。手术目的为矫正外斜视，修复骨缺损。术前应告知患者，术后仅能保持第一眼位正位，眼球运动仍受限。

（2）手术步骤

1）术前准备：同一般眶内壁骨折整复术。无需做内直肌牵引固定线。

2）麻醉完毕，行内眦部常规皮肤切口，分剥至眶内缘，常规骨膜切口，断内眦韧带，分剥骨缺损区各缘，见眶脂肪嵌入筛窦内，有时可见损伤的内直肌与骨折缘粘连，分离嵌入物，还纳回眶内，由于行内窥镜手术时已将部分筛窦黏膜去除，因此术中出血不多，游离骨缺损区各缘后，暂不植入人造骨。

3）开睑器开睑，沿鼻侧角膜缘切开球结膜半周。用斜视钩钩起内直肌，若发现内直肌已横断，其部分缺失，则用1-0线做内直肌止端褥式缝合，两端分别从结膜下→泪阜→骨膜面内眦韧带上下缘穿出。若为内直肌肌腹部分断离，尚有部分肌腹完好，则行内直肌折叠术。折叠量的计算，以结扎紧后术眼内斜10°~15°为宜。

4）填充物植入：测量骨缺损区大小形状，将羟基磷灰石复合体修剪成相应大小，植入至骨缺损区。同时观察眼球突出度，适宜后，耳脑胶粘固填充物。缝合、恢复内眦韧带，再将内侧骨膜穿出的内直肌止端固定线分别自内眦韧带止点上下缘的骨膜上穿出，两线结扎，调整松紧度，使伤眼眼位保持内斜15°。缝合骨膜、皮下及皮肤。

5）6-0可吸收线，缝合球结膜伤口。

（3）手术并发症及注意事项：同常规眶内壁骨折整复术。本手术目的在于修复眶内壁骨折及矫正外斜视。由于内直肌已大部或部分损伤、缺如，矫正斜视只能达到第一眼位正位（图13-1-10A、B），术后内外转动仍然受限。此点必须术前与患者交待清楚。术中应过矫15°，否则术后出现矫正不足。

（4）术后处理：术后观察眼位、伤口情况。予以抗生素、糖皮质激素、血管扩张剂、神经营养剂等药物治疗。

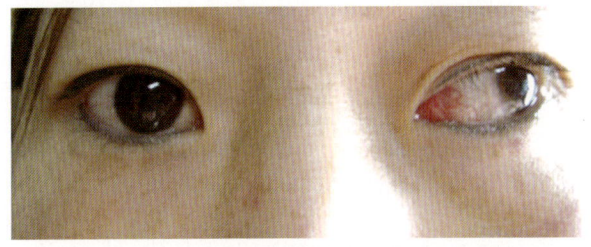

A　术前　　　　　　　　　　　　　　B　术后

图13-1-10　鼻内窥镜手术致左眼眶内壁骨折内直肌损伤手术前后眼位

2. 眶内壁骨折整复联合泪囊鼻腔吻合术 少数眶内壁骨折患者伴有鼻泪管阻塞、慢性泪囊炎。若分期手术，在同一部位反复切开，不但给患者带来痛苦，且瘢痕形成重。若同期手术，则大大缩短疗程；同时用于修复眶壁的内眦皮肤切口对泪囊鼻腔吻合术来说，切口大，操作方便。

（1）适应证：同常规眶内壁骨折整复术。同时合并慢性泪囊炎。术前泪囊碘油造影显示泪囊3mm×3mm以上者，请鼻科会诊，除外吻合禁忌证。

（2）手术步骤

1）按常规眶内壁骨折整复术切开，分剥还纳脱入筛房之眶内容物，充分暴露骨缺损区各缘，暂不植入填充材料。

2）用蚊式钳去除泪囊窝之泪骨及泪后嵴，可见部分鼻黏膜，咬骨钳扩大骨窗，暴露鼻黏膜10mm×8mm范围大小。

3）自下泪小点插入探针，顶起泪囊壁，尖刀切开泪囊，泪囊壁做"工"字形切开。

4）根据泪囊切开形状，将暴露的鼻黏膜相应做"工"字形切开。若泪囊的后唇短，则鼻黏膜切开的后唇应留长，这样便于缝合。

5）修剪植入人造骨复合体。注意植入物的前缘要位于鼻黏膜的骨窗下缘以下，这样吻合黏膜后植入物对其无推顶。

6）做泪囊黏膜与鼻黏膜各唇的端-端吻合。

7）妥布霉素冲洗术野，生理盐水冲洗泪道。

8）恢复缝合内眦韧带、骨膜、皮下、皮肤。

（3）术后处理：术后观察、处理同常规眶内壁骨折整复术。术后每日冲洗泪道1次，连续2天。若不通畅应请鼻科会诊，去除鼻腔血痂，观察吻合口情况。

（4）经验体会：此类患者，由于有外伤史，常有鼻骨骨折、鼻背塌陷。术中扩大骨窗，暴露鼻黏膜较困难。可用一光导纤维做鼻腔内照明。在冷光源照明下，鼻黏膜呈鲜红色，扩大骨窗非常确切、方便。

二、眶底骨折整复术

由于特殊的解剖关系，眶壁爆裂性骨折中，85%为眶底骨折。临床表现为眼球上转受限，下转受限，或上下转同时受限，因而产生复视。骨折范围大者可有眼球内陷。北京同仁医院眼科中心曾遇到一例，眼球完全脱入上颌窦（图13-1-11），可谓最严重的眼球内陷。

由于眶底骨折绝大多数涉及眶下沟、眶下管，因而损伤眶下神经。临床表现为眶下神经分布区知觉障碍，表现为颊部、上唇、上齿龈区麻木感，感觉迟钝。用红外热像仪检查（图13-1-12），可以了解眶下神经分布区知觉障碍的范围与程度。

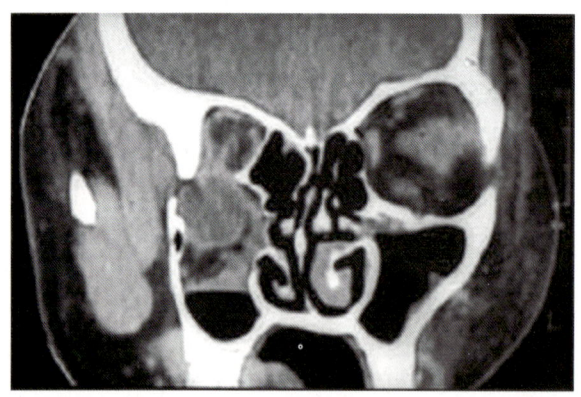

图13-1-11　右眼球脱入上颌窦

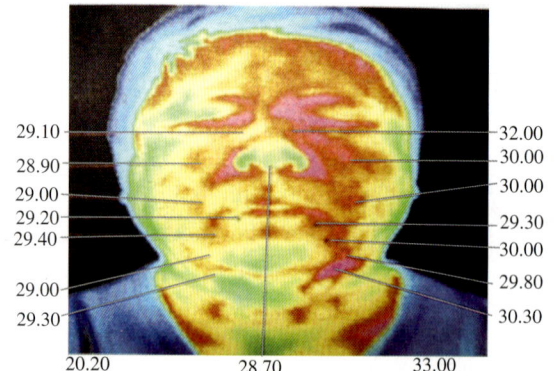

图13-1-12　红外热像仪检查图显示左侧眶下神经分布区皮温高于对侧

适应证和禁忌证

外伤后复视或（和）明显的眼球内陷，CT显示有眶底骨折为其适应证。眼球有破裂伤为手术禁忌证。

眶壁骨折整复术目的是消除复视，矫正眼球内陷，恢复视功能，达到改善美容外观效果，因此，若无复视或眼球内陷，手术是多余的。某些患者外伤早期有复视，经一段保守治疗，复视可完全消失。除非骨折范围相当广泛，一般眶壁骨折整复术应在伤后2周左右，出血、水肿消退后进行。由于早期出血、水肿的存在，眼球内陷的测量并不准确。

手术步骤

(1) 手术应在显微镜下操作，全身麻醉气管插管为宜。

(2) 置下直肌牵引固定线（图13-1-13）。此牵引线可检验其下直肌运动受限情况，被动牵拉的抗力。术中辨认下直肌的位置，便于下直肌嵌顿的解脱。

(3) 皮肤切开：眶底骨折整复术路径有多种，如下穹隆结膜切开、下睑眶部切口，但最为理想和公认的切口为下睑缘下皮肤切口（图13-1-14）。

下睑缘下2mm，平行睑缘切开，至外眦角时，向下斜行120°，长5~8mm。此斜行切口的作用：①不造成局部淋巴循环障碍，否则术后外眦角常肿胀。②术野更显开阔。置下睑牵引线，把下睑牵拉向上，便于分剥。分剥皮下，分剥要在眼轮匝肌之表面，不可过深，过深则损伤眼轮匝肌；不可太薄，应带有部分皮下脂肪，越过眼轮匝肌，向眶缘方向潜行分剥。此时注意不可破坏眶隔，潜行分剥皮下超越下眶缘水平。

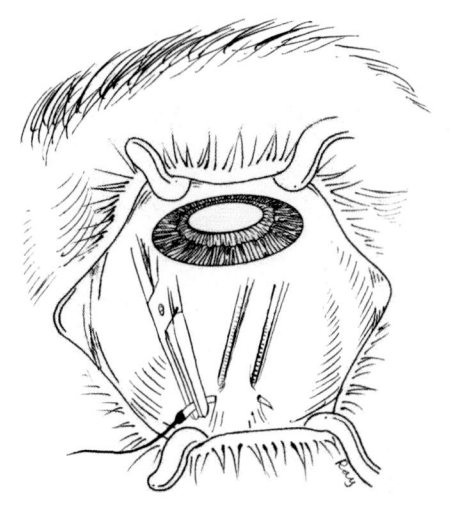

图13-1-13 下直肌牵引线

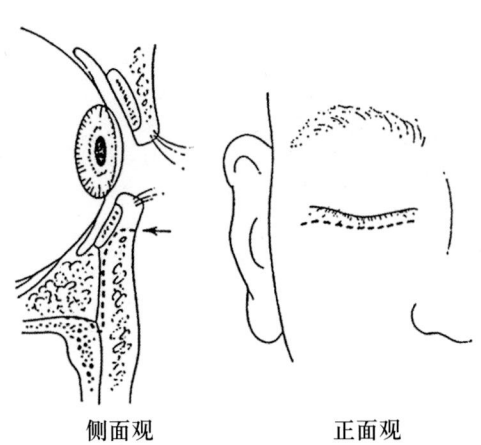

图13-1-14 下睑缘下皮肤切口

(4) 眼钩拉开分剥之皮肤，确切扪及下眶缘，于眶缘外2mm做平行眶缘之骨膜切开，向眶内分剥骨膜，小心勿将骨膜剥破。剥离至一定深度即可见骨折前缘及软组织嵌顿（图13-1-15）。用带钩剥离子，将嵌塞之眶内容钩出还纳。若有眶下沟、眶下管骨折时，眶下神经与眶内容物一起脱入上颌窦内，还纳时应仔细辨认，尽量不损伤眶下神经。要将眶下神经及其相伴之血管游离出，暴露骨折各缘，后缘较深有时可达眶尖，测量其骨缺损深度及范围大小。还纳时，助手不时牵动下直肌牵引线，以分辨下直肌位置。还纳分剥完成后，牵拉下直肌牵引线，试验下直肌抗力是否已缓解。

一般的眶底骨折，眼科医生完全可独立完成。个别病例，如脱入上颌窦内软组织太多，甚至眼球也嵌入时，可请鼻科医生一起，同时联合行上颌窦根治口腔入路，从下方推顶还纳，这样更安全彻底。

（5）植入人造骨片：取人造骨片（羟基磷灰石复合体，厚1.5mm，每片4.5cm×4.5cm大小）。按照测得骨缺损尺寸，进行修剪，修剪成相应形状大小。注意颞侧剪成肾形，以免刺激眶下神经（图13-1-16A、B）。其大小应略大于骨缺损区范围，并考虑到眼球内陷矫正之所需。修剪前，应将人造骨片置于80℃热水中，这样便于修剪，不掉颗粒，且可塑型。植入后，用耳脑胶黏固前缘，用眼球突出计测量眼突度，要使术侧高于健侧2mm，不足者应加大骨片面积或追加填充一层。人造骨片一定要植于骨膜之下，将骨缺损各缘严密遮挡。用脑压板扒开眶组织，通过牵拉线辨认下直肌。下直肌肌腹不可直接接触人造骨片，否则，术后形成粘连，影响眼球运动。应将眶脂肪置于下直肌与人造骨片之间。

（6）妥布霉素冲洗术野，清点敷料，缝合骨膜，缝合皮肤。

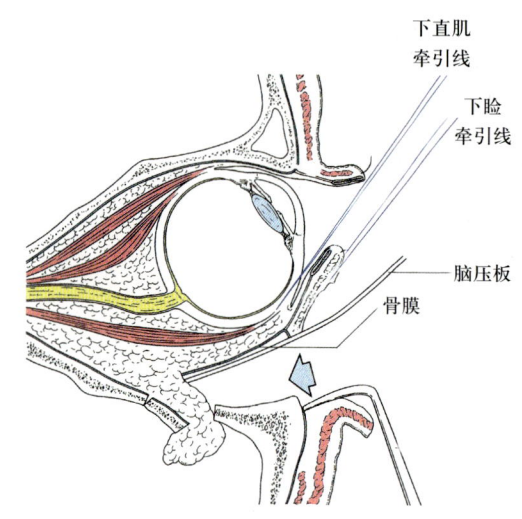

图13-1-15　骨膜下分离，暴露骨折区

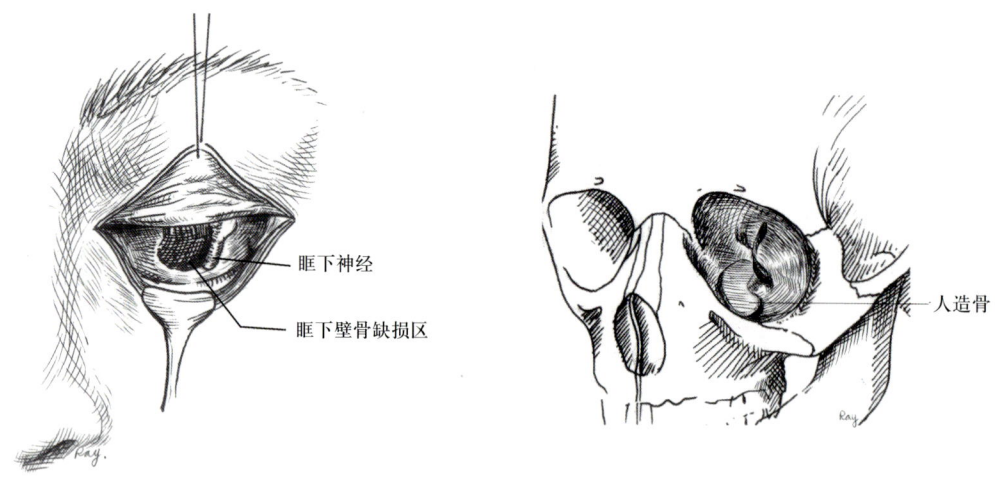

A　眶下壁缺损　　　　　　　B　眶下壁缺损区人造骨填充

图13-1-16　植入人造骨片

手术并发症及注意事项

1. 术后下睑外翻 下睑缘皮肤切开剥离时太浅，或损伤眼轮匝肌。

2. 术中暴发出血 还纳眶内容时，伤及眶下血管或损伤眶下裂的血管。术中应仔细辨认，避免损伤，用明胶海绵填压或电凝止血。

3. 视神经损伤 由于骨折深在，或人造骨后端触及视神经所致。应立即更换短小的人造骨。

4. 术后眼球上移，下转运动受限加重 由于填充材料过厚，或术中损伤支配下直肌的动眼神经分支。

5. 术后眶下神经分布区麻木，感觉迟钝 应用神经营养药。

术后处理

（1）术后换药应注意观察：视力、眼位、眼球运动情况、眼球突出度。若皮下瘀血明显应加压包扎数日。

（2）术后应及早行眼球运动训练。

（3）术后予以抗生素、糖皮质激素、血管扩张剂、神经营养剂。眶下神经分布区麻木者，应给予多种神经营养剂。

经验体会

（1）下直肌牵引固定线，牵引不当可造成角膜上皮脱落。长时间压迫可致角膜混浊水肿。术中用一湿棉枕放于角膜缘，再牵引，可防止此现象。

（2）下睑缘皮肤切开前，局部做广泛浸润麻醉，麻醉用药为2%利多卡因5ml加肾上腺素5滴。切开不出血，潜行分剥皮下容易进行。

三、眶内、下壁骨折整复术

眶壁爆裂性骨折中约有15%内壁、下壁同时发生骨折，是否内壁、下壁同时行整复术，应根据临床需要而定。

（1）若仅有上下方向的眼球运动障碍，水平眼球运动无障碍，可仅行眶底骨折整复术，内壁骨折可搁置不做。

（2）若眼球内陷明显，估计仅行一个壁骨折整复难以矫正眼球内陷，则应行内下壁骨折同时整复。其手术方法如上所述。若内壁骨折范围小，且不深，从下睑缘下皮肤切口，同时行眶内壁骨折整复，有时也可完成手术。只是植入填充物时，若仅从下睑缘切口方向植入一片塑型的弧形人造骨，小范围可行，范围大则难以实现。若有条件，从下睑缘下切口植入一联体弧形人造骨片，最为理想，且这样更符合生理解剖之需求。

在内壁骨折范围大、眼球内陷明显时，应行内眦及下睑缘下双皮肤切口（图13-1-17）。此情况下，植入人造骨片时，应先植入内壁人造骨片，再植入下壁人造骨片。且内壁植入片应略带弧形，斜向下壁方向。若先植入下壁骨片，则一端可插入破损的筛房内。两片植入的骨片应在隅角部交会严密，形成一个新的隅角（图13-1-18）。

四、儿童眶壁骨折的手术治疗

儿童正处于生长发育期，骨壁柔软，富有弹性，有人将儿童眶壁爆裂性骨折称之为"嫩竹样骨折"。骨折不会像成人那样爆裂破碎，也不会大面积塌陷，骨折多为一窄隙或一线状，或成一"活门状"。北京同仁医院眼科中心接触的儿童眶壁爆裂性骨折，最小者仅3岁。

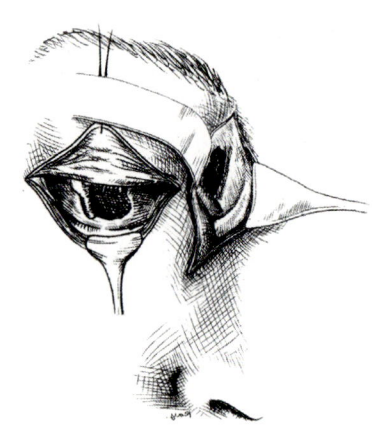

图 13-1-17　内眦及下睑缘下双皮肤切口

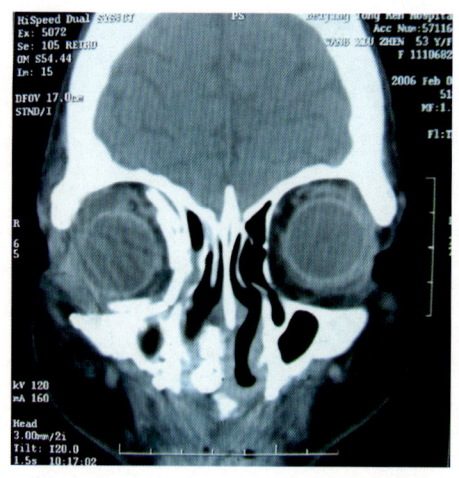

图 13-1-18　内下壁骨折整复术后 CT

1. 儿童骨折特点

（1）儿童眶壁爆裂性骨折可出现代偿头位（图 13-1-19）。

（2）多为眶底骨折，少有眶内壁骨折。

（3）罕见眶内壁、下壁同时骨折者。

（4）少有眼球内陷，即使有内陷，也极轻微。

（5）下直肌肌腹可完全夹持于眶底骨折骨缝中，致上下转明显受限（图 13-1-20）。

（6）骨折范围小，仅有缝隙或线状，没有成人骨折那样大面积塌陷。

2. 处理　鉴于儿童眶壁爆裂性骨折的如上特点，处理应注意。

（1）若直肌本身无明显嵌顿，仅少许眶脂肪嵌入骨缝，有时可通过牵拉治疗获得缓解，不需手术。若牵拉 2~3 次无效时，应立即改为手术治疗。

（2）若发现直肌如一活瓣严密嵌于骨缝，应即刻手术解脱，无需等待 2~3 周。因时间久、夹持的直肌可发生缺血性坏死，术后眼球运动功能将受到明显影响。由于骨折致骨缺损范围小，填充物不能过大，否则有可能致眼球突出。

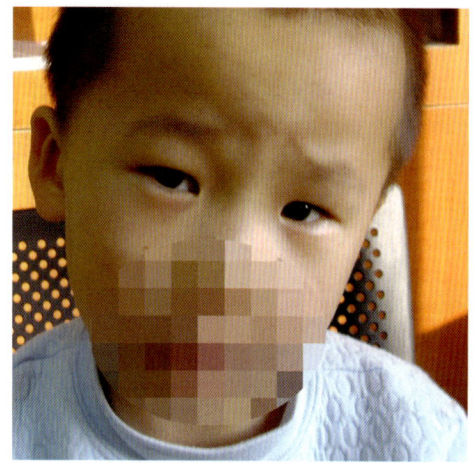

图 13-1-19　儿童眶壁骨折代偿头位

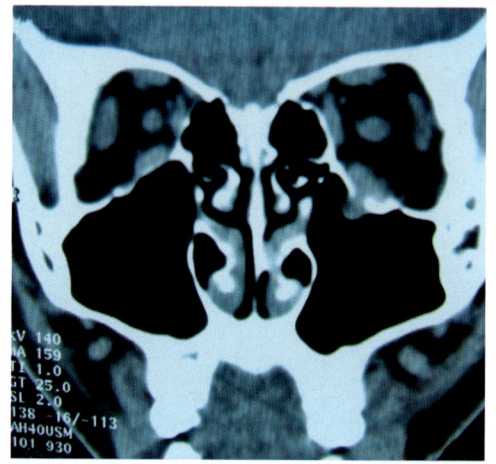

图 13-1-20　儿童眶底骨折左下直肌嵌于骨缝

第二节 非爆裂性骨折整复术（复合性眶壁骨折）

非爆裂性眶壁骨折是一个含混的概念，它是相对于爆裂性骨折而言。将眶区骨折中，除爆裂性眶内壁、下壁骨折之外，统称为非爆裂性骨折。临床症状复杂多样，涉及广泛，手术应与口腔颌面、鼻科、神外等多科合作完成。

一、眶－上颌－颧骨骨折整复术

眶－上颌－颧骨骨折（orbital maxillary zygoma，OMZ），可有眶下缘及外缘骨折，骨折可一处或多处。外缘骨折常位于颧－额缝处，伴有眶外壁骨折，颧骨体向外下移位，眶腔扩大，眼球内陷明显。若伴有颧弓骨折，可有开口受限。若有眶下壁骨折，可表现为复视、眼球运动障碍。手术需与口腔颌面外科合作。术前备皮剃头，剪睫毛，需要进行口内切口者行全口洁治。本手术需全麻下进行，术前应作全麻相关检查。

适应证

眶－上颌－颧骨骨折患者，在伤后2周以上，伴有复视、眼球运动障碍、眼球内陷、颧部塌陷、面部不对称、开口受限等（图13-2-1、13-2-2）。

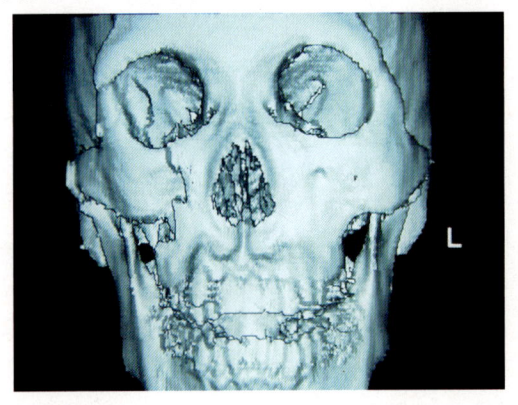

图13-2-1　OMZ骨折三维CT

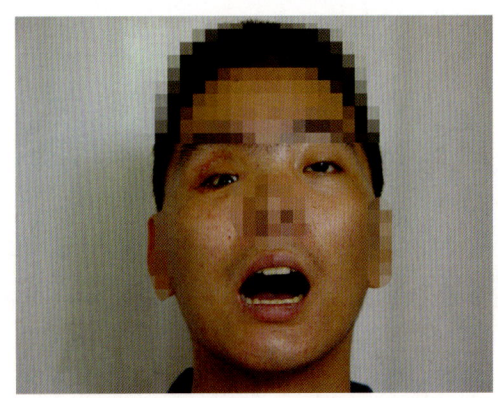

图13-2-2　OMZ骨折开口受限、右眼球内陷、颧部塌陷

手术步骤

（1）置下直肌牵引固定线。
（2）下睑缘下2mm平行睑缘切开皮肤，外眦角斜向下120°延长6mm。
（3）在眼轮匝肌深部剥离，潜行至下眶缘。由于眶缘骨折塌陷，其标志不明显，边剥离，边触摸。
（4）眶缘部切开骨膜，可见骨折线，骨折线可有数处，并移位。沿下眶缘向外延长，向上剥离至眶外壁之眶缘。
（5）向眶内剥离，可见眶底骨折，眶内容物疝入上颌窦内，尽量使其还纳回眶内，并保护眶下神经。
（6）由中线沿发迹向颞部切口至耳前。顶部切口深达骨面，自颞结节起走行于颞深筋膜的浅面，在颧弓上缘2cm起进入颞脂肪垫，走行于颞肌浅层，沿此层次翻瓣直达颧弓上缘。先在眶外缘外侧切开额骨的骨膜，沿此骨膜切口向下再切开颧骨额突外侧及颧弓上缘的骨膜，行骨膜下分离。充分暴露眶外侧壁、颧骨及颧弓，此时可发现骨折移位，寻找暴露移位的颧骨体，沿骨折线切开、剥离。
（7）由口内尖牙窝上颌骨移行沟做切口至骨面（图13-2-3），向上分离骨膜瓣，暴露梨状孔、眶下孔、颧牙槽嵴。此时可将脱出眶腔外的软组织推顶回眶内。

(8) 牵引颧骨，复位眶下缘，微型钛板固定。

(9) 分别复位眶外壁、颧骨及颧弓，检查面部两侧是否对称，微型钛板固定（图13-2-4）。

(10) 以开口器牵引牙列至张口度为三指，沿上颌骨骨折线切开，复位上颌骨，恢复咬合关系，以钢丝颌间结扎，检查上下颌骨中线对齐，微型钛板分别固定上颌骨梨状孔缘及颧牙槽嵴。

(11) 测量眶底骨折骨缺损范围，修剪羟基磷灰石复合体并热水塑型，填充于眶底骨缺损区，观察双侧眼球突出度，使术侧略高于健侧，耳脑胶粘合人造骨复合体。

(12) 妥布霉素稀释后冲洗术野，下睑缘切口分层缝合骨膜、皮肤；口内切口以3-0可吸收缝线缝合，去除颌间结扎；头皮切口分层缝合颞筋膜、皮下组织及头皮。

(13) 术区上眼膏加压包扎。

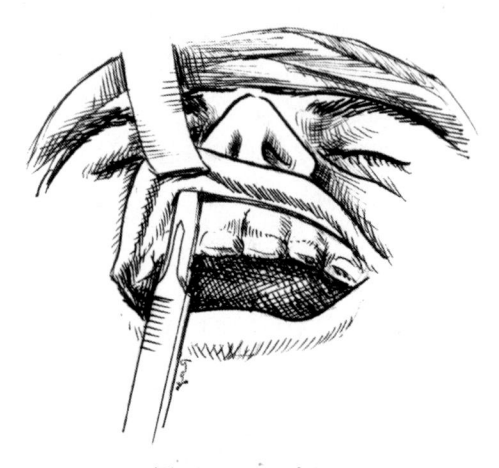

图13-2-3　口内切口

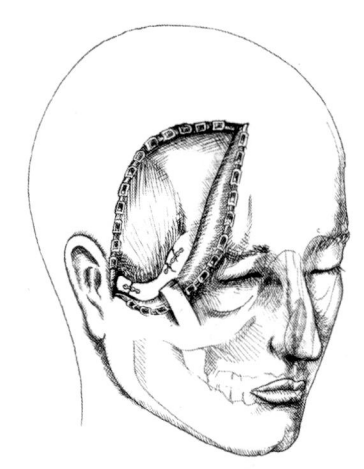

图13-2-4　复位颧骨体，钛板固定

手术并发症

1. 视力减失　若骨折位置较深，或人造骨植入时过深，可损伤视神经，致视力减退或丧失。术中应观察瞳孔情况，若瞳孔散大，则提示有视力损害，应采取积极措施。

2. 出血　手术范围大，涉及面积广，操作多，耗时长，血液丢失较多，应及时止血。可电凝止血、肾上腺素棉片止血或控制性低血压减少出血。若伤及较大血管可有暴发出血，整复时应特别注意眶下裂组织，眶下裂组织内可有粗大血管，若有暴发出血，应结扎止血。

3. 眼球上移　双眼球不在同一水平线上，术眼位置偏高上移，可在术中发现，也可于术后次日换药时方发现。若术中发现应调整填充材料，将眶底部填充材料适当减少。笔者遇到一例病例，行多发眶壁骨折整复术，填充后眼球明显上移，调整下壁填充材料也无济于事。但是，若将眶内壁骨折填充材料多加一片植入后，眼球上移立即消失。若术后发现眼球上移，有可能是由于术中损伤动眼神经中支配下直肌细小分支所致。对于眼球上移，术后加强眼球运动训练，有的可完全改善。若半年仍不改善，可考虑眼外肌手术加以矫正。

4. 术后颞窝凹陷　颞窝位于太阳穴后下方处，两侧对称。有时术后数日发现术侧颞窝凹陷，且越来越明显，影响美容。其原因是，做冠状瓣时伤及颞窝处的脂肪垫或破坏局部小血管，致血供不好，造成结缔组织萎缩。明显者可行人造骨片局部填充矫正，矫正应在术后3个月之后进行。

5. 下睑皮下瘀血　术后可有广泛的皮下瘀血、肿胀。由于皮下出血或包扎不当引起，应加压包扎数日，必要时穿刺引流。

6. 下睑外翻　由于切口不当，瘢痕收缩引起。必要时，半年后行外翻矫正术。

7. 眼球内陷矫正不足　术后数周，手术反应消退后，发现眼球内陷矫正不足。待术后3个月，必要时再次行眼球内陷矫正术。

8. 钛钉、钛板排异 可于术后数月、数年发生，表现为局部红肿，进一步发展可有脓肿形成或形成瘘管、窦道。应行CT检查，有时需切开引流或穿刺，必要时拆除钛钉、钛板。

术后处理

（1）术后应予以抗感染药物，严密观察伤口有无感染，并注意体温。
（2）术后次日换药注意视力、眼位、眼球运动情况。
（3）若局部肿胀不明显，术后2~3天应打开点药，行眼球运动训练。有开口障碍者行开口训练。

二、鼻－眶－筛骨折整复术

鼻－眶－筛（naso-orbito-ethmoid，NOE）骨折，是眶内壁骨折伴有邻近骨结构的损伤，涉及鼻骨、眶内缘、泪骨、鼻泪管、筛骨、眶内壁、上颌骨额突和额骨鼻突的骨折。临床症状表现多种多样，如：眼球水平运动受限、眼球内陷、鼻背塌陷、内眦增宽、泪阜消失、鼻眶窝变浅、泪道阻塞等等。手术复杂繁琐，既要求眼部功能的恢复，又要求眼部外观美容的改善。术前必须做到心中有数，必要时与颌面外科、鼻科合作。

适应证

鼻－眶－筛骨折，有上述临床症状。

术前准备

新鲜外伤应在受伤2周，局部出血水肿消退后进行手术。有泪道损伤者术前应泪囊碘油造影，了解泪囊大小。术前应全麻气道插管，手术操作应在手术显微镜下进行。

手术步骤

（1）行内直肌牵引固定线。
（2）内眦皮肤切口：此切口操作较困难。由于内眦增宽、眦角圆钝、鼻眶窝变浅、内眦弧形纹理不清晰，此时可用刀背沿内眦做弧形走行压迫划线，使鼻眶窝变深，划出一弧形皮纹，距眦角约6mm，顶端达眉内梢，下方弧形达隅角，长2.5~3.0cm。沿此纹理切开皮肤（图13-2-5A、B），术后自然美观；否则术后切口显得距内眦角近，影响美容效果。

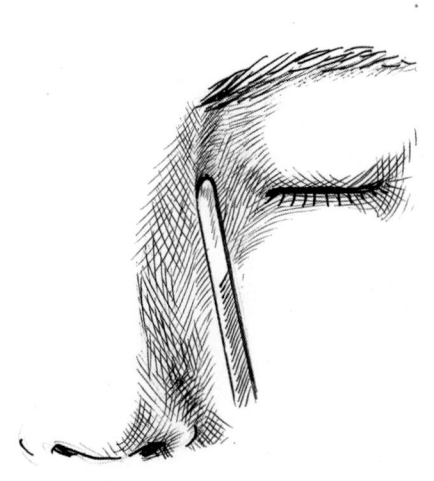
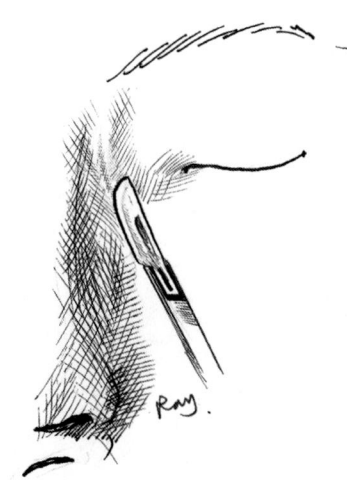

A 压迫划线　　　　　　　　　B 皮肤切开
图13-2-5　内眦皮肤切口

(3) 用蚊式钳平行眶内缘方向分剥皮下，必要时电凝内眦静脉止血。边分剥边寻找内眦韧带断端，找到后做一标记缝线。

(4) 钝性分剥到内侧眶缘，此时可发现眶缘不完整。用尖刀平行眶缘方向切开骨膜，向内侧分剥骨膜，去除骨折碎片。寻找泪前嵴，剥离泪囊。越过泪后嵴，见眶内壁骨折，软组织嵌入筛房内，将脱入筛房之眶内容物还纳。寻找筛前动脉，电凝切断筛前动脉。有时可见筛前动脉由于外伤已自行断离。寻找骨折上界及后界，保留筛后动脉勿切断，骨折后缘往往止于筛后动脉水平。寻找骨折下界，有时达隅角部或与眶底骨折相连。

(5) 上颌骨额突骨折的处理：上颌骨额突与额骨鼻突自然连接处有一骨缝，外力作用下此处可发生错位，使紧密的接触分离。错位明显时，应分剥骨膜，整复对合。二者张力明显时可用小钛板加以固定；张力不大且新鲜骨折可用耳脑胶粘固。

(6) 鼻骨骨折的处理：鼻骨骨折、鼻背塌陷4周以内者可于术中通过鼻腔用剥离子挑起整复。挑起整复至满意程度，其表面骨缝以耳脑胶粘合，加强固定。若属陈旧骨折，则于缝合皮下前，将鼻背骨膜向两侧剥离。用人造骨复合骨板，修剪成相应大小，热盐水中塑型，填充于骨膜下，直到满意为止。

(7) 泪囊鼻腔吻合术：应在填充人造骨片前做好鼻黏膜及泪囊黏膜的吻合瓣，并预置好端-端吻合线，填充人造骨板其前端应注意勿对吻合部位推顶、挤压。

(8) 人造骨片植入及眼球内陷的矫正：暴露内壁骨缺损各缘，测量骨缺损的范围大小。修剪人造骨并于热盐水中塑型，填充于眶内壁。人造骨应将骨缺损各缘遮挡，注意后界，勿对视神经有刺激。前界勿对吻合口有推顶。填充后，用眼球突出计测量对侧眼球突出度，使术侧高于健侧2mm；不足者加填一层人造骨。

(9) 内眦韧带固定：内眦韧带的固定位置至关重要。其位置决定了术后内眦外形美观与否。断离的内眦韧带，往往有挛缩，失去原有的弹性，固定时张力大。固定线应选择粗1-0线或钢丝，最好为钢丝。固定位置应选择在靠近泪前嵴处，若骨膜无法缝合可在相应处打一骨孔，穿过骨孔固定。若打孔困难，骨折破碎，可在相应处固定一个钛钉，将钢丝固定于钛钉上。若鼻骨及泪前嵴缺损严重，可在相应处先固定一小钛板，做一桥梁，将钢丝固定于钛板上（图13-2-6）。拧紧钢丝至两侧对称。用直尺测量，使眦间距对称，且眦角在同一水平线上，否则重新矫正直至满意。

(10) 皮下及皮肤缝合：皮下组织缝合数针。缝合皮肤前，先将皮唇对合。若对合后皮肤双唇隆起，则应将皮缘去除2~3mm，这样术后伤口愈合更平整，瘢痕不显。缝合皮肤后则形成一满意的鼻眶窝，此处应填一棉枕压迫，以使鼻眶窝保持更好。

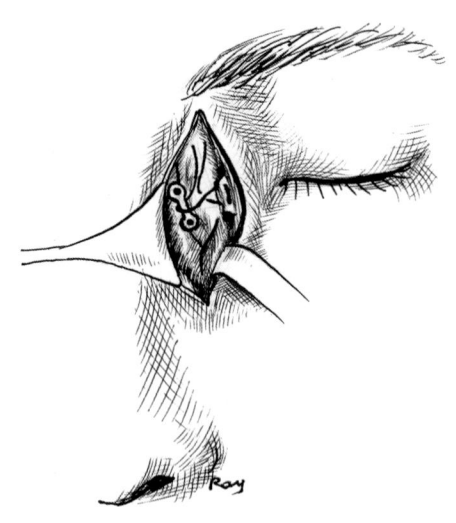

图13-2-6 将内眦韧带固定于钛板上

手术并发症及注意事项

1. 术中出血 术中整复眶内壁骨折时，筛窦黏膜出血，术中电凝切断筛前动脉不当可造成出血。术中电凝筛前动脉一定要彻底充分，要焦化后再切，且切断处应靠近眶组织端。否则，血管残端缩入骨孔内，难于止血。术中控制性低血压可减少出血。

2. 视神经损伤 骨折较深，填充人造骨片过深，可造成视力减退或丧失。术中不可切断筛后动脉。人造骨片后端越过筛后动脉部分应向鼻下，不可朝向鼻上，否则有可能刺激视神经。笔者曾遇一例病例：术前即有视神经萎缩，视力仅 0.2，且视野缺损，术后患者视力下降至 0.05，CT 发现骨片对视神经有推顶。术后 3 天打开伤口，修整填充骨片。次日视力恢复至 0.2。手术填充人造骨片后，应观察瞳孔。若发现瞳孔开大，则预示视神经有损伤，应立刻更换人造骨片或修整骨片。

3. 脑脊液漏 分剥还纳眶组织时，进入颅内，有清亮的脑脊液溢出。若溢出口很小，可用明胶海绵加耳脑胶填压；若溢口较大，可取少许皮下组织填补，必要时从耳后取少许结缔组织填塞后用耳脑胶粘固。术中还纳眶内容物时，注意上界勿越过筛前、筛后动脉连线水平。若有脑脊液溢出，术后应加强抗感染治疗。

4. 术后眼球运动障碍 眶内壁骨折时，内壁骨膜破损，整复后内直肌可直接贴附人造骨片，造成粘连。术中要不时牵拉内直肌牵引线，人造骨片植入后，将眶脂肪置于内直肌与骨片之间，可避免此现象。

5. 鼻眶窝仍浅 内眦韧带固定不理想。内眦韧带固定越靠后，则鼻眶窝凹陷越显著。

6. 眼球内陷矫正不满意 术中填充人造骨片后，应使术侧高于健侧 2mm。若术中双侧眼球突出度均等或仅凭目测而估计不准。待术后水肿消退后，则眼球仍显内陷。

术后处理

（1）术后应予以糖皮质激素 3~5 天、足量抗生素、血管扩张剂。

（2）术后次日打开换药，注意观察：视力、眼位、眼球突出度、眼球运动情况、内眦间距、眦角、鼻眶窝、泪道冲洗是否通畅。

（3）术后应单眼包扎 2~3 天。

（4）肿胀不明显后，进行眼球运动训练。

三、眶顶骨折的手术治疗

眶顶或称之为眶上壁，为前颅底眶板，与颅脑关系密切。外伤时常伴有昏迷、颅内积血或积气，急性期务必注意生命体征。眶顶骨折可单独存在，也可同时合并有眼眶其他多壁骨折，眶顶骨折往往伴有眶上缘骨折，表现为眶缘不完整、缺损或移位。

眶顶骨折可引起眼球上转、下转运动受限，往往无眼球内陷，可同时伴有上睑下垂，但极少有上直肌嵌入颅内。骨折的眶板突向颅内，刺激大脑额叶，可诱发癫痫。因此，即使没有任何眼科临床症状，从神经外科角度修复隆起的眶板，也是手术指征。

适应证

眶顶骨折整复手术。

术前准备

在生命体征平稳后进行，手术应与神经外科合作，这样更安全。术前应摄眼眶CT、头颅CT，包括双眶三维成像。眼球上转或下转运动障碍，CT显示眶顶骨折，眶缘缺损或移位，或隆起的眶板推顶额叶，均应考虑手术整复。手术应在全麻下进行。

手术操作

1. 眉弓切口径路 适宜范围较小的眶顶及眶缘骨折，或原有外伤瘢痕。术前需剃眉。

（1）置上直肌牵引固定线。

（2）沿眉弓上缘做弧形皮肤切开，深达骨膜，向上下分剥软组织（图13-2-7A、B）。

（3）从眶上缘正常部位起始触摸眶上缘，见眶缘不平滑，切开骨膜，剥离骨膜。

（4）将眶缘骨折片分剥，取出。

（5）若进入额窦，将额窦内积血、积液吸净，夹出额窦黏膜，取出破碎的骨板，放入盐水中保管。

（6）寻找破裂的眶顶，分剥，取出骨片，注意勿损伤硬脑膜。

（7）牵拉上直肌牵引线，辨别上直肌及眶内组织的界线，寻找眶顶骨折后界。

（8）修复缺损的眶板，可用取下的额窦上下壁骨板，修剪拼凑，耳脑胶粘固，眶缘缺损尽量用自体原有骨板。必要时用人造骨块修复，用耳脑胶粘固。

（9）缝合骨膜、皮下及皮肤。

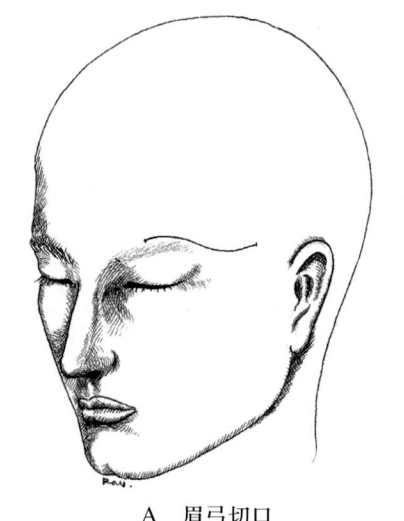

A 眉弓切口　　　　　　　　B 暴露骨折区

图13-2-7　眶顶骨折手术眉弓切口径路

2. 额部半冠状切口径路 适宜眶顶、眶缘较大范围骨折，此径路术野开阔。术前需剃发备皮。

（1）置上直肌牵引固定线。

（2）切口由中线沿发迹缘向颞部切开至耳前。顶部切口深达骨面。自颞结节起走行于颞深筋膜的浅面，沿此层面翻皮瓣分剥至眶上缘，暴露额部骨折区及眶缘骨折区（图13-2-8A、B）。

（3）额部颅骨钻1~2孔，铣刀铣下5cm×5cm骨瓣（不超过中线）。

（4）切开眶缘骨膜，寻找塌陷或移位的眶上缘部分，取出骨片。若开放额窦，需清除窦内黏膜，以肌肉加生物胶粘堵于窦内。

（5）抬起硬膜，暴露眶上壁，分剥眶顶骨折区，将破损的骨片取出，突向额叶骨片缓慢取出，暴露眶顶骨缺损区各缘，寻找后缘时注意勿损伤眶上裂组织及视神经。

（6）牵拉上直肌牵引固定线，辨别上直肌及眶上部眶内容上界。

（7）骨缺损的修复与填充：上眶缘后面与眶顶相连，上面与颅骨额部相接，修复重建时要考虑到"上下两面的需要"。材料可用自体骨、人造骨、钛网等。

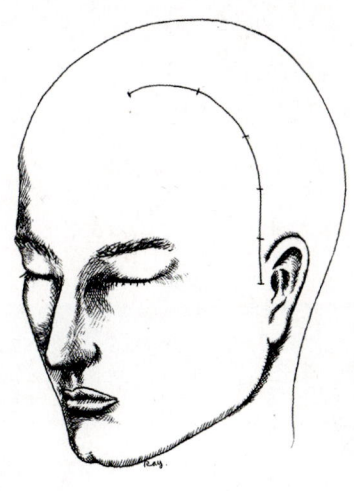
A 半冠状切口

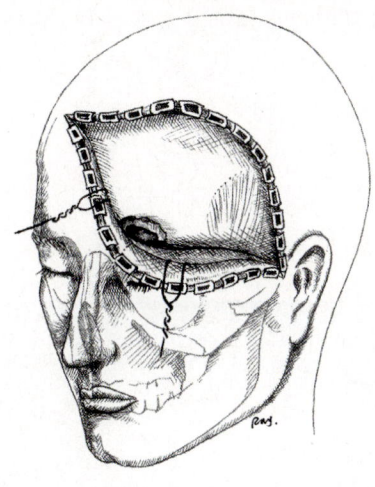
B 暴露额部骨折区及眶缘骨折区

图 13-2-8 额部半冠状切口径路

1) 自体骨组织：眶缘或眶顶缺损很小，可用术中取下的骨板，用双氧水浸泡后，修剪拼接进行填充，用耳脑胶粘固。

2) 羟基磷灰石（人造骨，HA）：用人造骨块修磨后填充缺损的眶缘，用人造骨板修磨后填充于缺损的眶顶。

3) 钛网：适宜眶缘缺损较大同时伴有眶板缺损者，将钛网弯曲成钝角代替眶缘，其上面代替缺损的眶板，用钛钉固定（图 13-2-9A～C）。注意缝合时需将硬脑膜悬吊于钛网上，消除钛网与硬脑膜之间空隙，防止术后积血或积液。钛网边缘不要往外翻卷，否则刺激头皮或眶骨膜。

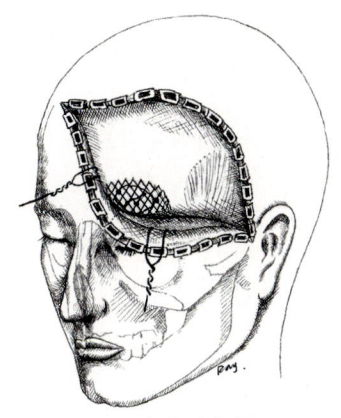
A 术中示意图

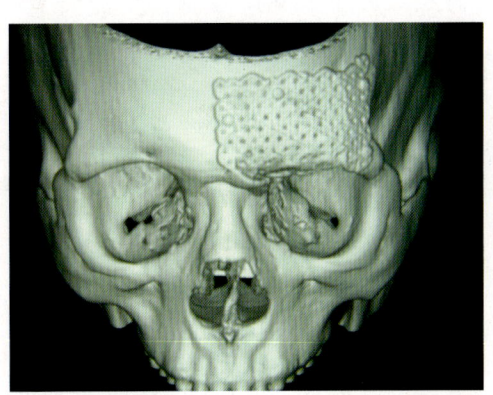
B 术后三维CT

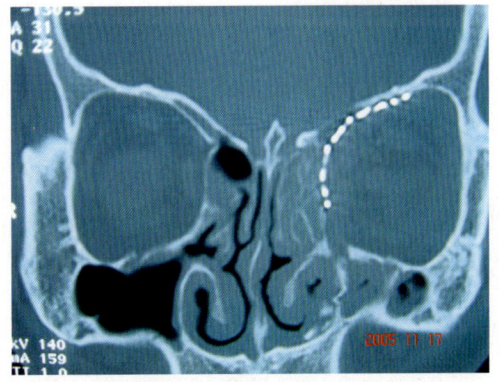
C 术后冠状位CT

图 13-2-9 钛网填充修补

4）计算机辅助设计快速建模预制填充材料：根据三维成像数据，参照健侧眶部形状，快速建立眶面模型，并显示缺损实际情况。根据缺损实际模型，用羟基磷灰石粉及高分子聚合物，按一定比例混合，预制出填充实体。包括眶板、眶缘及额骨，术中完整地进行填充（图13-2-10A、B）。同时备有羟基磷灰石粉及其溶剂，术中对小缝隙进行修补。

（8）悬吊四周硬脑膜，复位骨瓣，以颅骨锁固定。

（9）缝合皮下及皮肤。

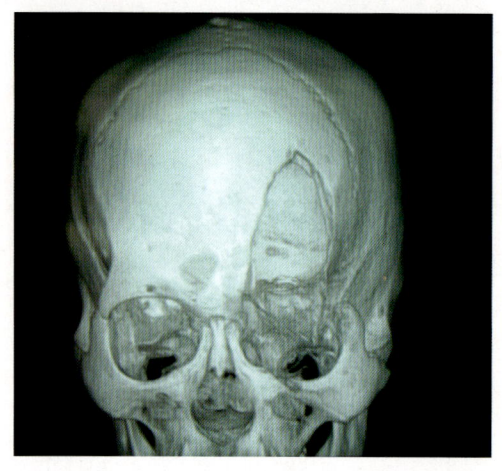

A 术前　　　　　　　　　　　　B 术后

图13-2-10　计算机辅助设计快速建模成型填充

手术并发症及注意事项

1. 脑脊液漏　为修复眶顶、上眶缘骨折常见的并发症。患者原有硬脑膜损伤，分离粘连瘢痕时可诱发脑脊液漏；分剥骨膜、取出骨片刺激，均可造成脑脊液漏。漏口大，以丝线缝合漏口处，再用颞肌加生物胶填堵；漏口小可不缝，直接填堵。

2. 术后硬膜外血肿或硬膜下血肿　表现为患者头痛剧烈或呕吐，CT检查可发现。须静卧，静点甘露醇。一般不需处理，严重者手术取出血肿。

3. 术后手术侧额纹消失或变浅，皱眉不利　剥离冠状瓣时损伤面神经分支所致，一般术后半年可恢复，给予神经营养剂有利于快速恢复。

术后处理

（1）术后应予以充分抗感染治疗。

（2）有脑脊液漏者平卧2周。

（3）局部加压包扎1周。

（4）如术后头痛明显、呕吐频繁，应行颅CT检查。

（5）术后应观察视力、上睑运动情况、眼球运动情况，并关注体温、血压、脉搏等生命体征。

（宋维贤　河井克仁）

第三节　眶内填充物的选择

由于先天及后天各种疾病、意外事故等原因造成的眶骨发育不良、骨折和骨缺损，可以导致功能障碍和外观的缺陷，需要采用骨修复材料来修复。寻找一种理想的骨修复或替代材料一直是学者们努力的方向。随着20世纪80年代组织工程学（即应用生命科学和工程学的原理和技术，构建、培育活组织，研制生物替代物，以修复或重建组织器官的结构，维持或改善功能的一门新兴边缘学科）的开创和发展，眶骨修复材料的研制取得了很大进展。利用组织工程学原理，引入形态上与骨单位相容且其管道可连入骨缺损的孔状支架结构，建立起生物材料与骨和软组织的再生之间的联系。组织工程修复材料不仅起着细胞粘附、增生、分化的支架作用，而且还要有合适的三维孔隙 - 网架结构，有利于营养物质和氧的渗透交换，为新生血管长入提供通道，并可作为生长因子缓释剂的载体。

骨修复材料与人体骨理想的结合方式是与骨形成牢固的有机结合，不仅结缔组织长入材料内形成血管化，还包括新生骨在材料表面生成，随后长入材料内，直至同步取代修复材料。对于一种理想的骨修复材料应具有的特性有：①具有良好的生物相容性和细胞相容性。②具有成骨能力，材料不仅具有在新骨形成过程中起支架结构的功能（骨传导性），还应具有诱导未分化的原始细胞分化成具有成骨能力的细胞，加速骨组织生长的能力（诱导再生性）。③具有符合细胞、组织、器官生物力学要求的强度，以小梁骨为标准，抗压强度应大于5mPa。④具有可降解性和适宜的降解速度，在一定时间内被宿主骨替代，不影响骨组织的修复。⑤具有可塑性，易加工性和可消毒性。

按材料的来源和性质分类，主要包括以下几方面：

一、骨材料

骨材料包括自体和异体骨组织，异体骨组织包括同种异体和异种异体骨组织。

1. 自体骨　自体骨具有与新生骨相同的有机、无机成分，有利于诱导成骨，也不存在宿主对植入骨的免疫排斥问题。Sullivan WG等报告457例眶缘及眶壁骨折塌陷应用颅骨外板填充再造术，效果良好。但自体骨主要取自髂骨、肋骨及颅骨外板，材料来源受限，塑型性相对较差，存在骨吸收的问题，对较大面积的骨缺损修补也较为困难，同时也可造成供骨区的并发症：急性或慢性供骨区疼痛、血肿形成、感染及外周神经损伤等，这些特点限制了自体骨的应用。

2. 异体骨　异体骨是修复材料中各种特性与自体骨最相近的，多年来，人们针对其免疫源性、病毒感染等问题做了不少工作，并创建了骨组织库以利于大量安全应用。Urist等通过去除牛骨中的有机质，并将残余物质经高温煅烧，取得一种保持自然骨的海绵结构、高孔度、具有骨传导性的矿质骨。一些骨诱导成分可能在加工中失活或减少，再加上残存的免疫反应，会影响手术效果。异体骨移植有10%～15%的失败率，表现为不愈合、骨吸收、感染及再骨折等。

二、人工材料

1. 硅胶　硅胶是我国早期进行眶骨缺损修复的主要材料之一。硅胶属于惰性非生物性材料，具有较好的组织相容性，无毒性，植入体内炎症反应轻微，但仅在材料表面形成纤维包裹，与骨无直接的结合，且其强度较差，包膜收缩可致植入物移位、变形，甚至脱出。Morrison总结了311例应用硅胶修复眶骨缺损病例，由于硅胶移位、排斥、感染和复视加重等原因，13%的患者硅胶被再次取出。近年已不再选择单纯硅胶作为骨修复替代材料。

2. 高密度多孔聚乙烯（Medpor）　聚乙烯作为植入物材料已被应用近30年，它具有可塑性好、无毒性等优点，但它仅通过纤维包裹与机体结合。Medpor是由线性高密度聚乙烯材料合成，具有开放和相互交通的孔隙，孔径超过100μm，孔隙率为50%以上。作为聚乙烯生物材料的衍生物，它具有良好的组织相容性，而它的多孔结构在植入人体内后可有纤维结缔组织和新生毛细血管长入其孔隙内，从而与受区周围组织紧密结合。

Medpor材料具有良好的可塑性，可根据骨折和骨缺损的情况，选用不同的制成品塑型，将Medpor放入约90℃盐水中，即可任意弯曲塑型，成形后在体温状态下不再变形，并可被切割和缝合。鉴于以上的优点，Medpor被广泛用于颌面整形中。Petet AD 将Medpor材料作为眶壁整复植入材料行眶骨骨折整复术37例，平均随访19个月，无植入物的脱出、移位，无明显炎症反应，功能及美容效果良好。在我国，Medpor被临床广泛应用于眶壁骨折及眶骨塌陷及缺损的修复。北京同仁医院眼科中心采用不同大小及不同厚度片状及块状材料行眶壁骨折及眶骨塌陷及缺损的修复，效果良好。但此材料与骨组织无法形成直接的骨性结合，它没有骨诱导性。

3. 羟基磷灰石（HA） 磷酸钙类陶瓷是骨修复材料中相当重要的一类，有近百年的历史，现今研究应用最多的是羟基磷灰石。

人体骨组织中无机质的主要成分是羟基磷灰石结晶，由珊瑚制备的羟基磷灰石在组成、结构上与人体骨组织中的羟基磷灰石一致，有极好的生物相容性、骨传导性和骨结合的能力，且无毒副作用。

研究证明多孔的羟基磷灰石允许软组织及骨组织长入，羟基磷灰石孔隙大于100μm新生骨组织可长入，小于20μm将会被抑制，一般认为合适的孔隙为90～500μm。多孔羟基磷灰石材料可促进血管化和成骨细胞的粘附、增生、分化。临床常用的是孔径分别为200～500μm的珊瑚骨，具有类似骨的微孔结构，孔隙相互连通，有利于细胞与体液流动和进行正常的物质交换及组织代谢。羟基磷灰石自1975年应用于临床以来被广泛的应用。但羟基磷灰石的生物力学性能较差，其强度同骨松质相似，且缺乏弹性，脆性大，易碎，故单纯的羟基磷灰石一般较少用于承受应力多的部位（如眶壁骨折），而多用于填充承受应力较少的部位（如眶缘骨缺损）。北京同仁医院眼科中心采用羟基磷灰石行眶缘塌陷再造术，可有效改善外观，材料无排斥反应。

4. 骨水泥（CPC） 骨水泥是由固相和液相两种原材料以一定的比例调合成糊状混合物，混合物在室温或体内生理环境下自行结晶固化，其固化后终产物是羟基磷灰石晶体，化学成分与骨组织的无机成分相似，其晶相结构亦与骨组织相近，植入骨缺损后可产生降解吸收，降解吸收的钙和磷参与缺损区骨组织形成。骨水泥具有良好的生物相容性、骨传导性、可降解性及反应产热低等特点，成为医用材料界的研究重点之一。

由可溶性医用树脂和羟基磷灰石制备成的EH复合型骨水泥已应用于眶壁骨折、颅骨及眶骨缺损修复手术中，尤其随着计算机辅助设计技术及快速成型技术的采用，可以在手术前制作出外形和连接均符合的修复体，手术时只要把预先制作好的修复体安装上即可，可大大缩短手术时间，减少手术风险，减轻患者的痛苦，取得了良好的效果。

目前使用骨水泥的材料性能、凝结时间、机械强度、孔隙率等受许多因素的影响，高的孔隙率有利于新骨长入，从而与自身骨组织紧密结合，但同时也降低了力学强度，其易脆性和低强度限制了其在负重骨中的应用。

5. 金属材料 20世纪20年代后，不锈钢和其他耐腐蚀的合金（钴基合金）及金属（钛），被逐渐用于替代人体硬组织。作为医用金属，必须满足对人体的适应性、耐腐蚀性、适当的机械强度、表面生物相容性四个最基本条件，由于钛和钛合金具有以上特点且比重小，其使用逐渐增多。临床上有应用钛板、钛网于眶壁骨折的报道，钛和钛合金在修补骨折时方便可靠，但在矫正和补充眼眶骨折后眼眶容积的增加量时存在不足，往往造成眼球内陷不能完全矫正。目前，在临床广泛应用钛钉及微型钛板进行骨折断端的内固定，钛板及钛网主要用于颅骨缺损的修补。

三、复合骨修复材料

纯的羟基磷灰石是一种脆性材料,易碎,强度差,临床应用受到了限制。为了提高材料的力学性能以及加快新骨的形成速度,常引入其他物质形成多种多样的羟基磷灰石复合材料。目前已被临床广泛应用的是羟基磷灰石/聚乙烯复合材料及羟基磷灰石/钛金属复合材料。这些复合材料的优越性在于:①在生物学性能上具有生物相容性和生物活性,克服了单纯惰性材料植入后纤维组织包裹的植入物的松动和脱落的缺点。②二者能相互取长补短,获得良好的力学性能。作为复合材料基体的人工合成聚合物,其力学和化学性能可通过工程材料的工艺方法进行调控,而且可加工性好。

1. 羟基磷灰石/钛金属复合材料 钛及钛合金由于其表面生物相容性不十分理想,常用生物陶瓷羟基磷灰石覆盖其表面形成高分子复合材料,兼具有二者的优点。常用的涂层技术主要有等离子喷涂,其他的有高速氧火焰喷涂、电泳沉积、热压等。目前,此种材料已在临床应用,但钛及钛合金表面所覆盖的羟基磷灰石的粘接强度常不够,人体骨与材料之间的接触面可随着时间的推移而相互逐渐分离,需进一步改进。

2. 羟基磷灰石/聚乙烯复合材料 作为类骨材料由 Bonfield 教授于 20 世纪 80 年代提出,羟基磷灰石/高密度聚乙烯复合材料于1988年始被应用于临床作为眶底骨折植入物。研究表明,40% 体积的羟基磷灰石与聚乙烯制成的复合材料,可得到力学和生物学性能的最佳组合,其延展性在皮质骨范围内,断裂韧性优于骨。Di Silvio L 等研究表明,40% 体积的羟基磷灰石材料中成骨细胞最多,且有较多的分裂期成骨细胞,复合材料中肌动蛋白纤维有高水平的表达,复合材料中的羟基磷灰石颗粒提供了细胞附着的有利位置,使初始成骨细胞较早开始分化、生长。

北京同仁医院眼科中心自1999年始采用创意公司的羟基磷灰石复合体材料,其中层为高分子聚乙烯板,两侧喷涂为羟基磷灰石,有垂直的孔隙,对近千例患者行眶壁骨折整复,效果良好。但此材料存在孔隙率不足的缺点。

四、研究进展

近 20 年来,随着细胞、分子生物学的深入研究和生物工程材料科学以及生物技术的飞速发展,组织工程学的提出及应用,骨修复材料有望取得突破性的进展。

1. 可吸收材料的研究 既往使用的骨修复材料主要是不可吸收材料,存在应力遮挡作用、腐蚀、二次取出等问题。为了克服不吸收材料的缺点,自二十世纪六、七十年代开始研究可吸收材料。可吸收材料能在体内逐渐降解,在降解过程中强度逐渐下降,应力转移到骨折部位,达到完全为新生骨替代的目的。可吸收材料主要包括聚乳酸(PLA)、聚 L - 丙交酯(PDLA)、聚羟基乙酸(PGA)等数十种。目前可吸收材料的主要问题是机械强度差,为了解决此问题,将 PLLA 等可吸收材料和结晶性好的纯羟基磷灰石颗粒制成复合材料,具有良好的生物活性和骨诱导性,可生物降解,是临床上有希望的骨修复材料。可吸收材料尚存在一些不足,主要包括组织相容性、迟发性炎症反应、强度、降解速度等问题,但可吸收材料是骨修复的一大进展,是修复材料的发展方向之一。

2. 纳米材料 纳米技术是指在小于 100nm 的量度范围内对物质或结构进行制造的技术。当物质小到 $1 \sim 100$nm ($10^{-9} \sim 10^{-7}$m)时,由于其量子效应,物质的局域性及巨大的表面与界面效应,使物质的很多性能发生质变。现在应用的羟基磷灰石是微米级的,而人体骨内的羟基磷灰石以 $65 \sim 80$nm 针状结晶体的形式存在,羟基磷灰石的生物学特性与颗粒大小密切相关。用纳米技术制成的羟基磷灰石材料,制造时不需高温,可塑性好,不易碎。与常规羟基磷灰石相比,纳米材料中的内在气孔或缺陷尺寸大大减少,材料不易造成穿晶断裂,有利于提高材料的断裂韧性,而晶粒的细化又使得晶界数量大大增加,有助于晶界间的滑移,使纳米羟基磷灰石材料表现出独特的超塑性。同时,纳米材料具有很高的化学活性,可增加材料的生物活性和成骨能力，并可产生降解反应，实现植入材料在体内早期固定的目的。纳米羟基磷灰石有望成为下一代骨修复材料。Du等将一定比例的胶原与纳米级的羟基磷灰石制成具有三维空间的复合材料，实验表明很快有新骨形成，且材料降解速度与新骨保持一致，能够在植入早期和后期起到有效的支撑作用，是一种理想的修复材料。

3. 天然生物高分子材料 天然生物高分子材料主要包括胶原（COL）、明胶（GEL）、纤维蛋白、几丁质和藻酸盐等，这些材料生物相容性好，利于细胞粘附、增生和分化。胶原是机体的主要结构蛋白，是骨、皮肤、韧带和其他连接组织的主要成分。骨组织主要是Ⅰ型胶原纤维，它能与骨细胞表面的特异性整合素受体发生特异性结合，从而介导成骨细胞粘附，促进其增生、分化，增加其成骨能力。Kilcuchi等开发了羟基磷灰石与Ⅰ型胶原的复合物，近似于人体骨的超微结构，具有良好的生物相容性、骨诱导性和生物可降解性。但胶原存在天然材料的共同缺点，如缺乏足够机械强度，降解时间难以控制，同时还存在生理学不稳定和免疫反应等问题。明胶是胶原通过热化学变性而形成的，在此过程中它的结构和理化特性有所改变，去除了抗原性，在体内可完全吸收，它的可吸附性和可塑性使其适合于作为陶瓷材料的基质。用明胶与羟基磷灰石制成的复合材料抗压强度可达7mPa，体内实验12周时，基质降解到原直径的一半，内部已有骨的生长。

（周　军）

第四节　眶内异物摘出术

眼球赤道部最大面积仅占眶口面积的1/3，正常情况下，眶容积平均为30ml，眼球平均容积为6ml。因此，眼球壁与眶壁有较大间隙，在意外情况下，异物位于眶内眼球之外，称之为眶内异物（图13-4-1A、B）。

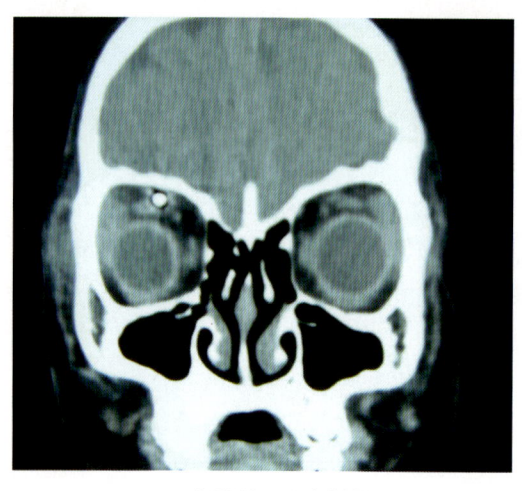
A　右眼眼眶上方异物

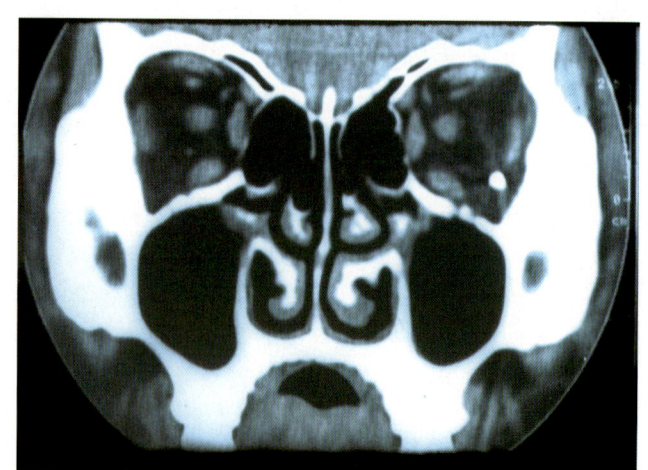
B　左眼眼眶外下方异物

图13-4-1　眶内异物CT

进入眶内的异物，可以仅从眼睑或内外眦进入，也可以为眼球贯通伤后穿越眼球存留于眶内。

眶内异物的种类繁多，常见的可有：气枪子弹（铅）、火枪子弹（铁砂，常为多发）、玻璃、石块、木屑、树枝、竹刺、铅笔芯等。异物大小不一，小者犹如小米粒大小，巨大者可长数厘米。北京同仁医院眼科中心曾与脑外科一起，从一少年眶深部取过一长达8cm之铁管，异物一部分在上方眶内，一部分进入颅内，而眼球完好无损。

一、眶内异物摘出术手术适应证的选择

关于眶内异物是摘出还是观察，历来眼科临床医生对此争论不休。至今无统一的手术适应证选择标准。但随着手术方法的进步，成功率越来越高。主张"尽量取出"的观点已占了主流。

对于眶内异物，是实施手术还是观察，要综合多方面因素，全面考虑，衡量利弊。异物为磁性，取出较易应手术。异物为非磁性，如铜、铅、玻璃且异物位于眶尖，尤其是异物紧贴视神经，手术有视力损害的可能，不强行摘出。否则，虽将异物勉强摘出，但造成视力丧失甚至眶尖综合征，确实得不偿失。有些患者对于铅异物非常担心，怕形成铅中毒。实际上，铅异物在眶内很快被机化包绕，形成碳酸铅膜，阻止铅离子扩散，铅中毒的担心是毫无根据的。但也不能过分强调机化包绕的绝对安全性，个别患者，经数年或十余年后，异物团内可液化，形成一囊肿，甚至影响眼球运动。这在植物性异物更常见，所以，植物异物应尽力及早设法取出。

对于很多眶内异物患者而言，异物对眼部本身无任何影响，既无视力影响，又不影响眼球运动，如玻璃异物。但有不少患者，由于眶内异物存在，心理压力过大，出现精神神经症状，造成身心障碍，不可忽视。总之眶内异物手术与否，应权衡利弊，综合全面的考虑。

二、眶内异物摘出术手术操作

（一）结膜切口

手术步骤

异物位于眶内，而邻近巩膜外壁或异物紧邻眼外肌，或就在直肌上，可用此方法。切口可做下穹窿切口，或沿角膜缘环形剪开，做眼外肌悬吊线，沿巩膜壁寻找异物。用眼钩或深拉钩扩大术野，一边寻找，一边用无齿镊子，探索前进，在相应部位有时即可探到异物，然后顺利夹出。若异物深达球后，应环形剪开球结膜后，做四条直肌悬吊线，这样，术中可随时牵拉眼球转动方向，扩大术野。

手术并发症及注意事项

（1）术前一定要做到心中有数，了解异物所在时钟位置、深度以及与直肌的关系。
（2）要在全麻下手术，不能局部麻醉，否则局部肿胀，术野不清晰，妨碍异物寻找。
（3）深部异物探取时，有伤及视神经的可能，术中应观察瞳孔，必要时即刻查眼底。
（4）伤及眶内血管有出血可能。
（5）术前应向患者交待，有视力减退或丧失、眼球运动障碍的可能。

术后观察及处理

（1）术后应观察视力、眼底、眼位、眼球运动情况。
（2）术后应用糖皮质激素、抗生素、止血剂。

（二）皮肤切口

手术步骤

异物位于内侧或下方，且紧贴眶壁骨膜，从结膜切口很难达到异物，则应做皮肤切口。
（1）眶内壁异物（图13-4-2）：行内眦皮肤弧形切开，切断内眦韧带，沿眶缘切开骨膜，剥离骨膜，越过泪囊窝、泪后嵴后向深部剥离，沿着骨膜表面分剥，直达眶尖。必要时电凝切断筛前动脉，此时，

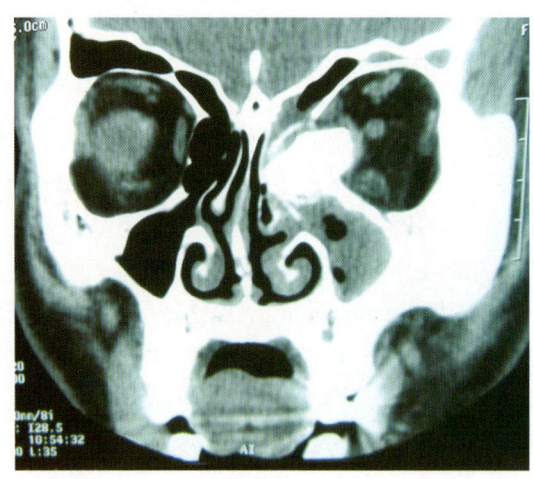

图 13-4-2　眶内壁异物 CT

在骨膜破损处，常有脂肪脱出，此处常常为异物所在处。

（2）眶下方异物：沿下睑缘下 1mm 平行切开皮肤，皮下潜行分剥，达眶下缘水平，平行眶下缘切开骨膜，向眶内分剥。提起骨膜，异物所在处常有隆起或脂肪脱出，即可找到异物。

术中并发症及注意事项

（1）深部异物应在手术显微镜下进行。
（2）术中分剥骨膜要轻柔，不要剥破。骨膜破裂后，眶脂肪可脱出影响进一步操作。
（3）内侧眶内异物摘出时，不可电凝切断筛后动脉，否则，易损伤视神经。
（4）注意勿伤及眶下裂的大血管，引起出血。

术后观察及处理

（1）术后应观察视力情况。
（2）术后应用糖皮质激素、抗生素、止血剂。每日换药，1 周后拆皮肤缝线。

（三）鼻内窥镜摘出眶内异物

手术步骤

鼻内窥镜镜头（图 13-4-3）角度分别为 0°、25° 及 70°，管径分别为 2.7mm 及 4mm，手柄全长 27cm，带有冷光源照明，可单独一人观察，图像也可输入显示器，通过显示器观察操作，并可做同步录像。

眼科眶内异物取出术，一般应用管径 2.7cm、镜头 0° 的内窥镜，同时应用鼻科深部开张器及小枪状镊。入路可由结膜入路或皮肤切口，适用于深部异物取出，特别适用于眶内异物伴有窦道瘘管者。此时可先清除瘘道口肉芽组织，一边清除一边向深部进展。在眶深部可直接窥见异物，然后用枪状镊夹出，夹出异物后，将深部肉芽组织清理干净。若异物被机化包裹，则先将机化物去掉再夹出异物，取出异物后，酌情放置引流条。应用鼻内窥镜，术野止血必须良好，可用带线棉片，用肾上腺素浸泡后放入术野内止血，同时用针形吸引器吸净术野出血。若通过显示器进行手术操作，必须调节好所看到的显示图像与实际解剖的关系，以免弄错方向。鼻内窥镜观察清晰，可深入到眶深部，且局部切口小，创伤少。同仁医院眼科中心曾遇到一例患者，跌入芦苇坑内致眶深部异物。在外院做过三次手术，均未取尽眶深部异物。MRI 显示眶尖异物、肉芽组织形成，局部窦道形成。眉弓下方外 1/3 为窦道口，挤压有分泌物溢出。应用鼻内窥镜，去除清理窦口肉芽组织，将窦口稍扩大，进入原窦腔。沿窦道一边清理一边深入，最后取出数枚芦苇碎屑，1周后窦道愈合。应用鼻内窥镜取出的眶内异物还有：铅笔帽（塑料）、木屑、汽枪子弹（铅）、铜屑、自动铅笔芯等等。

并发症及注意事项

（1）术前应充分了解异物所在深度及位置，了解鼻内窥镜性能及使用方法。

（2）应注意勿使眶尖异物损伤视神经，术中应时刻观察瞳孔变化。

（3）取眶顶部异物勿损伤眶顶骨板，勿入颅内。否则，可能引起脑脊液漏。

（4）止血应充分。

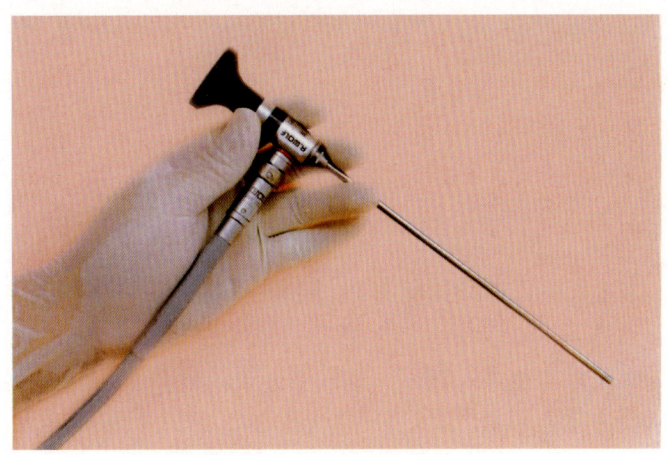

图 13-4-3　鼻内窥镜镜头

术后处理

（1）术后予以糖皮质激素、抗生素、止血剂。

（2）术后观察视力及眼球运动情况。

（3）若置引流条，应每日换药，引流条应在术后 3～5 天拔除。

（宋维贤　孙　华）

第十四章 视神经管减压开放术

外伤性视神经病变，主要发生于道路交通伤中。随着全球交通事业的发展，车辆增多，道路交通创伤已成为世界一大公害。世界卫生组织将第55个世界卫生日的主题（2004）定为"道路安全"。有人称之为柏油路的战争。我国是交通事故多发国家，加强这一领域诊断治疗的研究实属社会迫切需求。

外伤性视神经病变对视力损害相当严重，约有1/4患者无光感，残存视力者也伴有象限性视野缺损。尽管对其损伤机制尚不明了，但目前大多数眼科同道趋向于尽早治疗及综合治疗。综合治疗包括手术治疗、甲强龙冲击及其他相关手段联合应用，以最大限度地挽救视力。

手术治疗即视神经管减压开放术，去除视神经骨管的一部分骨壁，使其开放，减低管内压力，改善微循环，减轻水肿，减轻细胞凋亡与坏死，促进视神经功能的恢复。

对于手术时机的选择，国内外目前无统一公认的标准，但大多数认为：该手术为急症手术，应分秒必争地尽早实施。伤后数小时内手术效果最理想。北京同仁医院眼科中心目前定的手术标准为伤后72小时内手术，超过此时限，则不考虑开放术，但若CT片显示有明显的视神经管骨折而致管腔狭窄或骨折片刺入，其手术时机应放宽至伤后1周或2周。

视神经管减压开放术受到神经外科及耳鼻喉科的关注，手术入路已有数种：经颅视神经管减压开放、鼻外开筛入路、眶缘-筛前-筛后入路、经鼻内窥镜下视神经管减压开放术。几种入路各有利弊，经颅视神经管减压开放术最为彻底与充分，统计表明此种入路手术后有效率最高。随着操作技巧改进与护理水平的提高，开颅的并发症已越来越少。现已变为安全稳妥的手术。以往在少数大医院才得以实施的手术已逐渐得到普及。

第一节 鼻外开筛视神经管减压开放术

适应证

外伤性视神经病变，生命体征平稳，鼻骨无骨折，鼻背无塌陷。

手术步骤

（1）手术应在手术显微镜下进行，显微镜景深在30cm以上。

（2）手术可在局麻下或安定镇痛加局麻下进行：球后麻醉、局部浸润麻醉。麻醉范围包括内眦皮肤、鼻背、上下睑、眶下神经及滑车神经阻滞麻醉。

（3）上下睑褥式缝合，保护角膜。

（4）切口距内眦角6~8mm，上端起自眉弓内梢，沿皮纹切开皮肤，长2.5cm，达骨膜（图14-1-1）。

（5）蚊式钳剥离：暴露额骨鼻突、上颌骨额突及鼻骨，范围2cm×1.5cm，电灼止血。

（6）在暴露区中央，垂直切开骨膜，将其两唇向两侧剥离，暴露骨表面。

（7）用平凿凿除暴露出的表层骨板，去除范围大小1.5cm×1cm，见筛房黏膜（图14-1-2）。

（8）肾上腺素棉片止血（按10ml利多卡因加1ml肾上腺素比例浸泡棉片），置于筛房黏膜表面，既麻醉又止血。

（9）取出棉片，用直止血钳夹取筛房纸板及黏膜。手术方向一定要垂直向下，向着视神经管隆突方向，不可偏移（图14-1-3）。

（10）如此反复，止血－夹取－止血，逐步清除部分前组筛房组织，继之清除后组筛房组织。

（11）一步步向深层进展，当到达35~40mm，见到一白色坚硬骨组织，血管钳捅不破，非筛房纸板，此为视神经管隆突，应充分止血。

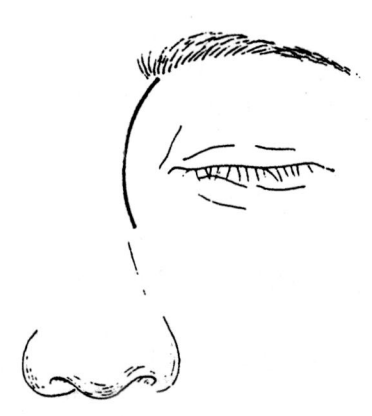

图14-1-1 皮肤切口

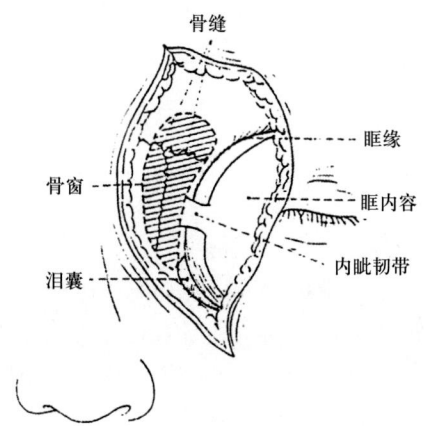

图14-1-2 凿除骨板

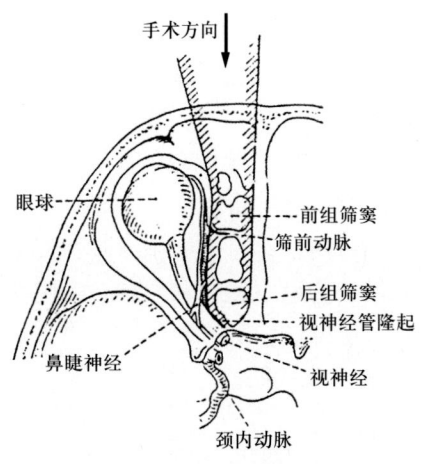

图14-1-3 手术进路

（12）用小号平凿，凿除视神经管隆突骨片，相当于去除视神经管内下壁。去除范围长5~6mm，宽3~4mm，不可过长，可看到瓷白色视神经鞘膜。

（13）妥布霉素2万U、地塞米松2mg冲洗术野。

（14）确认无出血后，缝合骨膜，缝合皮下组织及皮肤。

手术并发症及注意事项

1. 出血　筛房黏膜血管丰富，易出血，必要时由麻醉师进行控制性低血压，加用吸收性明胶海绵。若止血不充分，不能继续操作。遇较大血管出血，可双极电凝止血。

2. 脑脊液漏　若手术路径偏上，可破坏眶顶骨板致脑脊液漏。可取耳后颞肌加生物胶填塞修补。

术后处理

（1）术后应用抗生素、糖皮质激素治疗。

（2）有脑脊液漏者应平卧2周，并静点甘露醇。

（3）术后注意观察视力、瞳孔对光反射、眼底情况。

第二节　眶缘前筛－后筛径路视神经管减压开放术

适应证

外伤性视神经病变患者，生命体征平稳，有眶内壁骨折者可同时行眶内壁骨折整复术。

手术步骤

（1）手术应在手术显微镜下进行，显微镜景深应在30cm以上。

（2）可局麻下或安定镇痛加局麻下进行，行球后麻醉、局部浸润麻醉。

（3）做上、下睑缘褥式临时缝合，关闭睑裂。

（4）距内眦角6~8mm沿皮纹弧形切开皮肤，长约2.5cm，达骨膜表面。

（5）眶缘外3mm，平行眶缘切开骨膜，连同内眦韧带一并切断，并作标记。将内唇骨膜剥向眶内，沿眶内缘剥向深部。在剥离泪囊部骨膜时，注意勿损伤泪囊及鼻泪管，剥离上界达滑车，下界达骨性鼻泪管管口。

（6）向深部沿内壁剥离，用双极电凝器电灼切断筛前、筛后动脉（图14-2-1）。

（7）用脑压板将眶内组织推向颞侧，筛后动脉后5~10mm，可见视神经眶口及白色视神经鞘膜，此时，应先检查附近骨壁情况。若有碎骨片，应小心取出。用小平凿，由视神经管眶口内侧开始，凿除骨壁，凿下的骨片用内耳小钳夹取，逐步扩大范围，去除视神经管内壁及下壁骨壁。由眶口逐步向里，逐步伸向视神经管的深部，凿除范围120°左右，去除骨壁幅宽6~8mm，不可太深。为使术野扩大以便操作方便，凿除前应先将视神经管眶口附近的后组筛窦纸板去除。去除骨壁，其上界不应超过视神经孔与筛后动脉连线水平，否则易入颅内。凿取时注意保护视神经，勿直接刺激它。

（8）有眶内壁骨折时，应将脱入筛房的组织还纳后方能暴露视神经管眶口，最后修补缺损眶内壁。

（9）妥布霉素2万U加地塞米松2mg冲洗术野。

（10）恢复内眦韧带，缝合骨膜、皮下及皮肤。

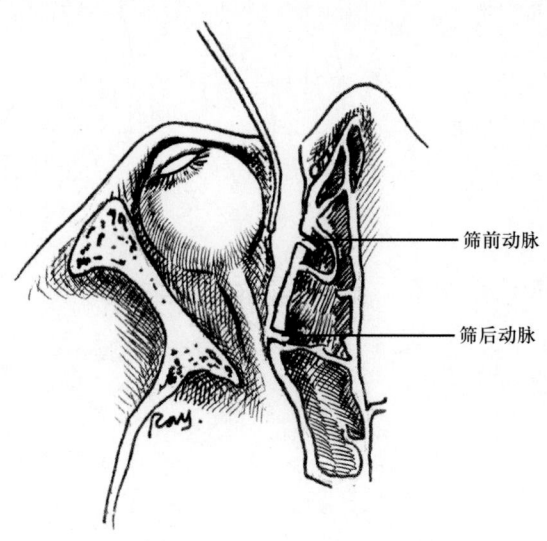

图 14-2-1　筛前、筛后动脉示意图

手术并发症及注意事项

1. 出血　由于电凝筛前动脉、筛后动脉不充分所致。应要使其焦化后自然断离。筛前、筛后动脉变异很大，术中要仔细辨认。

2. 脑脊液漏　由去除骨壁时误入颅内所致。取颞肌加生物胶修补。

3. 术后眼底出血　本手术视野狭窄，术中脑压板强力推挤眼球，以扩大视野，术后鼻侧视网膜可有散在出血。术中压迫应轻柔，间断放松脑压板的压力，使眼底局部不处于较长时间缺血状态，可减少此并发症的发生。

4. 泪道损伤　剥离泪囊时损伤泪囊，向下分剥时损伤鼻泪管，或扒开眶组织时对鼻泪管牵拉过大。关闭伤口前应常规冲洗泪道，以证实有无损伤。若有损伤应立即修补。

术后处理

（1）术后予以充分足量抗生素及糖皮质激素。

（2）有脑脊液漏者应平卧 2 周，并静点甘露醇 3～5 天。

（3）术后注意观察视力、眼位、眼底情况。

第三节　经颅视神经管减压开放术

经颅视神经管减压开放术，是去除视神经的顶壁（上壁），对于诸多视神经管减压开放术来说，此入路应该是最为彻底而充分的。目前经颅入路方法也有多种：额部冠切开颅、翼点入路、眶上锁孔入路等。最常用者为额部冠切开颅，现就此入路加以介绍讨论。

适应证

外伤性视神经病变、生命体征平稳后。

术前准备

术前行头颅CT及视神经管CT检查,充分了解颅内病变,术前剃发备皮。常规气管内插管全麻,适度通气。保持高血氧分压,有利于降低颅压。患者平卧仰卧位,上半身抬高15°,头略屈曲,置于头托内。

手术步骤

(1) 冠状切口:额部发际内冠状切开,伤侧达耳前颧弓上。健侧达中线外2/3,顶部切口深达骨面,自颞结节起走行于颞深筋膜的浅面,沿此面翻转皮瓣至眶上缘1～2cm处,中线内1cm颅骨钻两个孔,铣刀铣下骨瓣,骨瓣大小约3.5cm×3.0cm。将骨板翻转向颞肌方向(图14-3-1A、B)

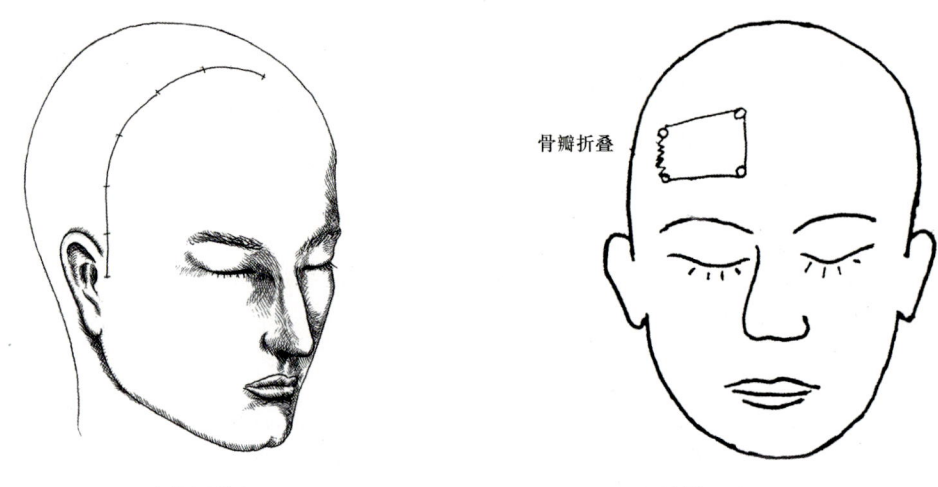

A 皮肤冠状切口　　　　　　B 骨瓣3.5cm×3.0cm

图14-3-1　经颅视神经管减压开放术

(2) 快速静点甘露醇250ml。

(3) 剪开额叶硬脑膜,去除积血,侧裂池放出脑脊液,抬起额叶,检查视神经顶壁及眶顶骨壁。

(4) 颅口镰状襞剪开,向前将视神经管顶壁骨膜呈十字切开。此时,若有骨折碎片或积血应予以小心清除。若无骨折碎片,则在显微镜下用高速气钻磨除视神经管骨性上壁。由颅口一直往前,直达眶口,长8～10mm,幅宽3～4mm(图14-3-2),此时可见肿胀的视神经自行溢出。

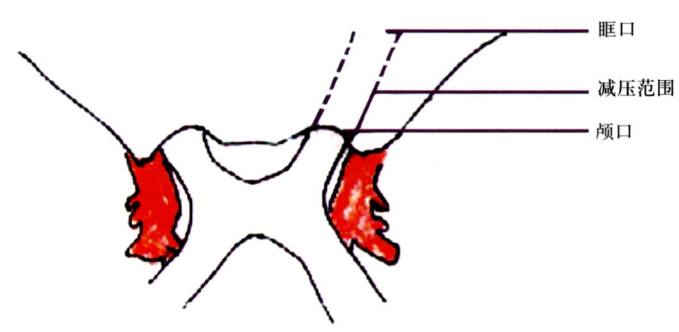

图14-3-2　去除骨壁示意图

（5）视神经管双层壁：少部分患者视神经管可变异畸形，形成视神经上壁双层壁，发生率约6%。术中去除一层上壁后，中为黏膜，下仍有一层骨壁，双层上壁在颅口处合为一层，有人认为是由于蝶窦异常气化与视神经管合二为一。此情况给手术造成困难，容易损伤视神经；或仅打开一层，未真正将视神经管壁开放，术中务必注意（图14-3-3）。

（6）视神经鞘膜切开，视神经管骨壁全程去除充分后，在显微镜下用尖刀切开视神经鞘膜，有时切开后可见少许清亮液体溢出。

（7）检查视神经管自眶口至颅口开放情况，眶板有无缺损，蝶骨小翼、蝶骨平台有无骨折。确切止血后，妥布霉素冲洗术野。

（8）悬吊硬脑膜，骨膜复位，颅骨锁固定，逐层缝合。

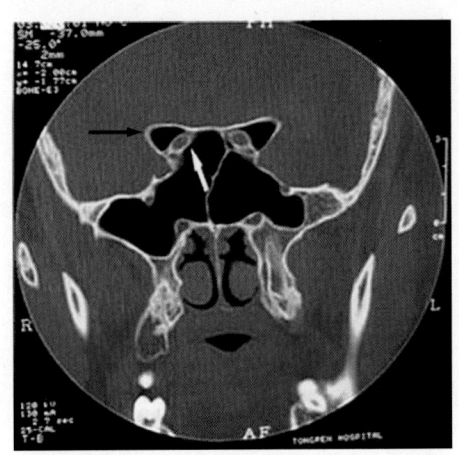

图14-3-3　双层壁视神经管
黑色箭头为蝶窦，白色箭头为蝶窦内的视神经管

手术并发症及注意事项

（1）术中出血：术中应充分止血，可用双极电凝止血或控制性低血压，减少出血。

（2）硬膜外、硬膜下血肿：术后头痛、呕吐，应注意有无此方面可能，及时行CT检查，必要时手术取出。

（3）脑脊液漏：眶顶骨折或原有硬脑膜损伤者修整眶顶骨折、分离粘连后可诱发脑脊液漏，若术中发现漏孔可用肌肉加生物胶填堵。

（4）个别患者，眼动脉走行异常，清理骨折片或开放视神经管时应格外小心勿损伤眼动脉。

术后处理

（1）术后予以充分抗生素及糖皮质激素，短期内应予以甲强龙冲击疗法。视神经管减压开放术，只是治疗手段之一，综合疗法才能进一步提高疗效。

（2）有脑脊液漏者应平卧2周，必要时静点甘露醇。

（3）头痛、呕吐应拍CT，了解有无硬膜外或硬膜下血肿，必要时对症治疗。

（4）注意体温、呼吸、脉搏等生命体征。

（5）注意视力、瞳孔反射、眼底等情况。

（宋维贤　孙　华）

第十五章　与外伤相关的眼部整形手术

第一节　外伤性上睑下垂矫正术

正常人双眼平视时，上睑缘位于角膜缘下 1～2mm，如果上睑位置低于此界限，致使上睑部分或全部遮盖视轴则称为上睑下垂。上睑下垂不仅影响眼部外观，重度者常影响视功能。

一、上睑下垂有关的解剖和生理

（一）提上睑肌的解剖和生理（图 15-1-1）

1. 提上睑肌的解剖

（1）提上睑肌起自眶尖肌肉总腱环之上方，上直肌上方，沿眶上壁向前行走，逐渐呈扇形散开，形成提上睑肌腱膜，附着于睑板上缘，其扩张部延伸到睑板中 1/3 或下 1/3 交界处。部分腱膜纤维穿过眼轮匝肌附着于上睑皮下，当提上睑肌收缩时其腱膜与皮下发生联系的部位即形成一个皱襞——重睑（俗称双眼皮）。提上睑肌肌肉全长 50～55mm，腱膜长 20～22mm。

（2）节制韧带（上横韧带）：在上眶缘处，于眼球水平，提上睑肌扇形分散成腱膜前，肌肉表面的筋膜增厚形成灰白色的"Whitnall 韧带"，即节制韧带。它对提上睑肌收缩有一定的限制作用。其距上睑板约 10～15mm，宽约 5～10mm。它内侧止于滑车及其后的眶骨。外侧穿过泪腺止于外侧眶缘。

（3）提上睑肌腱膜的内外角：提上睑肌中央部分止于睑板上缘。两侧内角为向鼻侧扩展的部分，止于泪后嵴，与内眦韧带相连续。外角为向颞侧扩展的部分，止于眶上侧缘的颧结节，提上睑肌外角将眶部泪腺分成深浅两部分。

2. 提上睑肌的生理　提上睑肌由横纹肌构成，其运动由动眼神经（第三脑神经）上支支配，此神经于距其起点 10mm 处进入提上睑肌下表面。提上睑肌正常运动幅度为 14～15mm。

（二）Müller 肌的解剖和生理（图 15-1-2）

Müller 肌起于提上睑肌下表面的平滑肌，位于节制韧带水平下方，附着于睑板上缘。长约 12mm，宽约 15mm，上方 Müller 肌与结膜松散附着，但在近睑板处附着紧密。Müller 肌由交感神经支配。临床上，增加交感神经刺激，如在 Graves 病中所见，是引起甲状腺性眼睑退缩的一个因素。Müller 肌的运动幅度为 2～3mm 左右。

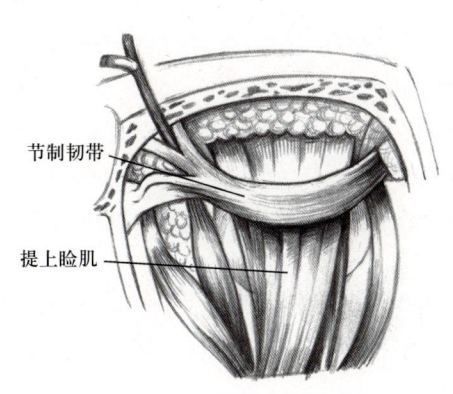

图 15-1-1　提上睑肌解剖

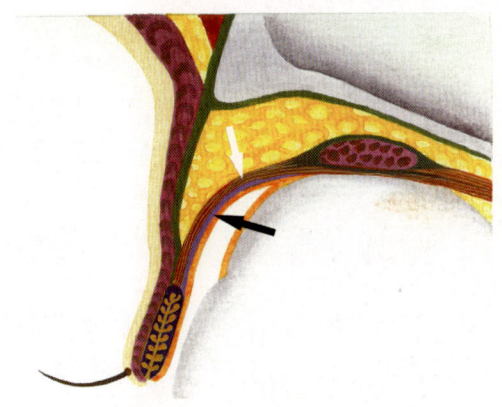

图 15-1-2　上睑截面示意图
示 Müller 肌与提上睑肌解剖关系（白色箭头示提上睑肌，黑色箭头示 Müller 肌）

（三）额肌的解剖（图 15-1-3）

额肌起自帽状腱膜，向前下方伸展止于眉部皮肤，部分肌纤维和眼轮匝肌相交织，内侧有部分纤维止于鼻根部，下部与对侧额肌相毗邻，外侧缘可一直跨过额骨颧突。于额肌下端和眼轮匝肌交界处，即眉弓下缘处有一厚约0.5mm、宽约10mm的额肌腱膜组织，其腱膜向下至眶上缘下与眶隔相延续，向上与额肌相接。额肌为横纹肌，神经支配为面神经的颞支。

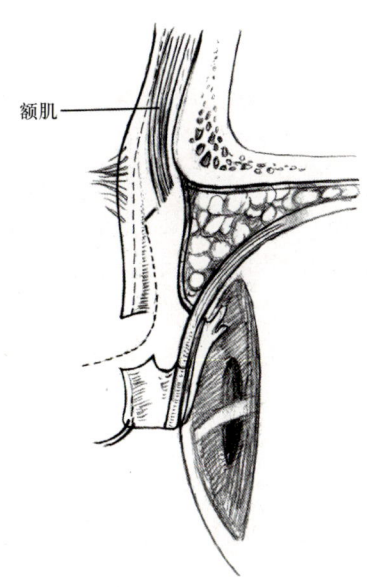

图 15-1-3　额肌解剖示意图

（四）Bell 征

Bell 征是一种正常生理保护现象，即当双眼闭合时，眼球自动向上或向外上方偏斜。上睑下垂术后或多或少都会有睑裂的短暂性或长期的闭合不全，如Bell征缺失，则术后角膜易于暴露，而形成暴露性角膜炎或角膜溃疡。遇此情况手术量应保守，术后护理应加强。

二、上睑下垂的病因及分类

国内教材多将上睑下垂分为先天性及后天性二大类，此分类方法简便，但忽略了致病原因。近年来国外部分文献及国内某些学者根据病因来分类，在此我们采用该分类方法。

1. 肌源性上睑下垂　由于提上睑肌发育不良所致，肌源性上睑下垂可以是先天性，也可以是后天性的。

（1）先天性上睑下垂：大多数先天性上睑下垂是由于提上睑肌发育不全，或因支配提上睑肌的中枢性和周围性神经发育障碍所致。

（2）后天性肌源性上睑下垂：后天性肌源性上睑下垂是由于局部或弥漫的肌肉疾病所致。如重症肌无力是以变化性和易疲劳性为特征，为神经肌肉连接处的乙酰胆碱受体缺乏所致。多为双侧，表现为晨轻晚重，肌内注射新斯的明症状可缓解，有诊断意义。

2. 腱膜性上睑下垂　各种原因引起提上睑肌腱膜裂孔或者断裂而导致的上睑下垂。临床表现：①提上睑肌功能正常，肌力多在8mm以上；② Müller 肌功能正常；③上睑皱襞不明显或提高。

3. 神经源性上睑下垂

（1）全身疾病、外伤或肿瘤术后造成动眼神经损害：受损部位可以是中枢性的也可以为周围性的。多数病例除上睑下垂外常伴为其他眼外肌麻痹表现。

（2）Marcus-Gunn（下颌瞬目综合征）：表现为静止时一眼上睑下垂，但当患者咀嚼或下颌朝向对侧运动时，下垂的上睑抬起，甚至可超过对侧眼睑的高度。病因为三叉神经核翼外神经的一部分与提上睑肌神经核间发生了异常联系，或者三叉神经与动眼神经之间在周围运动支发生了异常联系。

（3）Horner 综合征：同侧交感链损伤所致，主要为交感神经支配的 Müller 肌麻痹。

4. 假性上睑下垂　眼球后陷、小眼球或无眼球等原因致使眼睑失去支撑，也可由于眼轮匝肌痉挛使睑裂变小，显示出"上睑下垂"的外观。

5. 机械性上睑下垂　外伤后眼睑的瘢痕增厚、沙眼性睑板浸润、上睑神经纤维瘤病等使上睑重量增加，从而引起上睑下垂，多为单侧。

6. 外伤性上睑下垂　外伤性上睑下垂往往由于多种因素导致，大部分病例为外伤致提上睑肌的部分或完全断裂，而表现为上睑下垂，此种为腱膜性上睑下垂。少部分病例是由于外伤致动眼神经麻痹而致上睑下垂，另外也可由于外伤后眼睑的瘢痕增厚而导致机械性上睑下垂。

三、外伤性上睑下垂的手术时机

外伤早期，如有位于上睑板上缘的横行裂伤，则可伤及提上睑肌出现部分性或完全性上睑下垂，如于伤后1周内发现和诊断，可及时行手术修复；如已超过伤后1周，则需等提上睑肌功能恢复于稳定阶段及局部瘢痕软化后，一般为伤后半年至1年再手术；如为动眼神经麻痹所致上睑下垂者，部分病例有自行恢复的可能，因此需观察半年，如不能恢复者方考虑手术治疗。

四、上睑下垂的术前评估

1. 眼部常规检查

（1）视功能检查、屈光状态测定。

（2）角膜结膜检查：除外角膜的疾病及泪液分泌的异常。

（3）常规眼底检查。

2. 上睑下垂原因的确定　结合病史、临床表现和检查结果，一般情况下可确诊上睑下垂的类型，对某些病史不明确的病例可行一些特殊检查。外伤性上睑下垂都有明确的眼部外伤史，一般不必做其他的鉴别，如新斯的明试验等。

3. 上睑下垂程度测量

（1）上睑遮盖瞳孔程度的测量：正常人双眼平视时上睑缘应位于角膜缘下1～2mm，根据上睑遮盖瞳孔的程度来判断上睑下垂程度。轻度为上睑遮瞳孔1/3，中度为上睑遮瞳孔1/2，重度为上睑遮瞳孔2/3以上；或轻度为遮瞳孔1～2mm，中度为3mm，重度4mm或以上。

（2）睑裂高度测定：用拇指压迫眉弓部，用直尺置于睑裂区，测量双眼平视、上视及下视时睑裂的高度。

（3）提上睑肌肌力测定：平视后压额肌（眉弓处），然后令患者下视，直尺零点对准上睑缘，再嘱其上视，测量上睑可提起的高度，即为提上睑肌的肌力。正常肌力为13～16mm，中等为4～7mm，弱为0～3mm。一般情况下，肌力越差，下垂越重，但外伤性上睑下垂属腱膜性，此类患者，上睑下垂较重但肌力却很好。

（4）眼外肌情况：行双眼位及眼球运动的测量，尤其是Bell征的测定。如伴有眼外肌麻痹复视者，上睑下垂矫正术后复视将更为明显，应先矫正复视。

（5）额肌肌力的测量：令患者下视，在眉弓下缘中央部做一标记点，将尺子的"0"点对于标记点，然后令患者上视，测量额肌的活动幅度。额肌活动幅度平均值为7.92mm±2.74mm。

五、上睑下垂手术选择

1. 手术理想标准 上睑下垂手术矫正的目的是为提高下垂的上睑，恢复正常的睑裂高度，使视轴摆脱下垂上睑的干扰，既要求达到美容目的，又要达到生理功能的恢复。

（1）形态上双眼的睑裂高度、宽度、轮廓、皮褶以及睫毛角度对称。

（2）功能上保持正常眼睑开闭、瞬目反应及配合眼球运动，且无复视或斜视。

2. 手术方式选择 上睑下垂手术方式众多，由于其发病原因的不同，不可能用一种术式来矫正所有的上睑下垂，另一方面对于同一患者也可能用不同的手术方法而获得同样良好的效果。因此在手术方式选择上需结合患者的具体情况及术者的经验来选择最佳的手术方式。不论有多少种手术方式，从原理上可归纳为如下三大类：

（1）利用提上睑肌力量的手术。

（2）利用额肌力量的手术。

（3）利用上直肌提吊（术后常有复视、下斜视，故已不采用）。

六、利用提上睑肌力量的手术评估及手术方法

提上睑肌为提举上睑的主要肌肉，也是引起上睑下垂的主要原因，因此利用提上睑肌的力量，如提上睑肌缩短、前徙或折叠等方法来增强提上睑肌力量，无论从解剖还是生理角度来讲都是更为理想和符合生理的。因此只要提上睑肌功能尚未完全消失的中、轻度上睑下垂应首选加强提上睑肌力量的手术。

（一）提上睑肌折叠腱膜修复术

适应证

适用于各种腱膜性上睑下垂、外伤性上睑下垂或老年性上睑下垂。

手术步骤

（1）麻醉：2%利多卡因与0.75%布比卡因1∶1混合，用4号针头紧贴上穹窿部结膜下注射少许（既起到麻醉的作用，又利用麻药将Müller肌与穹窿部结膜水化分离），上睑皮下浸润麻醉。不合作儿童采用全身麻醉。

(2) 沿重睑线切开皮肤、轮匝肌，去除一条睑板前轮匝肌。在上睑缘中央做牵引线。

(3) 暴露并打开眶隔，沿此层次向上分离，找到提上睑肌腱膜断裂处（图15-1-4），将提上睑肌修复（图15-1-5），如提上睑肌腱膜断裂端不明显则按提上睑肌折叠方法将腱膜折叠。

(4) 皮肤以6-0丝线按重睑成形方式缝合。术毕以轻度过矫为宜，术后第2天可下降1~2mm，术后亦有眼睑闭合不全1~2mm。

(5) 术后处理：加压包扎48~72小时，7天拆线，术后要密切注意角膜情况，每晚涂眼膏以保护角膜。

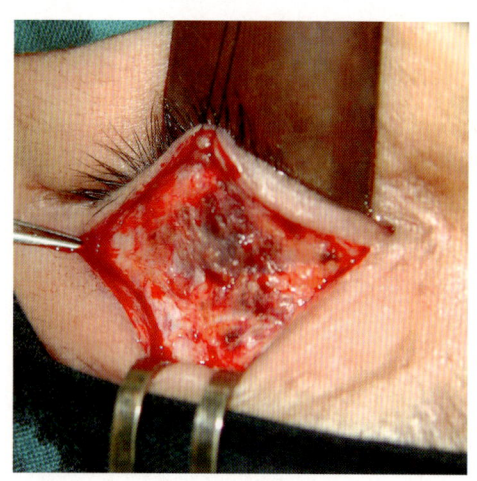

图15-1-4 外伤性上睑下垂，术中可见提上睑肌腱膜断裂

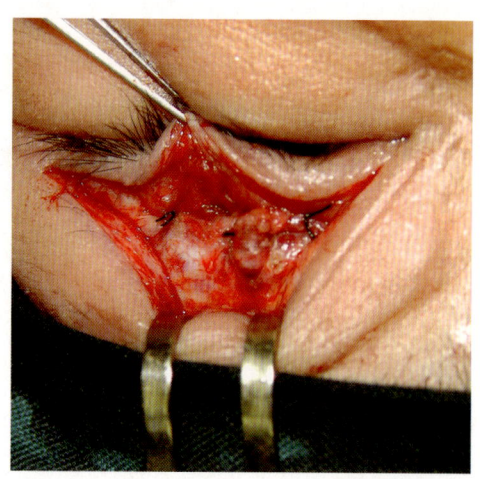

图15-1-5 3-0丝线缝合提上睑肌腱膜断裂端

（二）提上睑肌缩短＋前徙术

本节提上睑肌皆为提上睑肌腱膜的简称。

原则

提上睑肌缩短5mm，可矫正1mm下垂；前徙1mm，可矫正1mm下垂。

适应证

中度、重度外伤上睑下垂而提上睑肌肌力有残存者。

手术步骤

仅介绍经皮肤入路的手术方式。

(1) 切口设计：沿重睑线以美蓝画线，应与对侧上睑皱襞对称。重睑高度一般为5~6mm，如健侧有重睑，患侧重睑线应较健侧低0.5~1mm。

(2) 麻醉：2%利多卡因与0.75%布比卡因1∶1混合（含1∶100000肾上腺素），用4号针头紧贴上穹窿部结膜下注射少许。

(3) 切开：沿重睑线以15号尖刀切开皮肤及皮下组织，分离眼轮匝肌，并切除睑板上缘中1/3处睑板前轮匝肌，充分暴露睑板上缘。

(4) 在睑板中外1/3或中内1/3处做一牵引线，或在切口前唇皮下做一牵引线。置入睑板压板（HOTZ板）。

（5）分离提上睑肌：于睑板上缘近内眦部（或外眦部）用直剪切断小部分提上睑肌，然后将直剪伸入提上睑肌下面将提上睑肌完全分离，然后剪断其与睑板上缘的联系（图15-1-6），或者用直的虹膜恢复器由外向内将提上睑肌完全分离，于恢复器上方将提上睑肌剪断。

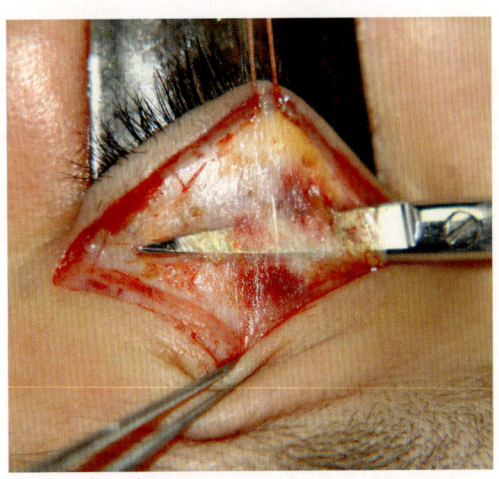

图15-1-6　分离提上睑肌腱膜。于睑板上缘，以直剪分离提上睑肌腱膜

（6）分离Müller肌：由睑板上缘8～10mm处分离Müller肌，将其与提上睑肌之间的联系切断（图15-1-7）。

（7）打开眶隔膜，将眶脂肪上推或烧灼止血后部分去除，在眶隔下将提上睑肌完全分离暴露清楚（图15-1-8）。此时提上睑肌上表面及下方均已得到分离。

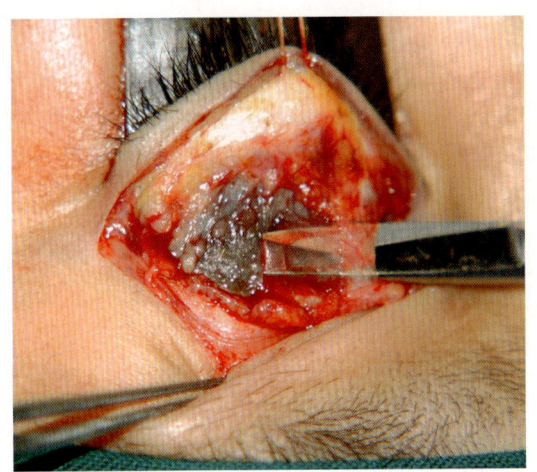

图15-1-7　分离Müller肌

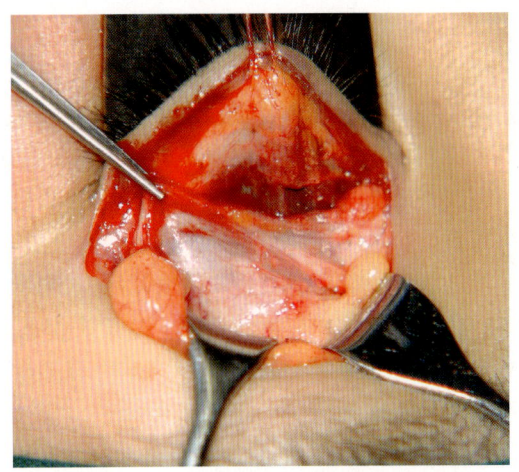

图15-1-8　暴露提上睑肌腱膜前表面

（8）断内、外角及节制韧带：用直剪顺提上睑肌两侧向上伸，剪开内、外角及节制韧带，此时可感觉提上睑肌向外松动，然后用手指顺提上睑肌两侧伸入，无索条物表明节制韧带已完全断离。

注意：剪开内侧角时勿过于近眶缘或眼球，否则有伤及滑车和上斜肌的可能。剪开外侧角时不能过于靠近眶缘，否则有伤及泪腺的可能。

（9）缝合提上睑肌：以大血管钳钳住提上睑肌，用3-0丝线于睑板上缘（或前徙2～3mm）处缝合睑板板层3针，然后将此缝线缝于拟定缩短提上睑肌的量处，形成3针褥式缝线。先打活结，嘱患者平视

（如全麻患者先将眼球拉于正视位置）观察上睑的高度、弧度及眼睑闭合不全大小，如矫正不满意，则需行调整，然后结扎缝线。在缝线上2mm处剪除提上睑肌（图15-1-9），如眶隔脂肪较多可切除部分多余的脂肪。术毕时上睑位于角膜缘下0.5~1mm为最佳。

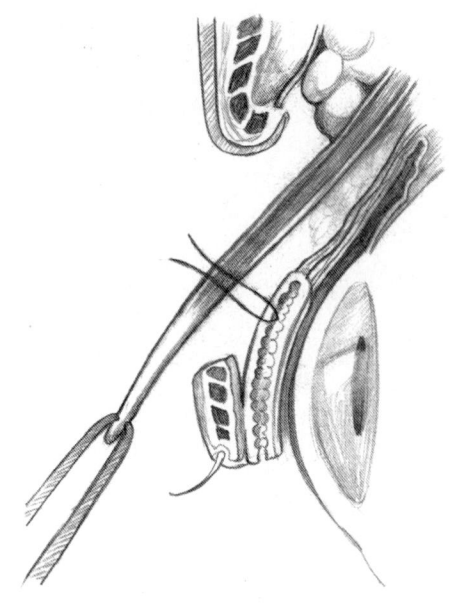

图15-1-9　提上睑肌腱膜缩短缝合示意图

（10）皮肤缝合：以重睑成形术方式缝合，可适当去除多余的皮肤，注意睑缘位置、弧度及睫毛方向。
（11）术后处理：包扎24~48小时，7天拆线。

七、利用额肌力量的手术评估及手术方法

主要为利用额肌的力量提拉上睑，从而矫正上睑下垂。

手术分为二类：①直接利用额肌的力量，如采用额肌组织瓣或额肌腱膜瓣等方法直接提拉上睑；②间接利用额肌的力量：采用中间物如丝线、阔筋膜、硬脑膜或异体巩膜等将额肌与上睑发生联系。

利用额肌力量手术的优缺点：对于提上睑肌功能极差的重度上睑下垂或外伤等原因造成提上睑肌损伤严重者，只要额肌功能完好，采用利用额肌的手术方法可达到较好的效果。但因利用额肌收缩抬举上睑是呈直线向上提举，与正常的提上睑肌上提眼睑向后上方提起运动方法不符，因而不符合生理。而且额肌手术会出现较长时间的上睑迟落及睑裂闭合不全，因此利用额肌的手术是不得已而为之，能利用提上睑肌力量的手术则不要采用额肌手术。

（一）额肌腱膜瓣悬吊术

适应证

外伤性者、神经源性提上睑肌无肌力及下颌瞬目综合征而额肌有肌力的患者。

手术步骤

（1）麻醉：小儿采用全麻，可合作者采用局部浸润麻醉。2%利多卡因与0.75%布比卡因1∶1混合（含1∶100000肾上腺素）上睑缘皮下及眉弓部皮下浸润麻醉。

(2) 手术设计（图15-1-10、图15-1-11）：按重睑成形术方法用美蓝绘出重睑线，重睑线高度一般设计为3～5mm。手术分离范围如图示：鼻侧避开滑车，自滑车向颞侧宽为15mm，高度为眉弓上10mm。

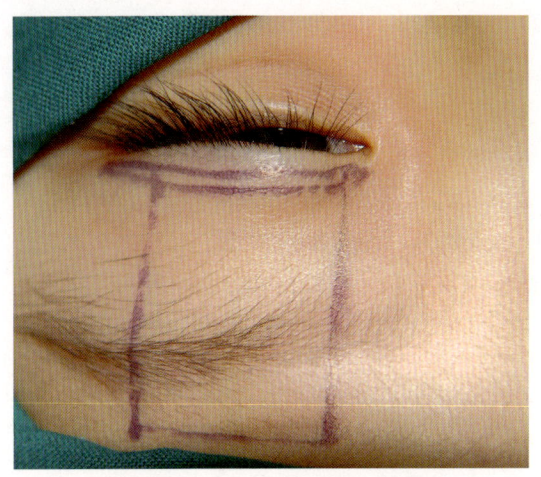

图15-1-10　额肌腱膜瓣手术切口设计

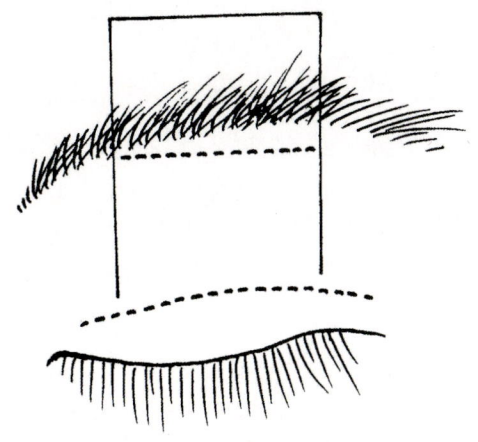

图15-1-11　额肌腱膜瓣手术分离范围

(3) 切口：按设计的重睑线切开皮肤及皮下组织，分离眼轮匝肌，并切除睑板上缘中1/3处睑板前轮匝肌，暴露睑板上缘。

(4) 在眶隔前轮匝肌下用组织剪向上潜行分离至眉弓下缘时，穿过肌层至皮下，紧贴皮下向上分离至眉弓上10mm，两侧不超过标志线，压迫数分钟止血。

(5) 将额肌腱膜向下牵引到睑板上缘（图15-1-12），用4-0丝线于睑板上缘和额肌腱膜下缘褥式缝合3针（图15-1-13）。先打活结，观察上睑的位置，以上睑缘位于角膜上缘下0.5mm为度，并注意睑缘弧度。

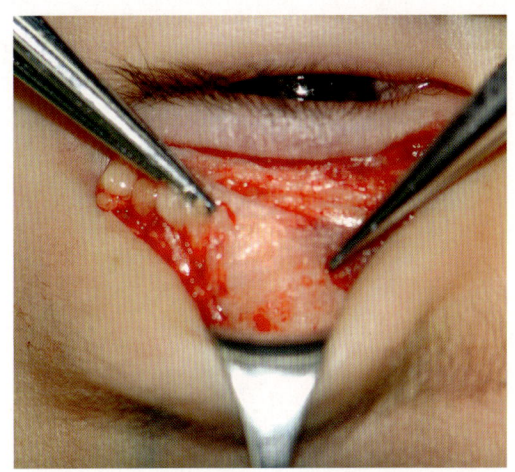

图15-1-12　下拉额肌腱膜，于眉弓下缘直接将额肌腱膜牵引至睑板上缘

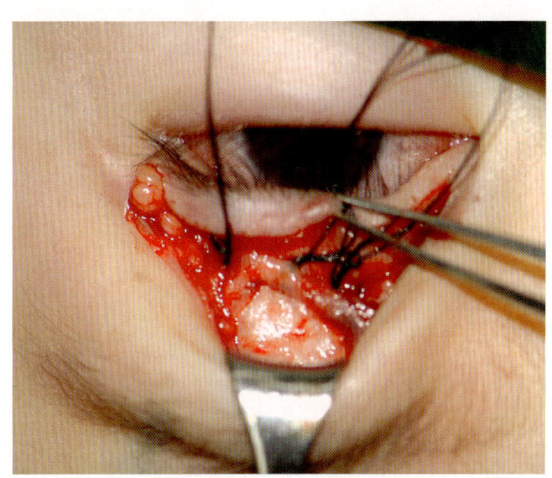

图15-1-13　缝合额肌腱膜，以3-0丝线将额肌腱膜缝于睑板上缘

(6) 皮肤切口以重睑成形术方式缝合，如术后眼睑闭合不全较大可行下睑临时缝线1针，将缝线吊于上睑眉弓上，以起到临时闭睑的作用。

(7) 术后处理：加压包扎48小时，7天拆线。注意：此术式术后睑裂闭合不全持续时间较长，而且眼睑闭合不全较大，因而术后注意睡前涂抗生素眼膏。

(二) 阔筋膜悬吊术

适应证

外伤性、神经源性上睑下垂提上睑肌无肌力者（图15-1-14），下颌瞬目综合征。

手术步骤

（1）麻醉：小儿采用全麻，可合作者采用局部浸润麻醉。上睑缘皮下及眉弓部皮下浸润麻醉。

（2）上睑切口：于重睑线位置中内1/3及中外1/3处做长约4~5mm皮肤切口，深及睑板面。

（3）眉上切口：于眉上做内、中、外3个长约4~5mm切口，深及额肌（图15-1-15）。

（4）切取阔筋膜：局麻下于大腿外侧上中部做长约8~12cm皮肤切口，达阔筋膜表面，分离暴露阔筋膜。剪下长8~12cm、宽3mm的筋膜条。筋膜及皮肤切口间断缝合。

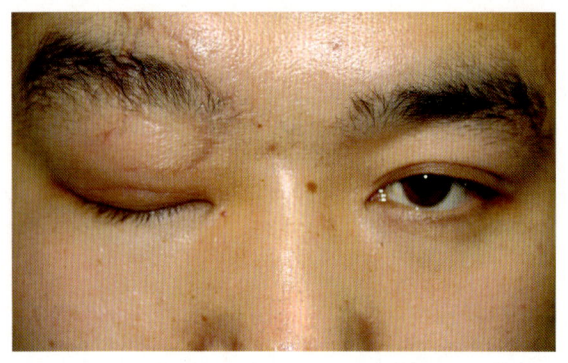

图15-1-14　外伤性上睑下垂，提上睑肌及额肌均无肌力

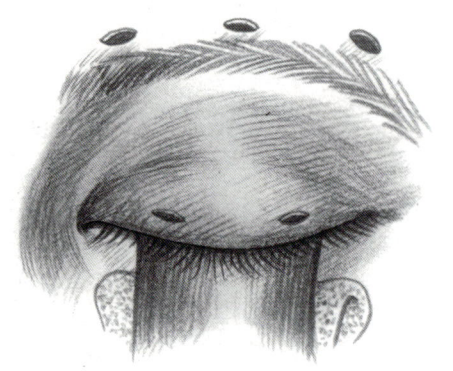

图15-1-15　眉上切口。于眉上做3个长约4mm、深及额肌的皮肤切口

（5）"W"形筋膜条悬吊：将长8cm、宽3mm的筋膜条穿入筋膜引针，将引针从眉部中央切口穿入，经皮下从上睑切口穿出，把筋膜条从眉上切口引出（图15-1-16）。再将筋膜引针从眉上内侧切口穿入至上睑同侧切口穿出，将筋膜条另一端从眉上内侧切口处引出（图15-1-17）。如此使二条筋膜呈"W"形，然后将"W"形两尖端缝于上睑切口处的睑板上（图15-1-18）。

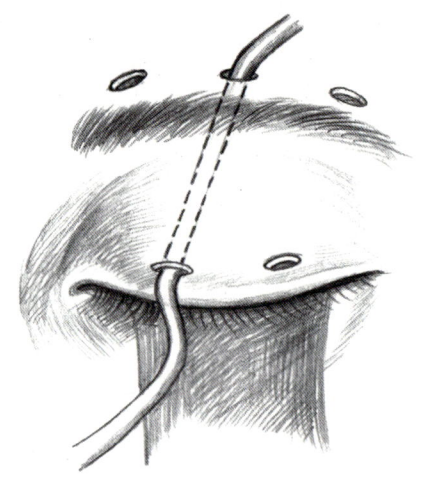

图15-1-16　筋膜条从眉上切口穿出。于上睑内侧切口经皮下将筋膜条从眉上切口引出

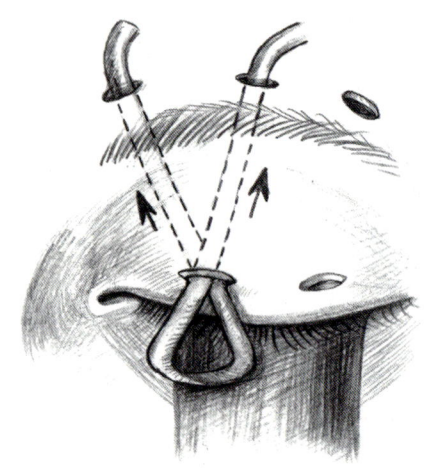

图15-1-17　再将筋膜另一端从眉上内侧切口引出

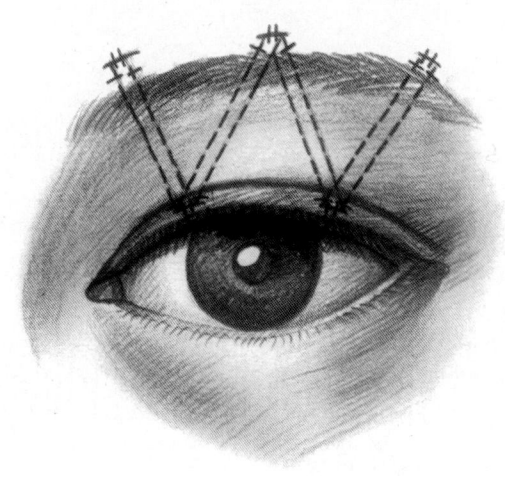

图 15-1-18 "W"形固定

(6) 调整眼睑高度：通过眉上切口牵拉筋膜条来调整睑缘的高度，使上睑位于角膜缘水平，如上直肌功能不全者，上睑位置应略低。缝线穿过筋膜，将筋膜条固定缝合于眉上缘切口的额肌深部，如额肌无肌力者则将筋膜固定缝合于眶骨膜上，结扎缝线。

(7) 皮肤切口缝合，下睑作牵引缝线闭合睑裂。

(8) 术后处理：加压包扎48小时，7天拆线。注意：此术式术后睑裂闭合不全持续时间长，而且眼睑闭合不全较大，睡前涂抗生素眼膏以保护角膜。

八、上睑下垂术后并发症发生原因及处理

1. 矫正不足 是最常见并发症。

(1) 原因：多为术式选择不当或术中操作不当。

(2) 处理

1) 利用提上睑肌力量的术式：如术中上睑高度适中者，不要急于处理，因为此种术后的欠矫可能为局部肿胀或者提上睑肌的暂时性"休克"所造成的，待局部消肿后，肌肉功能会渐增强，上睑高度有提高的可能，因此可待睑肿胀减轻后，术后7天左右调整，或术后3～6个月后重新调整。

2) 利用额肌力量的术式：如术后发现欠矫，上睑一般无再次抬高的可能则需早期进行调整。如疑为缝线松脱、移位或额肌固定位置不当所致，可在术后7日内切开伤口进行调整。

2. 矫正过度 术后上睑缘位于角膜上缘或以上者为矫正过度，表现为上睑退缩症状。

(1) 原因：①提上睑肌切除量过多或前徙过多所致；②额肌腱膜瓣悬吊时，分离额肌腱膜位置过高，腱膜瓣下移不够与睑板勉强缝合造成过矫。

(2) 处理：轻度过矫如1mm左右，可于术后1～2周时用手向下用力按摩上睑，或闭眼后用手压住上睑，再努力睁眼，多可见效。利用额肌力量的术式，多半可自行缓解。过矫严重者如大于2mm，应于术后1周内打开切口重新调整。

3. 穹窿结膜脱垂 主要发生于提上睑肌缩短术（图15-1-19），偶见于额肌术式者。

(1) 原因：①提上睑肌缩短术中穹窿结膜分离过高，切除提上睑肌过多，使穹窿结膜失去支持而致脱垂；②利用额肌手术中操作过多而致结膜水肿脱垂。

(2) 处理：术中发现可行缝合回纳，以0号丝线双针从穹窿进针，皮肤切口缘两侧出针，一般缝合2～3针即可。术后发现者，轻者可加压包扎待其自行复位，较重者术后7日内亦可缝合复位。上述处理无效或发现过晚，可于术后2周行脱垂的结膜剪除，结膜不必缝合（图15-1-20）。

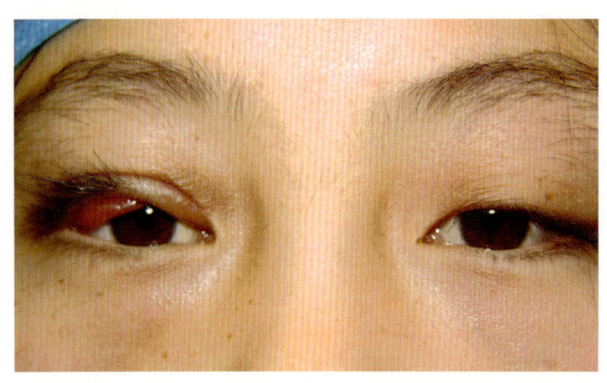

图15-1-19　提上睑肌缩短术后10天发现结膜脱垂

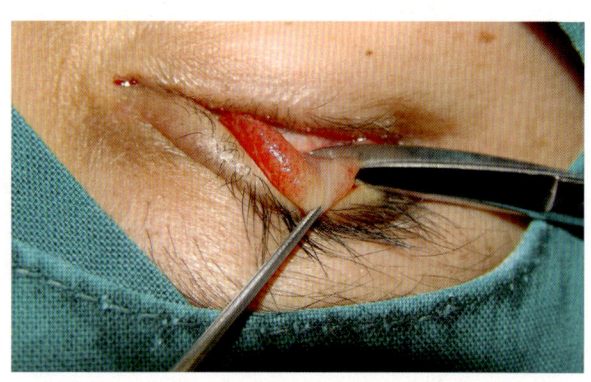

图15-1-20　脱垂结膜剪除。将脱垂结膜自穹窿皱褶处剪除，结膜不必缝合

4. 上睑内翻倒睫　术后上睑内翻倒睫，加之术后睑裂闭合不全，患者不仅畏光流泪，而且易导致角膜炎。

（1）原因：①不论是提上睑肌的术式还是额肌手术，多为术中睑板前徙过多、过于牵拉睑缘造成；②皮肤切口缝合时位置不当也可造成，尤其是近内眦部皮肤缝合没有缝睑板所致；③上睑皮肤过于松垂挤压睑缘可导致倒睫。

（2）处理：术中缝合时一定要注意睫毛的角度，如发现有内翻倾向要调整缝线，术中切除过于松弛的皮肤。术后如发现内翻倒睫，则要针对原因进行处理。

5. 斜视、复视　罕见发生，一旦发生则难于处理。

（1）原因：一般发生于提上睑肌缩短术式中，提上睑肌在出眶前与上直肌筋膜相连，提上睑肌分离时误伤上直肌，或提上睑肌截除过多对上直肌过于牵拉则可术后发生下斜视及复视。此外在切断提上睑肌内角及节制韧带内侧时过于靠近上眶缘及眼球，从而误伤上斜肌或滑车而造成术后复视。

（2）处理：如为提上睑肌切除过多所致，术后早期将提上睑肌重新复位，改用额肌瓣悬吊术。如疑为上斜肌或滑车损伤，可保守治疗6个月，如无好转，则行眼肌术前全面检查后对症处理。

6. 暴露性角膜炎　多发生于术后1周内，表现为术眼畏光、流泪，检查见轻者为角膜点片状浅层浸润，重者可发展为角膜溃疡（图15-1-21），如继发感染可导致前房积脓。重度者痊愈后角膜可残存有斑翳。

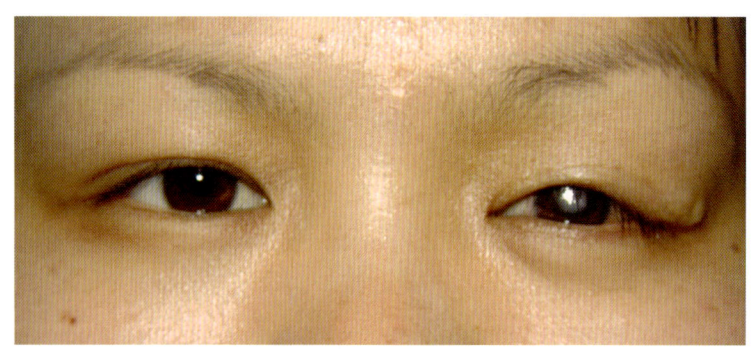

图15-1-21　暴露性角膜炎，角膜溃疡

(1) 原因：①睑裂闭合不全，如术后护理不当或患者Bell征阴性，角膜外露而致角膜干燥上皮脱落，导致角膜继发感染；②结膜高度水肿，局部循环受阻。或结膜脱垂后影响眼球上转，从而增加角膜暴露的危险。

(2) 处理：①术毕时睑裂闭合不全较重者，可做下睑缘临时缝线牵引闭合眼睑；②术后加强护理，每晚涂眼膏保护角膜；③如已发生暴露性角膜炎，轻者除加强护理外，可行上下睑临时缝合。如非常严重者，则需将上睑重新放回原位，待角膜炎痊愈后3~6个月再行手术。

第二节 外伤性眼睑缺损的修复

一、概述

眼睑是眼球的保护屏障，能避免外来损伤，阻挡光线和灰尘，润泽清洁角膜。眼睑的缺损不但影响外观，而且其对眼球的保护功能丧失，从而可造成角膜损害，损害视功能。即使无眼球者，为更好的配戴义眼及美容需要，都需行眼睑的修复。因此无论从功能还是美容方面考虑，眼睑缺损的修复都是必不可少的。

二、眼睑缺损的原因

1. 先天性眼睑缺损 可能为多种原因导致的胚胎发育期内，角膜上下方的外胚叶组织发育不全所致。亦可能为遗传性疾病，患儿可伴有染色体异常。

2. 后天性眼睑缺损 多由于眼部外伤、眼肿瘤切除术后及眼睑疾病等所致。

三、眼睑缺损的分类

按眼睑缺损的病因、临床表现而有不同的分类方法，一般按照病因及眼睑缺损的部位、范围等分类。

（一）按病因分类

1. 先天性眼睑缺损 是少见的先天眼睑全层结构缺损畸形，女性多见，多单眼受累，也可见累及双眼者，偶见于下睑及上下睑同时受累者。缺损部位以上睑中央偏内侧为多，其缺损形状多为三角形，范围可从小切迹状至大于1/2眼睑的缺损。其发病原因不明，可能为多种原因导致的胚胎发育期内，角膜上下方的外胚叶组织发育不全所致，亦可能为遗传性疾病。可伴有程度不等的睑球粘连、角膜皮样肿及角膜混浊等。可合并有兔唇、头部及耳鼻畸形如杯状耳畸形、智力发育延迟等。

2. 后天性眼睑缺损 由于外伤及肿瘤切除术后所致眼睑缺损。外伤性眼睑缺损早期处理是非常重要的，以伤后8~48小时内修复效果最佳，一期眼睑修复时要做好止血、抗感染、修复三个环节。

外伤性眼睑缺损二期整复时机：如果无角膜的暴露，虽有睑裂闭合不全，但角膜无损害者，可待伤后半年瘢痕软化后再行眼睑缺损整复。如角膜暴露、角膜已有损害，则应尽早修复眼睑缺损以保护视功能。

（二）按眼睑缺损部位、深度分类

1. 按缺损部位分类 可分为上睑缺损、下睑缺损、睑缘缺损及内、外眦部眼睑缺损等。

2. 按眼睑缺损深度分类 可分为眼睑前层（浅层）缺损：即眼睑皮肤、皮下组织及眼轮匝肌层的缺损。

(1) 眼睑后层缺损（深层）：为睑板和睑结膜的缺损。

(2) 眼睑全层缺损：为累及眼睑前后两层的缺损。

(三）按眼睑缺损的范围分类

根据眼睑缺损范围分为轻、中、重度眼睑缺损。

1. 轻度眼睑缺损 眼睑缺损的横径小于或等于眼睑全长 1/4 者。一般此类眼睑缺损都可直接缝合。

2. 中度眼睑缺损 眼睑缺损的横径大于 1/4 而小于等于 1/2 眼睑全长者。此类眼睑缺损可利用眼周皮瓣结合睑板、结膜瓣转位来修复。

3. 重度眼睑缺损 眼睑缺损的横径大于 1/2 眼睑全长者。此类眼睑缺损修复较为复杂，应根据具体情况采取综合整复方法。

眼睑缺损往往情况各异，而且复杂，并不能单纯以一种方式进行分类，缺损的修复亦不同，应根据眼睑缺损的原因、部位、范围等综合分析后采用不同的方案进行整复。

四、外伤性眼睑缺损的修复原则

由于外伤所致后天性眼睑缺损的修复，不仅要达到美容要求，更要恢复眼睑的功能。对于特定的眼睑缺损，应根据患者年龄、眼睑特征、眼睑缺损的大小、深度以及医生的经验来选择和设计手术方案。

1. 小于等于1/4眼睑长度的（<3~5mm)缺损修复 不管是前层还是全层的缺损都可以将创面修整为三角形、菱形或矩形等，然后两侧灰线切开，将眼睑劈分为二层，潜行分离后拉拢缝合。

2. 大于1/4、小于1/2眼睑长度的缺损修复

（1）眼睑前层缺损修复：采用局部滑行皮瓣或旋转皮瓣修复眼睑前层缺损。

（2）眼睑后层的修复：眼睑后层为睑板及睑结膜。睑板的修复：如睑板垂直向部分缺损可采用睑板滑行瓣来修复睑板缺损，否则需行睑板替代物来修复睑板缺损。睑板替代物我们多采用异体睑板、异体巩膜、自体硬腭黏膜等。睑结膜的修复：如行睑板滑行瓣则同时修复了睑结膜，如需行睑板替代物修复睑板时，结膜面则要求以结膜瓣来修复，如结膜滑行瓣、转位瓣等。

3. 大于等于1/2眼睑长度的缺损修复 大于等于1/2眼睑长度的缺损，多半累及眼睑的全层，眼睑缺损的修复则需分为前层重建及后层的重建，因此前后两层中只能有一层为游离组织移植，而另一层则应选择组织瓣来修复。如睑板采用睑板替代物，眼睑前层则应采用眼周的滑行、旋转皮瓣或带血管蒂的皮瓣移植修复。如眼睑后层采用睑板前徙、睑板睑结膜瓣等，眼睑前层则可应用游离皮片移植修复，但每个病例都不相同，因此需根据具体情况采用不同的修复方法。

五、外伤性眼睑缺损再造手术技术

（一）小于等于1/4的眼睑缺损再造

1. 小于等于1/4眼睑长度的眼睑前层缺损再造

手术步骤

1）2%利多卡因及0.75%布比卡因1∶1混合（含1∶100000肾上腺素）缺损周围皮下浸润麻醉。

2）创缘两侧沿灰线切开，将眼睑劈分为前后二层，切开长度视缺损范围而定（图15-2-1）。

3）潜行分离两侧创缘的皮下和轮匝肌组织，然后拉拢缝合。注意睑缘的缝合：睑缘采用外翻褥式缝合法（图15-2-2），如采用间断缝合术后睑缘易形成凹角畸形。

4）术后加压包扎24小时，7天拆除皮肤缝线，睑缘线8~10天拆除。

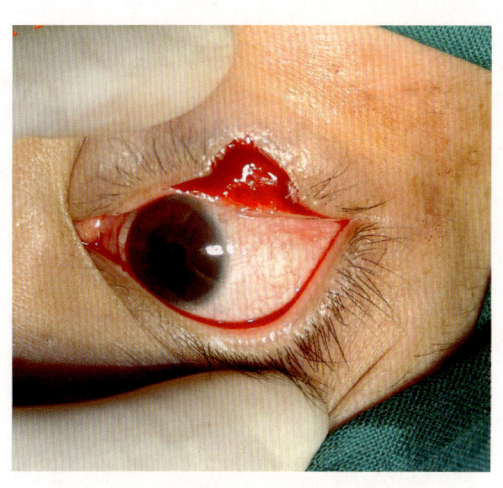

图 15-2-1　沿创缘两侧灰线切开，将眼睑劈分为前后二层

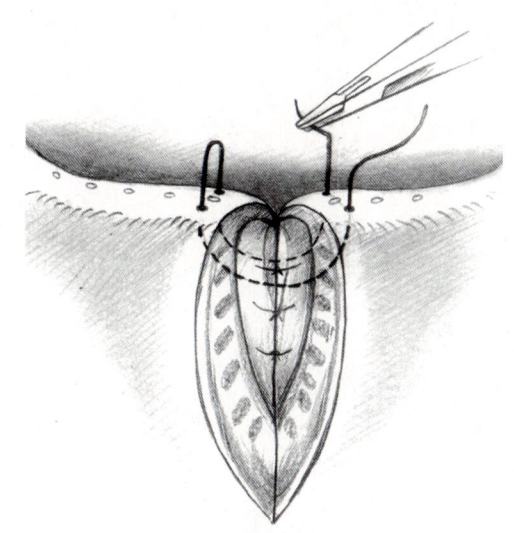

图 15-2-2　睑缘水平褥式缝合方法

2. 小于等于 1/4 眼睑长度的眼睑全层缺损再造

手术步骤

（1）缺损周围皮下浸润麻醉。

（2）创缘两侧沿灰线切开，将眼睑劈分为前后二层，切开长度视缺损范围而定（图 15-2-3）。

（3）潜行分离两侧创缘的皮下和轮匝肌组织。

（4）眼睑分层缝合（图 15-2-4）：首先缝合睑缘灰线后唇，然后行睑板埋藏间断缝合及皮肤间断缝合。如拉拢缝合张力过大，可行外眦韧带下支切断。注意睑缘的缝合。

（5）术后加压包扎 24 小时，7 天拆除皮肤缝线，睑缘线 8～10 天拆除。

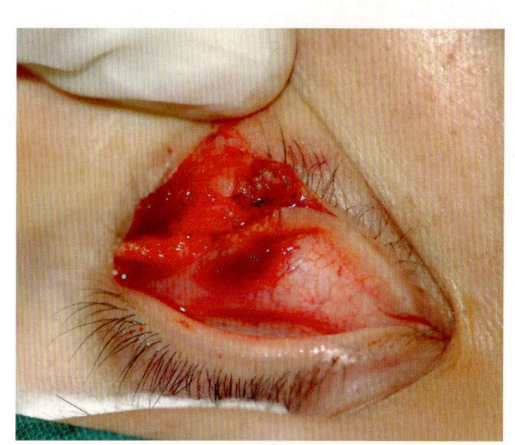

图 15-2-3　沿灰线将眼睑劈分为前后二层

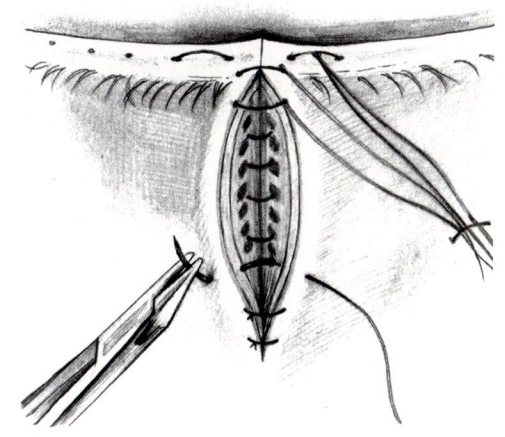

图 15-2-4　眼睑分层缝合

（二）大于 1/4、小于 1/2 眼睑长度的眼睑缺损再造

1. 眼睑前层缺损修复

（1）局部滑行皮瓣修复眼睑前层缺损：适用于缺损范围小而缺损周围皮肤较松弛者。

手术步骤

1）麻醉：局部浸润麻醉。

2）滑行皮瓣设计（图 15-2-5、图 15-2-6）：设计双侧滑行皮瓣，皮肤及眼轮匝肌切开，形成双侧的眼轮匝肌皮瓣。

3）皮瓣滑行至缺损区，以 6-0 丝线间断缝合（图 15-2-7）。

4）术后处理：加压包扎 24 小时，7 天拆除缝线。

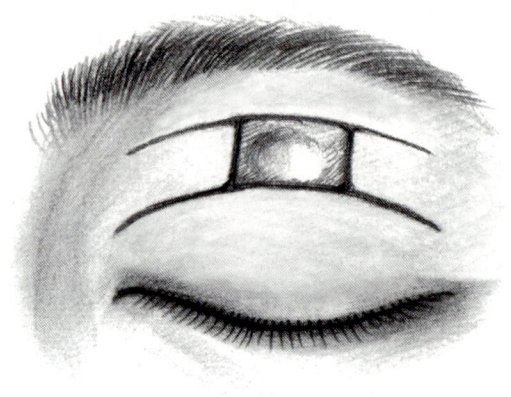

图 15-2-5　上睑双侧滑行皮瓣设计

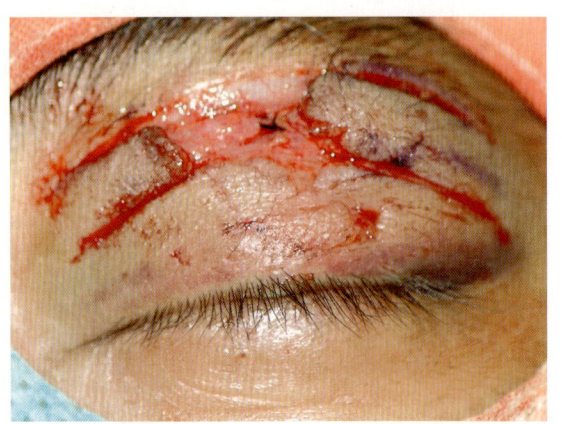

图 15-2-6　上睑双侧滑行皮瓣

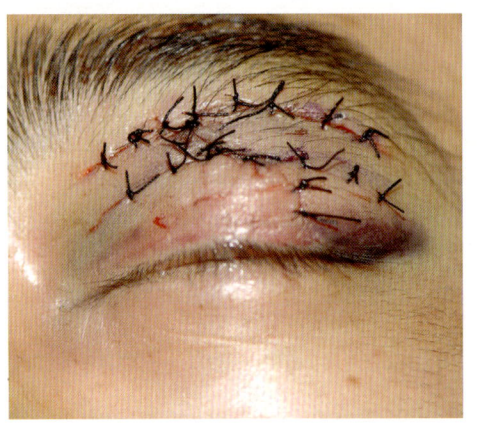

图 15-2-7　皮瓣修复缺损区

（2）颞侧旋转皮瓣修复眼睑前层缺损（图 15-2-8）

手术步骤

1）麻醉：局部浸润麻醉。

2）旋转皮瓣设计（图 15-2-9）：沿缺损区边缘向颞侧作延长切口，切口长度以皮瓣可以无张力旋转至颞侧缺损区为度。

3）皮瓣旋转至缺损区，皮肤间断缝合。

4）术后处理同前（图 15-2-10）。

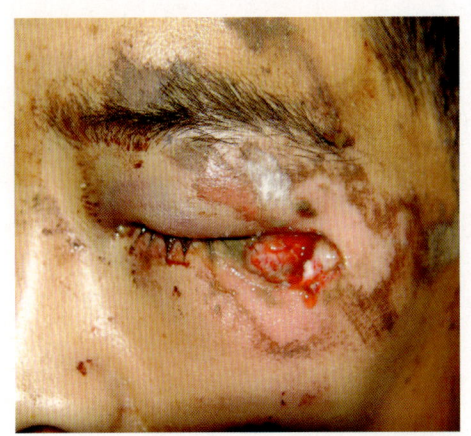

图 15-2-8　下睑外侧皮肤缺损

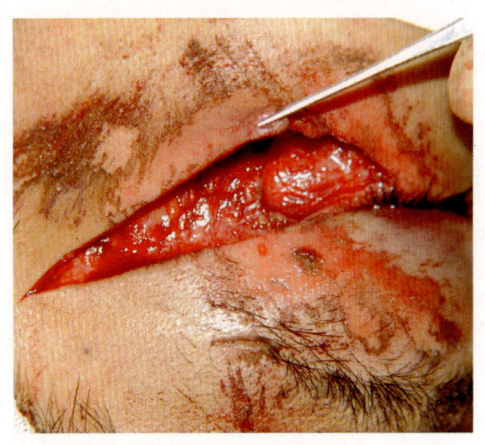

图 15-2-9　颞侧旋转皮瓣

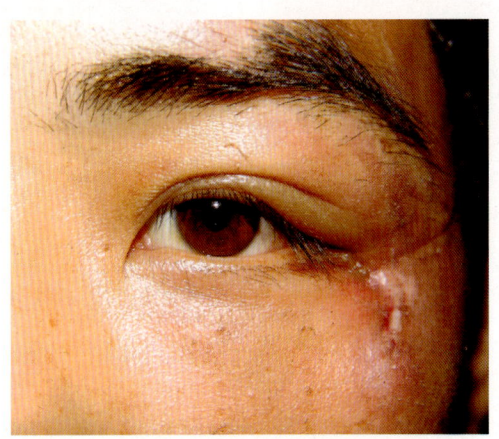

图 15-2-10　术后 2 周像

（3）颞部皮瓣修复眼睑前层缺损：适用于上睑外侧的前层缺损修复。

手术步骤

1）颞部皮瓣设计：沿缺损区边缘向颞部作垂直切口，蒂部起自外侧眶缘（图 15-2-11）。

2）切开皮肤，沿皮下组织分离，将皮瓣旋转至缺损区，皮肤间断缝合。

3）此例中因眼睑外侧缺损较大，颞部皮瓣延伸至额部，皮瓣转位后额部缺损区无法拉拢缝合，故行游离皮片移植。

4）术后处理：同前。

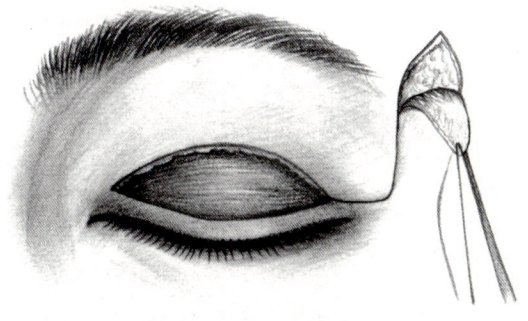

图 15-2-11　颞部皮瓣设计

2. 眼睑全层缺损修复

（1）皮肤睑板滑行瓣修复眼睑全层缺损：适用于睑板垂直方向部分缺损的病例。

手术步骤

1）2%利多卡因及0.75%布比卡因1∶1混合（含1∶100000肾上腺素）行缺损周围皮下浸润麻醉。

2）下睑缘缺损达下睑1/3长度，睑板垂直方向缺损约为睑板高度的1/2（图15-2-12）。

3）沿创缘两侧垂直向下方切开睑板及睑结膜至下穹窿部，为使睑板结膜瓣最大限度地移向上方，将相应部位的下睑缩肌完全切断（图15-2-13）。

4）将睑板瓣垂直滑行于缺损区，以6-0可吸收线将睑板结膜瓣与睑缘处创缘两侧睑板残端缝合。

5）皮肤面缺损设计一个相对应的皮肤滑行瓣修复（图15-2-14）。

6）术后加压包扎48小时，7天拆除皮肤缝线。

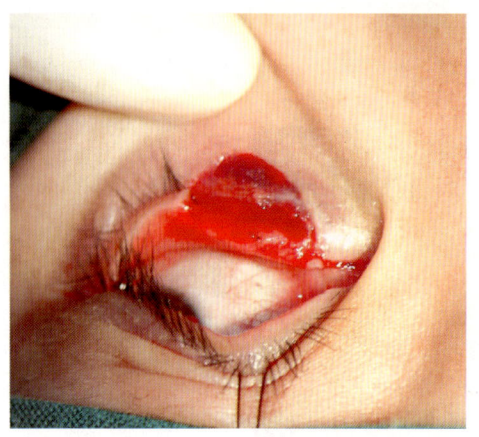

图15-2-12　示眼睑缺损范围

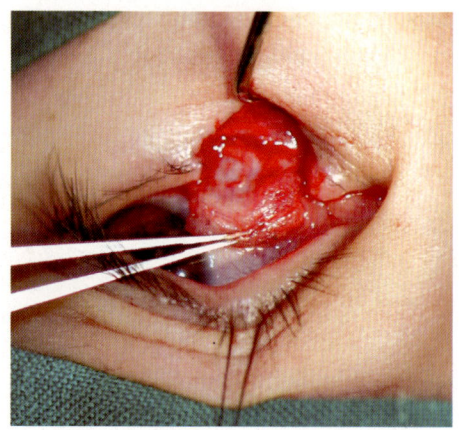

图15-2-13　睑板结膜滑行瓣修复睑板缺损

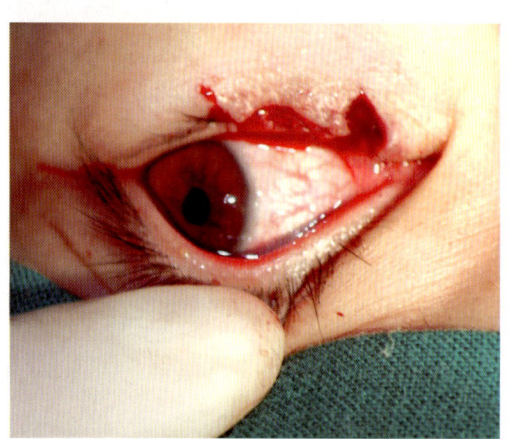

图15-2-14　皮肤缺损采用皮肤滑行瓣修复

（2）异体巩膜代睑板行眼睑后层缺损修复：适用于睑板垂直方向的完全缺损或大于2/3的睑板缺损。

手术步骤

1）2%利多卡因及0.75%布比卡因1∶1混合（含1∶100000肾上腺素）行缺损区周围皮下浸润麻醉。

2）垂直方向约1/4睑板残存者，设计睑板结膜滑行瓣向上方转位于缺损区，切断下方的下睑缩肌。

3）将睑板瓣垂直滑行于缺损区，以6-0可吸收线将睑板结膜瓣与睑缘处创缘两侧睑板残端缝合。再取眼库保存巩膜置于妥布霉素的生理盐水溶液中复水15分钟，按睑板缺损面积切取异体巩膜。

4）以6-0可吸收线将异体巩膜与睑板两残端缝合，异体巩膜下方与下睑缩肌缝合（图15-2-15）。

5）皮肤缺损修复：设计鼻颊沟瓣修复此下睑内侧眼睑缺损。鼻颊沟转位皮瓣多用于下睑偏内侧眼睑前层缺损的修复。根据缺损区的形状和大小在鼻颊区设计皮瓣，皮瓣鼻侧位于鼻颊沟，颞侧为缺损的内侧缘，上方达内眦韧带水平，这样皮瓣的转位可达90°。

6）按画线切开皮肤，沿轮匝肌下分离，将皮瓣转位于缺损区。以6-0丝线将皮瓣与缺损区创缘缝合。供区对位缝合。睑缘可做临时缝线一针，目的为牵制下睑于正常位置及使转位皮瓣平铺（图15-2-16）。

7）术后加压包扎72小时，7天拆除缝线。

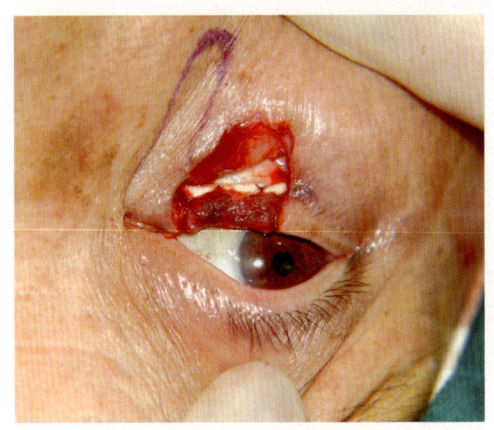
图15-2-15　异体巩膜修复睑板缺损，并设计鼻颊沟皮瓣

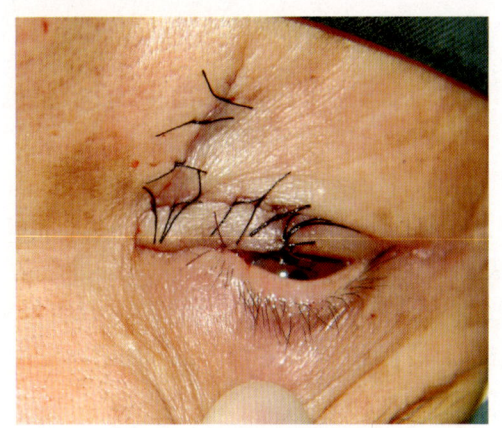
图15-2-16　皮瓣转位缝合后

（三）大于等于1/2眼睑长度的眼睑缺损修复

1. 大于等于1/2眼睑长度的眼睑前层缺损修复

（1）上睑旋转皮瓣修复眼睑前层缺损

<mark>手术步骤</mark>

1）上睑旋转皮瓣设计（图15-2-17），一般下睑颞侧前层缺损多考虑采用上睑颞侧旋转皮瓣修复。根据下睑缺损范围设计上睑旋转皮瓣。

2）沿画线切开皮瓣，沿轮匝肌下分离，使此转位皮瓣成为皮-肌瓣，然后将此皮瓣转位于下睑与下睑创面对合（图15-2-18、15-2-19）。

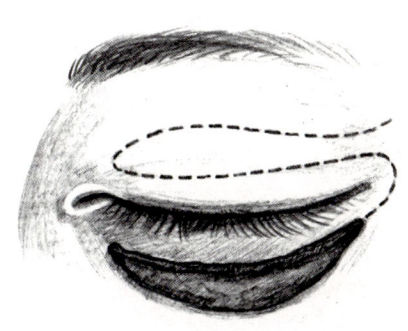
图15-2-17　上睑旋转皮瓣设计

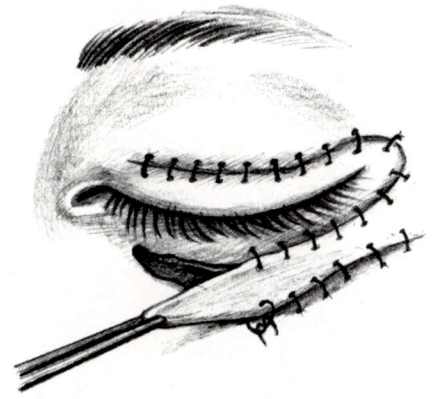
图15-2-18　上睑皮瓣转位于下睑缺损区

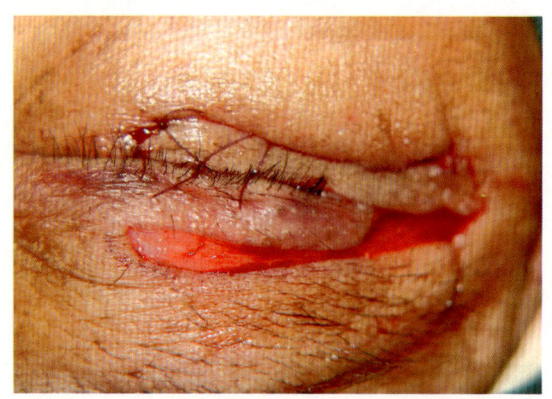

图 15-2-19　上睑皮瓣与下睑创面对合

3）皮肤以 6-0 丝线间断缝合。

4）术后处理：术后加压包扎 72 小时，隔日换药，皮肤缝线 7 天拆除。术后 1 个月将睑缘切开。注意：上睑皮瓣切取范围以皮瓣切取后无上睑外翻及睑裂闭合不全为度。

（2）眼睑缺损修复游离皮片移植术：仅可修复单纯的眼睑前层缺损，眼睑后层可以采用睑板结膜瓣修复，此时眼睑前层缺损方可考虑应用游离皮片移植。

手术步骤

1）自眼睑缺损边缘切开皮肤，松解并切除缺损边缘皮下瘢痕，分离皮肤及皮下组织，使睑缘复位（图 15-2-20）。

2）睑板结膜可以复位缝合，并与下睑对应后唇缝合。

3）取耳后全厚皮片，在耳后用美蓝画线作为取皮区面积，供皮范围比缺损范围大 20%。切取皮片后剪除皮下脂肪组织，置于妥布霉素生理盐水溶液中待用。供皮区拉拢缝合。

4）缝合游离皮片：将取下的皮片，贴敷在受皮区的创面上，皮片边缘自然和受皮区创缘对合。用 5-0 丝线先缝合两对角处，然后作间断缝合，缝线中留数对长线以留作打包处理（图 15-2-21）。

5）压出皮片下的积血，皮片表面垫以油纱，油纱表面垫上棉纱或棉垫，再以恰当的压力加压包扎（图 15-2-22）。

6）术后半年行睑裂切开，必要时眼睑需二期整形。

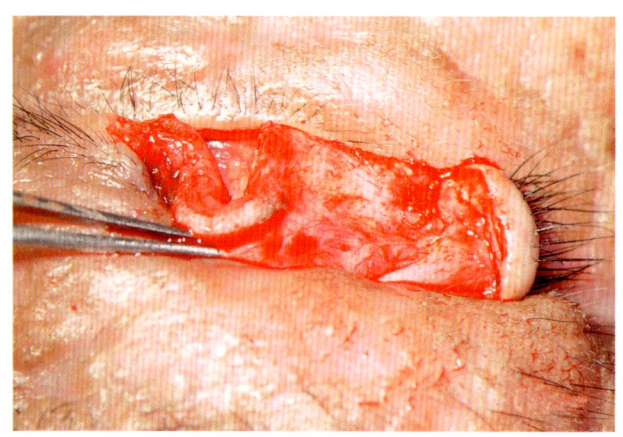

图 15-2-20　眼睑前层缺损

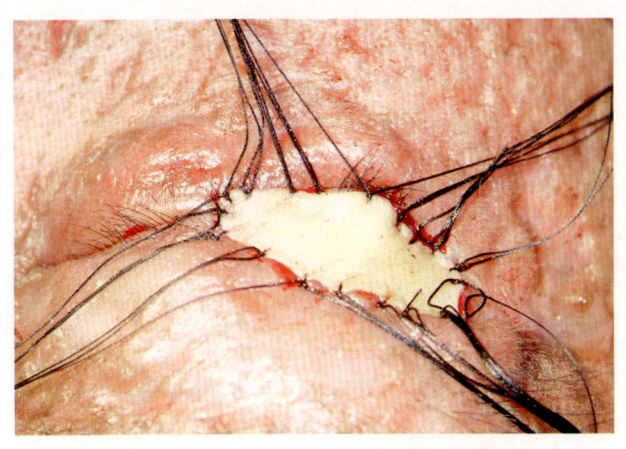

图 15-2-21　皮片缝合，并留数对长线

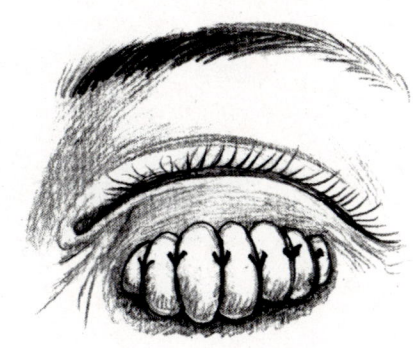

图 15-2-22　游离皮片移植加压包扎

2. 大于等于 1/2 眼睑长度的眼睑全层缺损修复

（1）硬腭黏膜移植联合眉上皮瓣修复眼睑全层缺损：适用于大于下睑 1/2 的眼睑全层缺损。

1）硬腭黏膜修复睑板缺损：硬腭黏膜坚韧，上皮为复层鳞状上皮，其下结缔组织结构致密，胶原纤维排列整齐，密度、厚度及硬度与睑板相似。它不仅能修复黏膜衬里，同时能替代睑板的支架作用。

> 手术步骤

● 硬腭黏膜植片的切取：①术前 3～5 天沙罗液漱口，用 1∶1000 洗必泰消毒口腔，2% 利多卡因加 0.75% 布比卡因（1∶100000 肾上腺素）行腭大孔及前切牙孔阻滞麻醉；②根据上睑板缺失范围，取中线和齿龈嵴之间的硬腭黏膜，下睑睑板修补一般需要 2.5cm×0.6cm；③以镰状刀切透硬腭黏膜，但避免伤及其下的骨膜，深约 2mm，用骨膜剥离子自后向前钝性剥离，直至完整取下植片（图 15-2-23）；④创面压迫止血后，以碘仿纱条打包，1 号丝线结扎；⑤修剪植片，去除其下的腺体和脂肪组织，此时硬腭黏膜厚度约 1.5mm，以妥布霉素生理盐水溶液清洗浸泡。

● 眼睑后层的重建：自下睑缘处切开皮肤，松解下睑瘢痕。以 6-0 可吸收缝线，将硬腭黏膜植片缝至植床，黏膜面朝向眼球，向下与下睑缩肌断缘缝合。相对应处上睑缘灰线切开，后唇做创面，硬腭黏膜与上睑缘后唇缝合。内外眦处用 4-0 固定线分别缝合于内眦鼻骨骨膜和外眦眶骨骨膜，使硬腭植片牢靠地固定于缺损创面。

2）眉上皮瓣（Firicke 皮瓣）转位重建眼睑前层：手术操作：①眉上皮瓣设计（图 15-2-24）：在眉毛上方约 5mm，按缺损区的形状和大小画出将切取皮瓣的范围，长宽之比不超过 5∶1，以免皮瓣血供障碍；② 2% 利多卡因加 0.75% 布比卡因 1∶1 混合（含 1∶100000 肾上腺素）皮下浸润麻醉；③沿画线切开皮瓣，切取全厚皮瓣（图 15-2-25）；④将皮瓣转位覆盖于硬腭黏膜之上，代替缺损的眼睑皮肤；⑤供区皮下组织分离后，拉拢缝合。

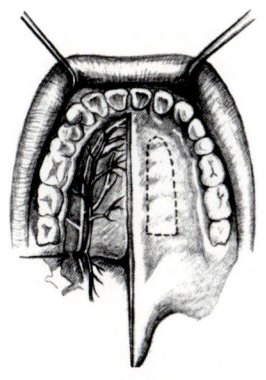

图 15-2-23　已切取硬腭黏膜，图中示腭大动脉

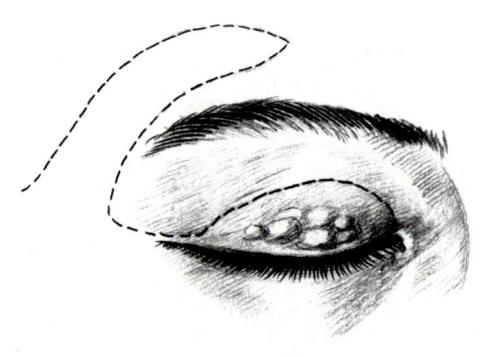 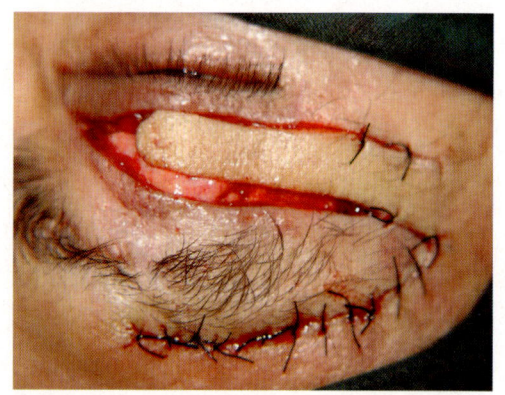

图15-2-24　眉上皮瓣设计　　　　　图15-2-25　眉上皮瓣转位术后供区拉拢缝合

注意事项

● 剥离平面应位于皮下脂肪层；由于面部的血供丰富，蒂部宽度与皮瓣长度之比可增加到1∶5，超过此限，皮瓣尖端可因缺血而坏死；旋转角度不超过90°，以免组织过度扭曲影响血供。

● 皮瓣旋转后蒂部近侧可出现组织隆起，即"猫耳"，小的日后可自行消失，明显的隆起不宜即刻修复，否则蒂部宽度变小，皮瓣尖端血供受影响。

（2）硬腭黏膜移植联合上睑双蒂皮瓣修复下睑全层缺损：用上睑桥状皮瓣修复下睑前层，适用于皮肤缺损面积呈狭长形、而上睑皮肤较松弛者。

手术步骤

● 上睑桥状皮瓣的设计：按下睑缺损面积从上睑重睑线（或上睑缘上5mm）处用平镊夹起计划切取的上睑皮肤范围，注意是否有睑裂的闭合不全，一般上睑皮瓣应比下睑缺损区宽10%左右，用美蓝画出皮肤两条弧形的切口线，近睑缘的切口线与下睑切口线相连（图15-2-26）。

● 按标记线作上睑的两个皮肤切口，分离两切口的皮下组织，形成双蒂桥状皮瓣，然后将皮瓣转位至下睑（图15-2-27、15-2-28）。

● 6-0丝线首先缝合下睑中央部和内外两端，其他部位皮肤创缘间断缝合。

● 上睑以重睑成形术方式缝合。

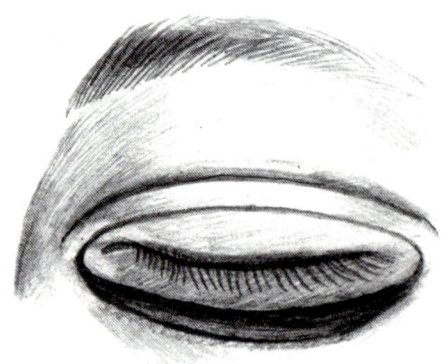

图15-2-26　上睑双蒂皮瓣设计

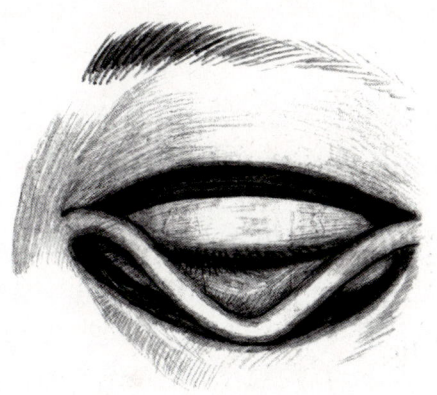

图 15-2-27　上睑双蒂皮瓣转位

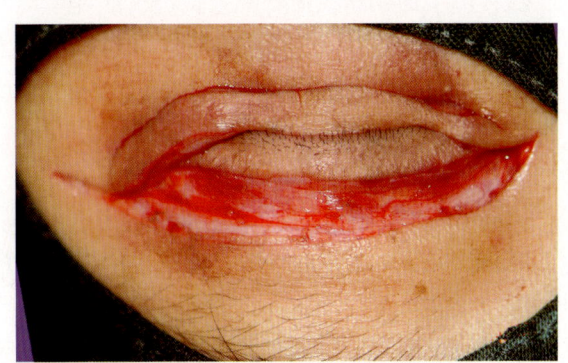

图 15-2-28　双蒂皮瓣切取，图中示双蒂皮瓣转位于下睑

术后处理

●眼部处理：术后眼部加压包扎，术后5天第一次打开换药，共包扎10天。睑缘皮肤线手术后10天拆除，余皮肤线手术后7天拆除。术后3～6个月后行睑缘切开。口腔处理：术后用朵贝儿液漱口直至创面愈合。全身应用抗生素预防感染，术后前2天进流食，术后5天内进软食，10天去除口腔内缝线。硬腭黏膜创面术后2周被肉芽组织覆盖，3～6个月左右创面变平。

3．颞浅动脉岛状皮瓣修复眼睑缺损

（1）颞浅动脉岛状皮瓣解剖学特点：颞浅动脉来自颈动脉干的延续，是颈外动脉两条主支之一。颞浅动脉从腮腺上方穿出，经耳前上行，约在颧弓上方2～3cm处分为额支和顶支，分布全头57%的面积（图15-2-29）。颞浅动脉位置恒定，管径粗大。颞浅静脉与动脉同名且伴行，在皮下组织内形成静脉网。

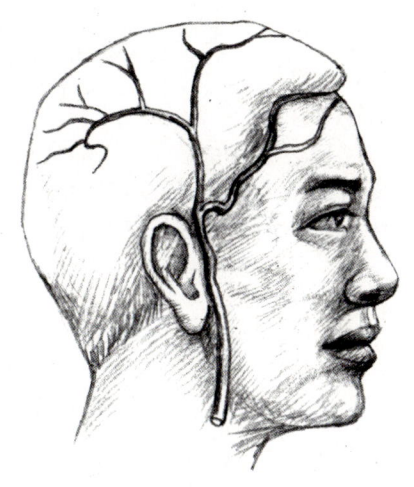

图 15-2-29　颞浅动脉走行

（2）颞浅动脉岛状皮瓣：此皮瓣为颞浅动脉供养的皮瓣，颞浅动脉位于皮下，血管下方紧贴一层较致密的纤维组织。一般取颞浅动脉额支供养皮瓣。顶支作为筋膜瓣供养血管。

颞浅动脉皮瓣优点：①具有一般局部转移皮瓣优点，且质地良好；②弹性好，易塑型；③因有颞浅动脉供养，长宽比例一般不受限制，而且可利用动脉两个分支形成皮肤及筋膜瓣，同时修复结膜囊狭窄及眼窝凹陷。

缺点：①额部可供皮肤有限，无法修复较大面积的眼睑缺损，如累及上下睑的眼睑缺损；②相对眼睑来讲，此皮瓣较厚，术后有臃肿之感，有碍美观。

(3) 颞浅动脉岛状皮瓣修复眼睑缺损

手术步骤

1) 手术在局麻或全麻下进行。头部备皮：剃除全部头部毛发，或同侧发际内2寸备皮。

2) 眼睑后层重建：沿缺损边缘切开，去除新生的肉芽组织使眼睑复位。结膜面由缺损两侧滑行结膜瓣修复。睑板缺损以异体巩膜修复。

3) 颞浅动脉皮瓣的预制：①术前用多普勒血管测定仪探明颞浅动脉及其额支、顶支的走向，用美蓝蘸碘酒作出标记；②皮肤切口：沿颞浅动脉走行方向作切口，切口长度约6cm，切开皮肤至毛囊层，不可过深以免损坏颞浅动脉；③剥离（图15-2-30）：平毛囊深层，即颞浅筋膜浅层，略向两侧分离，露出动脉。沿动脉两旁约5mm处切开颞浅筋膜，继续向动脉两侧分离，并使之与颞深筋膜分离。然后沿额支走行方向分离到预定的皮瓣部位后，按预先的设计大小及形状作一皮瓣。最后剥离出宽约5mm、中间包含颞浅动脉及颞浅静脉的岛状皮瓣，其预制完毕（图15-2-31）；④止血：与皮肤相连的细小血管分支逐一止血、结扎。

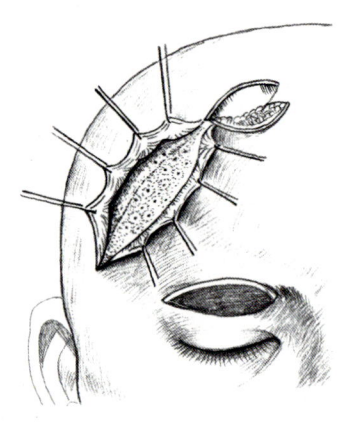

图15-2-30 平毛囊深层分离并显露颞浅动脉主干及分支

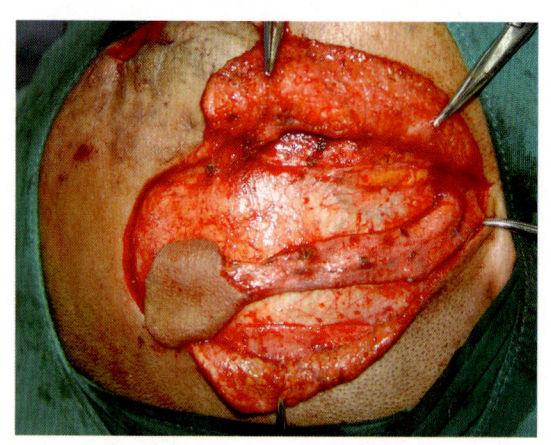

图15-2-31 动脉皮瓣预制

4) 眼睑前层修复：①皮瓣转移：皮瓣预制完成后，先检查皮瓣颜色及动脉搏动情况，证实皮瓣血运良好方可转移。先从耳前颞浅动脉根部至外眦，用大弯血管钳作一个皮下隧道直达外眦部皮下，皮下隧道要足够宽，以保证皮瓣不会受压（图15-2-32）。将岛状皮瓣沿此隧道转至眼睑缺损区；②将皮瓣与眼睑缺损区的皮肤残端缝合（图15-2-33）。

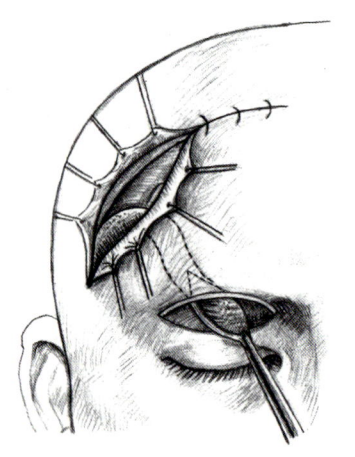

图15-2-32 皮瓣经皮下隧道转位

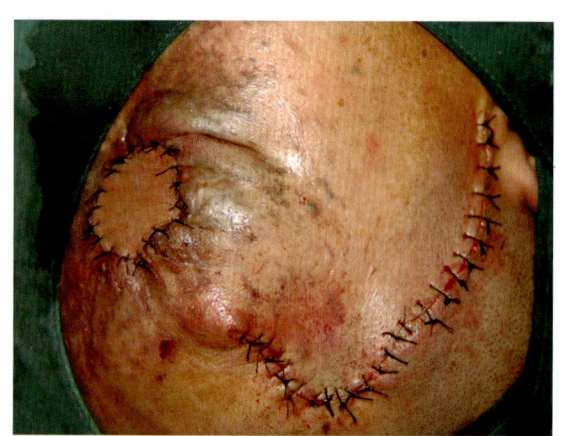

图15-2-33 皮瓣与眼睑缺损区边缘缝合，供区拉拢缝合

5）供区处理：头皮切口以0号丝线间断缝合，额部供皮区视缺损大小行拉拢缝合。如拉拢缝合有困难，则取上臂内侧或大腿内侧全厚皮片游离移植。耳前区放置引流条。加压的压力要适中，以达到皮瓣与基底紧贴，皮瓣远端压力较蒂部为大，以利血供及回流。

术后处理

应用消炎止血药5天。眼部包扎3日，每日检查皮瓣的血运情况，一般的血运障碍多为静脉回流不畅而致皮瓣发绀，若不及时处理，可致动脉瘀血、皮瓣坏死。如遇皮瓣发绀，首先检查是否皮瓣蒂部敷料过紧，调整敷料，局部按摩。皮瓣引流条视出血情况于术后24～48小时拔除，术后8～10天拆除皮肤缝线。

注意事项

1）皮瓣剥离时切勿误伤颞浅动脉主干及额顶分支。
2）动脉需通过皮瓣全长或至少1/2。
3）剥离组织长度以能在转移后无张力、无扭曲为准。
4）术中止血要彻底：要注意有无潜在性出血，有无隐蔽处的出血点等。
5）皮瓣蒂部不要窄于2cm，否则可影响皮瓣的静脉回流。

（李冬梅）

第三节　泪道损伤的修复与重建

泪小管损伤是眼睑外伤中常见的疾病，泪小管断裂如不采取适当的治疗会引起永久性溢泪。新鲜的眼睑皮肤裂伤合并泪小管断裂，应在伤后24小时内积极行吻合手术，力求在解剖学及生理功能上同时达到一期修复。新鲜的泪小管断裂吻合成功率可达90%以上。在多发外伤或外伤危及生命的时候医生常常忽略颜面外伤中的泪小管断裂。损伤的泪小管若未能及时吻合或在急诊手术时吻合失败，最好在7日内行二次吻合。个别患者由于车祸等严重创伤，可以将伤口暂时缝合，二期酌情行泪小管吻合术。眶壁骨折及鼻骨骨折可造成泪囊及鼻泪管损伤，鼻泪管阻塞进而形成慢性泪囊炎。此两种疾患虽不影响视力，但造成患者终生溢泪的痛苦。因此，泪道损伤的修复与重建显得十分重要。许多学者在泪小管断裂吻合技术上进行了多方面的研究，包括手术方法、支撑物的材料及形状的改良，使手术成功率大大提高。下面分别进行阐述。

一、泪小管断裂吻合术

（一）泪道解剖

泪小点为圆形或卵圆形，直径0.2～0.3mm，上泪点与内眦相距6mm，下泪点与内眦相距6.5mm。泪小管的管径约0.5～0.8mm，可扩大3倍。长度在垂直部为2mm，水平部为8mm，其中位于浅层结膜下部分4～5mm，而后向深部穿过何氏肌，走行于内眦韧带后方，上下泪小管汇合成泪总管或分别进入泪囊。泪囊平均长12mm，前后宽4～8mm、左右宽2～3mm，容积约20mm³。泪囊区的血管分布有鼻侧的眼睑动脉和内眦动静脉(距内眦角约8mm处)。

（二）寻找泪小管断端的方法

伤后7日内断端较易寻找，但伤口瘀血肿胀或组织缺损大以及瘢痕形成的陈旧病例，则寻找困难，并容易导致吻合不完全。

1. 直视寻找法　为首选方法。适用于新鲜（图15-3-1）及陈旧病例（图15-3-2）。在显微镜下彻底止血，插入探针，首先明确泪小管断裂位置（图15-3-3），根据泪小点至断端的距离，寻找鼻侧断端位置。在瘢痕陈旧病例中，首先需逐层剪除瘢痕，即使是对10年以上的陈旧病例，只要充分去除瘢痕也会找到泪小管断端。

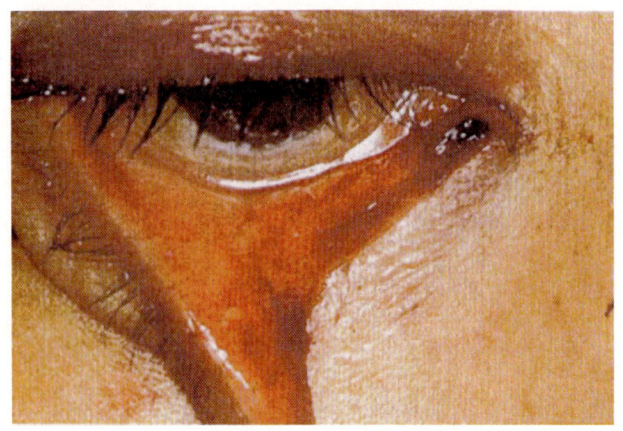

图 15-3-1　新鲜泪小管断裂

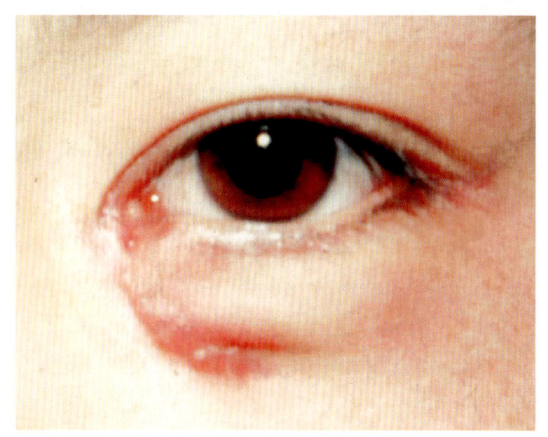

图 15-3-2　陈旧性泪小管断裂

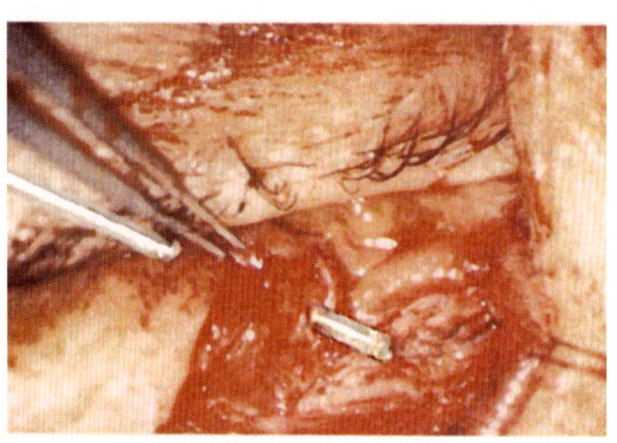

图 15-3-3　探查泪小管断裂位置

2. 注水寻找法　多用于新鲜及单纯下泪小管断裂病例，自上泪小点一次大量注入生理盐水或染料，观察断端位置。但有时也不易观察清楚。

3. 探针寻找法　猪尾针（图15-3-4）或14号圆针，自上泪点插入，经泪总管、下泪管、经过断端（图15-3-5）至下泪点穿出，同时可将硅胶管带入泪管内。新鲜及陈旧病例均可使用，注意有时容易出假道。

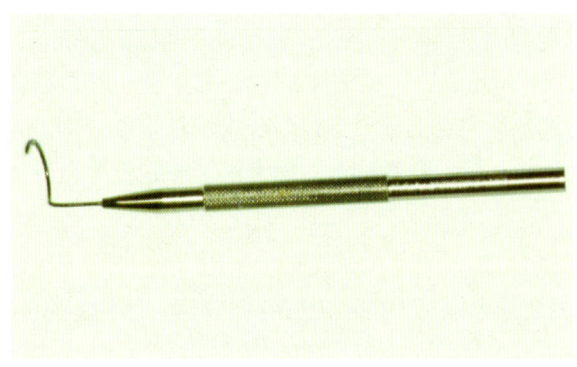

图 15-3-4　猪尾针

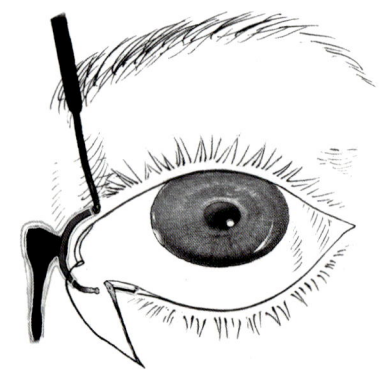

图 15-3-5　猪尾针自上泪小点插入，查找断裂位置

4. 泪囊切开法 上述方法均无效时，可经皮肤切口切开泪囊前壁，自泪总管开口处用探针逆行寻找断端。

（三）吻合材料

留置物

目前常用的有硬膜外麻醉管和硅胶管（图 15-3-6）。

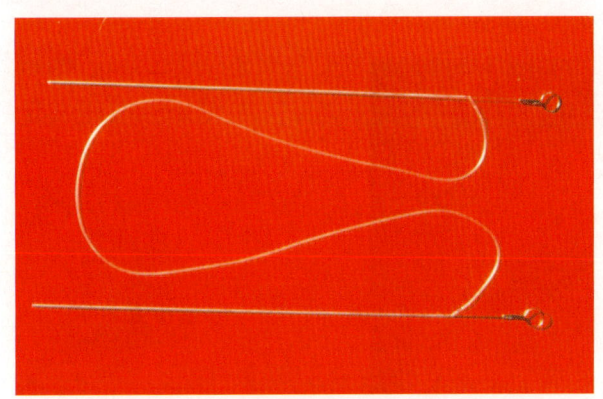

图 15-3-6　衔接探针的硅胶管（日本）

（1）硬膜外麻醉管：外径 1~1.5mm，顶端为盲端，来源方便。缺点为质硬，一端需留置睑缘外，影响外观。

（2）硅胶管：硅胶管是由乙烯树脂制造，安全可靠。外径 1.2mm，质软，无刺激，留置泪小管中，外观及效果均较理想。

留置时间

多数人主张留置 3 个月。

手术步骤

以单纯下泪小管断裂为例。

（1）麻醉：表面麻醉或配制 2% 利多卡因 5ml 加入 3~5 滴肾上腺素，麻醉药在伤口局部注入少量，以眼睑不肿胀为宜，否则组织臃肿增加泪小管寻找难度。

（2）止血：充分止血，可用止血钳或肾上腺素棉片。

（3）寻找泪小管断端：确定断裂处距离下泪小点的长度非常重要，首先自下泪小管插入探针，即可发现颞侧断口。＜4mm 的断裂，按泪小管的解剖位置，另一端要在睑缘结膜下寻找；＞5mm 以上的断裂，应在泪阜及内眦韧带附近寻找。

（4）支撑管的插入：找到鼻侧断端后，向断口内注入生理盐水加以证实。直接插入带有盲端的硬膜外麻醉管或硅胶管，管内可插入管芯作为支撑，牙科针或针灸针均可，便于顺利插入鼻泪管留置，另一端再逆行插入颞侧断端自下泪小点穿出，这样可以减小支撑管走行的角度，便于操作。若环形插入硅胶管，可使用猪尾针或外科用 14 号圆针，利用其尾部的针孔，由上泪小点插入，自断端暴露，将硅胶管穿入针孔，带入上泪小管引出，另一端同前述方法逆行插入颞侧断端自下泪小点穿出。

（5）断端吻合：吻合成功的关键是断端确实吻合 2~3 针。原则上板层缝合，不损伤黏膜，管周围缝合 1~2 针。目前使用 6-0 可吸收线吻合损伤小。在黏膜薄而少的情况下，特别是靠近睑缘的断裂，为吻合成功，必要时全层缝合。

(6）缝合皮下组织，间断缝合皮肤。

(7）固定义管：硬膜外麻醉管游离端缝合固定在下睑缘皮肤上；硅胶管两端结扎留置在内眦角。为防止硅胶管脱落，可将两端加固一针缝线。

(8）术毕可自硬膜外麻醉管冲洗泪道，硅胶管较细，不必冲洗泪道。

北京同仁医院眼科中心最常使用的方法：①硬膜外麻醉管直接插入患侧泪管，吻合后泪小点一端麻醉管固定睑缘皮肤上（图15-3-7）。②应用硅胶管环形插入上下泪小管，断端吻合，硅胶管两端在内眦角结扎（图15-3-8）。

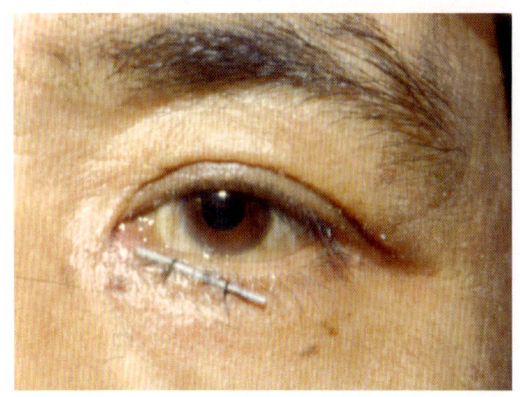

图 15-3-7　硬膜外麻醉管直接插入吻合法

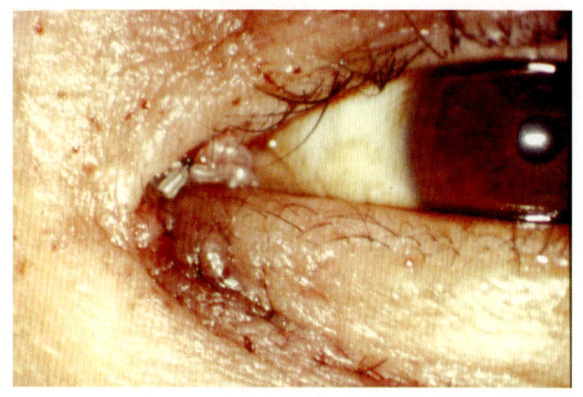

图 15-3-8　硅胶管环形插入吻合法

近年使用各种硅胶制成的硅胶管留置泪小管中，改善了外观及泪小管功能。日本埼玉医科大学眼科河井克仁教授介绍了五种硅胶管留置术的方法：

（1）直接插入吻合法：在患侧泪小管内留置硅胶管，硅胶管断端用尼龙线缝合固定在下眼睑处。此种方法与北京同仁医院眼科中心使用的硬膜外麻醉管直接插入相同，较其他方法简单易行，但有外观欠佳和义管自然脱落现象。为了固定义管缝合睑缘皮肤，常导致下睑缘瘢痕形成。

（2）环形插入吻合法：为了弥补方法（1）的硅胶管自然脱落的不足，将硅胶管置留在上下泪小点处，使用猪尾探针从上泪点插入，发现泪囊侧断端将硅胶管从断口逆行性导入到上泪点处。硅胶管留置泪总管，两游离端留置上下泪小点处结扎。

（3）鼻腔内留置法：将硅管自上下泪小管经断端通过泪囊及鼻泪管插入，内眦角仅见弧形硅胶管（图15-3-9A），使用鼻内镜在鼻腔内操作，将硅管两端在鼻腔内结扎固定（图15-3-9B）。

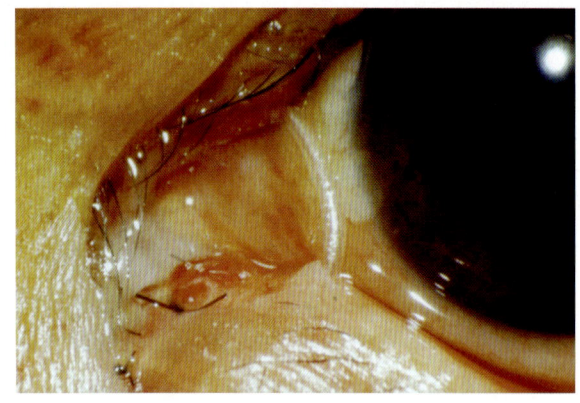

A　硅胶管在内眦角所见（日本）

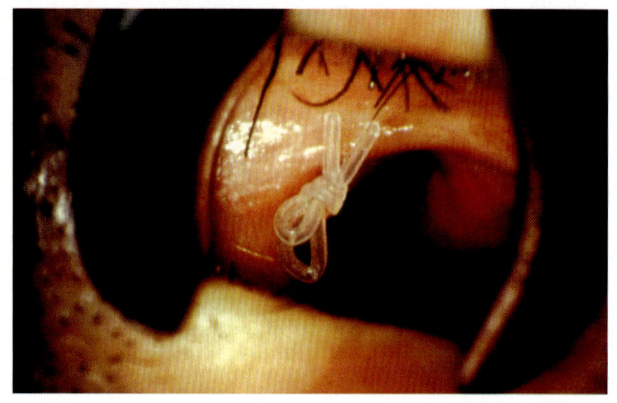

B　硅胶管在鼻腔内结扎（日本）

图 15-3-9　鼻腔内留置法

（4）Fayet闭塞型支撑泪点的固定型义管：1998年法国FCI公司引进的硅管。将硅管制成8cm长，插入口为闭塞的支撑固定管。

（5）河井式开放型固定义管（图15-3-10A、B）：由方法（4）改良而成。将硅管插入到泪囊留置，硅胶管为中空构造，插入口为空心圆形口，支撑在泪小点处，起到患侧的导泪功能，减少流泪，减轻长期留置中的不适感，并可减少硅胶管容易脱落的并发症，更好地长期保留硅胶管。术后将牛乳滴入硅胶管中，用内窥镜观察鼻腔，70秒后可观察到通过硅胶管的牛乳从鼻泪管流向鼻腔内。

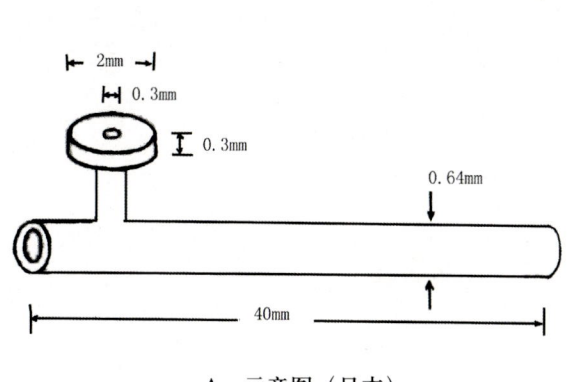
A 示意图（日本）

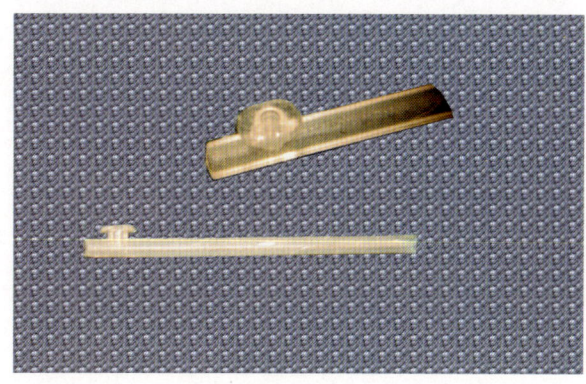
B 硅胶管（日本）

图15-3-10 河井式硅胶管

泪小管断裂吻合手术的重点是发现泪小管断端及选择硅胶管植入的方法。确认手术是否成功需做泪道冲洗试验和主观有无溢泪症状。一般在义管拔除后冲洗通畅无流泪者为治愈，冲洗试验通畅但主观仍感觉有溢泪症状为改善，冲洗不通畅并伴有溢泪症状为不变。河井克仁教授曾对80例泪小管断裂吻合术的预后情况进行统计，治愈、改善76例占95%；不变4例为5%。五种方法的成功率分别是：方法（1）为85.7%，方法（2）为94.7%，方法（3）为97.3%，方法（4）为100%，方法（5）为100%。伤后1周内手术的治愈率为88.3%，1周以上为60%。笔者对37例陈旧性泪小管断裂吻合病例进行分析，伤后病程为2天至16个月(10天以上31例)，术后观察半年以上，有效率为76%。

术后处理

（1）术后隔日换药、冲洗泪道，若麻醉管冲洗不通畅可能由于瘀血阻塞，不必处理。硅胶管植入者于一周后自下泪点冲洗泪道。也有人不主张冲洗直至拔管。

（2）术后1周拆除皮肤缝线，3个月拔除义管。

并发症及处理

1. 泪小点扩大或龟裂　由于硬膜外麻醉管质地较硬，长期留置容易使泪小点处于扩张状态；靠近泪小点处的断裂由于吻合口位置表浅、麻醉管的活动及牵引会导致泪小点发生龟裂。此种情况无需处理。

2. 肉芽组织增生　使用环行留置的硅胶管并在内眦部结扎缝线者，伤口处摩擦可导致个别患者内眦部肉芽组织生长，发现后局部切除即可。硅胶管保留稍长一些并与内眦皮肤缝合固定，避免硅胶管的尖端与结膜组织接触。

3. 拔管后泪道不通　吻合口处肉芽组织增生、泪道短缩均可导致拔管后泪道狭窄或闭锁，3个月左右拔管后，每日或隔日应用抗生素滴眼液冲洗泪道十分重要。确实不通者，根据损伤的情况，酌情选择再次吻合或人工泪管植入。

手术经验

（1）手术应在显微镜或放大镜下进行，单纯新鲜的下泪小管断裂，在显微镜下仔细寻找断端并不十分困难，断口呈灰白圆形，较泪小点大2~3倍。

（2）陈旧性泪小管断端的寻找：首先将探针自泪小点插入，顶到有阻力处切开睑缘皮肤或自皮肤瘘处切开，以避免对泪小管产生二次损伤。切开后即可发现颞侧断端，逐层剪除瘢痕，根据断端的长度，耐心寻找另一断端。确实找不到时，将内眦韧带或组织深层缝合，矫正畸形使内眦角形成较好的外观。

（3）复杂皮肤裂伤伴上下泪小管断裂：首先止血，在可能的情况下，将下泪小管吻合；若为深部损伤或皮肤缺损，应尽快将皮肤裂伤缝合，减少出血，再行泪小管吻合二期手术或3~6个月行眼睑整形手术。

（庞秀琴　河井克仁　张　兰）

二、外伤性泪囊炎手术

（一）鼻腔泪囊吻合术

外伤后眶内壁骨折及鼻骨骨折致鼻泪管阻塞，冲洗泪道或挤压泪囊可见有大量脓性分泌物自下泪点溢出或虽无分泌物但泪道冲洗不通。

适应证

（1）外伤性慢性泪囊炎。
（2）鼻骨骨折致鼻泪管阻塞。

相对禁忌证

（1）鼻黏膜萎缩。
（2）鼻骨骨折造成鼻中隔向患侧极度偏曲者。
（3）高龄患者。

术前准备

（1）有条件的医院，手术前最好先行泪囊碘油造影，因外伤后骨折造成泪囊组织移位等变异的情况，术前应充分了解，也是术者把握手术预后的第一手材料。

（2）术前请鼻科会诊，鼻中隔向患侧偏曲及塌陷者，应先行鼻科手术。

（3）术前3天术眼滴用抗生素滴眼液及术侧鼻腔使用滴鼻液。

（4）女性患者手术应避开月经期。

手术步骤

（1）鼻黏膜喷入表面麻醉剂，将2%利多卡因或1%丁卡因1ml+肾上腺素0.5ml左右浸湿的棉纱条塞入中鼻道。

（2）麻醉　2%利多卡因5ml+3滴肾上腺素行筛前及眶下神经阻滞麻醉，局部浸润麻醉。

（3）皮肤切口　距内眦角5mm，向下沿眼轮匝肌走行，呈半弧形切口，全长1.5cm。

（4）分离皮下组织，剥离至泪前嵴，暴露骨衣，在泪前嵴上方1~2mm处切开骨衣，向深处泪囊窝剥离，此时连同内眦韧带一起剥断或自内眦韧带与骨壁的附着处切开。

（5）剥离至泪囊窝底部，在泪骨与筛骨交界处打开骨壁，此处骨壁极薄，向上方扩大骨窗至1~1.5cm大小。若内壁有骨折，将碎骨一并去除。

(6) 若为眶内下壁骨折整复术后发生的鼻泪管阻塞，其原因可能由于垫压的人工骨片挤压泪囊窝骨壁导致慢性泪囊炎形成，此时需去除泪囊窝周围垫压的部分人造骨片，再制作骨窗。

(7) 探针自下泪点插入泪囊，"工"字形切开泪囊及鼻黏膜，上下唇分别吻合或只吻合上唇。

(8) 缝合骨衣，恢复内眦韧带，缝合皮肤。年轻人皮肤紧张可采取皮内缝合。

(9) 冲洗泪道，涂眼膏加压包扎。

吻合失败原因及再次手术方法

处理好骨窗及黏膜端端吻合是手术的关键，也是出问题最多的地方，多由于泪囊小、鼻黏膜缺损、出血等原因致使组织结构不清或因鼻骨及眶骨骨折，泪囊移位，使泪囊与鼻黏膜相距太远、错位，勉强吻合，日后肉芽组织增生，阻塞吻合口。

(1) 再次手术若发现骨窗小，可向鼻梁方向扩大骨窗，以取得更多的鼻黏膜组织。

(2) 泪囊没有彻底打开或泪囊小时，再次切开只保留前唇吻合。

(3) 伴有下泪小管阻塞的情况下，行鼻腔泪囊吻合术的同时，探通下泪管，插入硬膜外麻醉管于吻合口内，游离端保留在下睑缘，术后1～3个月拔除。

(4) 泪囊及鼻黏膜组织缺损时，也可使用泪囊筋膜代替上唇，骨窗通道内置入橡皮引流条。

（二）泪囊摘除术

因鼻骨及眶骨重度骨折，导致鼻梁塌陷、内眦增宽等严重畸形，泪囊造影显示：泪囊明显向颞侧移位，多数至下睑内1/3处。挤压该处可见有脓性分泌物溢出。因泪囊距鼻黏膜甚远，吻合手术往往失败，故在内眦整形手术之前或整形同时行泪囊摘除术。也有患者曾行鼻腔泪囊吻合术，术后失败，反复急性炎症发作导致自皮肤面穿孔，再次吻合成功率极低，在控制炎症的基础上将泪囊摘除。

手术步骤

因内眦畸形已无正常解剖标志，局部浸润麻醉后，自下泪小点插入探针，提示泪囊位置，切开皮肤或自皮肤破溃引流口处切开，分离皮下组织，剥离并尽量寻找内眦韧带，会发现泪囊向下睑方向严重偏位，曾行鼻腔泪囊吻合术者，泪囊位置偏深，在探针指引下将泪囊黏膜全部清除干净，5%碘酒烧灼泪囊窝，缝合皮下及皮肤组织并将上下泪小点封闭。

手术体会

此手术有时会发生泪囊区再次出现脓性分泌物，泪囊没有摘除干净，之所以出现这种情况，其原因可能为：

(1) 黏膜未完全摘除：由于外伤及多次手术，泪囊及鼻黏膜均已变异。因此手术必须在显微镜下操作，彻底将黏膜组织全部清除。

(2) 管腔封闭不严：泪囊窝及鼻泪管组织经过彻底清理干净后用5%碘酒烧灼，周围组织需密闭缝合，并将泪小点周围黏膜组织完全破坏。

（庞秀琴）

第四节 羟基磷灰石义眼台眶内植入术

在二十世纪六、七十年代中眶内植入材料多采用自体或异体骨移植，自体骨具有完全的组织相容性、塑型相对较容易，但其取材时造成了供区的附加损伤，而且来源受限。而异体骨不仅来源受限，而且保存处理困难，因此自体及异体骨作为骨修复材料有很大的局限性。

随着医学生物材料领域的不断发展，组织工程学研究的不断深入，人工材料已成为一种新型的植入材料。人工材料中的硅质、塑质及玻璃材料虽属惰性生物材料，但对组织无毒性、组织相容性较好，又因其仅为纤维包裹，与骨组织没有直接的键合，包膜收缩可使植入物脱出、移位，因此目前单纯的硅、塑质等材料已不再作为植入物应用。而在20世纪70年代后期具有代表性和最具突破性进展的生物材料为羟基磷灰石（hydroxyapatite，HA）材料。HA是一种不吸收的生物活性陶瓷，其化学成分与脊椎动物的骨质所含的矿物质极其相似。其表面结构、摩擦系数、比重、导热性与绝对强度诸方面也与人的骨质十分接近。HA主要成分是磷酸钙，美国产HA取自无污染的南太平洋珊瑚，经提纯加工成规则的相互交通的微孔结构，孔直径为50～500μm，可以制成板块状、颗粒状及球状。国产HA目前多为化学原料合成或经生物提纯制成，亦可制成内联多孔结构，可以制成板块状、颗粒状及球状材料。该材料具有：①高度的生物相容性，无毒性、无抗原性；②可作为血管、骨生长支架促进新骨沉积，有一定骨引导力；③其多孔性使其植入组织后，纤维结缔组织可充满这种多孔材料的间隙而将其固定，所以能与宿主形成稳定、坚硬的直接骨性结合；④植入组织后无炎症及异物反应；⑤常规消毒不改变其理化特性。1975年HA作为人工骨问世，被广泛用于颌面外科及整形外科，大量的动物试验及临床已证实HA是理想的骨替代材料，在眼部整形手术中已得到广泛应用。

一、羟基磷灰石义眼台眶内植入术

眼球摘除或眼内容摘除术后如不放置眶内植入物来填补眼球所占的空间，安装义眼后，往往会出现上睑凹陷、义眼活动不良、上穹窿向后倾斜、结膜囊过大等畸形，如加大加厚义眼来矫正此畸形，往往造成下睑位置下移、下睑松弛。儿童患者则会影响眼眶及同侧面部的发育，造成双侧面部不对称。

早在1885年Mules首先在眼内容摘除后的巩膜腔内植入中空玻璃球。1887年Forst报告将玻璃球植入眼球摘除后的筋膜腔内。此后包括自体肋软骨、真皮脂肪、髂骨、异体骨、丝绸、海绵、硅质、塑料等被相继采用，但均因不同程度的并发症而未能广泛应用。

理想的眶内植入物应具备以下特点：①能矫正眼球丧失后的眶容积缺失；②活动度好，安装义眼后可达到最佳美容效果；③具有良好的成形性、组织耐受性和稳定性，质轻，对周围组织刺激和压迫小。

1985年Perry首先将HA作为眶内植入物用于眼部整形，大量动物试验证实HA球植入眶内，结缔组织及新生血管迅速长入空隙中，血管化后暴露于外环境中亦不产生排异，而由周围的上皮组织覆盖。HA完全具备理想眶内植入物的特点，1989年HA作为眶内植入物获FDA（美国食品与药物管理局）批准，从而广泛应用于临床。目前，常用的产品有美国及法国进口的球形HA义眼台，微孔直径为500μm，球体直径为16、18、20、22、23mm。国产HA义眼台，孔径为200～500μm，球体直径为16～23mm，每0.5mm为一规格。还有椭圆球体，如16mm×20mm、19mm×21mm、20mm×23mm等。

（一）羟基磷灰石义眼台眶内植入手术时机及适应证

1. HA一期眶内植入术 眼球摘除或眼内容摘除同时行义眼台眶内植入者称为一期眶内植入术。除眼部恶性肿瘤、化脓性眼内炎及新鲜眼球破裂伤外，凡符合作眼球摘除及眼内容摘除条件，而且患者要求行义眼台植入者均可行此手术。以往的观点：恶性肿瘤如脉络膜黑色素瘤和视网膜母细胞瘤者不宜一期行HA眶内植入。但Arora等研究了HA眶内植入物的放射衰减和散射性，认为并不影响为预防肿瘤复发而进行的放疗。对儿童视网膜母细胞瘤者，是否行眶内植入，既往多持否定态度，担心植入物干扰对眶内病变及肿瘤复发的检查，但由于CT及MRI技术的发展，这已不再是一个难题。因此目前视网膜母细胞瘤眼球摘除患儿，术中行视神经冰冻病理检查，如视神经无侵犯者可考虑一期义眼台植入手术。但目前普遍观点仍趋向于恶性肿瘤不宜一期行眶内植入手术。

2. HA二期眶内植入术 已行眼球摘除或眼内容摘除手术而后期再行义眼台植入者称为二期眶内植入手术。眼球摘除或眼内容摘除术后应尽早植入眶内植入物，一般在术后1~2个月局部已消肿即可实行。如术后时间过长,眶内组织萎缩、眼外肌挛缩,眶内瘢痕形成,术中不易寻找眼外肌,从而影响手术效果。肿瘤尤其恶性肿瘤患者,应观察1年以上,肿瘤无复发方可手术;行放射治疗者需待治疗结束后半年至1年方可行此手术。

3. HA球钻孔术 根据HA眶内植入血管化率分析,显示20mm的球完全血管化,需时6个月,22mm HA球血管化需8～10个月,因此视植入物的大小,钻孔术选择在术后6～10个月实施,或行骨扫描验证血管化完成后进行。

大多数患者都可行HA球钻孔术,以增加义眼的活动度,但如眶内组织团运动不良,钻孔后亦不能增加义眼的活动度,此类患者不宜行钻孔术。儿童不宜行HA球钻孔术,理由是:儿童虽植入了偏大的义眼台,但随着眼眶的发育,义眼台仍会渐觉偏小,故至18岁左右需行眶内再充填术,因此,儿童患者待其成年后再行钻孔术。

4. HA球尺寸选择 正常成人眼球直径为24mm,体积约为6.5～7.2ml,义眼壳平均体积约为2.4ml,故眶内植入物体积应为4.7ml,即需植入直径21mm的HA球。因外伤及眶内多次手术后眶内软组织及脂肪有不同程度的萎缩,成年男性一般需要植入直径22～23mm的HA球,成年女性可视情况植入21～22mm直径的HA球,12岁左右儿童的眶腔已接近成人的大小,可以按成年尺寸来选择HA球,儿童患者为促使眶腔发育,应植入偏大的HA球,2～4岁植入18～20mm的HA球,4～6岁植入直径为20～21mm的HA球,6～12岁植入直径为21～22mm的HA球。国产HA义眼台尺寸齐全,进口产品虽然尺寸不全,但可视需要用尖刀刮除多余部分而形成大致所需的尺寸。

二、手术方法

(一) 眼球摘除联合HA眶内植入术

(1) 除按常规眼球摘除术进行外,在四直肌剪断之前,先在肌腱附着处预置四直肌牵引线,然后断四直肌,眼球摘除后以特制钢球压迫止血。

(2) 取眼库甘油保存的异体巩膜(也可用异体硬脑膜、阔筋膜等)置入生理盐水中复水15分钟,再用妥布霉素生理盐水溶液浸泡10分钟,然后从异体巩膜角膜端向赤道部剪开,取适宜大小的HA球,将其置入巩膜壳内,6-0可吸收线缝合巩膜切口,再将角膜端向后,在距顶点约10mm处的巩膜壳相应四直肌止端处做4个长方形小窗,将异体巩膜包裹的植入物放入肌锥腔内,再将4条直肌缝合于异体巩膜窗的前缘。

北京同仁医院眼科中心采用的手术方法为断四直肌后,用塑料片包裹HA球植入肌锥腔内,抽出塑料片,然后用双层或单层异体巩膜覆盖HA球前1/2部分,将4条直肌在对应肌止端处与异体巩膜缝合。

(3) 筋膜及球结膜分层间断缝合。注意:筋膜层的紧密闭合非常重要,以6-0可吸收线行内翻褥式缝合法行筋膜层缝合,球结膜以6-0可吸收线行间断缝合。

(4) 结膜囊内置入塑料眼模,睑缘暂行1针褥式缝合,以防术后结膜水肿脱垂。

(二) 眼内容摘除自体巩膜壳后HA植入术

(1) 沿角膜缘剪开球结膜,自结膜下分离暴露前部巩膜,剪除角膜,去除眼内容,尽可能彻底清除色素膜。自颞上至鼻上象限斜形剪开全层巩膜,使之成为两半(图15-4-1)。断视神经,钢球压迫止血。此时巩膜壳向前移位,可以更好地清除色素膜。5%碘酊烧灼巩膜内壁,妥布霉素生理盐水充分冲洗。

(2) 肌锥内植入适宜大小的HA球,将两半巩膜分前后两层对合缝合,使其成为一个闭合的巩膜壳,或将巩膜中央重叠2mm,而行单层巩膜覆盖(图15-4-2)。此法保留了眼外肌与巩膜间的关系不变,使术后义眼活动良好。

(3) 筋膜及球结膜分层缝合。结膜下方为带有血运的自体巩膜,因此一般不会有伤口愈合不良的问题,可不必行筋膜层的缝合而只缝合球结膜。

(4) 结膜囊内置入眼模，睑缘暂行1针褥式缝合。

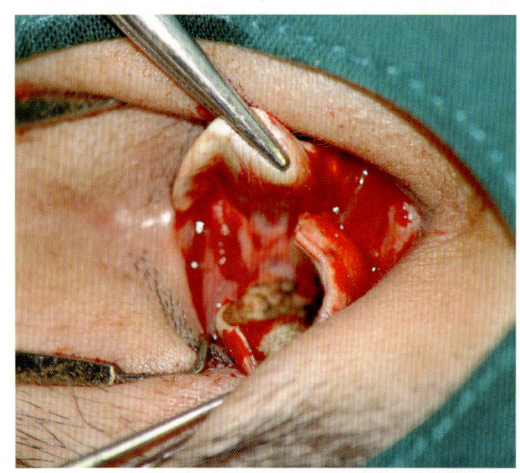

图15-4-1 沿鼻下、颞上将巩膜剪成两半

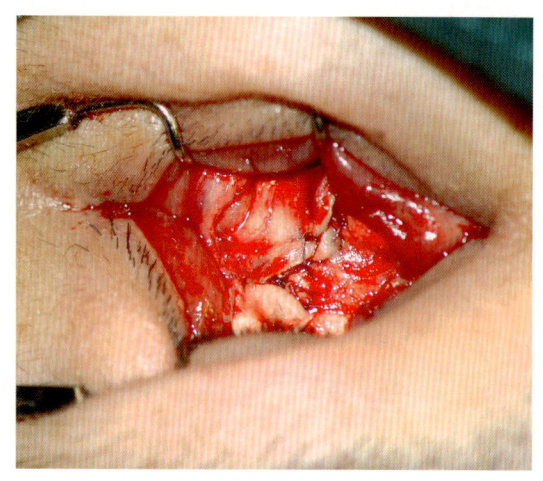

图15-4-2 单层巩膜于义眼台前表面缝合

注意：外伤后眼球萎缩或外伤继发青光眼者，不管外伤后多长时间，尽量不行眼内容摘除手术，以防交感性眼炎的发生。我们曾有外伤后50年行眼内容摘除义眼台植入术后交感性眼炎发生的病例。

在眼球内容彻底清除后，有人于4条眼外肌之间巩膜开窗，并做2个纵向巩膜松弛切口，然后植入适当大小的未包裹的HA球，再间断缝合巩膜。亦有人将巩膜做多个纵向切口而不开窗，前部巩膜缺损处用异体巩膜片覆盖。但此方法缺点较多，在我们接诊外院义眼台暴露病例多数为此手术方法，其缺点为：①在眼球已萎缩病例中，自体巩膜腔较小，因此植入的球体多较小，术后易形成眼窝再凹陷畸形；②由于巩膜腔较小，加之术后的渗出等原因，易形成较大张力，从而致前部巩膜裂开而致伤口裂开义眼台暴露。

（三）HA义眼台二期眶内植入术

（1）成人先行球结膜下浸润麻醉，先不行眶深部麻醉，以免影响肌肉的寻找，儿童则需全麻。

（2）沿原瘢痕处切开球结膜及浅层筋膜层，充分分离至上、下、左、右眶缘，嘱患者上下左右运动，即见到四直肌运动的凹陷点，寻找出四直肌，预置四直肌牵引线，此时再行深部麻醉，分离肌锥腔，钢球压迫止血。儿童全麻者先找到4条直肌的凹陷处，以固定镊子向外牵拉，感到有张力即为直肌止端。眼内容摘除术后者，有自体巩膜存在，将巩膜剪成两半，再断视神经。

（3）肌锥腔内植入适宜大小的HA球，用双层或单层异体巩膜覆盖HA球前1/2，将四直肌缝于对应肌止端位置。

（4）眼内容摘除术后自体巩膜都有挛缩，难以覆盖HA球的前1/2，此时可于自体巩膜下植入单层异体巩膜。

（5）筋膜层以6-0可吸收线行间断内翻褥式法紧密缝合，球结膜间断或连续缝合。

（6）结膜囊内置入眼模，睑缘暂行1针褥式缝合，以防术后结膜水肿脱垂。

（四）HA球钻孔术

确定HA球血管化完成后即可行HA球钻孔术。在植入物表面的中央标记定位，行球结膜下麻醉，切开中央部的球结膜及巩膜直到HA球暴露，用圈状定位器固定，以特制电动钻，3mm钻头钻一个深10～13mm的孔洞（图15-4-3），拧入特制钛钉，再置入平头钉，术后第2天即可点用抗生素滴眼液，4～6周结膜上皮可以完成孔洞壁的上皮化，即可镶配义眼壳，使义眼栓钉之间通过球-窝状关节而连接，从而最大限度地增加了义眼的活动。

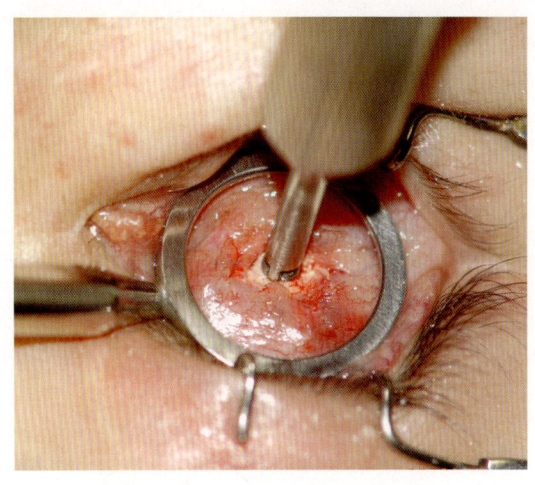

图 15-4-3　电动钻行义眼台钻孔

三、HA 眶内植入术的并发症及其处理

(一) 植入物暴露

1. 发生原因

(1) 早期暴露（也称为伤口裂开或伤口愈合不良）：指发生于术后 8 周内的伤口裂开，植入物暴露者（图 15-4-4）。可发生于术后 2 周内，但多发生在术后 2~8 周。一般发生在术后 2 周内者多由于手术操作不当引起。原因为：①眼球筋膜层缝合不够严密；②眼台植入位置过浅，使结膜伤口张力过大；③四直肌缝合位置偏后；④结膜下组织瘢痕较多或结膜下组织过于薄弱，如多次玻璃体切除术后或老年人。

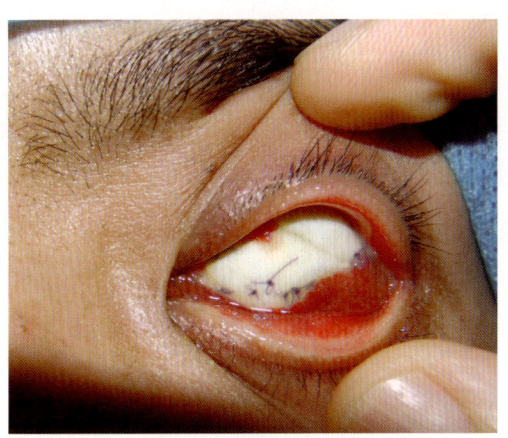

图 15-4-4　义眼台植入术后 2 周伤口裂开

结膜伤口裂开后，异体巩膜裸露，异体巩膜很快溶解坏死，而使植入物外露。如无异体巩膜覆盖者，结膜伤口裂开后义眼台即暴露。由于 HA 义眼台具有内联多孔结构，其于血管化之前暴露于外环境中，结膜囊内分泌物及病菌可进入义眼台深部从而造成眶内感染。

Buettner 等报告 6 例眼内容摘除术后 4 例，31 例眼球摘除术后 4 例发生植入物暴露，他认为与纤维血管组织内发生延迟以及 HA 球刺激造成的炎症反应有关，提出要仔细选择病例。

(2) 晚期暴露：指发生于术后 2~3 个月后的植入物暴露，可由于 HA 义眼台前组织薄弱，表面粗糙，加之义眼配戴不良，义眼与下面的眼台摩擦而造成结膜糜烂、裂开而致植入物裸露。

2. 植入物暴露预防方法

(1) HA球不宜过大（一般植入过大的可能性小，接诊外院病例中多数为植入物过小），过大会使结膜和筋膜缝合时张力过大。

(2) 眼内容摘除术者尽量保留自体巩膜壳，HA球前有自体巩膜覆盖，这是防止HA球暴露的重要措施。

(3) 眼球摘除者植入物最好有异体巩膜包裹，或异体巩膜覆盖HA球前1/2表面，以提供一个保护层。也可选用自体组织如阔筋膜包裹HA球，使HA球暴露机会减少。

(4) 二期HA眶内植入时肌肉一定要缝合在HA球赤道前，以保证HA球前1/2及异体巩膜的血管化。

(5) 伤口闭合要紧密，尤其是筋膜层要紧密缝合。

3. 植入物暴露的处理

(1) 伤口修补时机：早期暴露者，裂开范围小于5mm×5mm，而且仅为异体巩膜暴露，而无HA球暴露，且异体巩膜有血管化趋势者，可密切观察暂不做修补，此间给予促进伤口愈合的滴眼液等。如异体巩膜已溶解，则待术后3周左右筋膜层已增厚再行伤口修补。如HA球已暴露，则应尽早修补。

晚期暴露者，如暴露范围较小而无明显的眶内感染，则考虑修补手术。如暴露范围较大且已有眶内炎症者，只能考虑植入物的取出。即使勉强修补，由于结膜囊内分泌物及病菌已进入植入物深部，修补后可能短期内伤口愈合尚可，但一定时期后植入物可能会再次暴露。

(2) 修补方法：①首先抗生素冲洗结膜囊，球结膜下浸润麻醉，沿筋膜下分离HA球至赤道部，重新预制四直肌牵引线，将已溶解的异体巩膜去除（图15-4-5），在HA球表面重新覆盖单层或双层异体巩膜，肌肉固定缝合，将筋膜层向上下眶缘处充分松解分离至无张力后拉拢缝合。如植入物已暴露者，则刮除植入物的浅表层，再行巩膜覆盖及肌肉固定缝合。如结膜缝合有张力，则行结膜瓣局部转移缝合。② HA球植入3个月后暴露而植入物未血管化者，可采用上述方法修复或采用颞浅筋膜瓣覆盖植入物前表面，但此手术操作较复杂。如植入物前表面已血管化者，可采用Remulla等方法，磨平暴露的HA表面，用自体硬腭或薄的真皮脂肪片覆盖，或用巩膜条带移植联合带蒂结膜移植遮盖暴露区。

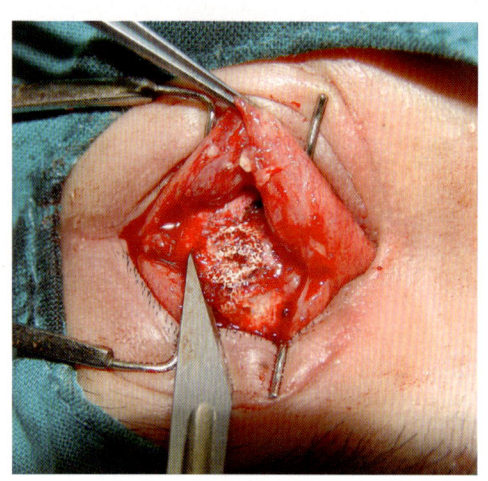

图15-4-5　刮除人工骨表层

注意：在植入物血管化之前不可用游离组织移植来修补，这样无异于在石头表面移植。

（二）植入物偏位

由于HA球偏离中央而使义眼不宜配戴，或勉强装配而易滑脱。如偏位较轻，不影响义眼配戴，亦不严重影响美观，可不行处理。一般义眼台偏位易发生于二期HA球眶内植入术，且较容易偏向下方。

1. 偏位原因

(1) 可能分离眶上壁时，担心损伤提上睑肌，使分离义眼台窝时偏离中央。

（2）眼肌固定偏位。

2. 处理方法　沿原结膜切口切开结膜及筋膜，暴露异体巩膜。如义眼窝偏离中央，则可在偏位的对侧重新分离，直至义眼台居于中央为止，如眼肌移位，应重新固定缝合眼外肌，然后再重新缝合筋膜、结膜。

（三）上睑凹陷

1. 发生原因　多由于植入物过小或外伤后眶内脂肪渐萎缩造成，也可因术前眶壁骨折后眶腔增大引起。

2. 处理原则　如轻度凹陷（<2mm）可通过加厚义眼矫正；如超过2mm，一般无法再加厚义眼，因为义眼过厚影响义眼运动，且压迫下睑。可于术后6个月手术矫正。如有眶壁骨折则需行眶壁骨折整复术（详见第十三章）。

3. 手术方法

（1）球后HA块填充术

1）适用于轻度凹陷者。

2）方法：球后及球结膜下浸润麻醉，沿颞下穹窿部球结膜剪开约8mm切口，沿HA球表面向球后分离，取约4~5mm³的HA块，以异体巩膜完全包裹后植入球后，植入量以上睑凹陷消失为度，行筋膜及结膜缝合。

（2）HA半球充填术

1）适应于中度以上的上睑凹陷（4mm）者。

2）方法：球后及球结膜下麻醉，沿原结膜切口切开球结膜及筋膜，并分离至近上下左右眶缘。沿颞下鼻上直肌间打开异体巩膜，并向HA球赤道部分离。根据上睑凹陷情况，选取需再植入的HA球厚度，直径与前次植入的相同。将HA半球平面削成深凹状，使其恰好盖在原HA球表面，再在HA半球前覆盖单层异体巩膜，与原异体巩膜对合缝合。筋膜结膜分层缝合。结膜囊内置眼模。术后加压包扎3~5天，术后3周配戴义眼。

（四）上睑下垂

发生原因多由于外伤后提上睑肌麻痹造成，此种情况可在外伤后半年内逐渐恢复，也可由于植入的HA球过大，术后组织水肿压迫造成提上睑肌麻痹，待组织水肿完全消退，3个月内多可恢复。但由于手术或外伤已造成的提上睑肌的机械性损伤，上睑下垂在术后3~6个月无恢复者，可行上睑下垂矫正。如果提上睑肌有肌力者，多可行提上睑肌折叠或缩短术；如提上睑肌无肌力者，则行额肌悬吊术（详见本章第一节）。

（五）植入性囊肿

一般多发生在术后1~3个月，多发生在结膜伤口周围，呈透明的小囊泡样，为上皮植入性囊肿，多由于外伤或手术造成。

发现后即行手术切除。于显微镜下将囊肿切除干净，如囊肿前壁菲薄或后壁与其下组织粘连紧密者，可将前壁剪除，后壁上皮层暴露即可。

（六）义眼台术后结膜囊狭窄

结膜囊狭窄原则上应先行义眼台植入术，术后3个月左右再行结膜囊成形术。

1. 轻度狭窄（结膜缺损<1/4）者　首先行结膜囊分离，行羊膜移植。1个月后配戴义眼。

2. 中重度狭窄者　行结膜囊分离后，取全厚或中厚皮片移植，行睑缘粘连术，待半年后行睑裂切开，配戴义眼。

（七）肉芽组织增生

可见于结膜表面肉芽组织增生，多有一细蒂与结膜相连，但也有长于深部组织甚至长入义眼台表面者。原因不清，可能与特异体质有关，在羟基磷灰石血管化过程中新生肉芽组织过于增殖加之眶内的感染而造成。

处理：尽早手术切除，并可辅以抗代谢药液局部应用。有报道行激光治疗者，但肉芽组织的过于增殖及反复的复发终将导致植入物的取出。

（八）与钻孔有关的并发症

1. 孔洞偏斜 在钻孔时注意孔洞位置，避免发生倾斜，如已发生只能调整义眼的位置，但往往不理想。我们病例中全部以电动钻钻孔，而且不行球后注射，这样可明显减少孔洞偏斜的发生。

2. 义眼活动时出现异常响声 此为一种骨性传导声音，较罕见，一般为栓钉与义眼关节窝连接不良所致，可重新调整义眼。

3. 栓钉脱出 多与钻孔处结膜下组织增生或孔洞内肉芽组织增生有关，必要时需要手术切除。但过度增生最终使栓钉无法插入而使钻孔无效，严重者反复肉芽增生以致HA球最终被取出。钻孔后孔洞肉芽组织增生发生率约为1%。预防方法：钻孔孔洞不要过大，以3mm直径为宜，并钻入螺旋栓钉，这样上皮组织可沿螺纹长入，栓钉固定牢固，因而不会与孔洞壁摩擦造成肉芽组织增生。近年来采用钛钉植入，此并发症则少见。

（李冬梅）

参考文献

1. 张效房,杨进献.眼外伤学.郑州:河南医科大学出版社,1997.250-306
2. 李凤鸣.眼科全书.北京:人民卫生出版社,1996.3200-3263
3. 宋琛.手术学全集·眼科卷.北京:人民军医出版社,1994.648-713
4. 蔡用舒.创伤眼科学.北京:人民军医出版社,1988.202-327
5. 李绍珍.眼科手术学.第2版.北京:人民卫生出版社,1997.907-939
6. 庞秀琴,张清,康玲艳.陈旧性泪小管断裂的吻合技术.眼科,1995,4(1):13-15
7. 李绍珍.眼科手术学.第2版.北京:人民卫生出版社,1997.239-343
8. 王宁利,魏文斌.北京同仁医院眼科专题讲座.郑州:郑州大学出版社,2005.213-223
9. 赵靖,谢立信,史伟云,等.口服环孢素A防治高危角膜移植免疫排斥反应的研究.眼科,2005,14(3):147-150
10. 谢立信,翟华蕾.穿透性角膜移植术治疗真菌性角膜溃疡穿孔.中华眼科杂志,2005,41(11):1009-1013
11. 吕岚.化脓性角膜炎的手术治疗.眼科,2005,14(3):201-203
12. 侯光辉.羊膜的研究进展及其在眼科领域的应用.中国实用眼科杂志,1999,17(11):646-651
13. 陈家祺,周世有,黄挺,等.新鲜羊膜移植治疗严重的急性炎症期及瘢痕期眼表疾病的临床研究.中华眼科杂志,2000,36:13-17
14. 刘祖国,陈家祺.重视我国眼表重建手术的基础及临床研究.中华眼科杂志,2003,39(1):3-4
15. 王旭,张华,王立言,等.兔眼碱烧伤性羊膜移植术后转归的实验研究.眼科,2005,14(3):186-190
16. 王宁利,魏文斌.北京同仁医院眼科专题讲座.郑州:郑州大学出版社,2005.237-241
17. 谢立信,王宜强.角膜疾病应用基础研究的现状和策略.眼科,2005,14(3):137-139
18. 万修华.颌下腺移植再造泪腺治疗重症干眼病.国外医学眼学分册,2000,24(2):116-121
19. 朱正宏,俞光岩,毛驰,等.自体血管化颌下腺移植治疗角结膜干燥症.中华医学杂志,2002,82(4):244-246
20. 贾光学,王玉新,卢利,等.自体颌下腺移植再造泪腺治疗重症眼干病.中华眼科杂志,1998,34:388-390
21. 汪昌运.外伤性虹膜囊肿的手术治疗.实用临床医学,2002,3(6):39
22. 张丽京,王义.Nd:YAG激光治疗虹膜囊肿的疗效观察.中国激光医学杂志,2000,9(2):121
23. 王玉英.植入虹膜囊肿与角巩膜创伤修复.眼外伤职业眼病杂志,2000,22(4):367
24. 边红霞,张兰.爆竹伤致眼虹膜根部离断33例临床分析.内蒙古医学杂志,2004,36(8):622-623
25. 高和香.外伤性虹膜根部离断修复方法.临床眼科杂志,2003,11(2):166
26. 王越,王绍莉,闫燕,等.双直针直接缝合法治疗虹膜根部离断的临床观察.眼科,2003,12(5):293-295
27. 孙玉芳.虹膜根部离断修复术47例临床分析.眼外伤职业眼病杂志,2002,24(2):212
28. 陈季生,黄慧.密闭状态下单针虹膜根部离断修复术.中华眼科杂志,2001,37(1):71-72
29. 易魁先,郦全福.粘弹剂在严重外伤性虹膜根部离断修复术中的应用.眼外伤职业眼病杂志,2000,22(1):36-37
30. 王宁利,刘文.活体超声显微镜眼科学.北京:科学出版社,2002.209-214
31. 刘磊.眼科超声生物显微镜诊断学.北京:人民卫生出版社,2002.151-160
32. 李志辉,张淑芳.钝伤性睫状体脱离的治疗.中华眼科杂志,1985,21:78-81
33. 张兰.钝伤性睫状体脱离.中国医刊,2000,35:7-9.
34. 庞秀琴,周军,王文伟,等.超声生物显微镜在睫状体脱离复位术中的应用价值.中华眼科杂志,1998,6:438-440
35. 张舒心,刘磊.青光眼治疗学.北京:人民卫生出版社,1998.156-163
36. 谢立信主译.眼科手术学.北京:人民卫生出版社,2004.280-285
37. 何雷,庞秀琴,郑鹏飞,等.内窥镜睫状突光凝用于晶状体脱位继青光眼.眼外伤职业眼病杂志,2004,26(10):652-654
38. 王文伟,张荷珍,庞秀琴,等.闭合式玻璃体切除术472例分析.眼外伤职业眼病杂志,1995,17(1):17-19
39. 万修华.晶状体囊袋张力环应用的研究进.国外医学眼科学分册,2000,24:(3)160-165
40. 姚克.复杂病例白内障手术学.北京:北京科学技术出版社,2004.128-231
41. 刘武,王文伟.后房型人工晶体脱位.国外医学眼科学分册,1994,18(3):139-145
42. 庞秀琴,王文伟,施玉英.玻璃体切除术后的人工晶体植入术.中华眼科杂志,1996,32(6):462-463
43. 李琦琰,庞秀琴.儿童人工状体睫状沟缝合固定术.眼科,2002,1:12-14
44. 庞秀琴,王绍莉,马兴祥.眼外伤行带虹膜人工状体植入术的并发症及处理.眼外伤职业眼病杂志,2001,23(3):251-252
45. 庞秀琴,于洁.儿童白内障人工状体植入术的并发症.国外医学眼科学分册,1999,23(1):53-56
46. 庞秀琴,张荷珍,何雷.玻璃体切除和人工晶体植入联合与分期的手术探讨.眼科,1998,7:1-3

47.张向梅,王文伟.晶体手术联合玻璃体切除术治疗晶体脱位.中国实用眼科杂志,1996,14(10):62-603
48.徐庆.白内障超声乳化吸除术.上海:上海科技出版社,2000.214-219
49.张舒心.青光眼治疗学.北京:人民卫生出版社,1998.184-190
50.苗云坤,袁援生.带虹膜隔人工晶体植入17例.中华眼科杂志,1999,35:156
51.郑高欣,缪浴宇.人工晶体眼的视网膜脱离分析.中华眼科杂志,1998,34:415-417
52.王绍莉,庞秀琴,何雷,等.带虹膜人工晶体在外伤性无虹膜无晶体眼的应用.中国实用眼科杂志,2002,20(5):368-370
53.王宁利,刘文.活体超声显微镜眼科学.北京:科学出版社,2002.212-214
54.张舒心,刘磊.青光眼治疗学.北京:人民卫生出版社,1998.156-163
55.李凤鸣.眼科全书.北京:人民卫生出版社,1996.2007-2024
56.谢立信主译.眼科手术学.北京:人民卫生出版社,2004.280-285
57.张卯年,马志中.玻璃体显微手术学.北京:金盾出版社,1994.61-7
58.李志辉,张淑芳.钝伤性睫状体脱离的治疗.中华眼科杂志,1985,21:78-81
59.柏文,王玉,袁久民.显微复位缝合术治疗睫状体脱离.眼外伤职业眼病杂志,2001,23(2):216
60.徐新淮.外伤性虹膜根部离断修复术的疗效观察.眼外伤职业眼病杂志,2002,24(3):333
61.王越,王绍莉,闵燕.一种新的手术方式治疗虹膜根部离断.眼科,2002,11(5):303-304
62.傅振和,郭黎娅,孙玉芳.粘弹剂在眼外伤手术中的应用.眼外伤职业眼病杂志,2001,23(2):128-129
63.柯根杰,刘广进.虹膜根部离断的修复方法.中国实用眼科杂志,1995,13(7):393-395
64.刘刚,庞秀琴.联合手术治疗虹膜根部断离的临床观察.眼科,2002,11(1):22-24
65.翟文娟,韩梅.外伤性虹膜根部断离修复术的体会.眼外伤职业眼病杂志,2001,23(4):391-392
66.张守凤,郑俊儒,王玉琴,等.大范围虹膜根部断离分段修复法临床应用.眼外伤职业眼病杂志,1996,18(4):297
67.李绍珍.眼科手学.第2版.北京:人民卫生出版社,1997.438-458
68.何守志.眼科手术图谱.北京:人民卫生出版社,2002.126-145,261-274
69.李凤鸣.中华眼科学.第2版.北京:人民卫生出版社,2005.3065-3075
70.张效房,杨进献.眼外伤学.河南:河南医科大学出版社,1997.275-286,357-417
71.韩德民,王宁利.2002科学新进展.北京:人民卫生出版社,2002.202-215
72.黄瑾,谢莉娜,王林农,等.预防儿童后发性白内障3种不同术式的临床探讨.眼科新进展,2005,25(1):57-59
73.吴明星,刘奕志,刘玉华,等.儿童人工晶状体固定性瞳孔夹持的原因和手术复位.中华眼科杂志,2004,40(3):190-192
74.朱格非,黄菊天,徐锦堂,等.儿童白内障三种术式后发障形成的临床探讨.眼外伤职业眼病杂志(附眼科手术),2003,25(4):249-251
75.成晋,成建华.儿童白内障人工晶状体植入后发障刺开术临床探讨.眼外伤职业眼病杂志(附眼科手术),2003,25(3):209-210
76.庞秀琴,于洁.儿童白内障人工晶状体植入术的并发症.国外医学:眼科学分册.1999,23(1):53-56
77.于洁,王晓洁,庞秀琴.儿童白内障手术并发症及处理.眼科,1999,8(2):82-84
78.柏文,王玉,袁久民.显微复位缝合术治疗睫状体脱离.眼外伤职业眼病杂志,2001,23(2):216
79.魏文斌.双目间接检眼镜的临床应用.石家庄:河北科学技术出版社,1999.98-135
80.王宁利,魏文斌.北京同仁医院眼科专题讲座.郑州:郑州大学出版社,2005.337-345
81.申尊茂,李子良,谢立信.眼科新编.北京:人民卫生出版社,1995.366-379
82.宋琛.手术学全集·眼科卷.北京:人民军医出版社,1994.543-608
83.傅守静,王景昭.应用间接立体眼底镜检查及治疗视网膜脱离.中华眼科杂志,1981,17(4):214-217
84.云波,魏文斌.视网膜脱离合并视网膜囊肿18例临床分析.中华眼底病杂志,1995,11(2):9-91
85.郭希让.现代视网膜玻璃体手术学.深圳:海天出版社,1997.51-63
86.黄叔仁.临床眼底病学.合肥:安徽科学技术出版社,1994.119-136
87.张承芬.眼底病学.北京:人民卫生出版社,1998.371-387
88.李绍珍.眼科手术学.北京:人民卫生出版社,1997.621-640
89.张皙.加压不放液手术治疗视网膜脱离(附153例报告).中华眼科杂志,1982,18(6):336-340
90.李凤鸣.眼科全书.北京:人民卫生出版社,1996.325-3347
91.何守志.眼科显微手术.北京:人民军医出版社,1994.286-367
92.邱福军,惠延年,徐宁.玻璃体切除联合环扎术治疗外伤性眼内炎.眼外伤职业病杂志,1998,20(1):23-24
93.闻祥根,汪振芳,高汝龙,等.玻璃体切除治疗外伤性严重玻璃体积血的研究.眼外伤职业眼病杂志,2001,23(2):126-127
94.卢凤荷,何丽文,陈惠怡.玻璃体切除联合球内异物取出术后锯齿缘截离的临床分析.中国实用眼科杂志,2000,18(3):173-175
95.梁锋,刘斐,林晓峰.玻璃体切除与眼后段异物摘出.眼外伤职业眼病杂志,1998,20(1):32-33
96.刘芳,师燕云.用玻璃体切方法经球内取出球壁异物.眼科,2001,10(1):32-34

97.吴素清,顾造辉,孙会文.玻璃体切除联合手术治疗严重眼外伤82例.眼外伤职业眼病杂志,2002,24(1):42-43
98.黎晓新,王景昭.玻璃体视网膜手术学.北京:人民卫生出版社,2000.281-335
99.郭希让.现代视网膜玻璃体手术学.河南:海天出版社,1998.339-340
100.李绍珍.眼科手术学.第2版.北京:人民卫生出版社,1997.710-712
101.姜春晖,安藤文隆,世野久美子,等.硅油在现代玻璃体视网膜手术中的应用.眼科新进展,2001,21(4):273-274
102.翟文娟.硅油填充后的眼部并发症及取出原则.眼科新进展,2002,22(6):423-425
103.魏文斌,张晓峰,方言.当代临床眼科进展.安徽:安徽科学技术出版社,1998,241-243
104.李苏雁,王文吉,陈钦元,等.硅油填充术后青光眼及房角变化.中华眼底病杂志,2001,17(2):105-107
105.孟自军,曾水清,李斌.硅油对房角组织影响的实验研究.中国实用眼科杂志,2002,20(2):118-121
106.姜发纲,Klaus W,Ruprecht.影响硅油取出结果诸因素的临床分析.华中科技大学学报(医学版),2004,33(3):353-356
107.朱豫,张效房,盛艳娟.多种影像方法联合诊断眼内异物及其并发症.中华眼科杂志,2003,39(9):520-523
108.程敬亮,施光普,汪浒,等.眼内异物MRI临床应用研究.中华眼科杂志,1996,30(10):678-681
109.王寅威,郑春仙徐苏云,等.白内障眼内异物摘出同切口联合手术.眼外伤职业眼病杂志,2004,26(10):703-704
110.郭希让.现代视网膜玻璃体手术学.海天出版社,1997.314-322
111.庞秀琴,寿涵荣,宋维贤.联合手术摘取玻璃体内非磁性异物.眼外伤职业眼病杂志,1990,12(5):311-313
112.庞秀琴,寿涵荣,王文伟.眼内后极部异物的处理.眼科杂志,1993,2(3):145-148
113.张兰,王文伟,庞秀琴.经前房摘出巨大眼内异物联合晶状体玻璃体切除.眼外伤职业眼病杂志,2001,23(1):9-11
114.庞秀琴,邹留河,王绍莉.严重眼外伤前后段联合手术中临时人工角膜的应用.眼外伤职业眼病杂志,2003,25(9):586-587
115.庞秀琴,何雷,于洁.眼前段微小异物UBM定位及异物摘出联合手术.眼外伤职业眼病杂志,2003,25(3):161-162
116.张少冲,李松峰,刘恬,等.硅油长期充填眼部改变及取出原因和结果.中国实用眼科杂志,2004,22(4):269-271
117.高前应,惠延年.硅油填充眼屈光状态的研究.中华眼底病杂志,2001,17(2):102-104
118.董方田,戴荣平,郑霖,等.眼内硅油填充并发蛛网膜下腔和脑室内沉积一例.中华眼底病杂志,2004,20(6):391-393
119.张效房.眼内异物的定位与摘出.第2版,北京:科学出版社,2001.28-149
120.宋国祥.现代眼科影像学.天津:天津科学技术出版社,2002.337-341
120.李文华.眼科影像学.北京:人民卫生出版社,2004.402-407
121.李绍珍.眼科手术学.第2版.北京:人民卫生出版社,1997.896-907
122.于洁,赵环宇,杨昆,等.玻璃体内注药药物含量的模拟测定.眼科,2004,13:110-112
123.张振远,孔维彪,管陵生,等.内窥镜及其应用.玻璃纤维,2002,4:25-28
124.郑鹏飞,庞秀琴,何雷,等.内窥镜引导睫状突光凝治疗外伤继发青光眼.眼外伤职业眼病杂志,2005,27: (11) 819-821
125.郑鹏飞,庞秀琴,何雷,等.眼内窥镜引导玻璃体手术治疗伴有严重角膜混浊的眼内炎.眼科,2005,14:(3) 183-185
126.何雷,庞秀琴,郑鹏飞,等.玻璃体手术中联合眼内睫状突光凝治疗晶状体脱位继发青光眼.眼科,2005,14:(2) 117-120
127.庞秀琴,郑鹏飞,杨勋,等.显微眼内窥镜在眼外伤前后段联合手术中的应用.首都医科大学学报,2005,26:(3)280-282
128.史翔宇,庞秀琴,李彬.眼内窥镜下睫状体光凝的组织病理学研究.眼科研究,2006,1:54-56
129.段欣荣,张兰,史季桐,等.眶内异物46例临床分析.眼科,1998,1:43-45
130.张效房,杨进献.眼外伤学.郑州:河南医科大学出版社,1998.211-214
131.韩德民.鼻内窥镜外科学.北京:人民卫生出版社,2001.169-172
132.王小红综述.骨修复材料的研究进展.生物医学工程杂志,2001,18(4):448-450
133.李冬梅,刘静明,闵燕.用羟基磷灰石行眶缘塌陷再造术.中华眼科杂志,1996,3:179-181
134.张泽,张劲松,元晓丽,等.骨水泥在爆裂性眶壁骨折修补手术中的应用.中华眼科杂志,1997,11:461-462
135.宋维贤,庞秀琴,王景礼.视神经管减压开放术121例疗效观察.中华眼科杂志,1996,32:448-449
136.王宁利,魏文斌.北京同仁医院眼科专题讲座.郑州:郑州大学出版社,2005.267-272
137.徐乃江,朱惠敏.实用眼整形美容手术学.郑州:郑州大学出版社,2003.129-153,171-189,239-248
138.林茂昌.现代眼部整形美容学.西安:世界图书出版公司西安分公司,1997.244-276,347-379
139.赵光喜.眼部成形学.北京:人民卫生出版社,1995. 193-207
140.宋琛.手术学全集·眼科卷.北京:人民军医出版社,1994.160-205
141.王浯华.羟基磷灰石在颌面部植骨与成形上的应用.国外医学口腔分册,1992,5:5-7
142.张海明,凌诒淳,乔群,等.简易额肌瓣悬吊术治疗上睑下垂39例.中华整形烧伤外科杂志,1991,7(2):94-96
143.赵光喜,李冰.自体游离硬腭黏膜移植修复眼睑缺损.中华眼科杂志,1996,32:167-170
144.周传德,李森恺,李养群,等.预构眼睑组织修复缺损.中华整形外科杂志,2003,19:190-191
145.李冬梅,闵燕,朱晓青.羟基磷灰石义眼台置入术.中华整形烧伤外科杂志,1997,2:102-105

146. Montanes JM, Conde RR. Capsular tensin ring in eyes with pseudoexfoliation. J Cataract Refract Surg, 2002,28:2241-2242
147. Terry MA.The evolution of lamellar grafting techniques over twenty-five years.Cornea,2000,19:611-616
148. Xie LX,Dong XGShi WY.Treatment of fungal keratitis by penetrating keratoplasty.Br J Ophthalmol,2001,85:1070-1074
149. Kim JC,Tseng SC.Transplantation of preserved human amniotic membrane for surface reconstruction in severely damaed rabbit corneas.Cornea,1995,14:473-484
150. Rama P,Bonini S, Lambiase A, et al.Autologous fibrin-cultured limbal stem cells permanently restore the corneal surface of patients ith total limbal stem cell deficiency.Transplantation, 2001,72:1478-1485.
151. Han B, Schwab IR,Madsen TK,et al. A fibrin-based bioengineered ocular surface with human corneal epithelial stem cells. Cornea,2002,21(5):505-510
152. Kuchle M, Naumann GO.Direct cyclopexy for traumatic cyclodialysis with persisting hypotony.Report in 29 consecutive patients see comments.Ophthalmology,1995,102:322-333
153. Mermoud A,Salmon JF,Barron A, et al.Surgical management of posttraumatic angle recession glaucoma.Ophthaimology,1993, 100:634-642
154. Caronia RM,Sturm RT.Treatment of a cyclodialysis cleft by means of ophthalmic laser microendoscope endphotocoagulation. Ophthalmology, 1999,128:760
155. Caprioli J,Strang SL,Spaeth GL,et al.Cyclocryotherapy in the Treatment of Advanced Glaucoma.J Ophthalmology,1985,92:947-95
156. Han DP,Nash RW,Blair JR,et al.Comparison of scleral tensile strength after transscleral retinal cryopexy, diathermy, and diode laser photocoagulation. Arch Ophthalmol, 1995,113(9):1195-1199
157. Geyer O, Michaeli-Cohen A, Silver DM,et al.The mechanis of intraccular pressure rise during cyclocryotherpy. Invest Ophthalmol Vis Sci, 1997, 38(5):1012-1017
158. Kramp K, Vick HP, Guthoff R.Transscleral diode laser cantact cyclophotocoagulation in the treatment of different glaucomas, also as primary surgery.Greafes Arch Clin Exp Ophthalmol, 2002,240(9):698-703
159. Youn J, Cox TA, Herndon LW,et al. A clinical comparison of transscleral cyclophotocoagulation with neodymium:YAG and semiconductor diode laser. Am J Ophthalmol, 1998, 126:640-647
160. Marsh P, Wilson J, Samples JR,et al. A clinicopathologic correlative study of noncontact transscleral Nd:YAG cyclophotocoagulation. Am J Ophthalmol, 1993,115:597-602
161. Rebolleda G, Munoz FJ, Murube J. Audible pops during cuclodiode procedures. J Glaucoma, 1999,8(3):177183
162. Pastor SA, Singh K, Lee DA,et al.Cyclophotocoagulation: a report by the American Academy of Ophthalmology. Ophthalmology, 2001,108(11):2130-2138
163. Zarbin MA, Michels RG, de Bustros S,et al. Endolaser treatment of the ciliary body for severe glaucma. Ophthalmology, 1988, 95: 1639-1648
164. Uram M. Ophthalmic laser microendoscope ciliary process ablation in the management of neovascular glaucoma. Ophthalmology, 1992,99: 1823-1828
165. Uram M. Combined phacoemulsification, endoscopic ciliary puocess photocoagulation, and intraocular lens inplantation in glaucoma management. Ophthalmic surg, 1995,26: 346-352
166. Gayton JL. Traumatic aniridia during endoscopic laser cycloablation. J cataract refract surg, 1998,24(1): 134-135
167. Nagamoto T. Origin of the capsular tension ring. J Cataract Refract Surg, 2001,27:1710-1711
168. Bayraktar S, Altan T, Kucuksumer Y, et al. Capsular tension rng implantation after capsulorhexis in phcoemulsificatin of cataracts associated with pseudoexfoliation syndrome. J Cataract Refract Surg, 2001,27:1620-1628
169. Menapce R, Findl O, Georgopoulos M. The capsular tension ring: Designs, applications, and technques.J Cataract Refract Surg, 2000,26:898-912
170. Waheed K, Eleftheriadis H, Liu C, et al. Anterior phimosis in eyes with a capsular tension ring. J Cataract Refract Surg, 2001, 27:1688-1690
171. Liu C, Eleftheriadis H. Multiple capsular tension rings for theprevention of capsular contraction syndrome. J Cataract Refract Surg, 2001,27:342-343
172. Lee DH, Shin SC, Joo CK. Effect of capsular tension ring on intraocular lens decentration and tilting after cataract surgery. J Cataract Refract Surg, 2002,28:843-846
173. Eleftheriadis H. Capsular tension ring insertion, technique tips. J Cataract Refract Surg, 2002,28:1091-1092
174. Yasuda A, Ohkoshi K, Orihara Y, et al. Spontaneous luxation of encapsulated intraocular lens onto the retina after a triple procedre of vitrectomy, phacoemulsification, and intraocular lens implantation. Am J Ophthalmol, 2000, 130(6):836-837

175. Kawai K, Bando M, Suzuki T, et al. A case report of intraocular lens luxation with the capsular bag after vitrectomy. Tokai J Exp Clin Med, 2004 ,29(1): 13-16
176. Price MO, Price FW Jr, Werner L, et al. Late dislocation of scleral-sutured posterior chamber intraocular lenses. J Cataract Refract Surg, 2005, 31(7):1320-1326
177. Hollick EJ, Spalton DJ, Ursell PG. Surface cytologic features on intraocular lenses: Can increased biocompatibility have disadvantages? Arch Ophthalmol.1999,117(7):872-878
178. Chang DF, Packard RB. Posterior assisted levitation for nucleus retrieal using Viscoat(r) after posterior capsule rupture. J Cataract Refract Surg,2003,29:1860-1865
179. Jampel HD, Friedman DS, Lubomski LH, et al. Effect of technique on intraocular pessure after combined cataract and glaucoma surgery.AmJ Ophthalmol,2002,109(12):2215-2224
180. Cohen JS, Greff LJ, Novack GD, et al. A placebo-controlled, double-masked evaluation of mitomycin C in combined glaucoma and cataract procedures. Ophthalmology, 1996,103(11):1934-1942
181. Sundmacher R,Reinhard T,Althaus C.Black diaphragm intraocular lens in congenital aniridia.Ger [J] Ophthalmol,1994,3:197-201
182. Reinhard T,Sundmacher R,Althaus C. Irisblenden-IoL bei Traumatischer Aniridie. Klin Monatsbl Augenhelkd,1994,205:196-200
183. Sundmacher R,Reinhard T,Althaus C. Black diaphragm intraocular lens for correction of aniridia.Ophthalmic Surg,1994,25:180-185
184. Tanzer DJ,Smith RE.Black iris-diaphragm intraocular lens for aniridia and aphakia. [J] CataractRefract Surg,1999,25:1548-1551
185. Wolter JR. Cytopathology of intraocular lens implantation. Ophthalmology,1985,92:135-142
186. Reinhard T, Engelhhardt S, Sundmacher R. Black diaphragm aniridia intraocular lens fo congenital aniridia:longterm follow up. [J] Catract Refract Surg, 2000,26: 375-381
187. Pozdeyeva NA, Pashtayev NP, Lukin VP, et al. Artificil iris-lens diaphragm in reconstructive surgery for aniridia and aphakia. [J] Cataract Refract Surg, 2005,31:1750-1759
188. Mavrikakis I, Georgiou T, Syam P, et al.Capsular tension rings,iris retraction hooks and intraocilar prosthetic iris devices. Eye news,2003, 10(1): 7-11
189. Kuchle M, Naumnn GO.Direct cyclopexy for traumatic cyclodialysis with persisting hypotony. Report in 29 consecutive patients [see comments]. Ophthalmology,1995,102:322-333
190. Mermoud A,Salmon JF,Barron A, et al.Surgical management of posttraumatic angle recession glacoma.Ophthalmology,1993, 100:634-642
191. rown S,Mizen T.Transscleral diode laser therapy for traumatic cyclodialysis cleft. Ophthalmic Surgery and Laser,1997,28:313-317
192. Caronia RM, Sturm RT. Treatment of a cyclodialysis cleft by means of ophthalmic lser microendoscope endophotocoagulation. Ophthalmology, 1999,128:760
193. Kugelberg M, Kugelberg U, Bobrova N,et al. After-cataract in children having cataract surgery with or without anterior vitrectomy implanted with a single-piece AcrySof IOL. J Catarac Refract Surg,2005,31(4):757-762
194. Guo S, Wagner RS, Caputo A. Management of the anterior and posterior lens capsules and vitreous in pediatric cataract surgery. J Pediatr Ophthalmol Strabismus,2004,41(6):330-337
195. Lincoff H,Kreissig I.The mechanism of the cryosurgical adhesion. IV.Electron microscopy.Am J Ophthalmol,1971,71(3):674-689
196. Lean JS, Gregor Z. The acute vitreous haemorrhage. Br J Ophthalmol,1980,64(7):469-471
197. Dibernardo C, Blodi B Byrne SF. Echographic evaluation of retinal tears in patients with spontaneous vitreous hemorrhage. Arch Ophthalmol,1992,110(4):511-514.
198. Seelenfreund MH, Kraushar MF, Schepens CL, et al.Choroidal detachment associated with primary retinal detachment Arch Ophthalmol, 1974 ,91(4):254-258.
199. Hutton WL, Fuller DG. Factors influencing final visual results in severely injured eyes. Am J Ophthalmol ,1984, 97(6):715-722
200. WeidemannP,LemmenKD, SchmiedlR,et al.Intraocular Daunorubin for the Treatment and Prophylaxis of Traumatic Proliferation Vitroretinopathy. Am. J Ophthalmol,1987,104:10-14
201. Cibis PA,Becker B,Okun E,et al.The use of liquid silicone in retinal detachment surgery.Arch Ophthalmol,1962,68:590-599
202. Kampil A,Gandorfer A.Silicone oil removal strategies[J].Semin Ophthalmol,2000,15:88-91
203. Leaver PK.Use of inravitreal liquid silicone [J].Int Ophthalmol Clin, 1992,32:81-93
204. McCuen BW,de Juan L,Machemer R. Silicone oil in vitreal surgery [J].Retina,1985,5:189-197
205. Azen SP,Scott IU,Flynn HW,et al.Silicone oil in the repair of complex retinal detachments:A rospective observational multicenter study [J].Ophthalmology, 1998,105:1587-1597
206. Bennett AG,Robbetts RB.Clinical visual optics[M].London:Butterw orths,1984.219-221

207. Yamamoto S,Takeuchi S.Silicone oil and fluorosilicone [J].Semin Ophthalmol, 2000,15:15-24
208. Haut J,Ullern M,Chermet M,et al.Complications of intraocular injections of silicone combined with vitrectomy.Ophthalmologica, 1980,180(1):29-35
209. Krzystolik MG,D'Amico DJ.Complications of intraoular tamponade:silicone oil versus intraocular gas [J].IntOphthalmol Clin, 2000,40:187-200
210. Al-Jazzaf A M,Netland PA,Charles S.Incidence and management of elevated intraocular pressure after silicone oil injection.[J] Glaucoma, 2005,14:40-46
211. HonavarSG,Goyal M,Majji AB,et al.Glaucoma after pars plana-vitrectomy and silicone oil in jection for complicated retinal detachments [J].Ophthalmology, 1999,106:169-176
212. Henderer JD,Budenz DL,Flynn HW,et al.Elevated intraocular pressure and hypotony followin silicone oil retinal tamponade for complex retina detachment [J].Arch Ophthalmol, 1999,117:189-195
213. Nguen Q H,Lloyd MA,Heuer DK,et al.Incidence and management of glaucoma after intravitreal silicone oil injection for complicated retinal detachments [J].Ophthalmology,1992,99:1520-1526
214. Abrams GW,Azen SP,Barr CC,et al.The incidence of the corneal abnormalities in the silicone study [J.Arch Ophthalmol, 1995, 113:764-769
215. Foulks GN,Hatchell DL,Proia AD,et al.Histopathology of silicone oil keratopathy inhumans [J].Cornea, 1991,10:29-37
216. Venkatesh P,Chawla R,Tewari,HK.Spontaneous perforation of the cornea following silicone oil keratpathy.Cornea, 2005,24: 347-348
217. Federman JL,Schubert HD.Complication sassociated with the use of silicone oil in 150 eyes after retina-vitreous surgery [J]. Ophthal-Mology, 1988,5:870-876
218. Heidenkummer HP,Kampik A,Thierfelder S.Experimental evaluation of in vitrostability of purified polydimethyl-siloxanes (silicone oil) in viscosity ranges from 1000 to 5000 centistokes.Retina,1992,12(3 Suppl):S28-32
219. Bartov E,Pennarola FSavion N,et al. A quantitative in vitro model for silicone oil emulsification. Role of blood constituents. Retina, 1992,12(3 Suppl):S23-27
220. Lambru F H,Burke J M,Aaberg Tm.Effects of silcone oil on experimental traction retinal detachmen [J].ArchOphthalol, 1987, 105(9):1269-1272
221. Khawly JA,Lambert RJ,Jaffe GJ.Intraocular lens changes after short and lone term exposure to intraocular silicone oil [J]. Ophthalmology, 1998,105:1227-1233
222. Apple DJ,Federman JL,Krolicki TJ,et al.Irreversible silicone oil dhesion to silicone intraocular lenses.A clinicopathologic analysis [J].Ophthalmology, 1996,103:1555-1561
223. Pavlovic S,Tomic Z,Latinovic .Changes in ocular refraction after tamponade with silicone oil [J].Med Pregl, 1996,49:181-183
224. Stefansson E,Anderson M M Jr,Landers M B,et al.Refractive changes from use of silicone oil in vitreous surgery [J].Retina, 1988, 8:20-23
225. Eckle D, Kampik , Hintschich C, et al.Visual field defect in association with chiasmal migration of intraocular silicone oil .Br J Ophthalmol, 2005,89:918-920
226. Bernd Kirchhof,David Wong,Jan Van Meurs,e al.Use of perfluorohexyloctane as alone-term internal tamponade agene in complicated retinal detachment surgery.American Journal of Ophthalmology, 2002,133:95-101
227. Wong D,Meurs J C Van,Stappler T,et al.A pilot study on the use of aperflurohexylocatanesilicone oil solution as a heavier than water internal tamponade.Br J Ophthalmol, 2005,89:662-665
228. Gonzalez VH,Bhisitkul RB."heavy oil" for intraocular tamponade in retinal detachment surgery.Br J Ophthalmol,2005,89:649-650
229. Daniele Tognetto,DanieleMinutola,Giorgia Sanguinetti,et al.Anatomical and functional outcomes after silicone oil tamponade in vitreoretinal surgery for complicated retinal detachement.Ophthalmology, 2005,112:1574-1578
230. Williamson TH,Smith FW,Forrester JV.Magnetic resonance imaging of intraocular foreign bodies.Br J Ophthalmol, 1989, 73 (7):555-558
231. Deramo VA,Shah GK,Baumal CR,etal. Ultrasound biomicroscopy as a tool for detecting and localizing Occult Foreign Bodies after Ocular Trauma. Ophthalmology, 1999,106(2):301-305
232. Lam DS,Tham CC,Kwok AK,et al.Combined phacoemulsification,pars plana vitrectomy,removal of intraocular foeign body (IOFB),and primary intraocular lens implantation for patients with IOFB and traumatic cataract.Eye,1998,12:395-398
233. Majji AB, Jalali S, Das T, et al. Role of intravitreal dexamethasone in exogenous fungal endophthalmitis. Ee,1999,13:660-665
234. Bartz-Schmidt KU, Bermig J, Kirchoff B, et al. Prognostic factors associated with visual outcome after vitrectomy for endophthalmitis. Grafes Arch Clin Exp Ophthalmol, 1996,234:S51-58

235. Meredith TA, Aguilar HE, Shaarawy A, et al. Vncomycin levels in the vitreous cavity after intravenous administration. Am J Ophthalmol,1995,119:774-778
236. Lohmann CP, Linde H-J, Reischl U. Improved detection of microorganisms by polymerase chain reaction in delayed endophthalmitis after cataract surgery. Ophthalmology, 2000, 107:1047-1052
237. Iyer MN, Han DP, Yun HJ,et al. Subconjunctival antibiotics for acute postcataract extraction endophthalmitis--is it necessary? Am J Ophthalmol, 2004 ,137:1120-1121
238. Gan IM, Ugahary LC, van Dissel JT, et al. Itravitreal dexamethasone as adjuvant in the treatment of postoperative endophthalmitis: a prospective randomized trial. Graefes Arch Clin Exp Ophthalmol, 2005,243:1200-1205
239. Irvine DW,Flynn HW,Miller D,et al. Endophthalmitis cause by gram-negative oganisms. Arch Ophthalmol,1992,110:1450-1454
240. Gan IM, Ugahary LC, van Dissel JT, et al. Effect of intravitreal dexamethasone on vitreous vancomycin concentrations in patients with suspected postoperative bacterial endophthalmitis. Graefes Arch Clin Exp phthalmol, 2005,243:1186-1189
241. Bucher RS, Hall E, Reed DM, et al. Effect of intravitreal triamcinolone acetonide on susceptibility to experimental bacterial endophthalmitis and subsequent response to treatment. Arch Ophthalmol, 2005 ,123:649-653
242. Guta R, Sharma S, Rao DV,et al. Applicability of rapid antibiotic susceptibility testing in the management of bacterial endophthalmitis. Retina, 2004 ,24:391-398
243. Chan WM, Liu DT, Fan DS, et al. Failure of systemic antibiotic in preventing sequential endgenous endophthalmitis of a bronchiectasis patient. Am J Ophthalmol, 2005,139:549-550
244. Azad R, Ravi K, Talwar D,et al. Pars plana vitrectomy with or without silicone oil endotamponade in post-traumatic endophthalmitis. Graefes Arch Clin Exp Ophthalmol,2003 ,241:478-483
245. Essex RW, Yi Q, Charles PG, et al. Post-traumatic endophthalmitis. Ophthalmology, 2004 ,111:2015-2022
246. Sakamoto T, Enaida H, Kubota T,et al. Incidence of acute endophthalmitis after triamcinolone-assisted pars plana vitrectomy. AmJ Ophthalmol, 2004 ,138:137-138
247. Aras C, Ozdamar A, Karacorlu M, et al. Silicone oil in the surgical treatment of endophthalmitis associated with retinal detachment. Int Ophthalmol, 2001,24:147-150
248. Parsons C, Jones DS, Gorman SP.The intraocular len: challenges in the prevention and therapy of infectious endophthalmitis and posterior capsular opacification. Expert Rev Med Devices, 2005 ,2:161-173
249. Busbee BG. Advances in knowledge and treatment: an update on endophthalmitis. Curr Opin Ophthalmol, 2004 ,15:232-237
250. Gozum N, Kir N, Ovali T. Internal ophthalmomyiasis presenting as endophthalmitis associated with an intraocular foreign body. Ophthalmic Surg Lasers Imaging, 2003 ,34:472-474
251. The Endophthalmitis Vitrectomy group. Results of the endpthalmitis vitrectomy study. A randomized trial of immediate vitrectomy and of intravenous antibiotics for the treatment of postoperative bacterial endophthalmitis. Arch Opthalmol,1995, 113:1479-1496
252. Knox FA,Best RM,Kinsella F,et al.Management of ndophthalmitis with retained intraocular foreign body.Eye,2004 ,18:179-182
253. Montan P. Endophthalmitis. Curr Opin Ophthalmol, 2001,12:75-81
254. Schiedler V, Scott IU, Flynn HW Jr, et al. Culture-proven endogenous endophthalmitis: clinical features andvisual acuity outcomes. Am J Ophthalmol, 2004 ,137:725-371
235. Engelbert M, Mino de Kaspar H, Mette M,et al. Intravenous treatment of experimental Staphylococcus aureus endophthalmitis: imipenem versus the combination of ceftazidime and amikacin. Graefes rch Clin Exp Ophthalmol, 2003 ,241:1029-1036
255. Scott IU, Loo RH, Flynn HW Jr,et al. Endophthalmitis caused by enterococcus faecalis: antibiotic selection and treatment outcomes. Ophthalmology, 2003,110: 1573-1577.
256. Benz MS, Scott IU, Flynn HW Jr,et a. Endophthalmitis isolates and antibiotic sensitivities: a 6-year review of culture-proven cases. Am J Ophthalmol, 2004, 137:38-42
257. Das T, Sharma S. Current management strategies of acute post-operative endophthalmitis. Semin Ophthalmol, 2003 ,18:109-15
258. Buzard K, Liapis S. Prevention of endophthalmitis. J Cataract Refract Surg, 2004 ,30:1953-1959
259. Majji AB, Jalali S, Das T, et al. Role of intravitreal dexamethasone in exogenous fungal endophthalmitis. Eye,1999,13:660-665
260. Krummenauer F, KurzS, Dick HB. Epidemiological and health economical evaluation of intraoperative antibiosis as a protective agent against endophthalmitis after cataract surgery.Eur J Med Res, 2005 ,28;10:71-75
261. Jackson TL, Eykyn SJ, Graham EM,et al. Endogenous bacterialendophthalmitis: a 17-year prospective series and review of 267 reported cases. Surv Ophthalmol, 2003 ,48:403-423
262. Engelbert M, Mino de Kaspar H, Thiel M,et al. Intravitreal vancomycin and amikacin versus intravenous imipenem in the

treatment of experiental Staphylococcus aureus endophthalmitis. Graefes Arch Clin Exp Ophthalmol, 2004,242:313-320
263. Wejde G, Samolov B, Seregard S, et al. Risk factors for endophthalmitis following cataract surgery: a retrospective case-control study. J Hosp Infect, 2005,61:251-256
264. Ozdamar A, Aras C, Ozturk R, et al. In vitro antimicrobial activity of silicone oil against endopthalmitis-causing agents. Retina, 1999,19:122-126
265. Soriano ES, Nishi M.Endophthalmitis: incidence and prevention. Curr Opin Ophthalmol, 2005 ,16(1):65-70
266. Norris JL, Cleasby GW, Nakanishi AS, et al. Intraocular endoscopic surgery. Am J Ophthalmol, 1981,1(5):603-606
267. Fisher YL, Slakter JS. A disposable ophthalmic endoscopic system. Arch Ophthalmol, 1994,112:984-986
268. Butterworth RF, Bignell JL. A new type of eye endoscope. Br J Ophthalmol, 1952,36:217-220
269. Uram M. Ophthalmic laser microendoscope iliary process ablation in the management of neovascular glaucoma. Ophthalmology, 1992,99:1823-1828
270. Eguchi S, Araie M. A new ophthalmic electonic videoendoscope system for intraocular surgery. Arch Ophthalmol,1990,108: 1778-1781
271. Eguchi S, Kohzuka T,Araie M. Stereoscopic ophthalmoic microendoscope system. Arch Ophthalmol,1997,115:1336-1338
272. Joos KM,Shen JH,Tenn N.An ocular endoscope enables a goniotomy despite a cloudy cornea.A rch Ophthalmol,2001,119:134-135
273. Sheindlin JA, Hirose T, Hartnet ME. Ophthalmic endoscopy: application in intraocular surgery. International Ophthalmology Clinics,1999,39:237-247
274. Uram M. Endoscopic fluorescein angiography of the ciliary body in glaucoma management. Ophthalmic Surg Lasers,1996,27: 174-178
275. Finkelstein M, Legmann A, Rubin PA. Projectile metallic foreign bodies in the orbit: a retrospective study of epidemiologic factors, management, and outcomes. Ophthalmology,1997,104(1):96-103
276. Lakits A Prokesch R, Scholda C, et al. Orbital helical computed tomography in the diagnosis and management of eye trauma. Ophthalmology,1999, 106(12):2330-2335
277. Zsolt C. Bansagi, Dale R. Meyer Internal Orbital Fractures in the Pediatric Age Group,Characterization an Management. Ophthalmology, 2000,107:829-836
278. Fulcher TP, McNab AA, Sullivan TJ. et al. Clinical Features and Management of Intraorbital Foreign Bodies.Ophthalmology, 2002,109:494-500
279. Michael A,Burnstine.Clinical Recommendations for Repair of Isoated Orbital Floor Fractures.Ophthalmology,2002,109:1207-1213
280. Rodney Cuenco Diaz, Kenneth K Kim, E Bradley Strong. Evaluation of the Endoscopic Transmaxillary Approach to Orbital Blowout Fracture Repair. Otolaryngology-Head and Neck Surgery,2003,146147
281. Jeffrey LS, Jason RB, Michael RH, et al.An analysis of 3599 midfacial and 1141 orbital blowout fractures among 4426 United States Army Soldiers,1980-2000.Otolaryngol Head Neck Surg, 2004,130:164-170
282. E.Bradley Strong, Kenneth K.Kim, Rodney C.Diz, et al.Endoscopic approach to orbital blowout fracture repair.Otolaryngol Head Neck Surg, 2004,131:683-695
283. Yasuyuki Hinohira, Eiji Yumoto, Ichiro Shimamura, et al.Endoscopic Endonasal Reduction of Blowout Fractures of the Orbital Floor. Otolaryngoloy-Head and Neck Surgery,2005,133:741-747
284. Sullivan WG. Displaced orbital roof fractures: Presentation and treatment. Plast Reconstr Surg,1991,87:657-661
285. Bostman M,Pihlajamaki HK. Adverse tissue reations to bioabsorbable fixation devices.Clin Orthop, 2000,371:216-227
286. Peter AD,Rubin MD,Bilyk JR,et al.Orbital reconstruction using porpus polyethylene sheets.Ophthalmology,1994,101:1697-1707
287. Haman JD,Lucas LC,Crawmer D. Characterization of high velocity oxy-fuel combustion sprayed hydroxyapatite. Biomaterials, 1995,16:229-237
288. Ramires PA,Romito A,Cosention F,et al.The influece of titania/ hydroxyapatite composite coatings on in vitro osteoblasts behaviour. Biomaterials,2001,22:1467-1474
289. Bonfield W,Grynpas MD,Tully AE,et al. hydroxyapatite- reinforced polyethylene-A mechanically compatible implant material for bone replacment. Biomaterials,1981,2:185-186
290. Di Silvio L,Dalby MJ, Bonfiejd W. Osteoblast behaviour on HA/PE composite surfaces with different HA volumes. Biomaterials, 2002,23:101-107
291. Ignjatovic N,Stevo N,Plavsic M,et al.A study of Hap/PLLA composite as a sbstitute for bone powder using FT-IR spectroscopy. Biomaterial,2001,22:571-575
292. Kilcuchi M,Itoch S,Ichinose S,et al.Self-organization mechanism in a bone-like hydroxyapatite/ collagen nanocomposite

synthesized in vitro and its biological reaction in vio. Biomaterial, 2001,22:1705-1711
293. Fukado Y. Results in 400 cases of surgical decompression of the optic erve. Mod Prob Ophthalmol, 1975, 14:474-481
294. Levin LA, Beck RW, Joseph MP, et al. The treatment of traumatic opticneuropathy: The international optic nerve trauma study. Ophthalmology, 1999, 106:1268-1277
295. Kountakis SE, Maillard AA, EI-Harazi SM, et l. Endoscopic optic nerve decompression for traumatic blindness. Otolaryngol Head Neck Surg, 2000, 123:34-37
296. Stilianos E, Kountakis. Endoscopic approach to traumatic visual loss. Otolaryngol Head Neck Surg,1997,116:652-655
297. Edelstein C, Goldberg R, Rubino G. Unilateral Blindness After Ipsilateral Prophylactic Transcranial Optic Canal Decompression for Fibrous Dysplasia.American Journal of Ophthalmology, 1998, 126(3):469-471
298. Akdemir G, Tekdemir I, Alt_n L. Transethmoidal approach to the optic cnal: surgical and radiological microanatomy. Surg Neurol, 2004, 62:268-274
299. Janecka I. Optic Nerve Decompression via Mid-Facial Translocation Approach. Annals of Plastic Surgery, 2005, 54:331-335
300. Khwarg SJ, Tarbet KJ, Dortzbach RK, et al. Management of moderate-to-severe Marcus-Gunn Jaw-winking ptosis. Ophthalmology, 1999,106:191-1196
301. Baldwin HC, Manners RM. Congenital Blepharoptosis-A literature review of the histology of levator palpebrae superioris muscle. Ophthalmic Plastic and Reconstructive Surgery, 2002,18(2):301-307
302. Anderson RL ,Fordan DR, Beard C. Full-thicknes unipedicle flap for lower eyelid reconstruction . Arch Ophthalmol, 1988,106(1): 122-125
303. Perry AC. Integrated orbital implants. Adv Ophthalmic Plst Reconstr Surg, 1990,8:75-81
304. Budde M,Cursiefen C,Holbach LM,et al.Silicone oil-ssociated optic nerve degeneration.Am J Ophthalmol.2001,131(3):392-4.
305. 河井克仁.穿孔性眼外傷.眼科,1992,34:1033-1044
306. 河井克仁.診断と治療.眼外傷.秋谷忍,河井克仁編.眼科學大系第8卷.増田寛次郎ほか編.東京:中山書店, 1994.17-35
307. 平野晴子,鈴木徹,河井克仁ほか.眼科救急医療の緊急性に關する檢討.日災医会誌,1991,39:169-173
308. 河井克仁.眼瞼裂傷.あたうしい.眼科,1986,3: 301-305
309. 牧野惟男.眼窩ふきぬけ骨折-Blowout fracture.眼科,1987,29:1089-1098
310. 稲富誠.眼窩吹き抜け骨折の診断と治療.眼科,1999,41:85-391
311. 深道義尚.眼の外傷.東京: 金原出版社株式會社,1978.179-186
312. 佐藤浩介,河井克仁.チューブ留置による涙小管断裂再建術80例.日本眼科学会雜誌,2002,106(2):83-88